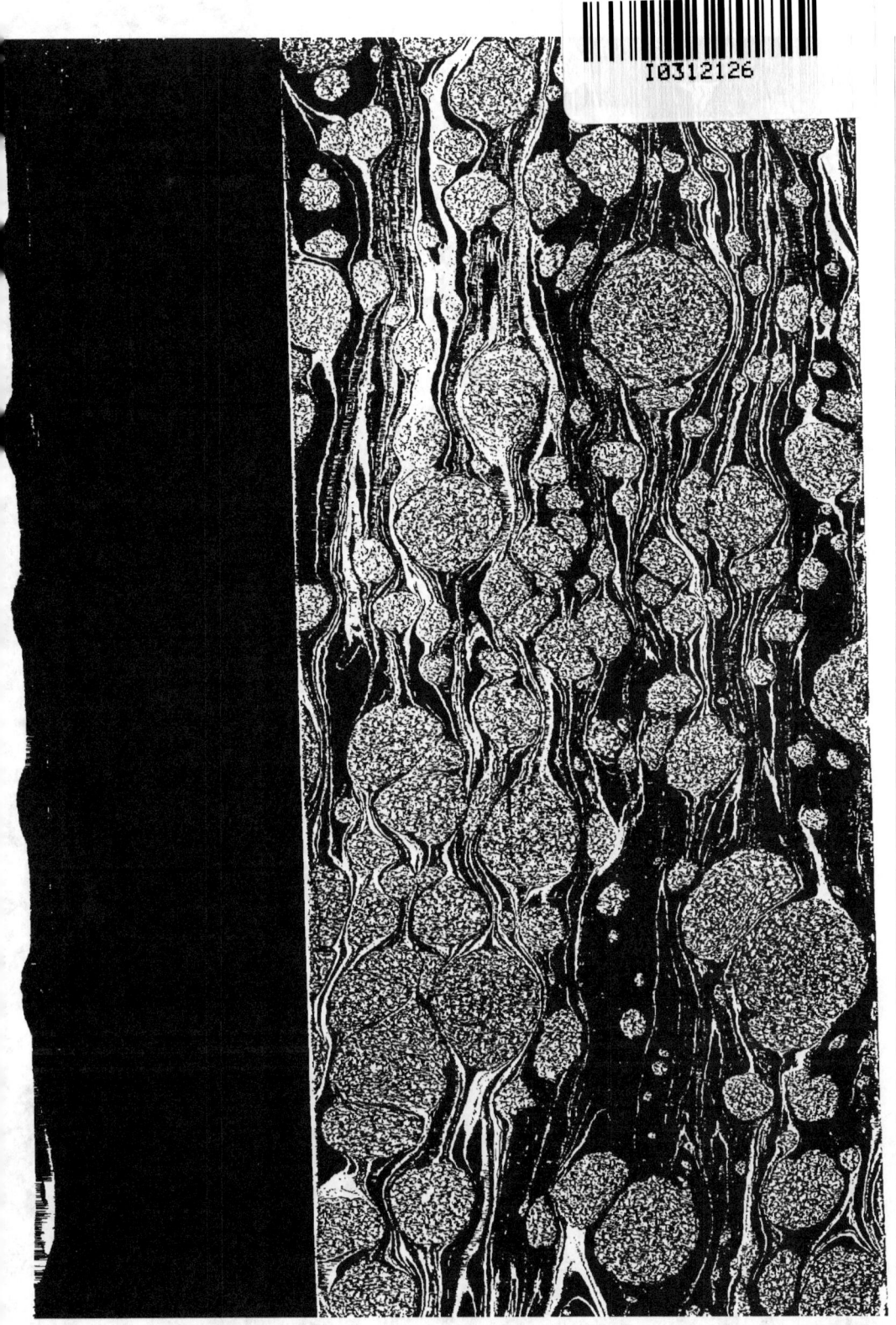

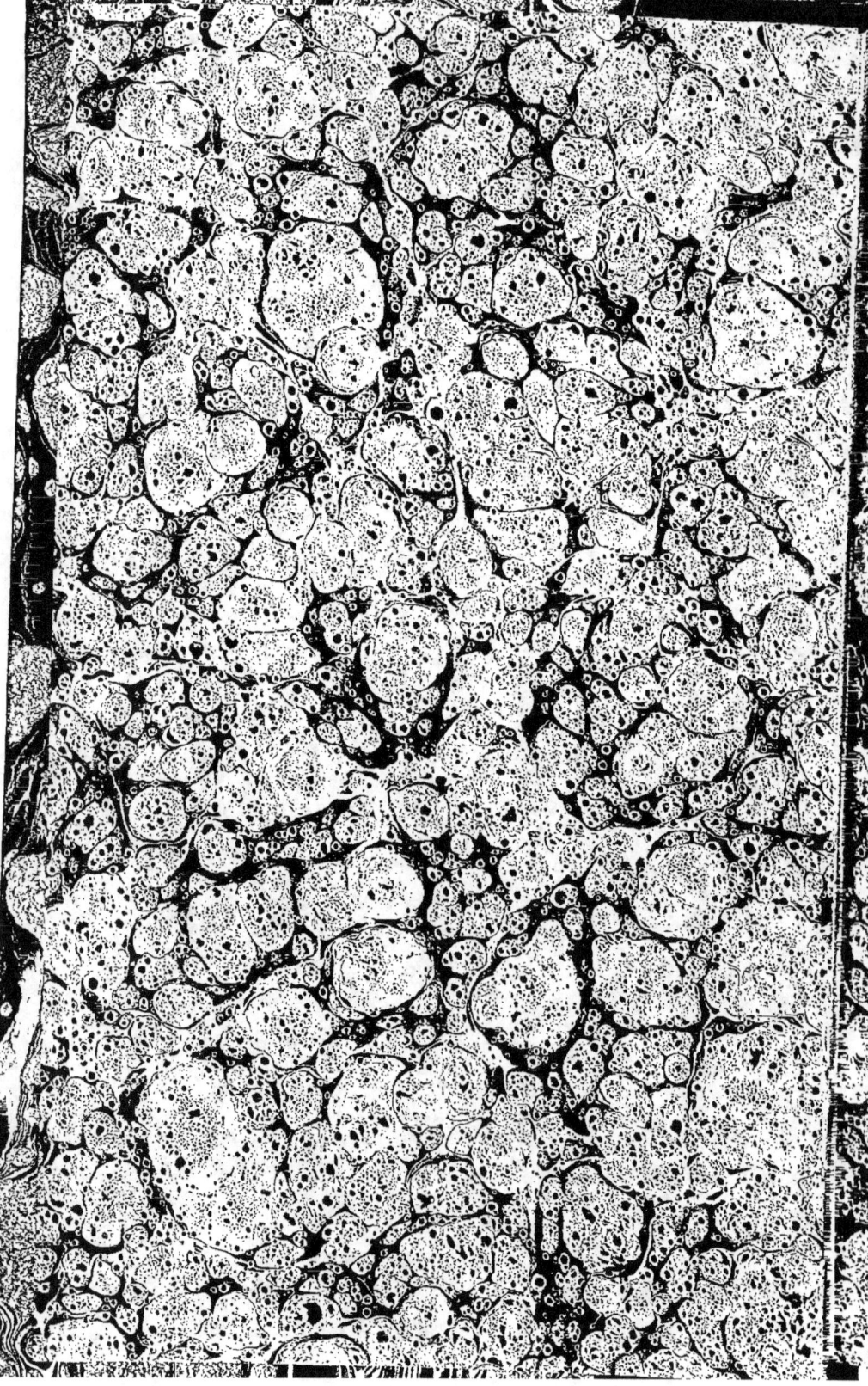

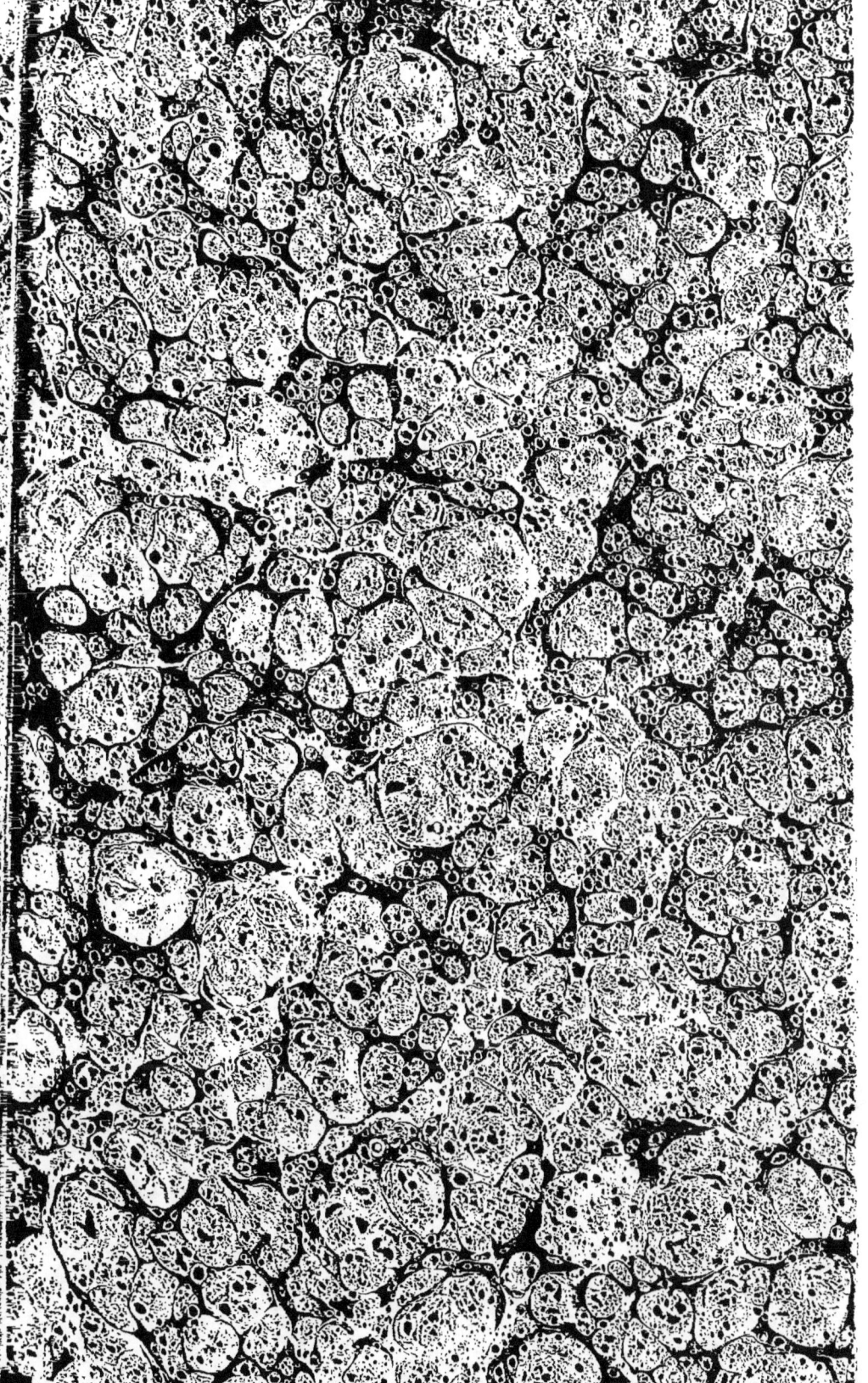

ROBERT 1966

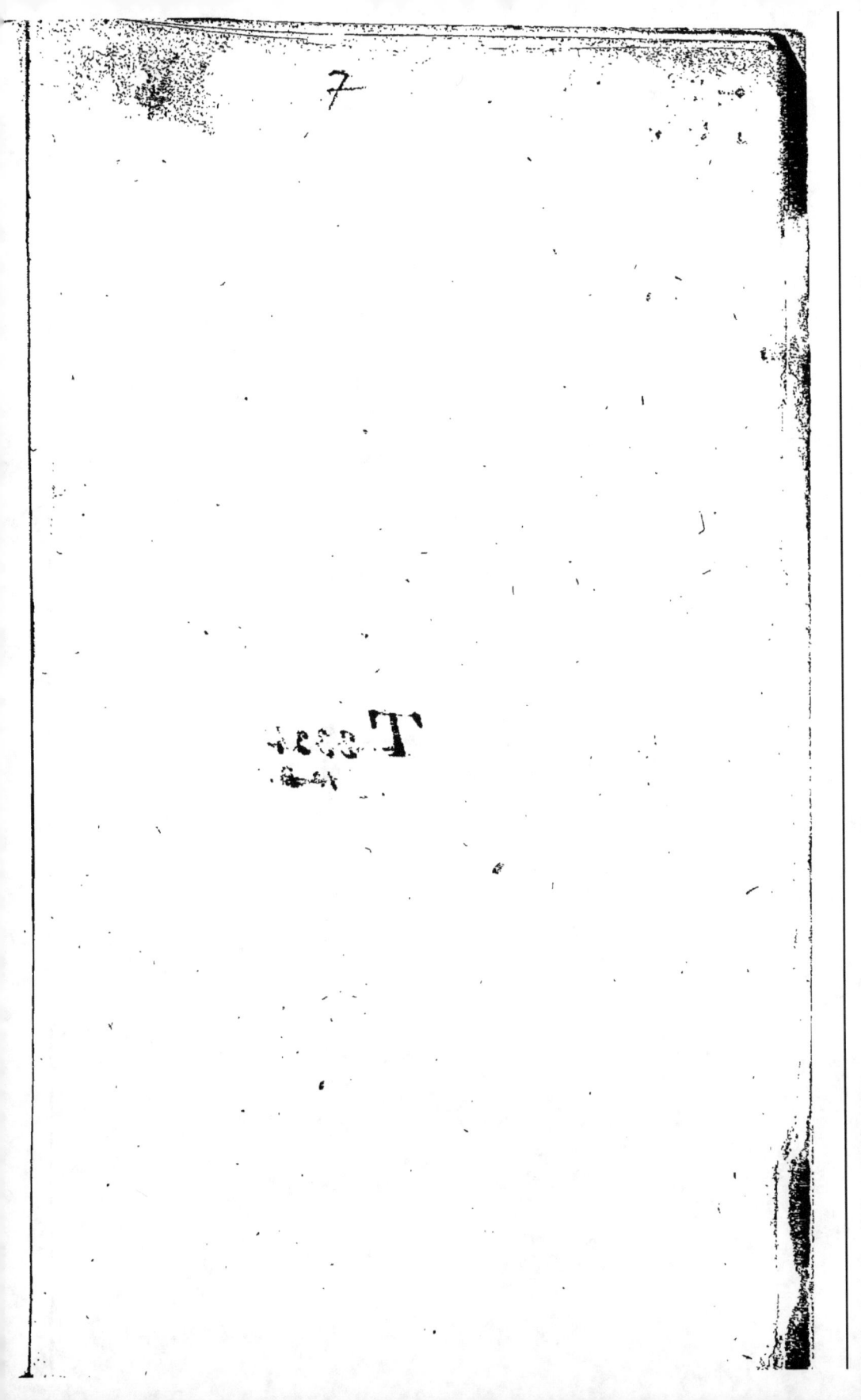

T² a 4

A conserver.

T ~~3334~~
~~to B.~~

HISTOIRE
DE L'ANATOMIE
ET
DE LA CHIRURGIE.
TOME II.

HISTOIRE
DE L'ANATOMIE
ET
DE LA CHIRURGIE,

CONTENANT

L'origine & les progrès de ces Sciences ; avec un Tableau Chronologique des principales Découvertes, & un Catalogue des ouvrages d'Anatomie & de Chirurgie, des Mémoires Académiques, des Dissertations insérées dans les Journaux, & de la plupart des Theses qui ont été soutenues dans les Facultés de Médecine de l'Europe :

Par M. PORTAL,

Lecteur du Roi, & Professeur de Médecine au Collége Royal de France, Professeur d'Anatomie de Monseigneur le Dauphin, de l'Académie Royale des Sciences, &c. &c. &c.

Ex his enim patebit, quot res quæ vulgò, ob historiæ ignorationem, repertæ à posterioribus credebantur, quanto antea propositæ fuerint : *Morgagni*, *Epistola ad Valsalvæ tract. de aure.*

TOME SECOND.

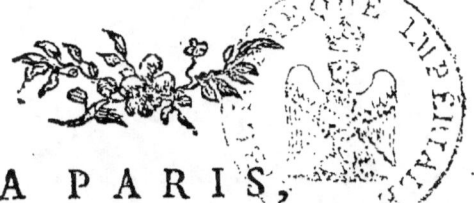

A PARIS,

Chez P. FR. DIDOT le jeune, Quai des Augustins.

═══════════════════

M. DCC. LXX.
Avec Approbation, & Privilége du Roi.

HISTOIRE DE L'ANATOMIE
ET
DE LA CHIRURGIE.

LES Anatomistes & les Chirurgiens ne sont plus concentrés dans une partie déterminée de l'Europe ; chaque royaume, chaque province compte les siens ; autant de chaires établies, autant de Professeurs célebres qui les occupent. Jamais les hommes n'ont mieux cultivé ces deux sciences qu'on l'a fait sur la fin du seizieme siecle. Il s'est établi entre les Villes où il y a Université, une rivalité qui aiguillonne & porte les esprits les plus paresseux au travail, & ce travail n'est point stérile. Les principaux Anatomistes sont décorés des plus brillantes places. Le Pape Grégoire XIII fait quitter à Varole la place de Professeur de Médecine à Boulogne pour lui donner celle de son premier Médecin. Le Pape Clément VIII, marchant sur les traces de son prédécesseur, fait venir Cesalpin de Pise & lui accorde la même faveur.

XVI. Siecle.

En France on honore Joubert, Professeur de Montpellier, jusqu'à le faire venir à la Cour pour le consulter sur la stérilité de la reine Marguerite, & on le récompense largement. Dulaurens est nommé à la place de premier Médecin du Roi Henri IV. & Cabrol obtient celle de premier Chirurgien.

Dans les royaumes voisins on se plaît de même à récompenser les Anatomistes ou les Chirurgiens. Les

Tome II.   A

Villes principales donnent aux Anatomistes des m[arques] distinguées de leur estime. Venise comble [de] richesses Fabrice d'Aquapendente. A Boulogne [on] érige une statue à l'honneur de Taliacot. Il n'[y a] pas de Prince d'Allemagne qui ne soit jaloux de co[n]fier sa santé à un Anatomiste. On verra plus au lo[ng] dans la suite de cet ouvrage quelles ont été les [ré]compenses & les faveurs dont on a comblé les An[a]tomistes ou les Savans en Chirurgie qui ont vé[cu] sur la fin du seizieme siecle, ou au commencement [du] dix septieme. On ne sera pas surpris d'après ces ép[o]ques, que l'espace de vingt ans me fournisse da[ns] mon histoire plus d'Ecrivains en Anatomie ou [en] Chirurgie, que ne faisoient précédemment des siec[les] entiers. L'étendue de mon livre doit être propo[r]tionnée aux travaux & au nombre des Anatomist[es] & des Chirurgiens qui ont vécu dans le temps dont [je] parle.

CHAPITRE XVIII.

DES ANATOMISTES ET CHIRURGIENS Q[UI] ONT VÉCU DEPUIS ARANTIUS JUSQU'A FABR[ICE] D'AQUAPENDENTE, ou depuis 1571 jusqu'à 160[0.]

XVI. Siecle.
1571.
ARANTIUS.

ARANTIUS (Jules Cesar), célebre Anatomist[e de] Boulogne, naquit dans cette Ville vers l'année 15[..] Il fut disciple de Vesale & de Barthelemi Magg[i] son oncle, chez qui il apprit en 1548 les premi[ers] élémens de l'Anatomie. Enflammé du desir de s'in[s]truire, il ne négligea rien de ce qui pouvoit contr[i]buer à son avancement dans les sciences, princi[pa]lement dans l'Anatomie pour laquelle il avoit un p[en]chant insurmontable. Ses succès furent précoces, [&] ses talens universellement reconnus. Il fut fait M[é]decin dans la célebre Université de Boulogne, & [peu] de temps après Professeur public d'Anatomie & [de] Chirurgie. Il occupa cette place, & en remplit [di]gnement les fonctions pendant l'espace de trente-[..]

Sa mort qui arriva l'an 1589, mit fin à ses travaux.

Les ouvrages que nous a laissés Arantius, sont:
De humano fœtu opusculum. Venetiis 1571, in-4°. *Basil.* 1579, in-8°. *Venetiis* 1587, *cum observationibus Anatomicis. Venetiis* 1595, in-4°.

In Hippocratis librum de vulneribus capitis commentarius brevis. Lugduni 1580, in-8°. *Lugd. Batav.* 1639 & 1641, in-12.

De tumoribus secundum locos affectos. Venet. 1587, in-14°. 1595, in-4°.

Arantius est un des premiers qui aient examiné avec des yeux observateurs la structure de la matrice d'une femme enceinte, & les parties dont le fœtus humain est composé; ce qu'il dit est d'ailleurs très intéressant, ces raisons m'engagent de donner un ample extrait de ses travaux.

Avant de donner la description du fœtus humain, notre Auteur donne celle de la matrice de la femme enceinte, & ce détail devoit sans doute précéder l'ouvrage. La matrice, dit-il, est blanche & membraneuse hors l'état de grossesse; elle acquiert un caractere tout différent lorsque la femme est enceinte; elle devient spongieuse (a), fongueuse, percée dans plusieurs endroits, en tout semblable aux champignons qui croissent sur les arbres, si l'on en excepte la membrane extérieure provenant du péritoine qui conserve son état ordinaire.

Cette structure, dit Arantius, est très propre pour ralentir la marche du sang qui s'épanche dans ses cellules pour servir à la nourriture du fœtus. Les parois de la matrice deviennent très épaisses dans l'état de grossesse, cependant vers le fonds plus que vers le col: cette augmentation est quelquefois si considérable, que la matrice acquiert presque l'épaisseur de deux travers de doigt; ce surcroit est

(a) Est enim fungosa, spongiæque maxime similis; non tamen simplex, sed in mukos cortices, fungorum quorumdam modo, qui in arboribus nascuntur; facilè divisibilis & foraminibus spongiarum vel pumicis more pervia, impropriam tamen extrinsecus obvolventem tunicam: peritonei sobolem excipio. De humano fœtu, pag. 5. in-8°. édit. de Bâle.

A ij

plus sensible dans certains sujets que dans d'autres (a). *Duorum penè digitorum crassitiem æquat, & præcipuè circa elatiorem æquat fundi ipsius partem in quam uterina vasa coëunt.*

L'histoire obscure des cotiledons dans la matrice, admis indistinctement dans tous les âges & dans tous les états de la vie par les anciens Anatomistes, & réfutés indistinctement par ses contemporains, détermina notre illustre Auteur à faire des recherches. Arantius a disséqué à ce sujet nombre de femelles enceintes; il n'a rien trouvé de pareil dans la jument, la vache, la chienne, la truie, & autres animaux. Il a consulté plusieurs fois le cadavre humain, & il n'a vu aucun cotiledon dans la matrice. Mais il n'en a pas été de même dans la brebis & la chevre; l'Auteur y a observé des cotiledons parfaitement semblables à ceux dont les anciens avoient parlé (b), il a répété plusieurs fois ses dissections, & il s'est toujours convaincu de la réalité de ses premieres découvertes. Voilà la meilleure façon de procéder quand on veut s'instruire de la vérité d'un fait. L'observation est préférable à tous les raisonnemens. Je suis surpris que quelques-uns de nos Accoucheurs modernes qui n'ont point consulté l'ouvrage d'Arantius, n'aient point suivi cette maniere de procéder, au lieu de perdre leur temps à des raisonnemens vains & puériles.

Il y a quatre paires de vaisseaux qui vont se rendre à la matrice; savoir, quatre arteres & quatre veines; quatre de ces vaisseaux descendent, & quatre remontent; les premiers étoient connus & vaguement décrits avant Arantius; à peine les autres étoient-ils indiqués. Les veines supérieures viennent l'une de la veine émulgente gauche, l'autre de la veine-cave. Les arteres séminales partent du tronc de l'aorte; ces vaisseaux donnent quelques ramifications aux ovaires, & vont se distribuer dans la substance même de l'utérus. Hors l'état de grossesse, les veines sont

(a) Page 3.
(b) *Tandem in ovil'o tantum & caprillo genere, acerabula seu cotyledones observavi, antiquorum descriptioni ad unguem respondentes & quod voce exprimitur penitus referentes,* pag. 5.

petites & à peine imperceptibles dans l'intérieur de la matrice ; mais lorsqu'il y a un fœtus renfermé dans ce viscere, elles sont si dilatées qu'elles acquierent presque la capacité des veines émulgentes : *harum venarum amplitudo in gravidis profectò admirabilis est ; nam, perfecto puero, emulgentium & dimidiâ ferè causæ magnitudinem æquant : ad pristinam tamen angustiam contractæ à partu redeunt, ut proportionatum utero & novo conceptui quantitate alimentum suppeditent* (a).

Jusqu'à l'utérus, les veines & les arteres sont séparées ; mais parvenues à ce viscere, elles se donnent des communications réciproques ; les veines sont plus minces & plus distendues que les arteres, & elles se mêlent en se confondant ensemble dans le fond de l'utérus ; les racines des vaisseaux du placenta de l'enfant paroissent se confondre avec eux ; les vaisseaux inférieurs viennent des arteres & des veines qui serpentent à l'extrémité de l'os sacrum & à la face interne des os ischium ; ils donnent des rameaux à l'orifice de l'utérus, au vagin & aux parties adjacentes, montent dans la propre substance de l'utérus, & vont s'anastomoser avec les vaisseaux descendans ou supérieurs : les vaisseaux qui sont placés à gauche communiquent avec ceux qui sont à droite, *& vice versâ* (b). La description de ces vaisseaux est exacte, nous devrions rougir de n'en avoir point profité ; une partie aussi essentielle que l'utérus, & qui remplit de si grands usages dans l'économie animale, mérite bien d'être connue. Arantius a parfaitement vu quel est le nombre, la structure & la position des vaisseaux de la matrice, & a indiqué la préparation qu'il falloit mettre en usage pour appercevoir ces vaisseaux ; elle est bien simple : il ne faut, dit-il, que lever la membrane extérieure de l'utérus, &

(a) Page 6 & 7.
(b) *Sæpius tamen dispertitæ usque ad descendentium distributionem ascendunt, geminatisque rivulis cum illis non solum coëunt & continuantur, quæ suo respondent lateri, sed dextræ partis vasa cum sinistris adeo commiscentur ut venæ arteriæque omnes maxima naturæ solertia unius venæ instar sint, quod non solum in utero veritatem habet, sed in universâ humani corporis fabricâ,* pag. 8.

A iij

XVI. Siecle.
1571.
ARANTIUS.

on verra sans peine l'appareil admirable des vaisseaux. Après cette exposition anatomique, notre Auteur décrit le méchanisme de la génération : ce qu'il dit est digne d'être consulté des Physiologistes ; il donne immédiatement après la description du fœtus.

Le placenta, dont la figure est ovale ou ronde, est colé par une de ses surfaces à la paroi interne de l'utérus ; il est ordinairement attaché en partie à la face antérieure, & en partie au fond de la matrice ; il ne croît plus quelque temps après la formation de l'embrion ; il n'y a que les vaisseaux qui se distendent ; ni les arteres ni les veines du placenta ne communiquent point avec celles de l'utérus ; il y a un espace intermédiaire entre leurs racines, dans lequel s'insinue la propre substance du placenta (a) ; s'il y avoit une union réciproque, il surviendroit, dit-il, dans les accouchemens des hémorrhagies des plus abondantes, souvent même mortelles ; il y a d'ailleurs une si grande disproportion entre les vaisseaux de l'utérus & le placenta, qu'il est ridicule d'assurer qu'ils soient les mêmes. Notre Auteur croit que le placenta se détache facilement dans l'accouchement naturel, & qu'il a une grande difficulté de le séparer de l'utérus dans l'avortement : *sed in perfecto partu maturi fructus in modum magnâ ex parte facile ab utero recedit ; in abortu autem ut in maturo fructu difficillimè separatur* (b). Quand le placenta ne se détache pas facilement, notre Auteur recommande de le tirer avec douceur par le cordon ombilical.

Les vaisseaux sanguins du placenta ne venant pas de la matrice, il faut, dit notre Auteur, qu'ils pro-

(a) Quod ita esse manifestum videtur : cum uteri substantia, & umbilicalium radices, dicta caro, media inter jaceat ut nullâ ratione venæ, venis arteriisque, arteriæ non solum continuo ut cæteris visum est, sed neque contiguæ esse queant . . . . adde quod si continua effecta essent vasa hæc, sequeretur in singulo partu continuitatis vasorum divulsio Illud tandem hanc vasorum unionem minime concedi posse attestatus quod nulla sit vasorum uteri cum innumeris umbilicalium radicibus & capillamentis proportio, eòque magis quod uteri vasa per matricis propriam substantiam potius sanguinem effundant quam ad internam superficiem suis osculis pertingant, pag. 15 & 18.

(b) Page 16.

viennent de la veine porte. Les arteres ombilicales viennent des arteres iliaques; elles se colent à la face postérieure de la vessie par le moyen d'une duplicature du péritoine, & parviennent ainsi à l'ombilic; ici elles se rapprochent & forment un angle aigu, sortent du bas-ventre par l'ombilic, se colent à la veine qui est quelquefois simple, d'autres fois double, & l'embrassent en formant autour d'elle plusieurs spirales, &c. le tout est recouvert de deux tuniques. Ces vaisseaux parviennent ainsi au placenta après avoir formé un cordon long de plusieurs aunes; ils se distribuent dans la substance du placenta en un si grand nombre de ramifications, qu'il est impossible de trouver un point où il n'y ait des vaisseaux; on en voit quelques-uns qui acquierent un si petit diametre, qu'ils ressemblent à de petits cheveux qui gagnent la surface supérieure du placenta. A l'entendre, ces vaisseaux, par une simple attraction, pompent le sang de l'utérus & le portent dans le placenta (a), &c. Arantius présume que ce cordon ombilical est d'une grande longueur, afin de permettre à l'enfant d'exécuter différens mouvemens dans la matrice, & dans l'accouchement, de sortir du ventre de sa mere avant que le placenta soit détaché de la matrice: ce qui étoit, ajoute notre Anatomiste, d'une extrême nécessité; sans cette sage précaution de la nature, l'enfant seroit mort dans le travail même de l'accouchement. D'après ces réflexions, Arantius recommande de n'extraire le placenta qu'après que l'enfant est sorti de la matrice, qu'il a donné des signes de vie, qu'il a respiré, même éternué (b).

Il n'y a que deux membranes qui enveloppent le fœtus humain; l'allentoïde n'existe que chez les quadrupedes; elle est dans l'homme un être de raison. Il a plu à Galien, continue notre illustre Auteur, d'attribuer à l'homme la membrane allentoïde qu'il

(a) Quæ sunt igitur in utero vasa, priùs sanguinem & spiritus, in jecur, illud continuò effundunt qui ab umbilicalium radicibus exugitur, inde per venas ad jecoris pueri sedem sanguis defertur, pag. 21.
(b) Pag. 24.

n'avoit vu que dans les bœufs. Des deux membranes qui forment l'enveloppe, l'interne, dit Arantius, provient du péritoine; elle est d'abord colée aux vaisseaux du cordon ombilical; elle se prolonge avec eux jusqu'au placenta, de-là elle se réfléchit & forme une espece de vessie; la membrane extérieure du cordon vient de la peau (*a*), recouvre la précédente, & y est attachée intimement par une espece de gluten; celle qui vient du péritoine forme le chorion; celle qui vient de la peau produit l'amnios (*b*). Il y a quelques Anatomistes qui croient, continue-t-il, que l'urine du fœtus va se déposer entre ces deux membranes: cette assertion est fausse; ils supposent gratuitement une cavité dans l'ouraque humain; il n'y a que les animaux qui l'aient creux. Les fœtus, continue Arantius, pissent par la verge, & l'urine qu'ils rendent n'est pas acrimonieuse; & quand elle auroit d'ailleurs quelque âcreté, elle ne pourroit agir sur la peau du fœtus, parcequ'elle est ointe par une liqueur butireuse (*c*).

L'amnios n'est presque point adhérent avec le chorion; cette membrane-ci contracte au contraire une légere adhérence avec l'utérus, & est jointe d'une maniere très intime avec les vaisseaux du placenta qu'il semble soutenir & fixer dans leurs vraies positions.

L'ouraque dans l'homme est un véritable ligament (*d*) solide & sans aucune cavité, qui se termine, d'une part, à l'ombilic, & de l'autre, à la vessie; il est placé entre les arteres ombilicales; sa figure est conique, la base est assez ample & adhere au fond de la vessie; l'extrémité supérieure est très mince & très grêle, & se perd à l'ombilic. Quelques soins, quelques peines que l'on prenne, dit Arantius, pour introduire de la vessie dans l'ouraque une aiguille ou

---

(*a*) Altera vero exterior à carnosâ membranâ, pag. 26.
(*b*) Pag. 27.
(*c*) Page 29. Adde quod si quid esset in eâ acrimoniæ, pingue illud, veluti butyrum toti cutis superficiei abducitur, id facile retunderet.
(*d*) Nihil aliud est quàm vesicæ ligamentum, quod suâ basi latiusculum existens, sensim subulæ in modum attenuatur, pag. 32.

une soie, on ne peut jamais y réussir : différence bien manifeste entre l'ouraque des hommes & l'ouraque des animaux, dans lequel ont introduit sans peine un gros stilet (a) L'ouraque de l'homme est uniquement destiné à soutenir & à fixer la vessie.

Le fœtus a différentes situations dans la matrice; il n'y en a aucune qui lui soit constante; il change plusieurs fois d'attitude pendant la grossesse : notre Auteur les décrit presque toutes avec beaucoup de méthode & de clarté : je recommande aux Accoucheurs la lecture de ce chapitre (b).

Le cœur des fœtus présente des différences notables d'avec les cœurs des adultes ; Arantius en a apperçu le plus grand nombre, & en a donné une description digne de passer à la postérité la plus reculée. Il a connu le canal artériel, le trou ovale & sa valvule; mais il a sans raison admis des valvules dans le canal artériel; Carcanus l'a relevé de cette erreur (c); il n'a point ignoré que ces vaisseaux se formoient quelque temps après la naissance de l'enfant.

Il a aussi fait appercevoir la communication réciproque qu'il y a entre la veine ombilicale & la veine porte, & il assure avoir introduit un stilet de la veine ombilicale dans la veine porte, *aut vice versâ* (d). Bertin est parmi les modernes celui qui a tiré le plus d'avantages des réflexions qu'Arantius avoit faites sur la jonction des vaisseaux veineux dans le foie (e); cet article est intéressant; c'est par lui qu'Arantius termine l'histoire du fœtus.

Arantius n'a point borné ses recherches aux fœtus humains ; par de longs & de pénibles travaux il est parvenu à faire nombre d'observations intéressantes sur la structure des parties de l'adulte, & de

(a) Pag. 31 & 32.
(b) Pag. 32.
(c) Carcani Anatomen, in-12. Ticini, pag. 17.
(d) Pag. 40. Fit autem duorum ramorum qui satis insignes sunt ; altero ex portâ, è directo explanationis venæ umbilicalis exoriente, altero ex cavâ in jecoris substantiâ continuato, ut si specillum in umbilicalem immiseris, inde in portæ truncum dein dictæ continuationis ratione rectâ in cavam pervenies.
(e) Mémoires de l'Académie Royale des Sciences, année 17

découvrir plusieurs objets ignorés jusqu'à lui des Anatomistes les plus savans.

Il est le premier qui ait décrit l'hippocampus (a) & les parties postérieures & récurrentes des grands ventricules. Peu d'Auteurs du seizieme & du dix-septieme siecles ont fait attention à la description d'Arantius ; Mrs Duvernei, Morand & Lieutaud sont parmi les modernes ceux qui s'en sont servis avec le plus d'avantage.

L'Auteur a encore décrit fort au long le plexus choroïde, & la plus grande partie des objets qu'on trouve dans le cerveau ; il a connu le quatrieme ventricule, & la plupart des sinus de la base du crâne.

Sa description de l'oreille est exacte & faite d'après nature. Arantius a rassemblé la plupart des découvertes que les Anatomistes qui l'avoient précédé, avoient faites dans cet organe ; il s'est convaincu par ses recherches, que les osselets de l'ouie de l'enfant étoient plus petits, avoient moins de consistance que ceux de l'adulte, & que les osselets de l'ouie des chevaux & des bœufs étoient plus petits que ceux de l'homme.

Les vraies attaches des muscles de l'œil de l'homme étoient inconnues avant lui ; toute l'antiquité les avoit regardés comme adhérant à la dure-mere ; Arantius doute de cette insertion, fait des recherches, & voit que ces muscles s'attachent autour du trou optique, si l'on en excepte le petit oblique qui adhere à la partie inférieure & externe de l'orbite entre l'os maxillaire & celui de la pomette.

Voila le premier pas de fait vers la vérité. Les Anatomistes qui ont survécu à Arantius, pour avoir une histoire complette des muscles de l'ouie, n'auroient eu qu'à examiner quels étoient ceux qui s'attachoient en dedans, en dehors, en haut & en bas du trou optique, & on auroit eu une idée exacte des muscles moteurs des yeux. Bien loin de suivre ce plan de recherches, ils ont plutôt consulté leur imagination que la nature, & ont embrouillé la question au lieu de l'éclaircir.

(a) Pag. 43 & 45.

Valsalva a écrit dans les suites que les muscles de l'œil formoient un anneau autour du trou optique qui embrassoit exactement le nerf qui y passe (a). M. Winslow quelque-tems après observa que le trou optique étoit placé plus près de l'angle interne que de l'angle externe de l'œil, & il conclud que les muscles droits de l'œil étoient inégaux en longueur, que le droit interne étoit plus court que l'externe. Cette conséquence paroissoit naturellement déduite des prémices; cependant M. Winslow tomba dans une erreur des plus grossieres, ce qui doit nous faire voir que le raisonnement le plus vraisemblable est souvent éloigné de la vérité. Mr. Lieutaud douta de la découverte de M. Winslow, & comme cet Anatomiste a coutume de n'admettre en Anatomie que ce qui tombe sous les sens, il en appella au cadavre. Son doute fut fondé, il trouva les muscles droits d'une égale longueur. » Les quatres muscles du globe » forment tous ensemble un cône dont la pointe est » diametralement opposée au centre de la prunelle; » ce qui est contraire aux observations de M. Wins- » low qui a prétendu que la pointe de ce cône étoit » occupée par le trou optique, & que par consé- » quent l'adducteur étoit plus court que son antago- » niste, & les autres deux étoient obliques par rap- » port à l'axe de la cavité; ce qui seroit très vérita- » ble, si la pointe du cône répondoit au trou opti- » que; mais le centre de ce trou est éloigné de celui de » la pointe du cône d'environ trois lignes (b) ». Mais puisque je suis sur cet objet, le lecteur me permettra de continuer l'histoire des muscles droits, il verra que les hommes ne marchent qu'à pas lents vers la vérité, & que les découvertes les plus faciles en apparence sont souvent les plus difficiles à faire. Zinnius, célebre Académicien de Gottingue, apperçut (c) que les muscles droits s'attachoient au bord externe du trou optique, & que le muscle grand oblique s'implantoit au bord interne. Albinus (d) a porté plus

(a) Comment. Instit. Bonon. Tom. I.
(b) M. Lieutaud, pag. 114. Anat. Hist.
(c) Mémoire de l'Académie de Gottingue.
(d) Annat. Acad.

loin ses recherches, il a trouvé les quatre muscles droits réunis en un seul tendon qui adhere à l'os sphénoïde au même endroit où Zinnius l'avoit indiqué; ainsi il a fallu que plusieurs Savans réunissent leurs travaux pour découvrir la vraie attache des muscles de l'œil.

Le muscle releveur de la paupiere dont Fallope a le premier donné la description, est aussi décrit dans les ouvrages d'Arantius; l'Auteur va plus loin, il dit qu'il le connoissoit de même que son oncle Barthelemi Maggius, long-tems avant que personne en eût parlé.

Arantius ne s'est point tenu à la simple exposition des parties dont l'œil est composé: il a donné les moyens de préparer les yeux, afin de voir & de démontrer les parties dont ils sont composés. La meilleure maniere de procéder dans la dissection d'un œil, selon lui, c'est de le couper de derriere en avant, ou mieux, de le couper en plusieurs façons, si l'on a plusieurs yeux. En suivant cette méthode, il est venu à bout de donner une exacte description de cet organe.

La structure de la langue, de ses muscles, de ceux de l'os hyoïde est très difficile à développer: Arantius a cru ces objets dignes de ses recherches; il les a examinés, & en a donné une description plus ample qu'on n'avoit fait précédemment: il n'a du reste fait aucune remarque intéressante.

Il a aussi donné une description des muscles de la mâchoire inférieure, & ce qu'il dit sur le crotaphite est digne de remarque. Cet Auteur a le premier observé que la membrane qui recouvre extérieurement ce muscle ne lui étoit point propre, mais qu'elle étoit un prolongement du péricrâne. Arantius assure que la face postérieure de ce muscle n'est point appliquée à une membrane, comme les Anatomistes de son tems le disoient; mais que les fibres de ce muscle s'implantent immédiatement à l'os, ce qui lui donne un surcroît de force prodigieux, & une action des plus grandes sur l'apophise coronoïde de la mâchoire inférieure. Il y a encore, dit notre Auteur, un autre artifice dans la structure de ce muscle; on trouve au milieu des fibres musculaires, un plan membraneux qui divise le muscle crotaphite en deux, l'un externe & l'autre interne: ces deux muscles adherent fortement à la membrane intermédiaire, & par-là ne forment qu'un seul & même muscle (*a*).

XVI. Siecle.
1571.
ARANTIUS.

Les travaux de César Arantius, sur la circulation du sang, méritent de passer à la postérité la plus reculée: enhardi par les recherches de Columbus il a assuré d'un ton plus ferme & plus hardi que son maître, qu'il n'y avoit point de voie directe de communication entre le ventricule droit & le ventricule gauche, & que la cloison n'étoit nullement percée; que par conséquent le sang porté au cœur par la veine-cave, étoit obligé de sortir par une autre voie que par celle que les anciens Anatomistes lui assignoient: cette voie ne peut être, dit-il, que l'artere pulmonaire; le sang se mêle avec l'air, pénetre dans les veines pulmonaires qui le verse dans le ventricule droit.

Le sentiment d'Arantius est le même que celui de Columbus; cependant notre Auteur par un procédé peu digne de lui, lui a manqué de reconnoissance; il désavoue qu'il lui soit redevable de ses remarques. Le premier doute qui se soit présenté à son esprit clair-voyant, c'est de savoir pourquoi les poumons auroient une si grande artere, si le sang passoit du ventricule droit dans le ventricule gauche; il termine la difficulté, en disant qu'il y a grande apparence que cette artere dans l'adulte reçoit autant de sang du ventricule droit que la veine-cave en a versé dans ce même ventricule (*b*), &c. Arantius conduit le sang du ventricule droit dans le ventricule gauche, en lui faisant traverser les poumons; il s'exprime jusqu'ici d'une maniere fort claire: mais à peine l'a-il conduit dans le viscere d'où il l'a fait sortir, qu'il s'est présenté un obstacle considérable à la marche de ce liquide; Arantius n'a pu le franchir. La circulation du

(*a*) Page 66.
(*b*) Vas enim illud duos digitos in adulto corpore, facilè admittens tantum sanguinis per systolen, in pulmones effundere posse videtur quantum à cavâ unâ diastole sinus transierit; pag. 93.

Tome II.

sang dans le reste du corps lui a été totalement inconnue, il n'a pas avancé plus loin que Columbus. » Les mêmes bornes, dit M. de Senac, dans son traité du cœur, les ont arrêtés l'un & l'autre, & Arantius n'est qu'un copiste déguisé de Realdus Columbus : mais ce n'est pas un copiste qui n'a qu'un mérite entierement emprunté ; il développe ses idées avec plus de netteté que Columbus ; il paroît avoir mieux saisi les difficultés qui renversent l'opinion des anciens ; il les a présentées par tous les côtés les plus sensibles & les plus frappans (a) ». il a décrit mieux qu'on n'avoit fait jusqu'à lui la glotte, qu'il a comparé à la hanche d'une flûte, il a eu une idée assez claire des canaux excréteurs de la semence, de la structure des testicules (b), des rameaux intercostaux que produit l'azigos (c), des contours de l'artere splénique (d), de la direction de vaisseaux spermatiques, &c.

Il a connu les tubercules pyramidaux des valvules de l'artere pulmonaire (e) ; mais il n'est pas le premier qui les ait observés, comme M. Morgagni l'a dit (f) Vidus Vidius les connoissoit avant lui ; il a admis une plus grande épaisseur dans la substance des valvules, leur contour, & deux feuillets membraneux dans leur construction (g).

L'ordre conduit César Arantius à l'examen des muscles, il commence par ceux de la respiration, & s'étend sur leurs usages, plutôt que sur leur structure : de là il procéde à la description des muscles du dos ; il dit que pour plus grande facilité il faut dans l'exposition diminuer le nombre, afin d'être plus clair

---

(a) Traité du cœur, pag. 15. Tom. II.
(b) Page 89. Voyez notre Extrait sur les ouvrages de Vidus Vidius.
(c) Page 101.
(d) Pag. 90.
(e) Page 99.
(f) Advers. Anat. p. 22 & 23.
(g) Hæc hactenus in cordis etiam particulis, illud videtur observatione dignum quod scilicet in medio circumferentiæ tricum membranarum quæ aortæ & venæ arterialis orificiis præficiuntur cartilagineum corpusculum grani punici imaginem referens magnâ ex parte sit appositum, eorumdem etiam ossi-

& de se faire mieux entendre des Etudians (a). Ses réflexions sur les muscles du bas-ventre sont justes; les muscles pyramidaux ne se trouvent point dans tous les sujets, ainsi l'on ne doit point les regarder comme constans & invariables.

Les intersections tendineuses que l'on voit aux muscles droits, contractent une adhérence si intime avec les membranes des obliques, qu'on ne peut les séparer sans les rompre; par cette union réciproque, les muscles du bas-ventre concourent en se contractant à la même action.

M. Bertin, dans un mémoire particulier qu'il a donné à l'Académie royale des Sciences, s'est étendu sur le même objet; il a présenté sous le même point de vue les mêmes faits, sans citer Arantius; je voudrois qu'il eût rendu plus de justice à l'auteur des réflexions qu'il propose comme nouvelles; on jugera par les lambeaux suivans, si Arantius méritoit d'être cité dans le mémoire de M. Bertin (b).

lorum exterior circumferentia reliquo corpore solidior percipitur, quasi ex duplicatâ membranâ constans, pag. 95 & 96.

(a) Pag. 109.

(b). Les intersections tendineuses sont une assemblage de fibres tendineuses qui appartiennent principalement aux muscles droits. Elles sont si adhérentes aux deux gaînes de ces muscles, qu'il est impossible de les en séparer sans couper des fibres aponévrotiques des grands & sur-tout des petits obliques. Si l'on enleve la lame antérieure de la gaîne d'un de ces muscles droit à l'endroit d'une portion charnue, & si l'on continue à le lever jusqu'à une intersection, l'on verra qu'une grande quantité de fibres de cette lame se rejettent dans l'énervation, & se continuent avec les fibres tendineuses des muscles droits, de façon que l'intersection est composée d'un presque aussi grand nombre de fibres du petit oblique que du muscle droit.

Carnea hæc opercula in pulvili vicem, rectorem tendinibus ni collidantur, sed illis essent propugnaculo data fuisse arbitror, non aliter qui in temporali musculo.

Quod verò ab albâ eorum intestitia interpositusve, tùm transversim tùm obliquè ductas delineationes attinet, has esse ligamentales ad roburque datas censeo; nam si à sterno ad pubem usque, carnei musculi, qui validis ac frequentibus actionibus præfecti essent nullâ firmiore interpositâ substantiâ producerentur in prægnantibus præsertim ac parturientibus facilè laxati ne divulsi fuissent. Adde quod obliquorum tendinibus validè connectendo magno sint usui, ut scilicet abdominis musculi non per se singuli sed simul omnes in unum agendo convenirent,

B ij

XVI. Siecle.
1571.
Arantius.

Arantius est l'Auteur de plusieurs découvertes [en] miologie ; c'est lui qui a le premier décrit l'exten[seur] propre de l'index (a) & l'obturateur externe[;] qui a donné une vraie description du coraco-bra[chial] (b), du constricteur du vagin (c), du muscle du fascia-lata (d), & de la membrane qui forme des gaînes aux muscles de l'extrémité inférieure.

Le traité des tumeurs que j'ai annoncé est écrit avec ordre, clarté & précision : l'Auteur y donne plusieurs préceptes curatifs très importans ; les maladies des yeux y sont pour la plupart très amplement décrites. Il parle des tumeurs survenues à la verge après une violente érection ; il croit que dans cet état violent de tension, certaines fibres perdent leur ton & résistent moins ensuite à la pression naturelle du sang contenu dans les corps caverneux[;] ces tumeurs donnent lieu à une distorsion du membre viril : ce qui nuit beaucoup à l'acte de la génération (e). Arantius avoit tiré sa méthode de traiter les plaies & ulceres de Barthelemi Maggius son oncle & son maître (f) ; il s'en est beaucoup servi dans le traitement des tumeurs, comme dans le cancer & dans les abcès : on peut lui reprocher d'avoir ajouté trop de foi aux topiques, principalement aux emplâtres.

Je me tais sur ce qu'Arantius a dit des fractures du crâne, dans son commentaire sur Hippocrate ; ses additions sont tirées des ouvrages de Celse, de ceux

Les muscles grands & petits obliques confondent leurs fibres avec celles des droits aux environs ; quand les muscles droits se contractent fortement, ils resserent le bas ventre de toute part à peu près comme on resserre une bourse en tirant le cordon qui environne l'ouverture. *Année 1746 pag. 393.*

(a) Pag. 114.
(b) Ibid.
(c) Pag. 12.
(d) Page 104.
(e) Pag. 117.
(f) Pag. 244.

nam carneis rectorum fibris viter coherent, ligamentabus verò traductibus, ne accurata quidem sectione insinuati, commistique membranae tendines dividi queant. *Arantius.*

Fallope, & de plusieurs autres dont j'ai donné l'extrait.

St Pierre (Michel de) publia un ouvrage qui a pour titre :

Anatomica tabulæ corporis humani methodice conscripta Parif. 1571.

Mercurialis (Jerome), Médecin, né à Forli, Ville d'Italie dans la Romagne, le 30 Septembre 1530, jour de la fête de Saint Jerome; il étoit fils de Jean Mercurialis, Médecin, qui ne négligea rien pour son éducation; il le fit étudier en Médecine dans l'Université de Boulogne, où il fit de rapides progrès. Il fut député à Rome en 1562 par ses concitoyens pour une affaire essentielle à la ville de Forli. Le Cardinal Farneze, charmé de son mérite, l'arrêta dans cette Ville où il demeura sept ans. Il fut nommé Professeur en Médecine en 1569, & se fit une réputation des plus étendues. Les plus grands Princes de l'Europe le consulterent dans divers cas. L'Empereur Maximilien II l'appella en Allemagne pour recevoir ses avis sur sa santé qui étoit chancelante. Il trouva Mercurialis au-dessus de l'idée qu'il s'en étoit formée, & en reconnoissance de ses services il lui donna le titre de Chevalier des Comtes, & le combla de présens considérables. De retour à Boulogne il reprit ses fonctions ordinaires de Professeur; il occupa cette place pendant l'espace de dix-huit ans. Boulogne étoit depuis long-temps le rendez-vous des savans de l'Europe. Mercurialis devoit y trouver place; on l'y appella, & on lui donna une chaire de Professeur. L'idée avantageuse qu'on avoit conçue de lui ne fut point démentie par sa conduite; toujours occupé de son état, il en remplit dignement les fonctions; à la théorie qu'il ne négligea jamais, il crut devoir associer la pratique de la Médecine dans laquelle il étoit très versé. Il fut le premier Médecin praticien de Boulogne. Le grand Duc de Toscane qui s'est rendu si célebre, & dont la famille a toujours protégé les sciences, crut devoir attirer dans ses états l'illustre Professeur dont je fais l'histoire, & lui donna une chaire à Pise avec cent quatre-vingts écus d'or d'appointement

& promesse de lui en donner deux mille les années suivantes.

Cependant Mercurialis ne jouit pas long-temps des honneurs qu'on lui préparoit. Peu après sa nomination il revint à Forli sa patrie, attaqué du calcul, & mourut à l'âge de soixante & quatorze ans. (On dit qu'il a laissé en mourant douze cents mille écus d'or). On a su de tout temps récompenser en Italie les grands hommes, même après leur mort. Pour éterniser la mémoire de Mercurialis, la ville de Forli lui érigea une statue au milieu d'une place publique.

Nous avons de Mercurialis plusieurs ouvrages en Médecine qui contiennent nombre de détails anatomique ou chirurgicaux ; les Médecins célebres ont de tout temps regardé ces deux sciences comme la base de leurs connoissances dans l'art de guérir.

De hominis generatione. Venet. 1597, in-fol. *Francof.* 1602, in-fol.

Cet ouvrage n'est qu'une compilation de ce qu'on avoit écrit sur cet objet.

Monstrorum historia posthuma. Bonon. 1642, in-fol.

M. de Haller (a) caractérise cette compilation d'informe & de fastidieuse ; on y trouve la description de poulets à trois & quatre pieds, & l'histoire de plusieurs végétaux monstrueux.

L. VI. variarum lectionum. Venet. 1571, in-4°.

Cet ouvrage contient quelques détails anatomiques, mais qui n'ont rien d'original.

De morbis cutaneis & omnibus corporis humani excrementis. Venet. 1572, 1601, in-4°.

On trouve dans cet ouvrage une description de la peau & des parties adjacentes. Elle est triviale, & mérite peu d'être consultée.

Tractatus de maculis pestiferis & de hydrophobiâ. Patav. 1580, in-4°.

La description que l'Auteur donne des maladies cutanées, est exacte ; le Chirurgien y trouvera un sujet d'instruction. On lit encore quelques détails de Chirurgie dans les deux ouvrages suivans.

Medica practica, seu de cognoscendis, discernendis

(a) Pag. 384.

& *curandis omnibus humani corporis affectibus*, *libri quinque*. Francof. 1601, in-fol. Lugd. 1623, in-4°.

Consultationes & responsa medicinalia 3 tomis comprehensa. Venet. 1620, in-fol. *Tomus quartus.* Venet. 1604, in-fol.

XVI. Siecle.
1571.
MERCURIALIS.

Il y a quelques remarques sur les varices, & quelques réflexions sur les maladies des yeux dans, l'ouvrage qui a pour titre :

De arte gymnasticâ, *libri sex*. Parif. 1577, in-4°. Francof. 1591, in-8°. Venet. 1602, in-4°.

L'Auteur traite aussi dans ce recueil des maladies des yeux & des oreilles : ces articles ne sont rien moins que bons.

De oculorum & aurium affectibus prælectiones. Francof. 1591, in-8°.

Commentarii eruditissimi in Hippocratis Coï prognosticâ, &c. sub titulo Prælectionum Pisanarum. Venet. 1597, in-fol. Francof. 1602, in-fol.

Hieronymi Mercurialis variarum lectionum in medicinæ scriptoribus & aliis, *libri sex*. Venet. 1598, in-4°. chap. 145. ibid. 1571, in 4°. 1588, in-4°. 1601, in-fol. Basil. 1576, in-8°. Parif. 1585.

Dans le premier chapitre l'Auteur traite de l'œsophage & de l'estomac ; dans le vingt-quatrieme, de la bile : le trente-quatrieme roule sur le poumon : on voit dans le cent vingt quatrieme la description des membranes qui enveloppent le cerveau : les dents font l'objet du cent vingt-cinquieme : Mercurialis rapporte dans le chapitre cent trente-neuf les marques de la virginité, &c.

De morbis mulierum libri quatuor qui se trouvent dans le traité de la peste de l'Auteur, & dans le recueil d'Espachius. Argentinæ 1597, in-fol.

L'Auteur expose d'une maniere assez intéressante les signes de la vraie & de la fausse grossesse ; il regarde comme dangereux l'usage des saignées & du coït, &c. &c.

Cesalpin (André), Médecin célebre d'Italie, disciple de Lucas Ghini, premier Interdant du Jardin de Pise, naquit à Arezzo, & se distingua par la vaste étendue de ses connoissances : il possédoit la philosophie des anciens, & avoit fait une étude très longue

CESALPIN.

& très réfléchie de la théologie ; il fut même si partisan de ses dogmes, qu'il les porta jusqu'au scrupule : il attribuoit au démon la plupart des phénomenes qui s'operent dans la nature, & il a composé un ample traité sur leur puissance sur la terre, ou dans le ciel : il croyoit qu'il y avoit des démons particuliers attachés à toutes les personnes ; ainsi il prétendoit qu'il y avoit un démon pour Socrate (*a*) ; il étoit persuadé que les démons n'avoient point de corps, & qu'ils tenoient un milieu entre les êtres mortels & les être immortels, &c. Les plus grands hommes sont sujets aux préjugés ; Cesalpin nous en donne une preuve par sa façon de penser sur ces êtres chimériques. Il eut en Médecine des connoissances plus positives ; ses talens l'éleverent à la place de Professeur en Médecine à Pise ; il remplit pendant quelques années les devoirs de son état avec la plus grande distinction. La réputation qui l'avoit mis dans cette place, l'en retira aussi ; le Pape Clément VIII l'appella à Rome pour son premier Médecin ; il y mourut le 23 Février 1603 à l'âge de quatre-vingt quatre ans.

Quæstiones peripateticæ. Venetiis 1571 (*a*), 1593 ; in-4°.

Quæstionum medicarum libri duo.

De medicamentorum facultatibus libri duo, nunc primum editi. Venet. 1593., in-4°.

Ces ouvrages sont écrits avec beaucoup d'obscurité ; les explications sont prodiguées, & c'est de la philosophie d'Aristote qu'elles sont tirées pour la plupart. Cesalpin se montre par-tout l'ennemi juré de Galien ; pour le contrarier, il admet tout ce que Galien réfute, & réfute tout ce que Galien admet.

Cependant parmi ses digressions & le fatras de ses paroles inutiles, on trouve quelques passages intéressans qui ont du rapport à notre objet : ses réflexions sur la circulation méritent d'être rapportées. Cesalpin compare le cœur au soufflet d'un instrument sonore, qui pousse le sang, comme l'autre pousse l'air... ; il prétend que les arteres se dilatent lorsque

---

(*a*) Chap. 6.
(*b*) Haller meth. stud. p. 860.

le cœur se contracte : selon lui il y a certaines valvules dans le cœur qui s'élevent & d'autres qui s'abaissent : la veine-cave verse son sang dans le ventricule droit, & l'artere veineuse dans le ventricule gauche; » il y a deux arteres qui reprennent le sang; » l'aorte le reçoit du ventricule gauche, & la veine » artérieuse du ventricule droit.... autour de l'o- » rifice de ces vaisseaux se trouvent plusieurs mem- » branes qui remplissent différens usages, suivant » les vaisseaux auxquels elles appartiennent » : *omnibus autem membranulæ sunt apposita & officio delegatæ, ut oscula intromittentium non educant & educentium non introducant.* » Lorsque le cœur se dilate, les ori- » fices des vaisseaux qui reçoivent le sang du cœur, » se bouchent, & les orifices des vaisseaux qui por- » tent le sang au cœur, s'ouvrent; le contraire arrive » lorsque le cœur se contracte (*a*) » : dans le même chapitre, notre Auteur parle des anastomoses, des rameaux de la veine artérieuse avec les rameaux de l'artere veineuse; il donne une idée de leurs usages, & son sentiment paroît conforme en quelques points à celui de Columbus : on sait que celui-ci vouloit que les vaisseaux portassent au ventricule droit du cœur le sang que la veine artérieuse avoit conduit au poumon, & une partie de l'air qui s'insinue dans ce viscere pendant la respiration. Cesalpin a réfuté tout passage de l'air dans le cœur; il regarde les vaisseaux qui se rendent à l'oreillette droite comme de vraies veines, & il prétend qu'elles ne contiennent que du sang ainsi que les autres veines du corps; & il ajoute : » la veine-cave a la même structure que les » vaisseaux qui portent le sang des poumons au cœur; » l'artere aorte a aussi la même structure que le vais- » seau qui porte le sang du ventricule droit au pou- » mon; dans ces deux vaisseaux, le nombre des tu- » niques est égal à celui de toutes les arteres du » corps humain : les anciens Médecins, qui n'avoient » aucune idée sur l'usage de ces parties, pensoient » que la nature des vaisseaux étoit changée dans les » poumons, de maniere que l'artere faisoit ici l'office

(*a*) Pag. 122. édit. Venet. 1593. quæst. Peripatet. lib. 5.

» de veine, & la veine celui d'artere : ils appelloient
» du nom d'artere tous les vaisseaux qui se rendent
» aux ventricules droits, & du nom de veine tous
» ceux qui aboutissent au ventricule gauche ». Cesalpin dit qu'ils se sont mépris, & qu'ils ont voulu accommoder la nature à leur systême, au lieu d'avoir décrit les objets tels qu'ils sont : *figmenta multa & absurditates excogitantes ut usum invenirent.* Le vaisseau pulmonaire qui aboutit au ventricule droit, continue Cesalpin, a aussi bien que l'artere aorte un mouvement de pulsation (*a*).

On trouve dans le même ouvrage, mais dans un traité différent (*b*), le sentiment de Cesalpin sur la circulation, exposé d'une façon beaucoup plus claire : » c'est une chose, dit-il, bien curieuse à savoir pour-
» quoi les veines s'enflent au-dessous de la ligature &
» non pas au-dessus » : *propter quid ex vinculo intumescunt venæ ultrà locum apprehensum, non citra.* » Ceux
» qui saignent les malades, font, dit notre Auteur,
» familiérement cette expérience ; ils font toujours la
» ligature au-dessus de l'endroit qu'on doit saigner,
» & non au-dessous : *quia tument venæ ultrà vinculum, non citrà.* ..... » La nature a destiné les ouvertures du
» cœur aux usages suivans. La veine-cave verse le
» sang dans le ventricule droit, d'où il passe dans
» les poumons ; de ce viscere le sang coule dans le
» ventricule gauche.... dans le temps du sommeil
» le sang est rapporté au ventricule droit par le
» moyen des veines & non par les arteres ... c'est
» ce qui fait que les veines sont gonflées pendant le
» sommeil, & qu'elles paroissent vuides pendant la
» veille ; car pendant le sommeil, la chaleur naturelle coule des arteres dans les veines dont les
» rameaux s'abouchent entr'eux » : *per osculorum communionem quam anastomosin vocant.* » Des veines le
» sang pénetre dans le cœur (*c*).

Analysons les travaux de Cesalpin sur la circulation du sang ; adjugeons aux Auteurs qui l'avoient précédé ce qui leur appartient, & nous verrons ce

---

(*a*) Pag. 125.
(*b*) Quæst. med. pag. 234.
(*c*) Pag. 234. Quæst. med. lib. 2.

qui restera à notre Auteur. Pour établir la circulation, il y a trois points principaux à examiner : l'entrée du sang dans le cœur, sa sortie, & le passage de ce même liquide des arteres dans les veines. Columbus a connu les deux premiers effets de la circulation. Cet Anatomiste savoit aussi bien que Cesalpin que le sang étoit versé dans le ventricule droit par la veine-cave, que de ce ventricule il étoit conduit au poumon par la veine artérieuse qui le versoit dans l'artere veineuse, laquelle le portoit au ventricule gauche du cœur qui le poussoit dans l'aorte.

La communication des arteres & des veines a été découverte par Servet, & les effets de la ligature ont été décrits par Vesale, par Fallope, &c.

En procédant ainsi, je suis en-droit de conclure que Cesalpin n'a rien su de plus particulier sur la circulation, que les Auteurs qui l'ont précédé ; il n'a pas même aussi bien indiqué l'usage des valvules que l'avoit fait le Vasseur qui publia son ouvrage trente-un an avant le sien : cependant ses réflexions ne sont point sans mérite : il a réuni les travaux que plusieurs grands hommes avoient faits séparément. Cesalpin est cependant tombé dans une inconséquence impardonnable, de passer sous silence le nom des Auteurs qui lui avoient fourni plusieurs détails dont il avoit profité.

Cesalpin seroit regardé comme l'Auteur de la découverte de la circulation, & la postérité n'eût pu la lui refuser, si son ouvrage n'eût contenu que les articles que j'ai rapportés dans cet extrait ; mais malheureusement l'erreur se trouve dans les ouvrages des hommes presque toujours mêlée avec la vérité. Ces écrits de Cesalpin donnent une preuve de la foiblesse de l'esprit humain : on y trouve plusieurs endroits contradictoires ; M. Senac les a saisis & les a rapportés dans son excellent traité du cœur. Cesalpin n'avoit aucune idée précise des usages que la veine-porte remplit dans l'économie animale : il croyoit que la rate, le mésentere & le ventricule (*a*) recevoient leur sang des rameaux de la veine-

___
(*a*) Pag. 117.

porte. Une telle marche du sang est opposée aux idées que nous avons de la circulation. Dans un autre endroit de ses ouvrages (*a*) il fait refluer le sang du cœur au foie par le moyen de la veine-porte.

Cesalpin a eu des idées assez exactes sur les usages que la respiration remplit dans l'homme: il ne croyoit point que l'air pénétrât dans la veine pulmonaire; il pensoit seulement que l'air, par son contact sur le vaisseau qui contient le sang, le rafraîchissoit (*b*).

Ses réflexions sur la continuité des rameaux de la veine-porte & de la veine-cave supérieure dans le foie, sont exactes : il a réfuté le sentiment de ceux qui admettoient un espace vuide entre ces rameaux veineux : *venam igitur continuam esse oportet usque ad cordis ventriculos* (*c*). Cependant il ne regardoit pas le foie comme le principe des veines ; le cœur, selon lui, est l'origine de ces vaisseaux, ainsi que des arteres, & sert de point de réunion : *cor enim conjunctio est venarum & arteriarum maximis osculis, ideo principium est* (*d*).

Il est aussi l'Auteur d'une remarque anatomique intéressante sur la structure des vaisseaux ; il prétend qu'ils ont à leurs extrémités leurs parois plus fortes & plus épaisses que vers le cœur : il a dit que les nerfs n'étoient point sensibles, quoiqu'ils fussent l'organe de la sensibilité (*e*); que les extrémités des veines dégénéroient en nerfs (*f*).

En traitant de l'esquinancie, Cesalpin fait observer que l'engorgement du poumon est un des plus communs effets de cette maladie : les parties supérieures de la trachée-artere sont dans un état d'intégrité ; & la bouche & le nez, par où l'air passe pour s'insinuer dans la trachée-artere, ajoute notre Auteur, ne souffrent fréquemment dans cette

(*a*) Pag. 118.
(*b*) Pag. 121. & suiv.
(*c*) Pag. 118.
(*d*) Pag. 131.
(*e*) *Quamvis igitur sine nervo sensus non fiat, non tamen nervus sentit*, pag. 130.
(*f*) Pag. 131.

maladie aucune altération. Cesalpin se sert de cette réflexion pour blâmer l'usage de la bronchotomie. La méthode, dit-il, de percer la trachée-artere dans cette maladie, me paroît inutile, puisque l'engorgement des poumons en est l'effet le plus commun (*a*).

Si l'ouvrage de Cesalpin contient quelques particularités intéressantes, il en contient aussi de bien futiles & erronées. Pour soutenir Aristote, l'Auteur a souvent forcé le bon sens & la raison, prêtant à la nature ce qu'elle n'a pas, & lui refusant ce qu'elle possede : son style est encore très diffus, & son ouvrage mal ordonné *.

Cannanus (Jean-Baptiste), Professeur d'Anatomie dans l'Université de Ferrare, florissoit vers le milieu du seizieme siecle ; il fut contemporain de Fallope, d'Ingrassias, d'Eustache & d'Amatus Luzitanus, &c. c'est lui qui a parlé le premier des valvules de la veine azigos. De peur que la postérité ne lui refusât cette découverte, il en fit lui-même, en 1547 une démonstration particuliere à son ami Amatus Luzitanus : celui-ci lui en a rendu un témoignage authentique dans ses Centuries : il lui donne le nom de *Vesalius alter.*

Nous avons de lui un traité de miologie intitulé :

Musculorum humani corporis picturata dissectio. Ferrariæ 1572, in-4°.

Cet ouvrage est d'une rareté incroyable : M. de Haller n'a pu se le procurer, quelques recherches qu'il ait faites : je me suis donné les mêmes peines sans être plus heureux. M. Douglas loue cet Auteur d'avoir donné une description très exacte des muscles des extrémités : j'en aurois donné un détail plus circonstancié, si j'eusse pu me procurer l'ouvrage.

(*a*) Pag. 234.

* Plantinus (Christophe), d'Anvers, premier Imprimeur Roi d'Espagne, mérite une place dans notre Histoire, pour avoir donné à ses frais une collection des planches de Vesale qu'il a fait graver avec le plus grand soin, & la plus grande exactitude, d'après l'ouvrage de Valverda ; l'Auteur nous apprend dans sa préface que cet ouvrage avoit de beaucoup excédé les dépenses qu'il s'étoit proposé de faire, qu'il avoit consumé son bien

XVI. Siecle.
1572.
MORUS.

Morus (Horace) a donné l'ouvrage suivant.
*Tabula universam Chirurgiam uno ordine complecten-
tes ex eruditioribus Medicis collecta. Venetiis* 1572,
in-fol.

Ces planches sont pour la plupart extraites des
ouvrages d'Ambroise Paré. L'Auteur a très peu ajouté
du sien.

1573.
VAROLI.

L'Italie regarde Constance Varoli comme un des
plus grands génies qu'elle ait produits. Ce grand
homme naquit à Boulogne en 1543 de Sébastien
Varoli. Ses talens furent précoces, & il sentit un
penchant naturel pour la Médecine, & principalement pour l'Anatomie : il étudia cette partie avec
attention, & y fit de grands progrès. Quoique cette
étude ait une fort vaste étendue, Varoli s'adonna
encore à celle de la Chirurgie & à celle de la Philosophie : il se rendit célèbre dans toutes ces sciences
qu'il professa à Boulogne sa patrie : il fut généralement estimé des Savans ; & ce qu'il y a de plus extraordinaire, c'est qu'il ne trouva pas même d'en-
vieux (*a*). La réputation la plus étendue fut le fruit
de ses travaux ; mais comme les graces & les récompenses émanent de celle-ci, Varoli ne tarda pas
à occuper les plus brillans postes de son état : le
Pape Grégoire XIII, persuadé de son rare mérite, lui
donna la place de son premier Médecin, & il eut
en lui la plus grande confiance. La réputation de Varoli ne se borna pas au Vatican ; il jouit à Rome d'une
considération aussi grande que celle qu'il avoit eue à

& qu'il manqua de fond au milieu de l'ouvrage, ce qui lui
avoit mérité la disgrace de sa famille. Heureusement pour lui
que le Sénat d'Anvers, persuadé de l'utilité de son entreprise,
fournit aux dépenses nécessaires à la perfection de l'ouvrage
qu'il avoit commencé. L'Auteur a ajouté aux planches de
Vesale les principales découvertes qu'on avoit faites depuis ;
mais il a laissé subsister les imperfections qui se trouvoient
dans l'original. Ce recueil ne peut être de quelque utilité qu'à
ceux qui ont de grandes connoissances en Anatomie ; l'ouvrage
que Plantinus a publié porte le titre suivant :
*Vivæ imagines partium corporis humani æris formis expressæ.
Antuerpiæ*, 1572 in-fol.

(*a*) Senza invidiar punto i piû celebri dell'età sua in quelle
professioni. *Manget*, p. 458. tom. *IV. d'après Mandosius*, in
vitis Achiatror. Pontif.

Boulogne : cependant Varoli étoit & fut toujours l'homme le plus modeste : les éloges ne faisoient sur lui aucune impression ; l'amour du bien étoit le seul motif de ses actions. La place de premier Médecin du Pape ne l'empêcha point de s'adonner à la dissection des cadavres humains, & de plusieurs animaux. Les plus grands hommes voulurent le voir opérer & même prendre de ses leçons : quand on desire réellement de s'instruire, on sacrifie tout motif qui s'oppose à ses vues : on vit des savans d'un âge assez avancé assister aux leçons du jeune Varoli. Après s'être long-temps exercé à la pratique de l'Anatomie, il ne lui fut pas difficile de cultiver avec fruit la Chirurgie : il s'acquit dans cette partie de la Médecine une si grande célébrité, que les malades de la premiere distinction voulurent être opérés par lui. L'opération de la taille que la plupart des Chirurgiens regardent comme la plus difficile, devint pour Varoli un objet des plus faciles à remplir. Un génie vraiment juste & qui est accoutumé à réflechir pénetre les plus grandes difficultés d'un art, & y fait des progrès rapides lorsqu'il veut s'adonner à cette étude. L'Anatomie a d'ailleurs une extrême analogie avec la Chirurgie ; & comme Varoli s'étoit déja rendu célebre dans la premiere partie, il ne lui fut pas difficile de se distinguer dans l'autre. Cependant lorsque Varoli jettoit les fondemens d'une réputation immortelle, & qu'il jouissoit de la meilleure santé, la mort qui ne respecte ni les talens ni les titres, trancha le fil de ses jours à l'âge de trente-deux ans. L'univers savant en fut affligé ; il attendoit de Varoli un surcroît de connoissances qu'on enterra avec lui. Il y a beaucoup à présumer que si Varoli eût parcouru le terme ordinaire de la vie humaine, il eût fait faire de grands progrès à la Médecine. Les Savans & tous ceux qui l'avoient connu particuliérement assisterent à sa sépulture. Il fut enterré dans l'Eglise de Saint Marcel dans le même tombeau où son pere avoit été inhumé. On y plaça l'épitaphe suivante.

XVI. Siecle.
1573.
VAROLI.

D. O. M.
Sebastiano Varolio patri,
Et Constantio filio
Vix trium & viginti dierum spatio
Ei superstiti,
Qui
Medicinam
Et Chirurgiam perçallens,
Fruendi calculi peritissimus,
Cùm in gymnasio Romano
Anatomicam lectionem
Sectionemque profiteretur,
Gregorio XIII. Pont. Max.
Admodum gratus,
Anno ætatis suæ XXXII,
Ignoto morbo oppressus, decessit;
Francisca de Angelis Marito
Et filio;
Portia de Violis socero
Et marito Bonon.
De se opt. merit. mœstiss. P. P.
Obiit an. sal. hum. MDLXXV.

 Les plus grands hommes ont parlé honorablement de Varoli. Pascal Alidosius le met au rang des Savans qui se sont le plus distingués à Boulogne: Charles Cartarius le compte parmi les gens célebres de Rome, & Linden le place parmi les plus grands Médecins de l'Europe.

 On dit qu'il avoit composé une ample Anatomie en quatre livres, ornée d'un grand nombre de planches; qu'il étoit sur le point de publier quand la mort le surprit.

 Nous avons de lui:

De nervis opticis epistola. Patav. 1573.

Anatomia sive de resolutione corporis humani. Patav. 1573. *Francof.* 1591, *in-8°.*

 Cet ouvrage a été publié par Paul Aicard son disciple, &c. qui l'a dédié à Frédéric Pendasius, Philosophe célebre, quoique l'Auteur l'eût dédié à Jérome

rome Mercurialis. Persuadé qu'il y avoit dans le corps humain nombre de découvertes intéressantes à faire, principalement dans le cerveau, que peu d'Anatomistes avoient examiné avec les yeux de l'observation, Varoli entreprit de disséquer cet organe, & il y découvrit des objets de la plus grande importance. L'esprit de doute sur tout ce qu'il avoit entendu ou ce qu'il avoit lu, le conduisit dans ses recherches; & à l'aide de sa raison il tira les plus grands avantages de ses travaux.

Le premier doute qui se présenta à son esprit clairvoyant, fut de chercher l'origine des nerfs optiques, des nerfs des muscles des yeux qu'il ne crut pas être bien détaillés chez les Auteurs: conduit par cet esprit d'incertitude & de curiosité, il voulut aussi s'instruire par lui-même de la vraie structure du cerveau & du cervelet, & il y découvrit plusieurs particularités frappantes, telles que l'éminence annullaire, &c. les cuisses & jambes du cerveau & du cervelet, &c.

Voici la solution des difficultés. Son esprit les avoit formées & il les a dissipées en consultant la nature; on ne perd jamais ses peines quand on lit dans son tableau. Les nerfs optiques, dit Varoli (a), ne naissent pas de la partie antérieure du cerveau, comme les anciens Anatomistes l'ont dit; mais ils se prolongent dans la propre substance de ce viscere jusqu'à sa base; & ils finissent à deux éminences placées à la base des grands ventricules; les modernes les nomment couches des nerfs optiques : dénomination exacte.

Les nerfs qui aboutissent au muscles moteurs des yeux, la seconde paire de Varoli, ou la troisieme des modernes, ont aussi une origine beaucoup plus profonde dans le cerveau que celle qu'on leur attribue ordinairement : ils sont couchés au-dessous du nerf optique, & s'entrecroisent avec eux : *infra opticos progredientes pulcherrimam intercussationem faciunt*; ils parviennent de-là à la partie antérieure & supérieure de la moëlle allongée de laquelle ils

(a) Pag. 2.

XVI. siécle.
1573.
VAROLI.

XVI. Siècle.
1573.
VAROLI.

prennent naissance; mais avant de se plonger dans[?] sans substance, ils se réunissent entr'eux & forment[?] un angle: *ex quo loco primùm nascuntur, & in eo[?] ambo utriusque lateris nervi adeo simul uniuntur, [?] in angulo quodam se mutuo contingant.* De cette uni[on] réciproque, Varoli conclut que les muscles de l'œ[il] droit & de l'œil gauche doivent conspirer à la mê[me] action (*a*).

Les anciens Anatomistes s'étoient fort étendus [sur] la structure des nerfs ophtalmiques; mais comm[e] la vérité ne se fait pas également appercevoir à ceu[x] qui la recherchent, les Auteurs ont varié dans le[ur] façon de penser, sans entrer dans des discussions (*b*) Varoli se contente d'exposer ce qu'il a vu: j'entend[s] dit-il, sous le nom d'organe de l'odorat ces éminenc[es] antérieures du cerveau qui paroissent entre le ne[rf] optique & qui se terminent aux fentes de l'os eth[?]moïde: c'est ainsi, dit-il, que Vesale s'est ex[?]primé en décrivant ces parties: cet Anatomiste a e[u] en tout raison, excepté dans l'origine qu'il attribu[e] à ces prolongemens du cerveau; ils ne naissent p[as] de sa partie antérieure, mais de l'éminence transve[r]sale de la moëlle allongée: *progrediuntur latentia in[ter] anteriorem & mediam cerebri prominentiam, inferi[us] considerandam.* A proportion, dit Varoli, que c[es] nerfs deviennent postérieurs, les uns des autres, s'éloignent & s'amincissent de plus en plus, de m[a]niere qu'ils répondent aux trous internes de l'oreill[e] & c'est précisément au-dessus de ces parties qu[ils] naissent du cerveau: *latera in regione quæ est sup[er] foramina auditus finiant, indeque, suum primum i[ni]tium sumant.* Cette description est exacte. Varoli [a] connu mieux que ses prédécesseurs la vraie structu[re] des nerfs olfactifs dans l'intérieur du crâne; ma[is] il a ignoré leur conformation dans l'organe mê[me] de l'odorat, dans le nez; il n'a pas su que c[e] nerf pénétroit dans l'intérieur des narines: il

(*a*) Pag. 2.
(*b*) Per organa olfactûs intelligo eos cerebri anteriores pr[o]cessus qui progredientes inter opticos nervos terminantu[r] rimis illius ossis spongiosi, in naribusque locati. Eade[m] pag 555

l'auroit pas ignoré, s'il eût lu les ouvrages de Nemesius & ceux de Gabriel de Zerbis. Il est difficile d'éviter l'erreur, même en cherchant la vérité: on laisse un objet de côté quand on dirige ses vues vers un autre. La nature a prescrit des bornes si étroites au génie de l'homme, qu'il oublie, s'il est livré à lui-même, un fait important pour en chercher un autre. Il n'y a que la lecture des bons Auteurs, combinée avec la pratique de l'Anatomie qui puisse fixer nos connoissances. L'un sans l'autre nous égare: la pratique sans l'étude, ou l'étude sans la pratique ne font jamais que des demis savans.

Le vulgaire des Anatomistes pense, dit Varoli, que la moelle épinière ne commence qu'au trou de l'os occipital: je puis rendre un témoignage contraire, continue notre savant Auteur: d'un côté elle naît de dessous les ventricules du cerveau, & de l'autre de la partie inférieure & moyenne de la base: elle est formée par des fibres si distinctement séparées des parties voisines, que l'inspection ne laisse aucun doute sur la validité de ma proposition.

On trouve, dit Varoli, à la base du cerveau & du cervelet, des prolongemens médullaires qui appartiennent à l'un & à l'autre de ces viscères (a): ceux du cerveau vont en arrière & ceux du cervelet en avant: ils se joignent entr'eux, & semblent même se croiser: au-dessous se trouve une autre éminence dont la direction est transversale; elle semble pour ainsi dire adaptée sur les précédentes. Qu'il me soit permis, dit Varoli, de dénominer ces parties; je les ai découvertes; je dois leur donner un nom caractéristique; je le déduirai de la figure des parties; je vois, dit-il, la moelle épinière se porter au-dessous de l'éminence transversale, comme l'eau contenue dans un canal passe par-dessous un pont. Cette comparaison donne lieu, dit Varoli, d'appeller l'éminence transversale le pont du cervelet. *Ego certè quum videam sub hoc processu transversali spinalem medullam ferri, eo modo quo canaliculus quidam fluens sub aliquo ponte fertur, clarioris doctrinæ gra-*

(a) Pag. 3.

tiâ appellarem pontem cerebelli. C'est de cette éminence que naissent la plupart des nerfs, & non de la moelle épinière, comme plusieurs Anatomistes modernes l'ont avancé. Galien, ajoute-t-il, avoit une idée plus juste sur l'origine des nerfs : ce grand homme les faisoit naître de la base du cerveau.

La comparaison que fait Varoli de son éminence avec le pont d'une rivière, n'est pas fondée ; l'éminence est la partie la plus inférieure ; & les productions du cerveau & du cervelet, connus aujourd'hui sous le nom de cuisses, jambes ou bras, sont placés par-dessus ; de sorte que pour que la comparaison de Varoli eût lieu, il faudroit que la rivière passât par-dessus le pont : la raison de cette méprise vient de ce que Varoli a considéré le cerveau renversé.

Les Anatomistes avoient avant Varoli tellement négligé l'étude du cerveau, qu'ils n'en avoient seulement pas indiqué la figure : Varoli en décrit toutes les dimensions ; il est oblong arrondi en avant & en arrière, vers le bord externe il est bombé par trois éminences, dont la première est antérieure, la seconde moyenne & la troisième postérieure : l'éminence antérieure est logée dans la cavité du crâne formée par l'os du front, par la partie supérieure de l'os ethmoïde, par la partie antérieure des os pariétaux, & par la partie supérieure de l'os sphénoïde (a). L'éminence moyenne du cerveau est logée dans la cavité du crâne placée à côté de celle qui loge la glande pituitaire : cette cavité est formée par la partie postérieure de l'os sphénoïde, par la partie antérieure de l'apophise pierreuse de l'os temporal, & même par sa portion écailleuse : l'éminence postérieure du cerveau est renfermée dans la troisième cavité du crâne, & cette cavité est formée par la partie supérieure de l'os occipital, par les parties postérieures des os pariétaux & des os temporaux : la face supérieure du cerveau est convexe, &c. &c.

Cette description est exacte ; beaucoup de mo-

(a) Pag. 5.

dernes l'ont suivie; peu ont cité son véritable Auteur; on s'est contenté de nommer le pont de Varoli; mais on s'est tu sur les autres objets relatifs au cerveau, indiqués très au long dans l'ouvrage du même Auteur. Poursuivons l'examen de ce viscere; nous n'avons qu'à gagner à analyser l'ouvrage de Varoli.

XVI. Siecle.
1573.
VAROLI.

Il y a, dit-il, dans le cerveau plusieurs cavités qu'on nomme ventricules; les Auteurs n'en ont point détaillé la vraie figure ni la vraie position; les plus grands sont placés au milieu du cerveau; leur capacité est fort ample, quoiqu'au premier aspect elle paroisse petite; les ventricules s'étendent de devant en arriere & de derriere en avant, proche l'angle de l'os pierreux; ils se replient vers la base du crâne, & vont se perdre au-dessus de l'éminence moyenne & inférieure du cerveau : c'est ce qui rend peut-être cette partie éminente (a). Ces cavités communiquent entre elles, & le cerveau ne paroît pour ainsi dire qu'une écorce qui les enveloppe.

Dans cette description des ventricules, il y a des particularités intéressantes qui appartiennent réellement à Varoli; mais il y en a plusieurs qui sont puisées dans les livres des Auteurs dont nous avons fait l'histoire que Varoli eût dû citer, Achillinus, C. Etienne, Vesale & Arantius dont les ouvrages parurent deux ans avant la publication du sien : il me paroît qu'il est le premier qui ait dit que les ventricules communiquoient entr'eux sans cloison intermédiaire, & qu'ils alloient aboutir à l'éminence annullaire du cerveau : suivant lui, les deux autres cavités qui se trouvent dans le cerveau ne méritent pas de porter le nom de ventricule : le corps calleux, dit-il, n'est pas plus solide que le reste du cerveau, &c. &c. au-dessous de lui se trouve un cordon de substance médullaire qu'on nomme la voute : en arriere ce cordon fournit deux prolongemens qui se portent d'abord en devant,

(a) Hic sinus ubi pervenit ad regionem anguli existentis in superiori parte ossis petrosi intra calvariam reflectitur ad prominentiam mediam & inferiorem cerebri, eademque ratione in eâ prominentia insculptus est, pag. 5. B.

ensuite en arriere; ils se contournent de nouveau pour revenir sur leurs pas; ils se recourbent vers l'os occipital (a).

N'est-ce pas là une production bien exacte des productions de l'hypocampus dont Arantius a parlé? Et ne trouve-t-on pas dans la description de Varoli celle des ergots & de la cavité qui les loge?

Varoli passe de la description du cerveau à celle de la moëlle épiniere: il nie qu'il y ait dans cette production du cerveau aucune cavité: *non est exculpta ulla cavitas in spinali medullâ nec per se à naturâ intenta*, &c. (b). La substance de la moëlle épiniere est maintenue dans sa substance par le moyen d'une membrane très fine, très mince, cependant forte, qui lie le cerveau, le cervelet & la moëlle épiniere entr'eux (c). Varoli décrit, comme on voit, en peu de mots la tunique arachnoïde.

Les plexus choroïdes étoient à peine indiqués dans les livres d'Anatomie avant Varoli; il fut curieux de les examiner de près; il y observa au premier aspect des glandes très nombreuses, dont la structure est analogue à celle de la glande pinéale; mais en faisant d'ultérieures recherches il vit que ces glandes étoient entourées d'un grand nombre de vaisseaux sanguins entortillés & soutenus par des membranules: cette structure, selon Varoli, imite d'assez près celle du mésentere; & il conviendroit, selon lui, plutôt de nommer ce paquet de membranules de glandes & de veines plexus glanduleux que plexus rétiforme: *quamobrem*, dit-il, *multò magis naturæ rei conveniret, si plexus glandulosos quàm retiformes appella-*

(a) Qui duo trunci ubi primùm teretes sint formati, se mutuò contingentes aliquantisper in anteriora feruntur; deinde in posteriora versus foramen occipitii revertuntur. In primo igitur illo truncorum contactu, cum sint corpora rotunda, faciunt inter se ipsa quamdam levem concavitatem regularem absque quod in eâ parte habeant quidviam exculptum. pag. 6. B.

(b) Page 7. B.

(c) Firmatur autem tota spinalis medulla intra calvariam in propriâ sede respectu cerebri & cerebelli à quâdam membranâ tenui, lucidâ atque robustâ quâ mediante anterior pars medullæ annectitur cerebro & posterior cerebello *eâdem paginâ*.

vent (a). Il attribue aux glandes la propriété de pomper l'eau épanchée dans les ventricules, & aux veines celle de rapporter le sang, &c.

Pour faire ses recherches, Varoli ne crut pas devoir suivre la méthode commune de disséquer; il renversa le cerveau, & procéda ainsi de bas en haut, au lieu que les autres Anatomistes avoient disséqué ce viscere du haut en bas, & que lui-même avoit précédemment suivi cette méthode. Cette façon de procéder est toujours meilleure que celle des anciens; on découvre dans un seul cerveau presque tous les objets dont il est composé, au lieu qu'en procédant de haut en bas, l'on ne peut distinguer ceux qui sont à la base de ce viscere: Varoli indique ensuite la maniere de disséquer suivant sa méthode; il entre dans des détails fort exacts, & par-tout ce qu'il dit, on reconnoît un Anatomiste praticien.

Varoli a aussi fait des recherches dans l'organe de l'ouie; il a nié dans son même ouvrage *de nervis opticis* toute existence de muscle des osselets de l'ouie; selon lui il répugne d'attribuer un mouvement aux osselets de l'ouie qui sont colés & presque soudés entr'eux: ce qu'on a pris pour un muscle n'est qu'un nerf; & pour preuve de mon raisonnement, dit Varoli, il n'y a qu'à laver ces parties avec l'eau tiede, & on verra la rougeur du muscle disparoître: c'est par ces moyens, ajoute-t-il, que j'ai dessillé les yeux à un Anatomiste qui soutenoit avec emphase qu'il y avoit des muscles dans l'oreille: *quam veritatem cum ego aliquando in publicum cuidam Anatomico musculos auditûs jactanter ostendenti aperuissem, statim obmutuit* (b).

Varoli tient un langage bien opposé dans son grand ouvrage de l'Anatomie; non-seulement il admet les muscles connus, mais encore il en a proposé un nouveau, c'est le muscle de l'étrier: *qui ab anteriori sede natus in articulationem trianguli cum incude inseritur*, &c. (c). Quoiqu'il eût dit dans son autre ouvrage que les os de l'oreille n'exerçoient aucun mou-

(a) Pag. 8.
(b) Pag. 10. B.
(c) Page 28. édit. Francof. &c.

vement, il dit ici formellement que l'ouie exige des muscles particuliers aussi bien que la vue; & il ajoute qu'il y a dans l'oreille des puissances motrices destinées aux divers mouvemens de la chaîne osseuse, ainsi qu'il y a dans l'uvée des fibres musculaires destinées à dilater ou à la resserrer (a).

La remarque de Varoli sur les muscles de l'oreille, mérite la plus grande attention, mais ne doit point être servilement admise dans tous ses points: de trois muscles qu'admet le commun des Anatomistes, il n'y en a qu'un qui existe, & c'est l'interne qu'Eustache a le premier découvert. M. Lieutaud (b) a réfuté victorieusement, & par d'autres preuves que celles que rapporte Varoli, l'existence de deux; il eût pu tirer des ouvrages de Varoli un surcroît de preuve à son sentiment; cependant plus sage que son prédécesseur, il a reconnu le muscle interne qui entre naturellement dans la composition de l'oreille.

Par une contradiction des plus manifestes, & qui prouve combien l'esprit de l'homme est sujet aux variations, Varoli décrit dans cet ouvrage posthume les différentes articulations des osselets; il y dit expressément que ces os sont très mobiles par eux-mêmes, & que la moindre force suffit pour les ébranler.

Il a fait plusieurs recherches dans l'œil ou dans ses parties adjacentes. Les nerfs optiques, suivant lui, s'unissent au lieu de s'entretoucher seulement, comme quelques Anatomistes l'avoient avancé. Voilà une erreur que Carpi & Vesale, &c. avoient relevée, & que Varoli introduit de nouveau en Anatomie: ainsi tour à tour, par une fatalité déplorable, on voit le mensonge succéder à la vérité, & nous vivons dans l'erreur; & ce qu'il y a de plus singulier, c'est que l'erreur est long-temps adoptée, & que la vérité disparoît au même instant que quelqu'un de judicieux ose la produire.

Le crystalin, dit Varoli, est quatre fois plus près de la partie antérieure du globe de l'œil qu'il n'est de la partie

(a) Eadem. B.
(b) Essais Anatomiques, pag. 124.

postérieure : de deux faces dont il est composé, la postérieure est plus convexe que l'antérieure : de peur qu'il se déplaçât, la nature l'a fixé à l'humeur vitrée par le moyen d'une membrane commune. Varoli en donne la description, & passe ensuite à celle des membranes qui composent le globe : ces faits ne lui appartiennent point. Entre le crystalin & la cornée est une duplicature membraneuse qui forme l'uvée qui est percée dans son milieu, & qui a divers mouvemens : lorsque l'ouverture s'agrandit, cette cloison s'approche de sa cornée, au lieu qu'elle s'en éloigne lorsque son diametre diminue : M. Weibrecht Académicien de Petesbourg, a proposé un pareil système comme nouveau. Le globe de l'œil est la partie du corps qui exerce les mouvemens les plus multipliés & les plus rapides ; pour les rendre plus aisés & plus faciles, la nature l'a entouré d'une grande quantité de graisse qui donne de la souplesse aux organes du mouvement.

Ce qui passe pour nouveau remonte souvent à la plus haute antiquité ; les premiers mémoires que M. Dodard a publié sur la voix, ne sont qu'une traduction libre des ouvrages de Varoli (a) ; tous les deux ont comparé l'organe de la voix à une flute ou au tuyau d'un orgue, & ont trouvé dans le larynx & dans la trachée-artere la même configuration que dans cet instrument de musique. Varoli passe pour l'Auteur de la découverte de la valvule du colon, & il se l'attribue lui-même ; mais c'est à tort qu'il tient ce langage (b) : plusieurs Anatomistes célebres dont nous avons déja donné l'histoire, en avoient parlé avant lui, & d'une maniere plus claire (c) : il n'a pas non plus découvert les vésicules séminales ; & ce qu'il a dit à ce sujet est d'ailleurs très peu exact (d) ; il a cependant donné une description assez ample des nymphes : dans ses descriptions il a quelquefois trouvé le clitoris des femmes extrêmement prolongé ;

(a) Pag. 42.
(b) Voyez dans notre Histoire l'extrait des ouvrages de Rondelet, & de Vidus Vidius.
(c) Pag. 69.
(d) Pag. 87 & 88.

mais toujours sans ouverture : ce qui lui a fait nier l'existence des hermaphrodites. *Scito ergo esse impossibile utrumque sexum revera in uno individuo reperiri* (a).

Observateur exact des productions de la nature les moins sensibles, Varoli a remarqué que le fœtus de vingt jours de conception (b) n'avoit presque point ses extrémités supérieures & inférieures développées, & que sa figure approchoit de celle d'un haricot : dans un fœtus de quarante jours, il a aussi observé que les extrémités inférieures, quoique très petites, étoient plus développées que les supérieures : cependant par une fatalité dont il est impossible d'assigner la cause, Varoli a mêlé les explications les plus inconséquentes à l'exposition des faits les plus curieux; dans le même article où se trouvent ses remarques sur le développement des parties, il dit avoir vu des fœtus qui avoient la figure d'un haricot, d'une abeille, d'une feve, d'un escargot, d'une grenouille, & d'un grand nombre d'autres objets, &c. (c).

Il a regardé, d'après Arantius, l'ouraque plutôt comme un ligament destiné à suspendre la vessie, que comme un canal destiné pour donner passage à l'urine, comme les anciens Anatomistes l'avoient voulu. Ses réflexions sur les dents contiennent quelques faits intéressans parmi nombre de détails puérils : ce qu'il y a de bon est puisé des ouvrages de Fallope ; ce qu'il y a de mauvais lui appartient en propre.

On voit par l'extrait que nous venons de faire des ouvrages de Varoli, que cet Anatomiste avoit de grandes connoissances de son art, principalement sur le cerveau dont il a fait une étude suivie : on lui reprochera cependant de s'être trop adonné à la recherches des causes, d'avoir trop souvent multiplié les pourquoi dans des cas où la raison humaine s'égare, & d'avoir cherché à deviner la nature lorsqu'il eût dû se contenter de l'admirer.

Lonicere (Adam).

(a) Pag. 98.
(b) Pag. 102.
(c) Pag. 103.

Constitutio & norma obstetricum. Francof. 1573, in fol.

Il a été imprimé en Allemagne en 1703. M. de Haller n'a pu se procurer cet ouvrage : je n'ai pas été plus heureux que lui.

XVI. Siecle.
1573.
LONICERE.

On connoît les Professeurs par les disciples qui sortent de leurs écoles ; Jule Jasolinus qui fut disciple d'Ingrassias, ne peut que faire honneur à son maître. Son livre, quoique très peu volumineux, contient plusieurs descriptions intéressantes : on peut juger du mérite de cet Auteur par les éloges que lui donnent Mrs. Morgagni & de Haller, vrais Juges des talens des Anatomistes.

JASOLINUS.

Jasolinus (Jule) naquit à Naples & succéda à Philippe Ingrassias l'an 1570. Un jeune Professeur, a tout à craindre de la critique, lorsqu'il succède à un homme célebre : persuadé de cette vérité, Jasolinus ne négligea ni soins ni veilles pour remplir les devoirs de sa nouvelle place ; il fut goûté dans ses leçons, & eut un aussi grand nombre d'auditeurs qu'Ingrassias, son prédécesseur. La pratique devint bientôt l'objet de ses occupations ; il la fit avec tant d'éclat, & s'acquit une si grande réputation dans cette partie, que Douglas n'a point hésité de le surnommer l'Epidaure de son siecle. Cet éloge pourroit être à la vérité outré : quoique Jasolinus soit parvenu à une grande célébrité, je ne crois pas qu'il se soit rendu le premier Médecin de son siecle ; mais je ne crois pas aussi qu'il soit si méprisable que Riolan (a) voudroit nous le dépeindre. Les ouvrages de Jasolinus contiennent plusieurs faits importans : voici leur titre :

De poris choledochis & vesicâ felleâ pro Galeno adversus Neotoricos. Neap. 1577, in-8°.

Quæstiones anatomicæ, & osteologia Parva.

De cordis adipe. De aquâ in pericardio. Neap. 1573, in-8°. Hanov. 1654, in-4°.

Quæstio tertia de aquâ in pericardio. Neap. 1576, in-8°.

L'Auteur a dédié son premier ouvrage à Philippe

(a Antropographiâ, pag. 34.

Ingrassias en 1577; il y épouse vivement le parti de Galien contre Vésale & contre Fallope: il raporte des passages tirés des ouvrages de ces trois Auteurs; il les combine, les décompose, les interprete, le commente à la vérité d'une maniere peu claire & peu éloquente: parmi ce conflit de sentimens, il oppose souvent le sien à celui de ses prédécesseurs: on trouve dans cet ouvrage quelques réflexions intéressantes sur la sécrétion de la bile: il en admet de deux especes, une visqueuse, épaisse, noirâtre, gluante, qui est contenue dans la vésicule; l'autre est limpide & vient du foie: la vésicule du fiel & le foie sont deux organes sécrétoires distinctes; chacun a ses vaisseaux particuliers: Jasolinus pense que ce sont les artérioles qui se distribuent dans la vésicule qui apportent la bile.

Après de tels usages, il est clair que Jasolinus ne croyoit point à l'existence des canaux hépato-cystiques, ou il eût été en contradiction avec lui-même: plusieurs modernes qui ont regardé les arteres hépato-cystiques comme les vrais organes sécrétoires de la bile, trouveront dans Jasolinus une exposition de leur systême.

Jasolinus ne croyoit pas que dans l'état naturel la bile hépatique pût refluer dans le canal cystique: *cæterùm*, dit-il (*a*), *non negamus aliquam bilis portiunculam trahi, & quandoque remeare ad visicam ex magno ab hepati, verùm contingit hoc cùm commune prope duodenum obstruhitur* (*b*). La vraie position de la vésicule du fiel lui étoit connue (*c*); il a fait représenter dans sa planche le bec redressé vers le haut, & son canal incliné vers le bas que Vésale & Fallope avoient dépeint comme un plan incliné: c'est aussi le premier qui ait divisé la vésicule en fonds & en col (*d*): il a nié toute con-

(*a*) Pag. 35. Neapoli, 1577.
(*b*) Fundus ejus inferiora, cervix verò superiora respiciat; ita ut non rectum sit iter à vesicula ad duodenum..... verùm semicircularem feré ac obliquam præ se fert figuram meatus à vesicula bilis ad duodenum; pag. 55 & 56.
(*c*) Pag. 42.
(*d*) Pag. 44.

traction de ses parois sur le liquide ; ainsi par une conséquence on peut dire qu'il a nié l'existence des fibres musculeuses (a).

XVI. Siecle.
1573.
JASOLINUS.

On doit compter pour peu de chose les remarques de Jasolinus sur les os ; il s'est plutôt appliqué à donner des définitions des termes usités qu'une description des pieces qui composent la charpente osseuse. Sa planche sur les articulations est tirée des ouvrages d'Ingrassias.

Il ne s'est pas rendu plus recommandable dans son traité sur la graisse du cœur. L'Auteur s'est repu d'un systême chimérique, & l'a proposé comme un fait des plus évidens : Jasolinus regarde la graisse comme la source de l'humeur péricardine, &c.

Delacroix (Jean André) *Andreas à Cruca*, Médecin célebre & Professeur public de Venise, florissoit dans cette Ville vers l'an 1560 : il a publié un ouvrage sur la Chirurgie qui a pour titre :

DELACROIX.

Chirurgia universalis opus absolutum. Venet. 1573, 1596, in-fol. Le même sous ce titre : *Chirurgia universale e persetta*. Venetiis 1583, 1605, in-fol. Francof. 1607, in-fol. Forzelinus a donné en 1737, un commentaire sur les ouvrages *Delacroix*.

Par le nombre considérable d'éditions qu'a eu cet ouvrage, on peut juger de sa bonté. L'Auteur a donné dans un seul volume un extrait des découvertes qu'on avoit faites en Chirurgie. Depuis que cet art étoit cultivé, il avoit fait une étude des Grecs & des Arabes, sans négliger celle des ouvrages latins : son style est un peu diffus ; mais du reste assez intelligible : l'ouvrage est divisé en sept livres ; le premier traite des maladies du crâne ou du cerveau ; le second, des plaies de la face, ou de ses organes ; le troisieme a pour objet les plaies ou les contusions des nerfs ou des tendons ; le quatrieme roule sur les plaies de la poitrine ; le cinquieme, sur celles du bas-ventre ; le sixieme livre indique les moyens d'extraire les corps étrangers engagés dans quelque partie du corps de l'homme ; le septieme & dernier livre traite des plaies d'armes à feu.

Dans tout ce détail l'Auteur combine l'Anatomie

(a) Pag. 4.

& la Chirurgie avec la Médecine : il expose d'abord la structure des parties qui sont altérées ; détaille les signes qui indiquent ou contre-indiquent une opération, & le cas où la main du Chirurgien est nécessaire. Le cas bien constaté, il expose les moyens d'opérer. Voici un des meilleurs endroits qu'on trouve dans son ouvrage. Les plaies de la tête y sont exposées avec beaucoup d'exactitude ; les signes surtout y sont bien indiqués. L'Auteur parle des plaies au cerveau avec déperdition de substance qu'il a vu guérir à Rome, & il rapporte le témoignage de plusieurs Médecins, tels que celui de François Legrand, Leandre Zaroti, Vincent Provincial, Augustin Gadaldin, Tibere Barbare, Decius, Jean de Franciscis, Joseph Boniper, Barthelemi Belat, Eloy Bogniol de la Croix, neveu de l'Auteur. André recommande pour ces plaies les spiritueux & les huiles éthérées ; il s'est principalement servi de l'huile de térébenthine (a) : il défend, d'après Hippocrate, de trépaner sur les sutures & sur les parties que le crotaphite recouvre ; quant au traitement des plaies des nerfs, il faut éviter l'application de tout topique gras & onctueux, user au contraire des spiritueux & des huiles éthérées. André de la Croix a parcouru les plaies des nerfs presque jusqu'à la minutie ; il a décrit les plaies complettes & incomplettes, les transverses & les longitudinales ; & il veut que lorsque la plaie n'est point complette, & qu'il survient des douleurs trop vives, on acheve la section des parties.

Les plaies à la poitrine sont traitées fort au long, & l'Auteur a fait part de plusieurs réflexions qui lui sont propres. Il prétend que ceux qui ont une plaie au cœur, quelque légere qu'elle soit, ne vivent pas plus d'un ou deux jours ; que dans les plaies du péricarde, on voit l'eau couler à travers la plaie. Les poumons, suivant notre Auteur, n'ont presque point de sensibilité ; de là vient que ceux qui sont blessés à ce viscere, y sentent très peu de douleur ; cependant ces plaies n'en sont pas moins dangereuses

(a) Pag. 58. édit. Ven. 1573.

les vaisseaux sanguins qui s'y distribuent sont très gros & très nombreux: ce qui donne lieu à des hémorrhagies. Les plaies à la trachée-artere que la plupart des contemporains d'André Delacroix regardoient comme mortelles, ne sont pas à beaucoup près, dit notre Auteur, aussi dangereuses qu'on le pense communément: l'expérience lui a appris qu'on pouvoit en guérir de compliquées (a).

XVI. Siecle.
1573.
DELACROIX.

Lorsqu'il y a du sang épanché dans la poitrine, il n'est rien de meilleur pour l'en faire sortir que d'introduire dans la plaie une canule avec laquelle on pompe le liquide épanché: l'usage des ventouses peut encore être salutaire, & l'ont peut aussi retirer de l'avantage en faisant sucer, ou en suçant la plaie: si ces secours sont insuffisans, Delacroix recommande de recourir à un instrument qui est de son imagination: c'est une espece de seringue à laquelle on adapte des tuyaux de différentes grosseurs, ou qui ont différentes directions; savoir, de droits & de courbes: par le moyen de cette seringue, on attire, dit-il, communément le sang épanché dans la poitrine, & l'on prévient les symptomes fâcheux qu'ils produiroient si on le laissoit croupir dans cette capacité.

Si le sang n'étoit pas assez fluide pour couler dans la seringue, comme cela peut arriver, puisqu'il s'épaissit naturellement dès qu'il a perdu son mouvement, il faut injecter dans la poitrine différentes liqueurs détersives: la meilleure injection, dit André Delacroix, est celle qu'on fait avec du bon vin vieux & du miel; ou, si l'on aime mieux, on peut se servir de la décoction suivante: prenez orge mondé, lentille, deux onces, de la prêle, de la grande consoude, de la réglisse, & de l'hyssope, demi-poignée; faites bouillir dans quantité suffisante d'eau; coulez & dissolvez quatre onces miel rosat ou violat, faites bouillir de nouveau jusqu'à ce que la matiere ait une certaine consistance; mêlez à cette liqueur un peu d'oximel ou un peu de syrop d'oseille.

(a) Pag. 101.
(b) Page 102.

Mais ces secours ne sont point comparables pour leurs effets aux topiques suivans. Prenez résine de pin récente, claire & odoriférente, douze onces, huile de laurier pure, de la meilleure térébenthine deux onces, gomme élemi transparente, pesante & de bonne odeur, quatre onces ; mettez d'abord la résine & la gomme dans un poîlon de cuivre, faites fondre & agitez sans cesse avec une cane de roseau ou une spatule de cuivre, agitez jusqu'à ce que le tout soit bien fondu, ajoutez pour lors l'huile de laurier & la térébenthine, faites bouillir de nouveau en agitant sans cesse la liqueur jusqu'à ce qu'elle ait pris un certain degré de consistance, avant qu'elle soit refroidie, passez-là à travers la peau d'un tamis, & conservez avec soin dans un vase de terre ou de verre ce qui aura coulé ; lorsque vous voudrez vous en servir, vous l'étendrez sur une peau de bouc de la même qu'on fait les bottes ; cette peau doit avoir deux ou trois travers de doigt de circonférence de plus que la plaie ; cependant avant de l'appliquer on aura le soin de mettre par-dessus un morceau de flanelle qui ait une ouverture qui réponde à celle de la plaie : cet emplâtre opere les plus grands effets. (*a*) ; il résout le sang caillé & l'attire en dehors avec le débri des corps étrangers qui s'y sont engagés ; cet emplâtre a en un mot de si grandes propriétés, qu'il a acquis le surnom de *saint* : pour aider à ces effets, on pourra injecter dans la poitrine quelque liqueur détersive, afin de donner à la matiere qu'on veut faire sortir au dehors de la poitrine le degré de liquidité qui lui est nécessaire (*a*).

Les promesses d'André Delacroix sur sa méthode sont vaines & chimériques ; tous les emplâtres sont hors d'état d'attirer au dehors les corps étrangers introduits dans la poitrine. La Chirurgie moderne a des secours plus efficaces ; & si j'ai extrait de ses ouvrages la méthode de traiter les plaies de la poitrine, c'est plutôt pour mettre sous les yeux du lecteur les productions par lesquelles André Dela-

(*a*) Pag. 104.
(*b*) Eodem loco.

qui a transmis son nom jusqu'à nous, que pour conseiller l'usage de ses topiques.

L'histoire des plaies est fort étendue ; l'Auteur fait autant de chapitres particuliers qu'il a connu de parties dans le corps ; dans chacun d'eux il répete ce qu'il a dit dans les précédens ; ainsi il a multiplié les êtres sans nécessité, & grossi son livre hors de propos.

L'Auteur termine son ouvrage par la cure des plaies produites par les fleches ou par les armes à feu. Il a fait graver un nombre prodigieux d'instrumens dont il recommande l'usage pour extraire les corps étrangers, mais qui ont été la plupart aussi-tôt oubliés qu'inventés. André Delacroix attribue aux bales la mauvaise propriété de brûler les parties qu'elles touchent. On pourra lui reprocher d'avoir ajouté trop de foi aux topiques & aux instrumens de Chirurgie dont il a sans raison multiplié le nombre.

Arcæus (François) Médecin célebre qui florissoit vers le milieu du seizieme siecle, exerça la Médecine & la Chirurgie en Espagne : à un profond savoir il joignit la plus grande probité. Montanus(a) nous apprend qu'il aidoit gratuitement les pauvres malades de ses secours chirurgicaux, & qu'il leur donnoit l'argent qui leur étoit nécessaire pour leur traitement. Il fit plusieurs voyages dans le cours de sa vie : il nous apprend lui-même (b) dans son ouvrage qu'il étoit à Guadaloupe en 1516. Arcæus parvint à une extrème vieillesse : Montanus qui a été l'éditeur de ses ouvrages, nous dit qu'Arcæus avoit atteint la quatre-vingtieme année, & qu'il jouissoit encore de la plus grande dextérité dans le temps que ses écrits parurent. L'ouvrage d'Arcæus est intitulé :

De rectâ curandorum vulnerum ratione, & aliis ejus artis præceptis libri duo. Antuerpiæ 1574. *Amstel.* 1658, *in-*12, *belgicè* 1667. *Nirnberg* 1667, *germanicè.*

La méthode qu'Arcæus propose pour traiter les plaies est beaucoup plus simple que celle qu'on avoit

(a) Dans sa Préface sur la Chirurgie d'Arcæus.
(b) Pag. 109. édit. Antuerpiæ 1574.

XIV. siecle
1573.
DELACROIX

1574.
ARCÆUS

46 HISTOIRE DE L'ANATOMIE

XVI. Siecle.
1574
ARCÆUS.

suivie avant lui, ou qui étoit en usage de son temps; il en distingue d'abord les différences, & ensuite propose à chacune d'elles des traitemens particuliers. Dans les plaies simples il recommande l'usage d'un baume de son invention : en voici la composition.

» Prenez térébenthine claire & baume élemi, une
» once & demie de chacun, de la graisse d'un animal
» châtré, deux onces, vieille graisse de porc, une
» once ; faites fondre tous ces ingrédiens à un feu
» modéré, & vous aurez un liniment que vous
» ferez fondre toutes les fois que vous voudrez
» vous en servir, &c. vous en oindrez la plaie avec
» une plume, & vous couvrirez le tout avec un
» emplâtre de vigo.

Cette méthode de traiter les plaies est, suivant Arcæus, au-dessus de toutes celles qu'on avoit imaginées ; il n'y a point d'éloge qu'il ne lui donne pour en accréditer l'usage. Le liniment empêche l'inflammation de survenir, prévient les altérations que les abcès font communément aux parties : l'Auteur termine ces éloges en disant, *neque vero linimenti ejus vis satis laudari potest* (a).

» La contusion des parties molles sans lésion des
» os, exige, dit Arcæus, des secours différens : il
» faut d'abord laver la partie avec de l'eau-de-vie,
» ou avec du vin dans lequel on a fait infuser de
» la myrrhe, de l'encens, ou de la sarcocolle ; on
» emporte en lavant la partie, la poussiere ou autres
» corps étrangers qui sont appliqués sur la peau.
» Cette méthode est encore utile, s'il y a solution
» de continuité. Après avoir lavé les bords de la
» plaie avec l'eau-de-vie & la décoction que je viens
» de décrire, on en joindra les bords par les sutures,
» &c. &c. » La maniere de les faire que notre Auteur indique, est à-peu-près semblable à celle qui est aujourd'hui en usage : il recommande de laisser un vuide à l'extrémité inférieure, afin de laisser une libre issue au pus. . . .

» Si après une contusion il survient tumeur aux
» parties molles, il faudra, dit Arcæus, recouvrir

(a) Pag. 23.

» la partie avec un topique composé d'un blanc
» d'œuf, d'une once d'huile de myrrhe, de trois
» onces de myrrhe pulvérisée que vous diſſoudrez
» dans égale portion d'eau & de vin aigre, vous
» aurez un onguent dont vous couvrirez un peu d'é-
» toupes (a).

La contuſion ſans fracture apparente du crâne exige
un traitement bien différent.... s'il ſurvient des
ſymptomes fâcheux, il faut recourir au trépan, dans
quelques circonſtances qu'ils puiſſent ſe préſenter ;
il vaut mieux faire l'opération que de l'omettre...
La méthode de trépaner, dit Arcæus, n'eſt par elle-
même ſujette à aucun inconvénient, & la mort peut
ſurvenir ſi on l'omet: *namque nullum ex hoc periculum timemus, etiamſi nihil interius eum læſum fuiſſe
inveniamus, nullum in quam periculum nullamve curationis dilationem, contra vero, ſi hoc negligatur,
maximum certiſſimumque periculum & plerumque mors
ipſa ſequitur* (b). C'eſt d'après une longue pratique
& après pluſieurs heureuſes obſervations qu'Arcæus
recommande le trépan ; perſuadé de ſa valeur, il
blâme les Chirurgiens ſes contemporains de négliger
l'uſage d'une pareille opération : cependant comme
il étoit inſtruit de la Médécine, Arcæus ne borne
pas au trépan le traitement des fractures du crâne ;
il recommande une diette auſtere comme un ſecours
auxiliaire à l'opération : l'uſage des lavemens eſt
encore, ſelon lui, de la plus grande utilité : au
contraire, celui des purgatifs, même les plus doux,
eſt nuiſible : notre Auteur ne s'amuſe pas à en rechercher & à en décrire la cauſe : en praticien habile & en homme judicieux, il renvoie à l'expérience tous ceux qui douteront du fait : *ſi quis autem
contra contenderit, is profectò rem ipſam experimento
cognoſcat* (c). Pour ſatisfaire aux préjugés plutôt qu'à
l'indication, Arcæus preſcrivoit ſeulement au malade
quelques cuillerées d'un ſyrop atténuant & rafraî-
chiſſant....

Sa pratique l'a mis à même d'obſerver pluſieurs

(a) Pag. 25.
(b) Pag. 49.
(c) Pag. 54.

cas singuliers, relatifs aux plaies de la tête. Il emporta à plusieurs reprises la substance du cerveau corrompue & qui sortoit par l'ouverture du crâne: le malade survécut à l'opération ; il eut seulement quelques accès épileptiques. On trouvera plusieurs autres observations du même genre dans l'ouvrage d'Arcæus. Je suis surpris que ceux qui ont travaillé sur les contre-coups qui surviennent à la tête, n'aient point puisé dans cette source.

L'Auteur rapporte deux observations sur les plaies de la face qui tiennent du merveilleux: dans la premiere il s'agit d'un homme à qui on coupa d'un coup de sabre la plus grande partie de la peau qui recouvre le coronal, une partie des muscles sourcillers, le nez & une partie de la mâchoire supérieure, avec des chairs qui la recouvrent, jusqu'à la commissure des levres ; le tout ne formoit qu'un lambeau qui pendoit en dessous du menton. Quelques assistans traiterent le malade d'une maniere peu convenable ; ils recouvrirent d'un linge la plaie de la face, & laisserent pendre le lambeau des chairs auquel tenoient une partie du nez & de la mâchoire supérieure : » c'est dans cet état, dit Arcæus, que
» j'ai trouvé le malade : quand je fus appellé, je
» n'eus rien de plus pressé que d'ôter l'appareil qu'on
» avoit déja appliqué ; je relevai le lambeau des
» chairs avec les os & les dents qui y tenoient, &
» je donnai à ces parties la position la plus naturelle,
» & je fixai dans leur place les parties molles par
» le moyen des sutures . . . . la mâchoire inférieure
» en passant un fil entre toutes les dents de la mâ-
» choire supérieure, & en le fixant ensuite à une bande
» assez large dont j'avois ceint le front ; le mal gué-
» rit, & la cure fut si complette, qu'on n'observa
» sur la face aucune cicatrice (a).

Arcæus rapporte une observation du même genre, qui n'est pas moins étonnante. Si ces faits étoient vrais, la méthode proposée par Taliacot ne seroit pas à mépriser : peut-être est-ce d'après ces observations que Taliacot l'imagina. Le livre d'Arcæus

(a) Pag. 68.

parut vingt-trois ans avant le sien. Ceux qui veulent rapporter à Ambroise Paré le germe de la méthode de Taliacot, me paroissent être trop complaisans pour le Chirurgien françois. L'observation qu'Ambroise Paré rapporte (a) n'est pas si merveilleuse que ses partisans l'ont prétendu. Plusieurs Auteurs qui l'avoient précédé nous ont transmis des faits à-peu-près pareils.

XVI. Siecle. 1574. ARCÆUS.

L'ordre conduit notre Auteur à l'examen des plaies de la poitrine: après avoir indiqué leurs différences, il s'écrie contre ceux qui bouchent l'ouverture extérieure de ces plaies par de la charpie ou d'autres corps (b): il n'approuve pas non plus la méthode de ceux qui se servent de canules: Arcæus prétend que ces instrumens compriment les parties voisines & y attirent l'inflammation; mais la raison la plus forte contre les tentes & les canules qu'Arcæus allegue pour en décréditer l'usage, c'est qu'elles empêchent les corps étrangers renfermés dans la poitrine de sortir au dehors de cette capacité: si c'est du pus qui soit renfermé dans la poitrine, il agit bientôt sur les poumons & en altere le tissu; si c'est du sang, il se décompose dans peu de temps, dégenere en sanie & ronge les lobes du poumon.

La meilleure méthode de traiter ces plaies, est, dit Arcæus, beaucoup plus simple; il suffit de faire coucher le malade sur la plaie, après avoir recouvert la partie d'un linge mouillé dans un blanc d'œuf, & qu'on aura assujetti à la partie latérale de la poitrine par le moyen d'une large bande, & afin que la plaie ne soit pas rudement comprimée, & que les matieres contenues dans la poitrine puissent sortir. Il faudra placer sous la poitrine du malade deux coussins, & faire ensorte que la plaie soit placée entre deux. Arcæus faisoit boire abondamment de la tisane à ses malades, & leur faisoit de fréquentes saignées.

C'est en suivant cette méthode qu'il dit avoir guéri la plus grande partie des plaies à la poitrine qu'il a traitées; il en présume si avantageusement

(a) Pag. 232. Hist. d'un Soldat.
(b) Pag. 72.

qu'il en promet les plus heureux succès dans le cas même des plaies qui perceroient le poumon d'outre en outre : dans tous ses raisonnemens, il a l'observation pour guide : ce qui donne une preuve démonstrative de la bonté de sa méthode : quelques Auteurs modernes en ont été si fort persuadés, qu'ils ont cru devoir l'exposer & la recommander dans différens ouvrages : on doit être seulement surpris qu'ils aient passé sous silence le nom de notre Médecin espagnol ; ils auroient du lui donner le tribut d'éloges qu'il mérite.

Notre Auteur sentit les inconvéniens de l'ancienne méthode, d'amputer les mammelles : c'est pourquoi il en proposa une nouvelle : pour fixer la mammelle, il n'ordonne pas, comme ses prédécesseurs, d'introduire avec l'aiguille des fils dans la substance ; la main seule suffit : *cancer autem ipse manu apprehendatur* (a). Cette méthode de fixer la mammelle est suffisante, est beaucoup plus douce que celle des anciens, & est aujourd'hui universellement admise ; mais Arcæus n'est point cité.

Ses recherches sur les plaies du bas-ventre méritent la plus grande considération ; il est en général beaucoup plus simple dans ses traitemens que ses prédécesseurs & ses contemporains. Dans cette même partie de l'ouvrage, il rapporte plusieurs observations singulieres ; en voici une des plus frappantes. » Le fait, dit Arcæus, s'est passé sous mes
» yeux, dans le temps que j'étois à la Guadaloupe
» en 1516 : en traitant un Berger d'un abcès à la
» cuisse gauche, je trouvai dans son foyer un épi
» de froment.... que je tirai avec les pinces. Je
» croyois & je disois aux assistans que cet épi étoit
» entré dans l'abcès pendant les pansemens....
» notre Berger nous assura du contraire ; il nous
» dit qu'un an & demi auparavant, se sentant certaine demangaison dans la verge, il avoit cru
» pouvoir se soulager en y introduisant l'épi. L'in-
» troduction, disoit le berger, fut facile ; mais je
» ne pus jamais le retirer ; je sentis peu à peu l'épi

(a) Pag. 97.

ET DE LA CHIRURGIE.

XVI Siecle.
1574.
ARCÆUS.

» gagner les parties intérieures & pénétrer dans la
» vessie : je restai environ un an & demi sans ressentir
» d'accident : ce qui me faisoit croire que je l'avois
» rendu peu après par les urines (a).

Les réflexions d'Arcæus sur l'abus des sutures,
donne la plus haute idée de son génie : » il faut,
» dit-il, que je dévoile au public la mauvaise mé-
» thode que nos Médecins & Chirurgiens espagnols
» mettent en usage que la plaie soit faite par le
» sabre ou par la lance, ils dirigent tout de suite
» leurs vues vers la suture : barbares & cruels qu'ils
» sont, ne voient-ils pas que cette méthode est
» plus douloureuse que la maladie elle-même ?
» Ils se servent des plus grosses aiguilles qu'ils peu-
» vent trouver, percent d'outre en outre les mem-
» branes & les chairs, lient, nouent les fils....
» en suivant ce procédé il arrive souvent que les
» bords de la plaie ne se touchent qu'à l'extérieurre :
&c. *Nam extremis partibus, commissis, cætera cava,
inaniaque manent* (b).

Le même Auteur blâme judicieusement les Chirurgiens de couper les lambeaux de chairs ou les
esquilles osseuses qui tiennent par une de leurs extrémités : Arcæus va plus loin ; il défend toute suture aux nerfs & aux tendons ; il veut seulement
qu'on les rapproche par le moyen des bandages,
&c.

Les remarques d'Arcæus sur les ulceres ne sont
pas à mépriser ; il recommande l'usage fréquent des
digestifs faits avec la térébenthine, & blâme celui
du beure : ses avis sont confirmés par l'observation
qu'il rapporte pour constater la bonté de sa méthode.

Pour trouver les différens endroits que j'ai rapportés, il m'a fallu lire l'ouvrage trois fois d'un
bout à l'autre : l'Auteur a pour ainsi dire noyé ses
sages réflexions dans un tas de formules.

TIGEON.

Tigeon (Thomas), Médecin d'Angers, qui vivoit
vers l'an 1570, a donné cet ouvrage :
Antimæologicum quo demonstratur obstetricibus non

(a) Pag. 105.
(b) Page 114.

esse tuto fidendum de virginitate aut defloratione mulieris adultæ referentibus. Lugduni 1574, in-8°.

L'Auteur a nié l'existence de l'hymen, & s'est servi de raisons futiles pour prouver son sentiment (a). Il croit aux hermaphrodites ; il rapporte qu'étant à Auch en Gascogne, il a eu occasion de converser avec un vieillard qui n'avoit jamais pu se marier, parcequ'il avoit été fille pendant son bas âge : cet homme, dit-il, m'assura qu'outre tous les signes extérieurs qui caractérisent le sexe féminin, il avoit eu jusqu'à ses affections, sur-tout une extrême pudeur ; mais que par une métamorphose étonnante, il avoit changé de sexe tout d'un coup. Le lecteur judicieux mettra cette histoire au rang des Fables les plus éloignées de la vraisemblance. Tout ce que Tigeon dit dans son ouvrage est aussi peu conséquent que l'histoire que je viens de rapporter.

CARCANUS. Carcanus Leoñ (Jean-Baptiste), Médecin célèbre de Milan, fut disciple & le Prévôt d'Anatomie de Fallope ; son goût décidé pour l'Anatomie & les secours puissans qu'il trouva chez son maître lui firent faire de rapides progrès dans son Art. A peine avoit-il atteint l'âge de 25 ans, que Fallope le destina à faire les leçons d'Anatomie & de Chirurgie dans la célèbre Université de Padoue. Le Sénat de Venise alloit donner son agrément pour le sujet présenté par Fallope, lorsqu'une mort prématurée enleva le protecteur de Carcanus. Fallope mort, ce jeune savant se vit déchu de ses espérances & obligé d'aller chercher ailleurs l'emploi qu'il ne pouvoit obtenir à Padoue ; il porta ses pas vers Pise où il fut plus heureux, le destin le mit à la place où il devoit être : il fut fait professeur de Médecine dans la célèbre Université de cette Ville. Les actions les plus louables restent souvent dans l'oubli, tandis que des faits peu dignes d'être rappelés à la mémoire des hommes sont transmis à la postérité la plus reculée. Les Historiens perdent de vue Carcanus à sa sortie de Padoue, & comme ils ne nous avoient point appris le jour de sa naissance, ils nous ont tu le jour & le lieu de sa mort.

(a) Pag. 7, édit. de Lyon.

Carcanus est l'Auteur de deux ouvrages, l'un d'Anatomie & l'autre de Chirurgie.

Joan. Bap. Carcani Mediolanensis Medici Anatomen in Florentissimâ Ticinensi Academiâ publice profitentis, Anatomica libri duo. Ticini 1574 in-8°.

De vulneribus capitis liber absolutissimus triplici sermone contentus. Mediolani 1583 & 1584, in-4°. Tom.

L'ouvrage d'Anatomie est divisé en deux livres, le premier est dédié à Nicolas Booldonius, premier Physicien de Milan, il traite du cœur, du fœtus & des vaisseaux voisins. Le second livre à Zacari Caïmus, Médecin célèbre: l'Auteur y donne une description des muscles des yeux.

Ses ouvrages sont dignes d'être connus, j'en vais faire l'analyse pour en donner une idée au lecteur de mon histoire.

Dans une très longue préface, l'Auteur se plaint de la mauvaise foi de la plûpart des Anatomistes qui donnent souvent des descriptions des objets qu'ils n'ont jamais vu, il leur reproche d'avoir introduit dans l'homme certaines particularités qui n'existent que dans les animaux. La mauvaise foi des uns a porté préjudice à la probité des autres, de sorte, dit Carcanus, qu'on doute souvent de la vérité lors même qu'elle sort de la bouche la plus véridique; *unde, quando, quid novi reperitur, tunc potius suspecti quàm veraces censemur Anatomici* (a).

Parmi les choses obscures de l'Art, Carcanus regarde les connoissances que les Anatomistes qui l'ont précédés ont des vaisseaux du cœur; défenseur zélé, & éclairé de Galien, il dit que tous les Anatomistes qui lui ont succédé, sont tombés dans une erreur des plus grossieres en décrivant ces vaisseaux. En Juge impartial, il critique aussi-bien Vesale que Fallope son maître, pour lequel il avoit d'ailleurs la plus grande vénération.

Pour procéder avec ordre, dit notre Auteur, il faut, 1°. examiner s'il y a réellement entre les vaisseaux du fœtus une union réciproque, quels sont

---

(a) Pag. 3. édit. Ticini 1574.

les vaisseaux qui communiquent entr'eux. 2°. Par quel moyen se fait ce te union ? se fait elle par anastomose, ou par quelque canal intermédiare ? 3°. S'il y a des membranes qui bouchent les différens orifices, & supposé qu'il y en ait, il faut déterminer leur nombre, leur structure & leur position. 4°. A quelle fin la nature peut avoir produit ces vaisseaux. 5°. Si ce sont des canaux, il faut déterminer s'ils s'oblitèrent, comme les vaisseaux ombilicaux ; si ce sont des anastomoses, il faut avertir si tout l'orifice se bouche, & si cela à lieu, il faut déterminer le tems auquel cet effet s'opere. 6°. Enfin, je terminerai, dit Carcanus, l'ouvrage en indiquant les moyens de disséquer les parties dont j'aurai parlé, afin que chacun puisse voir par lui-même les objets que j'aurai décrit.

Cet ordre lumineux que l'Auteur met dans ses recherches caractérise le grand Anatomiste ; suivons Carcanus dans ses détails, nous nous instruirons en analysant ses ouvrages.

1°. Il y a réellement dans le fœtus une union entre les vaisseaux du cœur ; l'artere aorte est jointe avec la veine artérieure, ainsi que la veine-cave (*a*) avec l'artere veineuse.

Galien avoit déja avancé cette proposition (*b*), laquelle Vésale & Fallope n'ont fait aucune attention ; voyons donc maintenant si l'union de ces vaisseaux se fait par anastomose, se fait par un canal ou par le moyen d'un trou. Galien a voulu (c'est toujours Carcanus qui parle) que la veine artérieuse (artere pulmonaire) se joignît à l'aorte par le moyen d'un canal, & que l'union de la veine-cave avec l'artere veineuse par le moyen d'une anastomose : cette proposition, dit Carcanus est vraie, il est surprenant que les Anatomistes qui ont fouillé les ouvrages de Galien n'en ayent point senti le prix.

Le canal, vaisseau ou conduit (*c*) s'ouvre d'une part dans l'aorte, & de l'autre dans la veine artérieuse ; ce qui établit une communication entre ces

---

(*a*). Pag. 8. B.
(*b*). Cap. VI. XXI XV & XXI. De usu partium.
(*c*). Canalis, vel vas, vel ductus, pag. 12.

deux gros vaisseaux. Ce canal est si sensible qu'on ne sauroit excuser les Anatomistes qui ne l'ont point apperçu, ou qui l'ont passé sous silence.

Le canal artériel naît de l'aorte, proche du nerf récurrent, & se porte obliquement à l'artere veineuse dans l'endroit même où elle se divise en deux rameaux, dont l'un va au poumon droit, passant sous l'aorte, l'autre va au poumon gauche. L'insertion du canal artériel à l'artere pulmonaire est postérieure à ces deux branches, & beaucoup plus gros qu'elles (*a*) : cette distribution dans les vaisseaux est copiée de la nature même.

Le canal artérial ne touche point au cœur, comme Fallope l'avoit dit ; » la partie de la veine artérieuse de laquelle part le canal artériel est dans » le fœtus éloignée de deux travers de doigt de la » base du cœur, & dans l'adulte de quatre. . . . . » sa longueur est telle qu'on peut aisément introduire un ou deux doigts entre la veine artérieuse » & l'artere aorte dans le fœtus qui vient de respirer ; par conséquent lors même que le canal artériel est dilaté par le sang. . . . . . Avec l'âge la » longueur du canal augmente, parceque son diametre diminue (*b*) ».

Il y a entre la veine-cave & l'artere veineuse un trou placé au milieu de la cloison qui sépare les oreillettes ; cette cloison est assez mince, & la veine-cave & l'artere veineuse se touchent presque (*c*), de sorte que si un Anatomiste peu instruit faisoit ses recherches, il pourroit fort bien percer la cloison, les oreillettes ne formeroient pour lors qu'une seule cavité ; *& nisi adhibeatur diligentia, parietem illum medium in quo foramen, orificiumve continetur gladiolum fortassis altiùs quàm deceat impingens facilè pertudes.*

(*a*) Pag. 34.
(*b*) Pag. 28.
(*c*) *Tanta est enim vicinitas & adhærentia, imò unio duorum vasorum facta ut paries medius in quo foramen est utrique vasi inserviat, ideoque optimo jure utrique communis sit, ac dici debeat veluti paries aliquis in domo duobus aditibus communis esse videtur,* pag. 14.

Vésale plutôt livré à de vaines spéculations qu'occupé à faire des recherches sur le cadavre, a refusé, dit Carcanus, à cette membrane la position que je viens de lui assigner, & par une conséquence peu réfléchie, il a dit qu'elle étoit située entre l'aorte & la veine artérieuse; ce qui est diametralement opposé à ce qu'on observe dans l'homme, & à ce que Galien avoit dit sur ces parties.

Voyons, dit Carcanus, par nous-même, & sans recourir aux travaux d'autrui, quels sont les moyens de communication entre l'artere veineuse & la veine cave: cette jonction se fait de la maniere suivante: » Il y a au milieu de la cloison qui sépare la veine-
» cave & l'artere veineuse un trou grand & ouvert
» qui a la figure oblongue ou ovale (*a*) par lequel le
» sang contenu dans la veine-cave pénètre dans l'ar-
» tere veineuse..... Au tour de ce trou, vers l'o-
» reillette gauche, se trouve une membrane mince,
» mais forte, dure & transparente comme du verre;
» elle est collée tout au tour de l'orifice, excepté
» la partie de l'oreillette gauche où se trouvent plu-
» sieurs trousseaux musculeux.... Elle est là fort
» lâche, de maniere que le sang peut aisément passer
» de la veine-cave dans l'artere veineuse, & qu'il
» ne peut revenir sur ses pas pour rentrer dans la
» veine-cave; la membrane en s'affaissant bouche
» & s'oppose au retour du sang (*b*) ».

Cette description, dit Carcanus, est tirée de la structure même des parties soumises plus d'une fois à mes dissections, & si l'on daigne faire les mêmes recherches que moi, ajoute-t-il, l'on verra que j'ai été plutôt trop court qu'étendu dans la description que je viens de donner de ces parties.

Après la naissance de l'enfant il survient un changement notable dans la structure des parties: le trou se bouche par la membrane qui devient beaucoup plus épaisse, beaucoup plus tendue qu'elle n'étoit dans son état primitif; cette membrane s'eleve

---

(*a*) Foramen quoddam habetur amplum & patens oblongamque (ovalem nempe figuram referens). p. 31.
(*b*) Pag. 31.

peu de tems après que l'enfant a respiré, & comme elle acquiert à proportion un nouveau surcroît d'épaisseur, il semble pour lors qu'il y ait plutôt un canal qu'une valvule (a).

Il est difficile, dit notre Auteur, de déterminer le tems auquel l'ouverture a totalement disparu; je l'ai trouvée communément bouchée dans des enfans de deux mois de naissance. Le canal artériel s'oblitere aussi en même-tems que l'ouverture du trou ovale s'efface; cependant il paroît que Carcanus a trouvé plus fréquemment chez les enfans de deux mois le trou ovale bouché que le canal artériel obliteré. Sans s'amuser à rechercher la cause de ce changement, notre Auteur avoue ingénument son ignorance sur les moyens que la nature employe pour parvenir à sa fin. *Hoc naturæ miraculum quandoque miratus sum; & quomodo, quâve ratione id agat natura, me prorsus ignorare fateor ingenuè; hoc quæ alicui terebricoso philosopho discutiendum ego relinquo* (b).

Par une contradiction manifeste, l'Auteur a nié l'existence des valvules dans les veines que Carcanus avoit selon lui hors de propos décrites dans la veine azigos; pour donner une preuve plus complette de son sentiment contre cet Auteur, Carcanus dit avoir introduit de l'air dans cette veine, & poussé le souffle de cette veine dans la veine-cave; en critiquant Carcanus il n'a point épargné Amatus Lusitanus à qui il a nié formellement l'existence de ces mêmes valvules. Les préjugés retardent toujours les progrès des Arts: Carcanus avoit sans doute adopté le sentiment de Fallope contre l'existence de ces valvules, & l'on sait combien il est difficile de se défaire des préceptes de l'école, quelques vicieux qu'ils soient. Il traite ces deux derniers Anatomistes d'une maniere

(a) *Vidi quidem membranam se ipsâ crassiorem durioremque factam. Vidi etiam eam regione eâ quâ ipsam à foramine hiscere versus auriculam cordis sinistram, ac in se ipsam concidentem panno lacero convoluto assimilatam dixi, in se contractam adeo ut pendens in cavitatem venalis arteriæ, non amplius panni laceri similitudinem, at canaliculi potiùs similitudinem suâ crassitie, at suo foramine præ se ferret*, pag. 38 B.
(b) Pag. 56. B.

peu honnête, il les titre de plagiaires, d'ignorans, &c. Il dit contre Columbus que la verge a des nerfs, & qu'il les a démontrés plus d'une fois (a).

Carcanus a aussi connu la vraie position de la glande lachrimale, les deux conduits lachrimaux & le canal auquel ils aboutissent. Fallope avoit déja dit quelque chose d'approchant, & presque renouvellé cette découverte des Arabes: Carcanus a voulu marcher sur les traces de son maître, il n'est cependant point parvenu au degré de perfection auquel Fallope avoit atteint: sa diction est obscure, peu correcte, remplie de citations & de digressions inutiles, au lieu que Fallope a parlé le langage des Savans.

Son Traité sur les plaies de tête mérite d'être plus connu qu'il n'est; il contient un exposé de toutes les plaies qui peuvent survenir à cette partie. Carcanus rapporte plusieurs observations relatives. Il a ramassé dans un seul volume ce que les Anatomistes qui l'avoient précédé avoient écrit sur cette matiere; il a blâmé l'application du trépan sur les sutures & sur la partie écailleuse des os temporaux; il a cependant recommandé d'ouvrir la dure-mere, & de multiplier les trépans, lorsque les symptômes existoient avec la même intensité; Carcanus assure que les emplâtres & les onguents sont inutiles dans les plaies du crâne; il a admis l'existence du contre-coup, & a détaillé assez au long les cas qui indiquent ou contre-indiquent l'opération du trépan.

Nous ne dissimulerons pas que l'Auteur se donne souvent dans cet ouvrage des éloges personnels, qui dénotent son amour propre. Il critique plusieurs Médecins & Chirurgiens de son tems de s'être plus adonnés à la théorie qu'à la pratique de ces plaies.

Nonius (Alvarès), de Frarinala en Espagne, fleurissoit vers l'an 1574; il a ajouté aux ouvrages d'Arcæus quelques réflexions critiques, avec une exposition d'une nouvelle méthode pour traiter les plaies: Cet ouvrage a été imprimé en particulier sous le titre de;

Annotationes ad libellos duos Francisci Arcæi, de

(a) Pag. 16.

&tâ curandorum vulnerum ratione. Antuerp. 1574, in-4°.

Simonis (Simon).

De partibus animalium propriè vocatis solitis, atque obiter de primâ fœtus conformatione. Leps. 1574.

Alcazar ou Alcacar (André), Médecin célebre d'Espagne, natif de Guadalaxara, Ville dans la nouvelle Castille, se distingua par ses connoissances en Chirurgie. Ses talens le firent nommer à une chaire de Professeur dans l'Université de Salamanque : il fit imprimer dans cette Ville un ouvrage qui a pour titre :

Chirurgia libri sex, in quibus multa antiquorum & recentiorum interpretantur. Salmantica 1575, in-fol.

De vulneribus capitis liber. ibid. 1582, in-fol.

Cet ouvrage est dans le goût de celui d'Arcæus. L'Auteur a composé son traité plutôt d'après ses lectures que d'après sa pratique : il a sur-tout profité des réflexions de Guy de Chauliac : il est partisan du trépan : il a inventé un instrument nouveau & rapporté quelques observations favorables à sa méthode de trépaner. Alcazar recommande aussi l'usage des injections dans les plaies de la poitrine ; il rapporte plusieurs exemples de personnes percées d'outre en outre. Dans les plaies du bas-ventre il ne veut pas qu'on introduise de tentes, &c.

Eugenius (Horace), Médecin italien, *de Monte Sancto* (a), s'est rendu recommandable par son profond savoir en Théologie & en Médecine : à peine avoit-il fini le cours de ses études, qu'il fut nommé Professeur de Logique dans l'Université de Macerera ; il ne jouit de cet emploi que l'espace de deux ans. Il fut appellé à Rome pour y enseigner la partie théologique de la Médecine. Il ne séjourna que l'espace de cinq ans dans cette capitale, de-là il fut à Paris & y professa la pratique de la Médecine pendant le même nombre d'années qu'il avoit professé à Rome la théorie de cet art. Padoue fut le terme de ses courses ; il y fut élu pour succéder à Cappi-

___
(a) C'est le titre qu'il prend dans son Livre sur les Accouchemens.

vacius que l'Université de cette Ville venoit de perdre. Eugenius y enseigna la théorie de la Médecine, & eut 900 florins de pension. Il mourut en 1603. Nous avons de lui un livre.

Quod homini non sit certum nascendi tempus libri duo. Venet. 1595, in-fol. Francof. 1597, in-fol.

L'Auteur, comme on l'entrevoit au titre de l'ouvrage, admet les naissances tardives & les naissances précoces : il a rapporté des observations : il a soutenu que l'enfant de huit mois pouvoit vivre comme celui de sept & de neuf : on lit à la fin de ce traité une observation d'un fœtus pétrifié, trouvé dans la matrice d'une femme qui avoit eu tous les signes de la grossesse, & qui étoit morte à la suite de vives douleurs dans la région hypogostrique.

Le même Auteur a publié

De medendis calculosis & exulceratis renibus. Camerini 1575, in-4°.

Je n'ai pu me procurer cet ouvrage : M. de Haller dit qu'on y trouve l'histoire d'un calculeux, guéri de sa maladie par l'esprit de vitriol.

MISAULD. Misauld, Médecin françois, né à Montluçon, petite Ville du Bourbonnois, exerça son art à Paris avec la plus grande distinction : vers la fin du seizieme siecle il avoit fait une partie de ses études à Bourges, & il les acheva à Paris. C'est dans cette capitale qu'il suivit les leçons d'Oronce Finée qui y professoit les Mathématiques avec éclat. Notre jeune homme se lia d'inclination avec son maître qui eut pour lui les plus grands égards, & qui lui donna son amitié. En reconnoissance de son attachement, Misauld fit son oraison funebre dès qu'il eut le malheur de le perdre. Misauld fit de grands progrès dans les Mathématiques ; & dès qu'il eut l'esprit orné de ces connoissances il s'adonna à l'étude de la Médecine ; il y réussit, & son nom commençoit à être répandu & ses talens connus des grands, lorsqu'il publia un ouvrage sur l'astrologie judiciaire, qui diminua beaucoup l'idée avantageuse des connoissances en Médecine qu'on lui supposoit : cependant ce traité lui acquit de nouvelles protections ; mais dans un autre genre, on le regarda plus comme un habile

abile Mathématicien que comme un savant Médecin. Il a publié un grand nombre d'ouvrages. Cependant il n'a rien donné sur la Chirurgie, & il a très peu écrit en Anatomie.

Dendr-Anatome, seu explicatio corporis arborei.

De hominis symmetria, proportione. Lutetiæ 1575, in-8°.

Ces ouvrages ne contiennent rien de particulier, sont extrêmement diffus, renferment plusieurs principes erronés, & il y manque beaucoup d'objets intéressans.

Schylander (Cornelius) a publié l'ouvrage suivant.

Practica Chirurgia. Antuerpiæ 1575, 1577, heister.

Cet ouvrage manque dans la bibliotheque de M. de Haller : je l'ai eu de celle du Roi : je l'ai lu, & n'y ai rien trouvé d'intéressant.

Chesne (Joseph du), ou Quesne, en latin, Quercetanus, mérite plutôt de trouver place parmi les Auteurs de Médecine que parmi ceux de Chirurgie ou d'Anatomie : cependant comme il a écrit un traité sur les plaies d'armes à feu, dont il faut que je rende compte, voici quelques annecdotes sur la vie de cet Auteur. Il fut Baron & Seigneur de Moramé, Lyzerable & la Violette. La Gascogne étoit sa patrie, & ce fut dans le pays d'Armagnac qu'il reçut le jour. On dit qu'il a été de la religion prétendue réformée. Il épousa Marguerite de Trie fille de Budée qui s'est rendu si célèbre dans les sciences. Duchesne avoit parcouru les principales Villes de l'Allemagne & suivi les cours des plus savans Chymistes de ce pays. Vers l'an 1573 il fut fait Docteur à Basle : orné de ce grade il vint à Paris ; il eut une place de Médecin ordinaire du Roi Henri IV. Guy Patin qui avoit en bute tous les Médecins de la Cour, le couvrit de sarcasmes & de railleries : Riolan se joignit à Guy Patin qui n'étoit déja que trop redoutable par lui-même contre un si foible adversaire. En 1602 M. Brulard de Silleri, député en Suisse y emmena Duchesne avec lui : c'est-là où ce Médecin eut occasion de voir une fille qui vivoit

Tome II.

XVI. Siecle.
1575.
MISAULD.

SCHYLANDER.

1576.
CHESNE.

depuis trois ans sans prendre aucune nourriture. Du chesne mourut à Paris en 1609.

L'ouvrage de Chirurgie que nous avons de lui est intitulé :

Traité de la cure générale & particuliere des arquebusades. Lyon 1576, 1600, in-8°.

Il regarde la brûlure comme le principal accident dont ces plaies sont accompagnées. Ce livre est rempli de formules d'onguens qu'il prescrit d'appliquer sur la plaie en différens temps, en différentes circonstances. Il a indiqué un grand nombre d'astringens nouveaux, & n'a point parlé de ligature dans le cas d'hémorrhagie.

Wurtzius (Felix), né à Basle, Médecin d'Allemagne, qui exerça aussi la Chirurgie, étoit contemporain & ami de Conrard Gesner ; il a écrit un traité de Chirurgie en langue allemande.

Wundartzney. Basileæ 1576, 1596, 1638 & 1687. Nenstadii 1597.

Cet ouvrage a été généralement loué des savans Médecins de sa nation ; Boherave en faisoit un très grand cas ; il n'y a eu que Fabrice de Hildan qui l'ait censuré amerement ; M. de Haller dit que cet ouvrage est divisé en cinq livres ; les trois premiers traitent des plaies ; le quatrieme, des médicamens ; & le cinquieme roule sur la cure des maladies des enfans. Wurtzius blâme ceux qui introduisent des tentes dans les plaies, qui se servent des cauteres pour arrêter l'hémorrhagie, & qui introduisent trop fréquemment des stilets dans les plaies : il rapporte plusieurs observations des plaies extrêmement dangereuses, guéries par le seul usage des décoctions vulnéraires : il est l'Auteur d'un onguent noir, connu dans nos pharmacopées, ou dans les boutiques des Apothicaires, sous le nom d'*unguetum fuscum Wurzii*. L'auteur s'en servoit dans les ulceres anciens & baveux, &c.

Petri (Frédéric).

De oculis liber. Lipsiæ 1576.

Boschius (Jean), Professeur en Médecine à Ingolstaldt, a joui de la réputation d'un littérateur : il a beaucoup écrit ; mais a peu donné d'Anatomie ; encore même ce qu'il dit est extrait des plus mauvais ouvrages.

Concordia medicorum & philosophorum de humano conceptu atque fœtus corporaturâ incremento animatione morâ in utero ac nativitate. Ingolst. 1576, 1583, in-4°.

LEON (Dominique), Médecin italien, né à Zaccano, Village proche de Luna, devint Professeur en Médecine Boulogne, & s'y acquit la réputation d'un homme fort érudit : il a donné un grand ouvrage de Médecine, dans lequel se trouvent plusieurs chapitres qui roulent sur l'Anatomie : Douglas en a fait l'énumération suivante.

Ars medendi humanos particularesque morbos à capite usque ad pedes. Bononiæ 1576, in-4°.

Page 1, *Capitis Anatome cum origine nervorum.*
Page 441, *Auris.*
Page 526, *Dentium.*
Page 274, *De spinali medullâ.*
Page 534, *Lingua.*
Page 559, *De lacrymis.*
Page 479, *Nasi.*
Page 7, *De nervis.*
Page 329, *Oculi.*
Page 221 & 482, *De organo olfactus.*
Page 325, *De partibus oris.*
Page 519, *De palatio.*

WECKERUS (Jean Jacob), Médecin, né à Basle, qui exerça sa profession dans Colmar : il étoit Médecin de la République vers l'an 1562, & il mourut l'an 1586 : il nous a laissé,

Medicinæ utriusque syntaxes, ex græcorum, latinorum, arabumque thesauris collectæ. Basil. 1576, in-fol.

NARVATIUS (Mathias) de Courbequere en Aragon, a publié un ouvrage qui a pour titre :

Sylva sententiarum ad Chirurgiam pertinentium, ex libris Hippocratis, in studiosorum gratiam, desumpta, & nova quædam instrumentorum genera, quorum usus in curandis capitis vulneribus necessarius. Antuerpiæ 1576, in-8°. Basil. 1634, in-8°. 1632, Heister.

E ij

Vischerus (Jean) de Wembdingen, Ville de Baviere, naquit en 1524 de George Vischer, Consul. Il fit une étude suivie de la Philosophie, & la professa en 1548 à Witemberg : quelque temps après se sentant du goût pour la Médecine, il fut à Boulogne où il prit le bonnet de Docteur en 1553 : orné de ce grade, il revint dans sa patrie ; la ville d'Ingolstadt lui donna une chaire de Professeur en Médecine : Vischer accepta ce parti, mais n'en remplit les fonctions que pendant l'espace d'un an : en 1555 il fut appellé à Nortlingue ou Nortlingen : il y fut occupé à la pratique de la Médecine. Le Marquis George Frédéric d'Onoltzbach le fit Médecin de la Cour en 1562. Il occupa cette place pendant l'espace de dix ans : en 1572 on le nomma Professeur de Médecine à Tubinge, où il mourut en 1587 à l'âge de soixante-trois ans.

Nous avons de lui,

Disputatio de usu atque officio splenis in homine. Tubingæ 1577, in-4°.

Disputatio de lactis ejusque partium natura. Tubingæ 1586, in-4°.

Ces ouvrages sont écrits avec assez d'ordre, & en assez bonne latinité ; mais ne contiennent rien d'intéressant.

Riolan (Jean), Médecin célebre de la Faculté de Paris, naquit à Amiens vers le milieu du seizieme siecle, & mourut à Paris le 18 Octobre 1606 : c'étoit un homme rempli d'érudition, qui entendoit la plupart des langues de l'Europe ; il les parloit & les écrivoit avec la même facilité ; la Faculté de Paris connut son rare mérite, & eut pour lui tous les égards dus à son profond savoir.

Riolan est l'Auteur d'un grand nombre d'ouvrages sur différens sujets : voici ceux qui nous intéressent.

Chirurgia. Lipsiæ 1601. Paris. 1610, in-fol. avec le recueil des autres ouvrages.

Disputatio de monstro Lutetiæ nato. 1605. A Paris 1606, in-8°.

Comment. in sex physiologiæ Fernelii posthumos & de rerum causis libros. Paris. 1577. Antuerpiæ 1601, in-8°.

Je n'ai rien trouvé dans ces traités qui mérite le nom de découverte. Dans la physiologie Riolan suit Fernel dans presque tous ses détails; souvent même dans des questions erronées & éloignées de toute vraisemblance: cette conduite a donné lieu à Hoffman de l'appeller *Simia Fernelii*.

1578.
ULMUS.

Ulmus (François) étoit du Poitou; il fut étudier la Médecine à Montpellier; & y fit des progrès rapides, principalement dans l'Anatomie, dont il fit une étude particuliere: il sut associer ses travaux avec ceux de la pratique de la Médecine: ce qui lui mérita la place de Médecin du Roi. Ce nouveau titre ne l'empêcha point de cultiver encore l'Anatomie. Cette partie de la physique appartient à tous les états; Ulmus la professa publiquement à Paris (a).

Nous avons de lui;

De liene libellus. Lutetiæ 1578, in-8°. ch. 27. chap. 18.

De transitu sanguinis arterialis à pulmonibus ad sinistrum cordis ventriculum & aortam per arteriam venalem.

Il y a eu plusieurs Ulmus, deux nommés François, un Marc, & l'autre Fabius; la plupart des historiens les confondent, ou ne parlent pas de chacun d'eux en particulier. Manget parle d'un François Ulmus qui vivoit après Harvée, & ne parle pas du précédent: Douglas a connu celui dont je viens de faire l'histoire; mais il lui a attribué plusieurs ouvrages qui appartiennent au second. De peur de tomber dans quelque erreur, M. Eloy n'a parlé ni des uns ni des autres.

Quoi qu'il en soit, notre François Ulmus du Poitou n'a rien donné qui mérite d'être préconisé; sa Chirurgie ne contient rien d'original, il a fait usage des préceptes des Arabes. Son système sur la rate est chimérique, & son explication sur la circulation répugne aux loix du bon sens: il prétendoit que le sang étoit porté du poumon au cœur par l'artere pulmonaire. Columbus éclairé par le flambeau de la saine physique, assuroit au con-

(a) Haller, method. studend. pag. 363.

traire que c'étoit par ce canal que le sang étoit porté du cœur au poumon : chacun soutient son sentiment : celui d'Ulmus périt avec lui, & celui de Columbus a été démontré vrai par les recherches de l'immortel Harvée.

XVI. Siecle.
1578.
ULMUS.

THURNEISE-RUS.

Thurneiserus (Léonhard) de Basle, mort en 1596, a publié un ouvrage sur l'Anatomie.

Partium omnium humani corporis ut externarum & internarum picturæ & icones ad vivum artificiosè expressa extat cum historia ejusdem & descriptione plantarum. Berolin 1578, in-fol. Cet ouvrage manque à la bibliotheque du Roi.

M. de Haller en cite un autre en allemand, imprimé à Berlin en 1576 ; c'est, suivant ce Médecin, un compendium d'Anatomie, avec quelques planches, dont les unes sont extraites de Vesale, & les autres sont originales. L'Auteur a décrit les visceres en plusieurs coupes horisontales, &c.

NENNERUS.

Nennerus (François) a laissé l'ouvrage suivant.
Chirurgia sive Germanice Wundartzeneybuch. Francof. 1578, in-8°. heister.

TERRELLIUS

Terrellius (Dominique) Médecin de Lugnes, est l'Auteur d'un ouvrage qui a pour titre :
Degeneratione & partu hominis libri duo. Lugd. 1578, in-8°.

BANISTER.

Banister (Jean), Auteur Anglois, dont Douglas a parlé dans sa bibliographie, prend le titre de Docteur en Chirurgie & Médecin praticien, a publié l'ouvrage qui a pour titre :
Thte history of man sucked from the sappe of the most approved Anatomists in this present age, compiled in à most compendious forme ; and now publised in English for the utility of all godly surgeons Withn this realm, by john banister master in surgery and practioner in phisick. London 1578, in-fol. chart. 112. Cet ouvrage n'a pas mérité l'approbation de M. Douglas.

1579.
JOUBERT.

Joubert (Laurent), Professeur célebre de Médecine en l'Université de Montpellier, qui florissoit vers le milieu de seizieme siecle, naquit à Valence en Dauphiné le 6 Novembre de l'an 1629 d'une famille noble : son pere Jean Joubert étoit Chevalier du Saint Sépulchre de Jérusalem : sa mere Catherine de Genas (a) étoit issue d'une des meilleures maisons du Dauphiné. Il eut un grand nombre de freres & de sœurs. Laurent Joubert, dans sa Préface sur Guy de Chauliac, les fait monter à vingt (b).

XVI. Siécle.
1578.
JOUBERT.

A l'âge de vingt-un an il fut étudier en Médecine dans l'Université de Montpellier, & il se fit inscrire dans le registre des Matricules le premier Mars 1550 (c). Il logea chez Rondelet tout le temps de ses études : on assure qu'il s'attacha spécialement à lui, qu'il le suivit exactement dans ses leçons, ainsi que dans sa pratique de Médecine. Pénétré du zele, de l'attachement à sa profession & des talens précoces de notre jeune Médecin, Rondelet lui offrit une de ses filles en mariage. Ce Professeur, suivant l'histoire, avoit deux filles ; l'aînée étoit fort laide ; la cadette d'une figure des plus aimables : c'étoit l'aînée

(a) Epître Dédicatoire de Laurent Joubert à sa mort, qui se trouve à la tête de sa traduction des Œuvres de Guy de Chauliac.

(b) Aussi quelles & quantes bénédictions avez vous senti de Dieu qui vous fait vivre longuement sur la terre, c'est le premier bien qu'il promet à ceux qui ont duement révéré leur pere & mere, approchant de quatre-vingts ans saine & bien entiere, qui vous a donné vingt beaux enfants d'un mariage, tous bien sains & droits sans aucune taye en leurs personnes : & de vos enfans en être déja sorti quatre-vingts, de sorte que vous êtes mere ou mere grande de cent enfans, desquels la meilleure part est en vie : n'est-ce pas une autre bénédiction que Dieu promet par la bouche du Prophète David au Pseaume 128, à ceux qui le craignent de crainte filiale & qui cheminent en ses voyes. Et puis, n'avez-vous pas eu assez de biens terriens, pour nourrir vos enfans & les advancer honnêtement ayant fait instruire les quatre fils qui vous sont restés de sept, ès quatre plus honorables professions : l'un en Théologie, l'autre en Loix, le troisieme en Médecine, & le quatrieme en l'estat de Marchandise ? N'avez-vous pas bien marié vos filles à leur advantage, qui ont fait très bon mesnage & vescu toujours en honneur vertueusement, suivant vos traces & exemples ? Je ne veux mettre ici au compte de vos félicitez, les grands biens & faveurs que Dieu me fait de sa grace & bonté paternelle, sur la vocation qu'il m'a voulu appeller : comme d'être monté au plus haut degré des honneurs de cette Université, la plus célèbre du monde, & que mon service soit agréable aux Rois, Princes & autres grands Seigneurs, ce qui néantmoins redonde à votre gloire. Epit. Dédic. de l'Auteur à sa mere.

(c) Astruc, Hist. de la Faculté de Med. de Montpellier.

E iv

que Rondelet proposa à Laurent Joubert : celui-ci fut peu sensible à la proposition ; il la refusa ; il avoit des vues sur la cadette ; mais il n'osa les manifester : « ces mariages, dit M. Astruc, ne réussirent pas, parceque l'aînée ne plaisoit point à Joubert, & que Joubert comprit qu'il ne plairoit point à la cadette. »

Joubert avoit déja pris le grade de Bachelier, lorsque Rondelet lui fit cette proposition : ce grade ne fut accordé à Joubert qu'une année après qu'il fut arrivé à Montpellier. Il eut pour Président Antoine Saporta, Doyen de la Faculté, après quoi il alla passer le temps destiné à la pratique de la Médecine, partie à Aubenas dans le Vivarez, & partie dans le Forez : il fut aussi à Padoue où il entendit les leçons de Fallope (a) ; c'est de ses ouvrages même que j'ai tiré cette anecdote : l'Auteur ne dit pas précisément en quel temps il fit ce voyage ; il y a à présumer que ce fut pendant l'intervalle de son acte de Bachelier. En 1557 Joubert revint à Montpellier pour y continuer ses études. Il s'étoit très occupé pendant son absence. Les leçons des grands maîtres ne sont point stériles, lorsqu'ils ont des auditeurs zélés & ingénieux : Joubert fit fructifier celles qu'il avoit reçues de Rondelet ; il fut promu au doctorat en 1558 ; il se distingua dans cet acte public ; & comme les Savans aiment ceux qui marchent sur leurs traces, il s'acquit l'estime générale des Professeurs. Honoré Castelan lui donna dès ce jour son amitié, & l'année d'après une marque non équivoque de son attachement. Appellé pour être premier Médecin de la Reine Catherine de Médicis, il se départit de ses travaux de Professeur en faveur de Laurent Joubert. L'Université approuva le choix : Joubert remplit si dignement l'emploi qu'on lui avoit confié, qu'il s'acquit l'estime générale. Rondelet étant venu à mourir, il fut nommé à la place de Professeur qu'il laissoit vacante par sa mort. M. Astruc soupçonne qu'Honoré Castelan eut beaucoup de part à sa nomination.

(a) Grande Chirurgie de Gui de Chauliac, pag. 18. édit. de Rouen 1632.

La réputation du nouveau Professeur s'accrut de jour en jour, & parvint jusqu'au pied du thrône. La France étoit inquiete sur la stérilité de la Reine Marguerite. Henri III le fit venir pour le consulter. Il y a apparence que le voyage que fit Joubert à Paris en 1579 étoit pour cet objet. Severin Pineau se félicite de l'avoir eu pour auditeur & pour spectateur à une de ses leçons. Il nous apprend (a) que Joubert & Cabrol étoient venus à Paris par ordre du Roi, quoi qu'il en soit du temps auquel ce Médecin fut appelé. Tous ses soins furent inutiles & ses remedes ne produisirent aucun effet salutaire. Joubert revint à Montpellier & y continua avec éclat l'exercice de sa profession. Il parvint au grade de Chancelier. Il est surprenant que M. Astruc ait ignoré cette époque; il auroit pu la trouver dans l'inscription qui est autour de son portrait placé à la tête des ouvrages de Guy de Chauliac. Il fit un voyage à Toulouse & de-là à Lombez où ce grand homme fut saisi d'une maladie violente dont il mourut le 29 Octobre 1582, âgé de cinquante-trois ans.

Joubert laissa plusieurs ouvrages & plusieurs enfans: il s'est fait honneur par ces deux productions: ses ouvrages ont été goutés du public, & ses enfans se sont distingués, son fils Isaac Joubert traduisit en françois quelques paradoxes de son pere: il y ajouta ses réflexions, & les inséra aux ouvrages de Guy de Chauliac dont il publia une nouvelle édition, & y joignit une lettre fort ingénieuse sur la Chirurgie de son temps: je l'ai rapportée en faisant l'histoire de Guy de Chauliac.

Les ouvrages de Laurent Joubert sont:

Guidonis de Chauliaco Chirurgia magna. Lugd. 1585, in-4°. Rouen 1632, in-8°.

Erreurs populaires. Bordeaux 1579, in-8°.

Le livre de Guy de Chauliac n'étoit presque point lu des Médecins ni des Chirurgiens; par une fatalité inconcevable cet ouvrage précieux n'étoit pas divulgué; les Chirurgiens en étoient sur-tout privés par la diction de l'ouvrage qui étoit en latin, ou

___
(a) Opusc. Phys. & Anat. pag. 162. édit. Lug. Batav. 1637.

en vieux style gaulois : Laurent Joubert, persuadé qu'il étoit utile d'en donner une traduction pour le mettre à la portée de tout le monde, y travailla & la publia au grand bien de l'humanité : cependant la critique qui tâche de détériorer les meilleurs ouvrages, n'épargna pas Laurent Joubert; la plupart des Médecins, ceux sur-tout qui n'avoient point lu la Chirurgie de M. Guy, le blâmerent d'avoir traduit un ouvrage qu'ils souhaitoient être ignorés des Chirurgiens : je renvoie à la lettre de L. Joubert que j'ai insérée à l'article de Guy de Chauliac.

La traduction n'est pas littérale ; Laurent Joubert y a ajouté plusieurs réflexions très utiles pour faciliter la lecture du texte : il y dit d'après Fallope son maître, qu'il n'y a que quarante-quatre muscles intercostaux, deux entre chaque côte, & non quatre, comme Guy de Chauliac & plusieurs autres l'avoient dit (a).

Ses réflexions sur les ulceres méritent de la considération. L'Auteur a distingué avec beaucoup de sagacité leurs différens temps, leurs différentes terminaisons ; & d'après ces connoissances, il a indiqué les remedes nécessaires : tantôt il a préconisé les supuratifs, tantôt les répercussifs, & tantôt il blâme l'usage de ces remedes : ce qui fait voir qu'il n'agissoit point en empirique.

La Bronchotomie que plusieurs contemporains de Joubert critiquoient, lui paroît une opération nécessaire à pratiquer : il indique les circonstances qui l'autorisent, & les moyens qu'il faut suivre pour opérer : il tire ses preuves de sa pratique qu'il appuie savamment du témoignage des anciens.

En parlant des cauteres, il rapporte d'après Tanecaquin Guillaumet, Chirurgien du Roi de Navarre, demeurant à Nîmes, une observation d'un déplacement d'un des os du carpe de la main gauche à la suite d'une chute ; le poignet s'enfla, s'abscéda, & l'osselet sortit avec le pus (a). Cette observation est inté-

(a) Pag. 18. annot. de Joubert.
(b) Annot. p. 152.

ressante & mérite d'être lue par ceux qui nient les luxations des os du carpe.

XVI. Siècle.

Quoique Guy de Chauliac eût recommandé d'introduire rarement des tentes dans les ulceres, les contemporains de Joubert suivoient peu ces préceptes : notre commentateur se sert de plus fortes preuves pour combattre leur méthode, & pour donner du poids à celle de Guy de Chauliac.

1578.
JOUBERT.

On trouve à la fin de l'ouvrage un dictionnaire des mots les plus usités en Médecine ; il y a quelques détails d'Anatomie : Laurent Joubert a traduit tous les anciens mots dont les Arabes se servoient pour désigner les parties, & Isaac Joubert son fils y a fait ajouter la figure des instrumens de Chirurgie qui étoient les plus en usage de son temps.

Dans son ouvrage sur les erreurs populaires, on trouve quelques réflexions anatomiques, physiologiques & chirurgicales : le style en est si libre, qu'il est surprenant qu'on en ait permis la publication dans un siecle où l'on étoit assez rigide à cet égard.

Bulleyne (Guillaume), Médecin Anglois, a publié un ouvrage dans sa langue, qui a pour titre :

1579.
BULLEYNE.

A little dialogue between two men ; the one called Sorenes, and the other Chirurgici, concerning apostumations and Wunds. London 1579, in-fol.

Cet ouvrage, suivant M. Douglas, contient plusieurs détails anatomiques extraits des écrits de Vésale ; on y trouve une planche du squelete, tirée du même livre.

Chythræus (David), Suédois, enseigna la Théologie & les Belles-Lettres à Rostoch, & mourut en 1601 : c'est d'après M. Douglas que nous connoissons cet Auteur.

CHYTRÆUS.

Nous avons de lui,

Oratio de structura humani corporis, & expressis in ea sapientia divina & virtutum vestigiis. Rostochii 1579, in-8°.

Cet ouvrage roule plutôt sur le moral que sur le physique. L'Auteur s'est servi de quelques détails anatomiques pour célébrer la grandeur & la ma-

XVI. Siecle.
1580.
ERASTE.

jesté du Créateur. L'ouvrage est assez bien écrit.

Eraste (Thomas), né en 1523 à Anggenen, Village de la Seigneurie de Badenweiller dans le Marquisat de Bade-Durlach en Suisse, fit ses premieres études à Basle où il fut attaqué de la peste: il étoit fort pauvre d'origine ; ce n'est qu'à l'aide d'un riche amateur des sciences qu'il put s'y livrer; ce protecteur généreux lui donna les fonds nécessaires pour subvenir à ses besoins pendant le cours de ses études. Eraste suivit les plus grands maîtres de l'Europe. Il vint en France, & passa ensuite en Italie où il se fixa pendant quelque temps à Boulogne. Assidu à écouter les leçons des plus grands Professeurs en Médecine, il prit du goût pour cet état, & y acquit de grandes connoissances. C'est dans cette Ville qu'il prit le grade de Docteur en Médecine. Il retourna en Allemagne dès qu'il en fut revêtu. Il avoit fait dans cette Ville savante un séjour de neuf années. De retour en Allemagne, il s'attira l'estime de tous ceux qui le connurent. Il s'arrêta pendant quelque temps à la Cour des Princes de Heremberg. Frédéric III, Electeur Palatin, l'appella ensuite à Heidelberg, & lui donna une place de Professeur public en Médecine. Les Historiens nous apprennent qu'il fut sur ces entrefaites au Colloque de Malbrun avec les Théologiens du Palatinat. Eraste, outre ses connoissances en Philosophie, en avoit aussi beaucoup en Théologie. La réputation qui l'avoit fait appeller à Heidelberg le fit aussi appeller à Basle ; cette Ville fut jalouse de posséder un savant si distingué : Eraste s'y rendit ; il savoit trop combien on doit être attaché à sa patrie : il professa la Médecine dans cette Ville pendant l'espace de trois ans, au bout desquels il mourut à âge de soixante ans.

Le nom d'Eraste n'est pas celui de sa famille ; son vrai nom étoit Lieber ; Eraste le rendit en grec sous celui d'Erastus, & l'a porté toute sa vie. Il a fait à Basle plusieurs fondations pour les pauvres Etudians : il se souvint toute sa vie que sans un protecteur généreux qu'il avait eu, il n'auroit pu suivre la carriere des sciences : la Chymie est la partie de la Médecine qu'il a la plus aimée & qu'il savoit le mieux ; on peut en juger par la lecture de presque tous ses ouvrages ; il étoit cependant opposé par sa façon de penser à celle de Paracelse.

Il est l'Auteur d'un grand nombre d'ouvrages : voici ceux dans lesquels on trouve quelques détails d'Anatomie ou de Chirurgie.

De pinguedinis in animalibus generatione & concretione. Herdelbergæ 1580, in-4°. On le trouve aussi avec le suivant.

Disputationum & epistolarum medicinalium volumen doctissimum nunc recens in lucem editum. Tiguri 1595, in-4°.

Disputatio 7 de dentibus.
18, *De somno.*
19, *De humoribus sc. pituita, bile flava, &c.*
20, *De pinguedine.*

Il n'y a rien de remarquable dans ces écrits ; son nom se trouve dans cette histoire pour completter le nombre.

Boscius (Jean Ignace) nous a laissé le traité suivant.

De lapidibus qui nascuntur in corpore humano & præcipue renibus ac vesica & ipsorum curatione. Ingolstad 1580, in-4°.

M. de Haller n'a pu se procurer ce livre : je n'ai pas été plus heureux que lui.

Fragoso (Jean), Médecin & Chirurgien de Philippe II, Roi d'Espagne, étoit de Tolede ; il s'acquit une grande réputation, tant par son savoir dans dans la science de la Médecine que dans la pratique des opérations chirurgicales : comme il avoit de profondes connoissances dans ces deux parties de l'art de guérir, le Roi d'Espagne crut récompenser ses talens en mettant sur sa tête la place de premier Médecin & celle de son premier Chirurgien. Nous avons plusieurs ouvrages de lui ; voici ceux qui sont de notre objet.

De Chirurgiâ liber, Hispanice, *simulque de las evacuationes.* Matriti 1581, in-fol. *Chirurgia universal, emendada y annadida.* Compluti 1601, *en alcala de henares* 1621, in-fol.

Erotemus Chirurgicos, en que se en ensena lo mas principal de la Chirurgia con su glosa. Matriti 1570.

Outre ces deux ouvrages, j'ai eu de la bibliotheque du Roi un volume in-folio, où la plupart de ces ouvrages sont insérés, & dans lequel est contenu un livre intitulé :

Tres tratados de Chirurgia.

La Chirurgie est divisée en deux parties, dont chacune d'elles contient six livres ; la seconde partie sert de commentaire où est le supplément de la premiere. Le premier livre traite de l'Anatomie ; l'on y trouve quelques détails assez bien circonstanciés ; il paroît que l'Auteur les a principalement puisés dans les ouvrages de Valverda ; il en fait l'éloge dans presque toutes les pages ; il a aussi adapté à son Anatomie la plupart des réflexions propres à Columbus. La Chirurgie fait l'objet des cinq derniers livres ; le second traite des tumeurs ; le troisieme, des plaies en général ; le quatrieme, des ulceres ou des plaies anciennes qu'on appelle, dit l'Auteur, en langue barbare, ulceres ; le cinquieme livre traite des fractures ; & le sixieme, des dislocations.

Dans ces derniers livres, Fragoso a fait usage des principaux ouvrages publiés avant lui. Fernel & Ambroise Paré sont les Auteurs françois qu'il a le plus souvent cités : en parlant des plaies il s'est servi des ouvrages d'Alcasar & Arcæus : il paroît qu'il en a puisé les maximes.

Le traité des évacuations dans les maladies chirurgicales, est fort court, & ne contient rien de notable.

Les trois traités de Chirurgie que j'ai annoncés renferment quelques préceptes intéressans. L'Auteur prétend dans son septieme avis qu'il ne faut point faire de suture ni de ligature aux nerfs ni au cuir, ni aux ligamens, parcequ'il en résulte de très vives douleurs (*a*).

(*a*) De zit absoluta mente, y sin hazer distincion, que el nervio, ni la cuerda, ni el ligamento, no se han de coser, ni sufren costura ; ni las venas, ni las arterias, es doctrina muy confusa, porque y a que los nervios, y cuerdas, por ser partes sensibles, no admitan costura (que suele ser causa de dolor) in-

Son histoire des rapports chirurgicaux est très détaillée ; l'Auteur y a exposé d'une maniere très claire les signes de la mort, & a rapporté un grand nombre de cas qui prouvent qu'on a enterré plusieurs personnes en vie. Fragolo prétend que l'accouchement peut être retardé au terme de dix mois ; mais qu'au-delà de ce temps, l'enfant ne doit plus être regardé comme légitime.

Dresserius (Mathieu) d'Erphord a donné les ouvrages suivans.

De partibus humani corporis libri duo. Witteberga 1581. *Frof.* 1584. *Lipsia* 1595, 1607, *in-8°.*

Mathæi dresseri, de partibus humani corporis & animæ potentis libri duo correcti & aucti denuo. Lipsia 1589.

J'ai eu ces ouvrages de la bibliotheque du Roi ; je les ai lus avec attention ; je n'y ai rien trouvé qui fût digne d'être rapporté : l'Auteur a mélangé son style du grec, du latin, de l'allemand : ce qui en rend la lecture plus difficile.

Guliarius (Paul) a publié le livre suivant.

De vulneribus corporis curandis libellus. Veron. 1581, *in-4°.*

Rousset (François), fut Médecin du Prince de Savoie, Duc de Genevois & de Nemours (a). Il fit ses études de Médecine à Montpellier. Rondelet fut son Président, & Saporta son hôte & son protecteur (b). C'est dans cette Université qu'il fit une étude réfléchie de la Chirurgie. Il a publié un ouvrage très intéressant, intitulé :

*Traité nouveau de l'*HISTERO TOMOTOKIE, *ou enfantement césarien.* Paris 1581, *in-8°.* traduit en latin par Gaspar Bauhin. *Basileæ* 1582, 1588, 1591, *in-8°. Parisiis* 1590, *in-8°. Francof.* 1601, *in-8°.*

C'est un des premiers ouvrages qu'on ait publié sur l'opération césarienne. L'Auteur y a ramassé nombre d'observations détaillées dans divers écrits ; qu'il

XVI. siecle.
1581.
FRAGOSO.

DRESSERIUS

ROUSSET.

---

llamacion, y de pascuo alomenos ofreciendose necessid ad, se pueden coser las otras partes, que non son sensibles ; pag. 520. édit. 1621.

(a) Voyez son épître dédicatoire.
(b) Extrait de son Traité sur l'enfantement Césarien, pag. 135, édit. 1581 in-8°.

a faites lui-même, ou que ses amis lui avoit communiquées. Rousset a suivi dans son ouvrage une méthode opposée à celle qui étoit le plus en usage de son temps. Il a proposé ses observations avant de donner la théorie, même la description de l'opération.

L'utilité de l'opération constatée par l'expérience, Rousset tire des argumens favorables de la structure des parties. Les muscles du bas-ventre sont souvent blessés, sans qu'il en résulte des accidens mortels : » si on replique sur l'amplitude de l'incisure, » y avoir danger par trop apparent.... pour l'hé- » morrhagie desdits muscles.... je réponds que fort » peu de veines insignes se rencontrent ès lieux où » l'ouverture de ces muscles-là se fait... mais bien » qu'il en peut sortir abondance, à cela peut-on » aussi bien remedier par restreintifs (a).

Notre Auteur se fait une autre objection. Quoique le sang qui sort soit en petite quantité, il peut couler dans l'intérieur du bas-ventre, & y produire tous les symptomes qui ont coutume de survenir, lorsque quelque corps étranger est engagé dans cette capacité : » à quoi y a réponse que cela ne peut être, » parceque cette cavité n'est capable que pour y tenir » les entrailles, avec ce qui doit entrer & estre quel- » que tems arresté naturellement pour diverses fins » en aucunes d'icelles ; comme dans l'estomac, les » intestins & la matrice ; de mode que si quelqu'autre » corps (principalement liquide) y estoit enclos au- » paravant cette incision, on le verroit (soudaine- » ment que la plaie est faite). impétueusement, » comme chose étrangere, voir même les intestins » & épiploon, quoiqu'ils soient corps solides, (au » pris du sang) & naturellement attachés, comme » tout cela se voit ès piqueures des hydropiques, » ès blessés en ce lieu, ès harnieux par rupture, » où l'intestin tend à sortir dehors, comme de fait » il feroit, n'estoit bien souvent le cuir seul qui » l'engarde .(b)

(a) Pag. 32, 33, 34 & 35.
(b) Pag. 36 & 37.

Mais s'il n'est point dangereux d'inciser les muscles du bas-ventre, il ne l'est point non plus d'inciser le péritoine : Rousset a plusieurs observations qui lui prouvent qu'on peut l'inciser sans danger. Les opérations de la gastroraphie qu'on faisoit tous les jours de son temps, lui ont fourni nombre d'exemples favorables à son sentiment, &c. Que si on allegue, dit-il, pour nous contrarier, que les hernies surviennent fréquemment, » je responds qu'elle est » évitable, si la gastroraphie bien faite se remet en » usage par la diligence des Chirurgiens de bon » esprit; mais encore que cela n'advienne, si est-» ce que tel mal est fort tolérable, principalement » aux femmes qui peuvent se soulager par l'usage » des brayes.

Les plaies de la matrice ne sont pas non plus dangereuses en elles-mêmes ; dès qu'on a sorti l'enfant, les parois de la plaie se rapprochent, & la chaleur du lieu favorise la cicatrice (a); l'hémorrhagie qui survient n'est pas considérable ; & s'il coule quelque goutte de sang dans la cavité du bas-ventre il en sort à proportion par la plaie extérieure, & cela par les mêmes raisons que notre Auteur a exposées en traitant des plaies du péritoine.

Le lecteur judicieux comprend sans doute déja, sans que je l'en avertisse, que la méthode de Rousset, pour procéder à la découverte de la vérité, est des plus sûres & des plus ingénieuses ; il agit par la méthode d'exclusion, en prouvant analitiquement qu'on peut inciser sans danger toutes les parties qu'il faut nécessairement couper pour faire l'opération césarienne, & cette méthode ne sauroit induire en erreur.

Cependant Rousset s'est défié de ses propres lumieres pour déduire la conclusion des prémisses qu'il avoit si sagement posées. Il est naturel à l'homme instruit d'être timide, & au sot d'être présomptueux. Rousset, pour donner de plus grandes preuves à son sentiment, en a appellé aux ouvrages des plus grands hommes qui l'avoient précédé, & au témoignage de ses contemporains les plus instruits.

(a) Pag. 34.

Il compare ensuite les plaies de la matrice avec celles de la vessie, & il en déduit des preuves qui portent avec elles la plus forte conviction sur l'utilité de l'opération césarienne.

Notre Auteur change l'ordre de ses preuves. Après avoir démontré que l'opération pouvoit se faire sans danger : il prouve d'après l'observation, qu'on ne peut l'omettre sans courir les plus grands risques. Dans la premiere observation il s'agit d'une femme enceinte à qui il survint un abcès à la partie postérieure de la matrice qui en rongea la parois, & qui se fit jour dans le rectum : à la faveur de cette ouverture, l'enfant contenu dans la matrice passa par lambeaux dans l'intestin rectum, & sortit du bas-ventre avec les matieres fécales : la malade mourut quelque temps après (a). Dans la seconde il est question d'un enfant pourri dans la matrice, qui occasionna la mort de la mere par la putréfaction survenue aux principaux visceres du bas-ventre. La troisieme roule sur le même objet que la seconde, & est extraite des ouvrages de Rondelet, dont notre Auteur fait le plus grand cas. Immédiatement après, Rousset rapporte plusieurs observations qui prouvent qu'on a guéri des abcès à la matrice en l'incisant du côté du ventre : tous ces raisonnemens, dit-il, & la nature nous engagent à faire cette opération, » il semble donc vrai que na-
» ture ait grandement à se complaindre de sa sça-
» vante Chirurgie & des grands maîtres qui la tien-
» nent en tutelle, veu que leur monstrant à l'œil
» & au doigt tant d'exemples en cet endroit pour
» secourir le genre humain (dont ils font profession)
» & les poussant par force comme par l'espaule
» à ce faire surement & avec si heureux succès,
» ils n'en veulent toutefois, ou n'en osent appro-
» cher.

Rousset emprunte de nouvelles preuves de l'Anatomie comparée ; il fait voir qu'en châtrant différens animaux femelles, on fait à la matrice d'aussi grandes incisions, & qu'il n'en résulte point d'acci-

(a) Pag. 104 & suiv.

dens fâcheux (a). Pour engager encore plus à faire l'opération, il assure qu'une femme qui aura supporté l'opération césarienne n'en sera pas moins féconde (b). ... L'Auteur, dans une digression, parle des pessaires & en recommande l'usage (c) : il rapporte aussi l'exemple de plusieurs superfétations (d), donne une description assez exacte du péritoine & des ligamens de la vessie : enfin il termine son ouvrage par des conseils relatifs à l'opération césarienne : selon lui il faut, pour faire l'opération, « un rasoir à pointe & un rasoir à bouton, un carrelet » enfilé, » éponge doulce, linge mollet, usé, ployé, » cousu (e) ... item linge à mettre sous & environ » elle pour couvrir le sang qui pourra sortir, duquel » petite quantité fait grand monstre, & estonne tant » la patiente que les assistans ». Il faut aussi des bandes, des compresses & des plumaceaux couverts des astringens & des digestifs : on observera de faire uriner la malade ; il faut la faire asseoir sur le bord du lit, le dos renversé en arriere, les jambes pendantes. » ... des Aides vigoureux la maintiendront dans cette position .... il n'y a point de côté déterminé pour l'opération, on la feroit du côté gauche, s'il y avoit skirrhe au foye, » après cela faut marquer avec » de bonne encre sur l'abdomen, le lieu incisible, » d'une longue ligne droite qu'il fauldra laisser sé» cher (pour ne s'effacer point), afin de conduire le » trait de l'ouverture, & ce depuis l'endroit d'entre » le nombril & le flanc, jusques vers trois ou qua» tre doigts près de l'aine ; tirant un peu vers le » penil, ayant toujours costoyé de loing le muscle » droit, sans y toucher ni en haut ni en bas. Et » faut icy noter que l'incision est icy meilleure & plus » sure contre le flux de sang & moins ennuyeuse, » s'il en reste hernie, quand on la fera un peu plus » haute que trop basse, & avec tout cela moins dou» loureuse. De cette mesme encre fauldra aussi mar-

(a) Pag. 150.
(b) Pag. 165 & suiv.
(c) Pag. 172 & suiv.
(d) Pag. 187. & suiv.
(e) Pag. 215.

» quer, & laisser sécher en quatre ou cinq endroits
» distans également l'un de l'autre, quatre ou cinq
» petites lignes transversantes droictement en croix
» sur cette longue descente, ausquels il faudra asseoir
» les poincts justement vis-à-vis l'un de l'autre afin
» que la gastroraphie soit égale (a) ».

Il faut ensuite inciser avec adresse, en suivant la ligne tracée, la peau, la graisse & les muscles, on incisera la matrice du haut en bas entre le côté & le devant, en évitant les ovaires & les trompes de Fallope. Il faut agir avec beaucoup de circonspection lorsque l'enfant est vivant, de peur de l'intéresser; on n'auroit pas ce ménagement à observer si l'enfant étoit mort, & que la mere fut en vie. Notre Auteur propose pour l'incision de la matrice un rasoir dont la pointe est armée d'un bouton de plomb, &c...... Il propose après l'extraction de l'enfant d'arroser la matrice par le moyen d'une éponge imbue d'une décoction astringente... Il défend la suture à la matrice, » parce que sa retrac-
» tion lui vaut mieux que couture », il veut seulement qu'on se serve de sutures pour réunir les chairs du bas-ventre, & il recommande de n'être pas trop long dans cette derniere manœuvre; car il dit avoir observé que celles en qui on avoit le plus mal fait la gastroraphie, avoient guéri le plus promptement; il faudra, selon Rousset, se servir après l'opération des injections & des pessaires; le régime doit être modéré. S'il survient difficulté d'aller à la selle, il faudra prescrire un lavement légerement purgatif.

L'objet de cet ouvrage intéresse l'humanité, l'Auteur l'a dignement rempli; la Faculté de Montpellier doit revendiquer cet Ecrivain dont plusieurs Historiens l'ont frustrée par ignorance ou par méchanceté.

Rousset a publié un autre ouvrage qui a pour titre:

Exercitatio medica, sive assertionis novæ veri anastomoseos, cardiacarum fœtus ex utero materno sanguinem trahentium in suos pulmones cordi præparatus. Parisiis 1603 in-8°.

(a) Pag. 218. & suiv.

Cet ouvrage ne contient d'original qu'une théorie fade & hors de vraisemblance, la description des parties est extraite du plus grand nombre des Ecrivains sur cette matiere, qui l'avoient précédé.

Hemard (Urbain), Chirurgien du Cardinal d'Armagnac, faisoit sa résidence dans la Sénéchaussée du Rouergue, vers la fin du seizieme siecle. Nous avons de lui le traité suivant :

Recherche de la vraie Anatomie des dents ; nature & propriété d'icelles. Lyon 1582.

1582.
HEMARD.

Ce traité est divisé en deux parties : l'Auteur donne dans la premiere la description des dents, & indique leurs usages. Hemard a connu la double rangée des dents incisives & canines qui se trouvent dans les fœtus. Quant aux dents molaires il dit ne les avoir jamais trouvées que simples. » Ayant curieusement observé cela à des enfans nés depuis trois » ou quatre jours, & à d'autres dans l'instant de » leur naissance, leur ayant ouvert l'une & l'autre » mâchoire : j'y ai trouvé seulement les dents in- » cisoyres, les canines & les trois mâchelieres de » chaque cousté de mâchoire : à sçavoir la seconde, » la troisieme & la quatrieme, lesquelles estoient » partie osseuse, partie mucilagineuses de médiocre » grandeur, garnies à l'entour de leurs petits estuis » ou alvéoles. Et depuis ayant tiré dehors lesdi- » tes dents incisives & canines, il se trouve un en- » tre-deux osseux ; lequel ayant pareillement osté, » il se présente de dessoubs autant de dents incisi- » ves & canines, toutes presque mucilagineuses re- » présentant la substance d'un blanc d'œuf à demy » cuite, moindres pourtant que les précédentes es- » tant cachées dans les mesmes estuis après les pre- » mieres. Quant est des premieres mâchelieres & des » gemelles qui à sept ans, ou long-temps après com- » mencement à sortir, je confesse n'en avoir trouvé » jamais aucune trace, ny commencement. Toute- » fois il est vraisemblable & raisonnable aussi qu'el- » les ayent pris dans la matrice tout ainsi que les » incisoyres & canines secondes quelque petit com- » mencement de nayssance & forme, moins appa-

F iij

» rente toutefois, mais qui depuis se façonne & par
» faict tout ainsi que des autres (a).

Il a eu des idées assez justes sur la vraie structure des dents : suivant lui elles sont recouvertes dans le fœtus » d'une membrane, ainsi qu'un fruit de son
» écorce...... mais tant plus cette petite peau se
» montre mucilagineuse & éloignée de la nature des
» membranes, que ce petit commencement est tendre ». Au-dessus de cette petite membrane, continue-t-il, se trouve la dent en partie cartilagineuse & en partie osseuse; les dents sont séparées par de petites cloisons osseuses : quand la dent veut sortir de l'alvéole, elle perce le follicule membraneux (b).

L'explication qu'Hemard donne des différentes configurations des dents de l'homme est curieuse, il prétend que l'homme doit avoir toutes les espèces de dents qu'ont tous les animaux ensemble, parce qu'il est destiné à manger tous les alimens dont ils usent séparément. » Lesquelles nature n'a pas faictes
» toutes plattes, comme aux animaux qui ruminent
» & remâchent leur pasture, ainsi que font les bœufs
» & les brebis; ny toutes findantes pour autant que
» rien ne se pourroit mouldre dessus, n'y aussi toutes poinctues, comme aux chiens & aux loups,
» & tous autres animaux qui de leur naturelle gourmandise dévorent la viande; mais elle a donné
» l'homme de toutes les trois formes de dents (b).

Peu d'Auteurs avoient avant Hemard des idées aussi exactes sur la structure des dents; il n'y avoit que Fallope & Eustache qui eussent traité ces objets en maîtres de l'Art. Si Hemard eut joint à ces idées celles de ces grands hommes, il eut certainement donné une description plus complette.

Quant aux maladies de ces parties, Hemard en donne une histoire assez peu exacte; il dit avoir vu des abcès dans la propre substance des dents; il insiste cependant trop sur les topiques dont une expérience suivie a fait voir le peu de valeur.

(a) Pag. 36.
(b) Pag. 42.
(c) Pag. 43.

Heleypyre (André) a publié le livre suivant. *De hominis conceptu. Ingolstad.* 1582, in-4°.

Plater (Félix), Médecin, naquit à Basle en 1536 de Thomas Plater, Recteur du College de la même Ville. Il fit avec soin ses premieres études dans le même College, dont son pere avoit la direction, ses progrès furent sensibles. Il témoigna de bonne heure son goût pour l'Anatomie. Douglas nous apprend que tout jeune qu'il étoit, il avoit un plaisir infini d'aller aux boucheries pour voir ouvrir différens animaux. Après avoir fait ses Humanités & sa Philosophie, il fut à Montpellier pour étudier la Médecine. Il fut immatriculé le 4 Novembre 1553, la dix-septieme année de son âge; & suivant la coutume encore observée, après une étude de trois années, il fut admis au doctorat l'an 1556 (*a*).

Orné de ce grade, Plater revint à Basle, ou il passa de nouveau Docteur en Médecine (*b*) l'an 1557, un an après son départ de Montpellier. En 1560 il fut nommé Professeur en Médecine dans la même Ville. En réfléchissant sur les époques, Plater devoit être âgé de vingt-quatre ans : je ne sais pourquoi Douglas lui en attribue trente-quatre. Le même Auteur dit que dans la même année de sa réception, Plater donna le bonnet de Docteur à cent cinquante Etudians.

Jaloux de remplir les devoirs de son état, Plater n'épargna ni soins ni veilles; & quoiqu'il fût ex-

---

(*a*) Dans l'histoire que fait M. Astruc de ce Médecin, on trouve une faute de calcul; cet Auteur prétend que Felix Plater fut immatriculé le 4 Novembre dans sa dix-septieme année; & que comme il étoit jeune & qu'il n'avoit pas d'ailleurs encore étudié en Médecine, il ne fut admis au doctorat que le 28 Mai 1556. Hist. de la Faculté de Montpellier, pag. 344. En faisant attention au terme de sa naissance qui étoit en 1536, on verra que Plater fut immatriculé l'an 1553, & puisqu'il fut reçu Docteur 1556, comme M. Astruc ledit lui même, il est démontré qu'il ne resta à Montpelier avant de prendre son Doctorat que l'espace de trois années, terme ordinaire des études qu'on exige dans cette Faculté : on peut donc conclure contre M. Astruc, qu'on ne retarda en aucune maniere le Doctorat de Plater, qui étoit pour lors dans sa vingtieme année, âge au delà de celui qu'on exige dans cette Faculté.

(*b*) Douglas, Bibliog. anat. pag. 149.

trêmement occupé à la pratique de la Médecine, il trouva le loisir de composer nombre d'ouvrages qui l'ont rendu recommandable. Persuadé que l'on gagne beaucoup à converser avec les Savans, Felix Plater parcourut les différentes parties de l'Europe. Il rendit à sa patrie les plus grands services en soignant ses concitoyens attaqués d'une peste qui fit de grands ravages (a). Il fut consulté par tous les Seigneurs & les Princes du haut Rhin. Après avoir ainsi rempli sa carriere, il mourut en 1614, la soixante & dix-septieme année de son âge, & la quarante-troisieme de son professorat. Parmi nombre d'ouvrages qui sont sortis de sa plume, voici ceux qu'il nous appartient d'examiner.

De partium corporis humani structurâ & usu libri tres, tabulis methodicè explicati, iconibusque accuratè illustrati. Basil. 1583, in-fol.

Quæstiones physiologicæ de partium in utero conformatione. Batav. 1640.

De mulierum partibus generationi dicatis, iconei unâ cum explicationibus ipsarum delineationem accurate ostendentes, tabulæ structuram usumque methodicè describentes, quibus quoque quo pacto ossa mulieris.

A viri ossibus his-ce sedibus varient, breviter adjectæ fuerunt observationes, &c.

Extat Cynegiorum libris ab Israële Spachio editis. Argent. 1597.

L'Auteur donne dans le premier ouvrage une description assez exacte du corps humain; on y trouve un grand nombre de planches. L'ordre que Vesale a suivi dans son ouvrage est à-peu-près observé dans celui-ci. La description des os précede celle des muscles; à celle-ci succede celle des vaisseaux sanguins & des nerfs : on trouve après l'exposition de ces parties celle des ligamens, des cartilages & des membranes. Après cette exposition générale des parties dont l'homme est composé, Plater décrit les visceres qui sont renfermés dans le bas-ventre, dans la poitrine & dans la tête. Les ouvrages de Vesale

---

(a) Extrait de sa préface sur ses tables anatomiques.

font la base de celui-ci : l'Auteur s'est contenté d'adapter en son lieu & place la plupart des découvertes que les Anatomistes qui avoient vécu entre lui & Vesale avoient publiées ; celles de Fallope se trouvent sur-tout détaillées très au long dans cet ouvrage : cependant il faut avouer que la lecture n'en est pas bien facile ; à force de vouloir donner de l'ordre à son livre, Plater l'a presque rendu inintelligible. En traitant des os de l'adulte, il décrit ceux du fœtus ; il a aussi détaillé fort au long la partie osseuse de l'oreille ; il a connu la vraie position des osselets ; a indiqué l'apophise grêle du marteau (a), & parlé assez pertinemment des canaux demi-circulaires, & de leurs ouvertures dans le vestibule (b).

On trouve à la fin de ses tables anatomiques les planches de Vesale avec une explication. L'original est préférable à la copie.

Les deux questions de physiologie sur le développement des organes, dont Plater a entrepris de donner la solution, sont peu dignes des travaux d'un grand homme ; il s'est plutôt occupé à expliquer qu'à observer les phénomenes de la nature ; & ses explications ne sont point déduites de la vraie physique. Ce qu'on y trouve de meilleur est relatif à la circulation du fœtus, & est extrait des ouvrages de Columbus ; mais Plater est beaucoup moins correct.

La description des parties de la génération de la femme est digne d'être consultée : l'Auteur donne d'abord une description générale ; il indique la position, la connexion & la figure de ces parties ; il procede ensuite à la recherche de la propre structure des visceres ; il a rangé ses connoissances dans différentes tables qui sont peu intelligibles. On trouve à la suite de cet ouvrage grand nombre d'observations relatives au sujet ; l'Auteur en rapporte une d'une grossesse, dont il croit le terme de douze

(a) Malleus processulos duos habet sede posteriori tenues, acutos, quorum elatior ligamento inhæret, humilior orbitæ membranæ immersus, pag. 33.
(b) Pag. 31, 32, 33.

mois, il dit avoir remédié à la stérilité de deux femmes, en rétablissant l'ordre dans le flux menstruel. Il se servit des cauteres pour ronger une excroissance charnue qui bouchoit l'orifice de l'utérus; cette méthode ne lui réussit pas: l'Auteur avoue que peu de jours après l'application de ce topique, la femme sur laquelle il avoit appliqué le cautere mourut. On trouva dans le bas-ventre de l'eau sanguinolente épanchée, l'orifice de l'utérus squirrheux, quoique ce viscere eût le reste de sa substance en bon état. Les grands hommes ne craignent point d'avouer leurs fautes; c'est le moyen de faire faire des progrès à l'art. Hippocrate a suivi cette méthode & elle lui a attiré l'estime & la confiance des Médecins. Pour ne rien omettre de ce qui est relatif à son objet, Plater a rapporté plusieurs observations; on y trouvera un exemple d'une superfétation, ainsi que l'histoire d'un abcès survenu à l'ombilic d'une femme enceinte, par lequel le fœtus sortit en lambeaux, sans que la santé de la mere en ait été altérée dans les suites.

Buccius (Augustin) de Carmagnole, Ville des Etats du Duc de Savoie, fut premier Professeur de Philosophie dans l'Université de Turin. Nous avons de lui plusieurs ouvrages; il n'y a que le suivant qui soit de notre objet.

Disputatio de principatu partium corporis, accedunt Ludovici Bucaferrei de eodem negotio & Julii Cæsaris Claudini quæstio de sede facultatum principium. Taurini 1583, *Lutet. Paris.* 1647, in-4°.

On gagnera peu à consulter cet ouvrage. L'Auteur a donné un systême plutôt qu'une description du corps humain; & quoiqu'il fût Professeur de Philosophie, l'on n'y trouve point les vrais principes de Physique. L'ouvrage est fort mal écrit, & heureusement fort court.

Barlisch (George), Chirurgien-Oculiste & Herniaire de Dresde, a publié en allemand le traité suivant.

Ophthalmologia. Das est augendienst newer und wolge, &c. *Dresden* 1583, in-fol.

On trouve dans ce traité sur les maladies des yeux

une description de l'œil assez peu exacte; il y a aussi quelques figures qui se ressentent du goût du siecle dans lequel Barlisch vivoit.

Ce Chirurgien, suivant M. de Haller, étoit exercé à la pratique de son art, mais superstitieux. Il attribuoit à la magie l'inflammation à l'œil, qu'on appelle *chemosis*. Il est prolixe dans l'administration des topiques. Il a inventé un instrument pour fixer la paupiere. Verduyn l'a corrigé, Ruysch l'a peint, & Rau l'a revendiqué.

Nous avons du même un ouvrage qui a pour titre :

De calore corporis humani. Leidæ 1737, in-fol.

Il fait dépendre la chaleur du frottement des liquides dans les canaux qui les contiennent. Cet ouvrage mérite d'être consulté.

Sylvaticus (Jean-Baptiste), fils de Pierre Sylvaticus, fut reçu Docteur en Médecine dans l'Université de Pise, dans laquelle il devint premier Professeur de la Médecine pratique : il mourut l'an 1621.

Nous avons plusieurs ouvrages de lui.

Controversiæ Medicæ, centum numero. Mediolani 1601, in-fol. *Francof.* 1601, in-fol.

De secanda in putridis febribus salvatella. Mediolani 1531, 1584, in-4°.

De anevrysmate relié dans le livre qui a pour titre :

Tractatus duo de materia turgente. Venetiis 1600, in-4°.

L'Auteur s'éleve dans cet ouvrage contre la plupart des Médecins & des Chirurgiens de son temps qui regardoient l'anévrisme comme incurable. Il prétend guérir par l'opération chirurgicale les anévrismes extérieurs qui ne sont pas d'une grosseur excessive : il prescrit de faire une incision sur la tumeur, après avoir fortement lié le membre pour empêcher le sang d'y aborder ; dès que l'artere est à découvert, il faut faire deux ligatures, une au haut & l'autre au bas de la tumeur ; en tirer le sang, &c. Cette méthode est extraite des ouvrages de Paul, & de ceux des Arabes. Il y a dans ce traité un si grand nombre de citations, & elles sont si mal adaptées, qu'il est presque impossible de savoir le sentiment de l'Auteur.

Mannus (Jean Jacques) a donné l'ouvrage suivant.

De malleorum scarificatione ex veterum sententia. Patav. 1583, in-4°.

Je n'ai pu me procurer ce livre. M. de Haller dit que l'Auteur a séjourné long-temps en Orient, & qu'il y a observé que les Arabes faisoient un usage fréquent des scarifications.

Bretonayau (René), Médecin & Poëte françois de Vernante en Anjou, exerça la Médecine à Loches en Touraine vers la fin du seizieme siecle.

Nous avons de lui un petit traité qui a pour titre :

De generatione hominis tractatus, variis & multis observationibus refertus. Paris. 1583, in-4°.

L'Auteur croit au système des œufs. L'ouvrage est peu volumineux, du reste assez bien écrit.

Magnus (Pierre Paul) a publié l'ouvrage suivant.

Discorsi sopra il modo di sanguinar' i corpi humani. Rom. 1583. *Osb.* 1584, 1586, in-4°. 1613, in-4°. *Osb,* 1624, 1674.

Albert (Salomon), Médecin, disciple de Jérôme Fabrice, professa long-temps l'Anatomie à Wittemberg, & fleurit vers l'an 1570 : il est l'Auteur de plusieurs ouvrages d'Anatomie, dont voici le titre :

Historia plerumque humani corporis partium in usum tyronum edita. Witteberga 1583, 1585, 1602, 1630, in-8°.

Observationes Anatomicæ 1620, in-8°.

Orationes tres, quarum tertia agit de disciplinâ Anatomicâ... Norimbergæ 1585, in-8°.

On trouve dans son histoire de l'Anatomie un extrait succint, raisonné & fait avec goût, des ouvrages de Vesale, auquel l'Auteur a ajouté ses propres réflexions judicieuses pour la plupart : certaines lui appartiennent ; d'autres sont extraites de divers ouvrages qu'on avoit donnés depuis la publication de ceux de Vesale.

Sa description des sutures du crâne & des osselets qui s'y trouvent, est très étendue dans les ouvrages de Salomon Albert: il a décrit (a) avec beaucoup de précision les osselets ou clefs du crâne, dont quelques Auteurs peu instruits donnent la découverte à Wormius.

Ses recherches sur le cerveau méritent la considération des Anatomistes; la plupart des sinus, & notamment le pressoir d'Hérophile, y sont décrits avec beaucoup de clarté (b); les ventricules y sont exprimés avec méthode; il est aussi très détaillé dans sa description de l'oreille: cependant il ne doit pas être regardé comme l'Auteur de la découverte du limaçon, comme M. Douglas & ses Copistes l'ont avancé. Fallope & plusieurs autres Anatomistes qui ont vécu avant Salomon Albert, en avoient donné une description beaucoup plus exacte; M. Douglas lui-même leur a rendu la justice qu'ils méritent (c): je ne sais pourquoi il tombe ici en contradiction avec lui-même.

Il n'a pas non plus découvert la valvule du colon: je renvoie, pour preuve de ma proposition, aux extraits que j'ai donnés des ouvrages de Rondelet, de Vidus Vidius, & de Varole; mais il a indiqué très clairement les papilles des reins, & plusieurs autres particularités relatives dont Carpi & Eustache lui-même avoient parlé d'une maniere moins exacte. (d).

(a) Pag. 3. édit. de Wittemberg. 1583.
(b) Pag. 6 & 7.
(c) Page 86.
(d) L'uretre, dit Salomon Albert, forme son sinus moyen, soit qu'on le nomme, ventre ou citerne. Ce conduit de l'urine se divise par digitations souvent en neuf rameaux, quelquefois en un plus grand nombre, d'autrefois en un plus petit. Une pareille division, poursuit le même Auteur, représente la figure de patte d'oie ou de paumes de main engagées les unes dans les autres par leurs doigts. Les extrémités de ces rameaux oblitérés peu à peu se perdent dans la substance du rein près de sa convexité. Le dos de ce viscere est plus long, parcequ'il s'avance dans le sinus. Les caroncules blanchâtres ou les petites glandes raboteuses qui s'elevent en forme de papilles près du dos du rein, sont d'une substance tout-à-fait semblable, à moins qu'elles ne soient fongueuses & ou-

Bertaccius (Dominique) a publié un ouvrage qui est extrêmement rare; c'est d'après M. Douglas que les Bibliographes le connoissent; il est intitulé :

De spiritibus libri quatuor, necnon de facultate vitali libri tres. Venet. 1584, in-4°.

Tronus (Pierre Martyr), Italien, a écrit sur les ulceres & plaies de la tête; il a rapporté plusieurs observations relatives que la pratique lui fournit. On peut lui reprocher d'avoir fait un usage trop fréquent des topiques, principalement des emplâtres.

De ulceribus & vulneribus capitis libri quatuor. Ticini 1584, in-4°.

Æmilianus (Jean), Médecin de Ferrare, a laissé le traité suivant.

Naturalis de ruminantibus historia. Venet. 1584.

Gavasseti (Michel) de Novellaria en Italie, disciple de Cappivaccio, fut Professeur celebre de Padoue, & a écrit sur différens sujets d'Anatomie ou de Chirurgie.

Exercitatio methodi Anatomica. Patavii 1584, in-4°.

Cet ouvrage contient une description des parties du corps; l'Auteur y a donnée une maniere de disséquer. Les principaux points de cet écrit sont extraits de Galien. Il prétend que l'on doit posséder l'Anatomie théorique avant que de s'adonner à la dissection des cadavres. L'Anatomie du bras est ce qu'il y a de moins mauvais.

Libri duo, alter de naturâ cauterii & ejus accidentibus : alter de præludiis Anatomicis, &c. Venetiis 1584, in-4°.

Gavasseti recommande l'usage fréquent des cauteres; il rapporte quelques observations pour en démontrer l'avantage.

Consilium de stranguriâ. Amstelod. 1696, in-4°.

vertes en différens endroits par des pores si petits qu'elles ne puissent donner passage à un poil; leur usage est de filtrer l'urine . . . . outre les ouvertures des caroncules tapissées d'une membrane, on y voit (quand elles sont distendues & déchirées) un nombre prodigieux de filamens, &c. pag. 62 & 63.

L'Auteur veut que l'on recoure à la taille lorsque les remedes intérieurs n'ont point eu des effets salutaires.

Bokelius (Jean), Professeur d'Anatomie dans l'Académie Juliene à Heslmstadt, a publié un ouvrage sur l'Anatomie. L'Auteur dit dans son épitre dédicatoire, qu'il avoit coutume de faire toutes les années quelques leçons dans l'Académie Juliene sur la structure de l'homme & sur celle de la femme : il dit que ses cours étoient suivis par les Médecins & les Philosophes les plus distingués du pays, & qu'il a fait imprimer les discours qu'il avoit coutume de leur prononcer. Cet ouvrage a pour titre :

Anatome vel descriptio partium humani coporis. Helmstadii 1585.

Il est divisé en cinq livres; le premier traite des tempéramens ; le second, des parties similaires, & des os en général & en particulier. Dans le troisieme livre, l'Auteur fait des recherches sur les facultés naturelles, sur la nature des humeurs & sur la faculté génératrice, &c. &c. Il a donné une description des visceres du bas-ventre. Dans la quatrieme partie, l'Auteur décrit les visceres de la poitrine ; & dans la cinquieme, ceux de la tête.

Cet ouvrage est rempli de fautes. Outre que la description des parties que l'Auteur connoît le mieux est tronquée, il en a passé plusieurs sous silence, & il est tombé dans nombre d'erreurs que les Ananatomistes d'un médiocre savoir avoit relevées. Servilement attaché aux ouvrages de Columbus, il en a suivi les maximes en plusieurs endroits. C'est à cet Anatomiste qu'il attribue la découverte de l'étrier (*a*) ; c'est encore d'après lui qu'il dit qu'il n'y a que la machoire inférieure de mobile, & que la supérieure n'exécute aucun mouvement (*b*). En suivant ce même guide, Bokelius est tombé dans une erreur grossiere sur la dentition. Il a soutenu que les dents renaissoient des racines qui restoient dans l'alvéole (*c*) ; il n'a connu que huit muscles du bas-ventre (*d*). Par là

(*a*) Fol. 77.
(*b*) Fol. 81.
(*c*) Fol. 83.
(*d*) Fol. 86.

façon dont il s'exprime sur la position du cœur il y a à présumer qu'il le croyoit placé perpendiculairement au milieu de la poitrine (e) : il a d'un ton ferme assuré que le septum des ventricules étoit percé, &c. Ce qu'il a dit de meilleur dans tout son ouvrage, c'est que les noyés périssent plutôt de suffocation que de l'eau qu'ils avalent (e).

Monedulatus (Pierre), Médecin de Hongrie, a donné un livre intitulé:

De homine magno illo in rerum naturâ miraculo & partibus ejusdem essentialibus libri duo. Wittemberg, 1585, in-8°.

Nerius (Nereus) de Florence.

Assertio, quod in sinistri lateris stupore à causâ frigidâ aborto licet mittere sanguinem per sedis venas & applicare cauterium occipiti. Neapoli 1585, in-4°.

Bottoni (Albertini), Professeur de Padoue, étoit de l'illustre famille de Parme de la même Ville; il fit dans sa patrie ses études de Belles Lettres, de Philosophie & de Médecine : c'est dans cette célèbre Université qu'il passa Docteur en Médecine : en 1555 il commença à professer la Médecine pratique ; il eut une réputation des plus étendues, qui le mit à même de gagner des richesses immenses. Il mourut cassé de vieillesse en 1596. Il a laissé plusieurs ouvrages.

De morbis muliebribus. Patav. 1585. Basil. 1586.
De morbis muliebribus liber secundus. Venet. 1588, in-4°.

Son traité des maladies des femmes est orné de plusieurs planches, & contient des descriptions d'Anatomie assez exactes. L'Auteur n'a point fait de découvertes ; mais il a présenté les objets avec assez d'ordre & de clarté.

Salmuth (George).

Quæsita quædam Chirurgica. 1585, in-4°.

Je n'ai pu me procurer cet ouvrage.

Voti (Nicolas), Italien, Auteur inconnu à la plupart des Historiens de la Médecine, vivoit vers

(a) Fol. 187.
(b) Fol. 181.

l'an 1585 : il nous a laissé un ouvrage intitulé : *D'intorno à tumori ed ossi frontispiali*. A Rome en 1585.

XVI. Siècle.
1586.
VOTI.

Ce traité m'a été envoyé de la bibliotheque du Roi, relié à la suite des ouvrages d'Eustache Rudius & de Jerome Crassus ; il est dédié au Cardinal Alexandrin. Je n'y ai rien trouvé d'original.

Rombaus (Christophe), Médecin de Silésie, a publié l'ouvrage qui a pour titre :

ROMBAUS.

De partibus corporis humani exercitationes quædam. Basil. 1586, in-8°. page 215.

Cet ouvrage est divisé en deux parties ; le titre de la premiere annonce une histoire du fœtus ; celui de la seconde, une description de l'adulte. Il ne répond nullement à son titre ; il est plutôt rempli de définitions de Logique que de descriptions des parties.

Salviani (Saluste), Professeur public de Médecine théorique dans le College Romain, a écrit un traité.

SALVIANI.

De calore naturali, acquisitio, & febrili, libri duo, quibus accedunt libri duo de coctione. Romæ 1586, in-8°.

Cet ouvrage appartiendroit plutôt à la Médecine pratique qu'à l'Anatomie ; c'est pour me conformer à Mrs Douglas & Haller qui l'ont mis dans cette classe d'Ecrivains, que je le place dans mon histoire.

Les traits de satyre que Riolan lance contre *Piccolhomini* ne me paroissent établis sur aucun fondement solide. Piccolhomini est digne des plus grands éloges, ses ouvrages contiennent nombre de particularités intéressantes, & les Anatomistes ne peuvent se dispenser de les consulter.

PICCOLHOMINI.

Piccolhomini (Archange), naquit à Ferrare l'an 1556, il apporta en naissant un goût décidé pour les sciences : il fut à Rome & s'y établit ; c'est ce qu'on voit par ses ouvrages, où il prend le titre de Citoyen Romain : nous avons de lui deux traités d'Anatomie intitulés :

Anatomicæ prælectiones explicantes mirificam corporis humani fabricam ; & quæ animæ vires, quibus

Tome II. G

corporis partibus, tanquam instrumentis ad suas obeundas actiones utantur, sicuti tota anima toto corpore. Romæ 1586, in-fol.

In librum Galeni de humoribus commentarii. Parisiis 1556, in-8°.

Ses préleçons Anatomiques sont divisées en onze livres, & ces onze livres contiennent nombre de chapitres auxquels il donne le nom de leçons. Avant de commencer l'ouvrage d'Anatomie, il donne une très longue explication de la génération. Il nie que les femmes puissent concourir par leur imagination à la perfection des êtres qu'elles créent (*a*). L'ordre, l'harmonie & le rapport des pieces dont l'homme est composé sont, selon lui, indépendants de la volonté des peres & meres, ils peuvent seulement donner lieu aux altérations dans l'organisation des fœtus, de sorte qu'ils peuvent faire le mal & qu'ils sont incapables de produire le bien. Cette explication sur la génération, donnée & exposée dans un grand nombre de chapitres, plutôt diffus que bien ordonnés, notre Auteur procede à l'exposition des parties.

L'ordre anatomique qu'il suit est le même que celui qu'ont suivi les anciens : après une description succincte des parties en général, Piccolhomini divise le corps en capacités & en extrémités ; l'histoire du bas-ventre précede celle de la poitrine, & celle-ci, celle de la tête ; il décrit ensuite les muscles des extrémités, & de-là il passe à l'exposition des os dont ces parties sont composées.

Piccolhomini est un des premiers qui aient décrit le tissu cellulaire, il l'a très-bien distingué de la graisse qu'il contient ; « après avoir enlevé, dit-il, la vraie » peau, on trouve une membrane très ténue, & » très volumineuse qui entoure tout le corps & qui » s'insinue dans ses parties : elle est le vrai siege de la » graisse ; car tout ce qu'il y a d'huileux & de ré- » duit en vapeur se ramasse dans ses membranes qui » étant épaissi forme la graisse ».

L'histoire des muscles du bas-ventre est exacte, l'Auteur est le premier qui a indiqué la vraie attache

---

(*a*) Pag. 17.

qu'ils contractent avec les parties voisines. Les muscles obliques descendans (a) s'attachent à huit côtes ou à leurs cartilages par le moyen de huit digitations qui sont reçues entre les digitations du muscle grand dentelé: ses fibres sont dirigées de haut en bas vers les os des îles au bord externe desquels elles adhérent, &c. &c. &c.

Les muscles obliques ascendans (b) s'attachent comme les précédens aux cartilages des huit dernieres côtes, aux apophises transverses des vertébres lombaires, &c. &c. &c.

Ces deux muscles fournissent en avant deux aponévroses qui forment des gaînes au muscle droit, & se rejoignent vers le milieu du bas-ventre en une ligne blanche. Piccolhomini (c) est le premier qui ait donné cette épithete à l'espace où les aponévroses des muscles du bas-ventre se rejoignent entr'elles.

Les muscles droits du bas-ventre sont aussi-bien décrits que les muscles obliques descendans & ascendans. Leurs interjections tendineuses & leurs adhérences aux aponévroses sont indiquées avec précision. Outre leurs véritables attaches aux os pubis, & leurs connexions avec les muscles pyramidaux, l'Auteur a désigné les attaches de ces muscles au sternum & aux dernieres vraies côtes. Il n'a point ignoré que le péritoine étoit composé de deux lames, il n'y a, dit-il, que la lame externe qui sorte du bas-ventre & qui donne des prolongemens aux testicules; la lame interne n'est point percée: Fernel, ajoute Piccolhomini, avoit déja dit que le péritoine n'étoit point percé; mais il n'avoit point connu les deux lames dont le péritoine est composé.

La structure du péritoine (d) décrite, notre Auteur examine quelle est l'étendue, & quelles sont les adhérences que contracte cette membrane avec les parties voisines; il en indique plusieurs & no-

(a) Page 67.
(b) Pag. 68.
(c) Pag. 67.
(d) Pag. 75.

G ij

tamment celle qui existe entre le péritoine & les tendons des piliers du diaphragme (a).

En décrivant les intestins, Piccolhomini réfute le sentiment de ceux qui admettent dans le duodenum différentes courbures; *Nullis anfractibus est intextum, sed figurâ rectâ præditum* (b). Boërhaave a en dernier lieu tenu le même langage dans ses institutions de Médecine: plusieurs l'ont critiqué & peut-être sans trop de fondement. Lorsque le ventricule est rempli par les aliments, ou par le souffle, change de position; en se relevant l'intestin duodenum est rendu & ses courbures disparoissent. doit considérer & indiquer les différens états dans lesquels les parties se présentent quand on veut en donner une description exacte: cette discussion mérite des recherches ultérieures, je prie le lecteur de me passer cette digression.

La valvule du colon ne lui a pas été totalement inconnue; mais il n'en a pas eu une idée aussi exacte que celle que Vidus Vidius, Rondelet & Posthius en avoient conçue: voici ce que l'Auteur dit de remarquable à ce sujet. « Il y a dans le cæcum, comme dans le cœur trois valvules dirigées du haut en bas, elles permettent à la matiere contenue dans les intestins grêles de descendre dans les gros intestins, mais elles empêchent ces mêmes matieres de refluer des gros intestins dans les intestins grêles ». Pour preuve de sa proposition, il ajoute que l'air ou l'eau poussés dans l'intestin rectum pénétrent facilement jusqu'à la valvule, mais qu'ils ne peuvent franchir cet obstacle: on créveroit plutôt, dit-il, l'intestin cæcum, que de forcer la valvule à donner passage à l'air ou à l'eau dont on a rempli les gros intestins. *Quid plura*, ajoute Piccolhomini, *tibi exploratum evadet, si experientiâ adhibitâ, tibi exploratum fieri, operam naves* (c).

D'après ces réflexions, notre Anatomiste conclut que les lavemens ne sauroient pénétrer dans les

(a) Pag. 81.
(b) Pag. 84.
(c) Pag. 86.

XVI. Siecle.
1586.
PICCOLHO-
MINI.

tins grêles, *adeo ut*, ajoute-il, *iis edocti tenere debeamus clysterem esse solorum crassorum intestinorum diluvium, non autem tenuiora intestina abluere posse.*

» Les intestins sont composés de plusieurs tuni-
» ques : la premiere qui est commune leur vient du
» péritoine ; la seconde qui est propre à la plupart
» de ses fibres transversales. Au-dessus d'elles se trou-
» ve une membrane très fine qu'on ne peut apper-
» cevoir qu'avec des yeux de lynx ; ses fibres sont
» droites, & si l'on se plaisoit à diviser cette membra-
» ne, on obtiendroit dix membranes distinctes. La
» troisieme membrane a ses fibres charnues diverse-
» ment entrelacées & très difficiles à développer. La
» quatrieme tunique propre interne & rugueuse a
» ses fibres obliques. La cinquieme enfin est sem-
» blable à l'épiderme. . . . . Il y a dans les intes-
» tins, outre ces tuniques de la graisse, des arteres &
» des nerfs (a) ».

Piccolhomini a été plus loin dans ses recherches, il a observé que la membrane rugueuse étoit trois fois plus longue que les autres membranes. Pour la mesurer, il dit l'avoir séparée de toutes les autres membranes : on la trouve pour lors composée de fibres longitudinales & de fibres obliques. On lit dans le même chapitre plusieurs autres détails sur la structure des intestins, le lecteur sera satisfait s'il consulte l'original. Si l'on trouve dans les ouvrages de Piccolhomini des descriptions vicieu-ses, l'on y en lit aussi de très-exactes, ainsi dans cet ouvrage, comme dans tous les autres, le bon se trouve mêlé avec le mauvais & le vicieux.

Il a parlé de la communication des rameaux de la veine porte avec ceux de la veine cave dans l'intérieur du foie, & a fait dépeindre ces vaisseaux dans une planche particuliere qui mérite l'attention des Anatomistes, il a nié à Columbus l'existence des valvules dans les veines méséntériques.

L'histoire du ventricule que les Anatomistes font communément précéder celle des intestins, se trouve ici dans un ordre renversé ; il n'y a dans ce chapi-

(a) Pag. 90.
(b) Pag. 97.

G iij

XVI. Siecle.
1586.
PICCOLHO-
MINI.

tre rien de particulier à l'Auteur qui mérite plus d'attention que la description des ligamens qui fixent ce viscere. » La nature, dit-il, l'a assujetti aux parties
» voisines par six endroits différens : la partie supé-
» rieure est attachée au diaphragme, la postérieure
» à la premiere vertebre de l'épine du dos, l'anté-
» rieure à un repli membraneux qui fixe le foie,
» la droite à l'intestin duodenum, la gauche est
» liée à la ratte, & le bord inférieur adhere avec
» l'épiploon (a) ».

L'Auteur a vu les reins avec les yeux de l'observation : il en a distingué les différences par rapport aux âges, il a indiqué leur variété, les maladies ausquelles ils sont exposés, la structure qui leur est propre & celle qu'ils acquierent par accident, il a connu les papilles membraneuses & les a décrites assez au long. Son langage est à la vérité fort obscur & fort diffus : mais en se donnant la peine de lire l'ouvrage avec attention, on y trouve tous ces objets, ce qui nous prouve que l'Auteur a joint à la lecture des ouvrages des anciens la dissection de plusieurs cadavres, quoiqu'en aient dit plusieurs critiques qui ont accusé Piccolhomini de n'en avoir disséqué aucun.

Le clitoris, l'hymen & les nymphes sont décrites avec précision : ses réflexions sur les ligamens de la matrice (b) ne sont pas moins judicieuses ; il en admet de supérieurs & d'inférieurs ; les supérieurs s'attachent aux os des îles, les inférieurs sont postérieurs ou antérieurs : les antérieurs embrassent & assujettissent le col de la vessie ; les postérieurs ont le même usage à l'égard de l'intestin rectum (c). Picolhomini a nié l'existence des trompes de Fallope dans la femme, il assure que ce n'est que chez les animaux qu'elles se trouvent ; il croit qu'il ne passe dans ces canaux aucune liqueur particuliere, mais qu'ils favorisent la dilatation de l'utérus (d). Jusqu'à lui on avoit dit que l'aorte perçoit le diaphragme ;

(a) Pag. 102.
(b) Pag. 189.
(c) Pag. 185.
(d) Pag. 195.

notre Auteur a démontré le contraire : par ses dissections il s'est assuré que cette artere étoit couchée sur les vertébres dorsales inférieures, & que le diaphragme étoit placé plus antérieurement (a). Dans son exposition des nerfs il y a plusieurs particularités notables : d'après Varoli, il en a indiqué à peu de chose près la vraie origine. Selon lui la huitieme paire des nerfs sort par un des trous de l'os occipital, & naît de la partie supérieure de la moëlle épiniere (b). L'Auteur s'est mépris sur le nerf qui passe par ce trou de l'os occipital, c'est la neuvieme, & non la huitieme ; il est cependant un des premiers qui aient bien décrit le trou condiloïdien antérieur, & qui aient connu qu'il donnoit passage à un nerf. Ces réflexions sur la substance du cerveau sont justes, il a dit qu'il y avoit dans ce viscere deux especes de moëlle, l'une blanche qui occupe l'intérieur du viscere, l'autre grisâtre qui en forme l'écorce (c).

La moëlle épiniere est creuse dans son milieu depuis le haut jusqu'aux vertebres lombaires : *Sed ad medullam spinæ reversi dicimus eam esse excavatam à summo usque ad vertebras lumborum* (d). Cette cavité, ajoute Piccolhomini, quoiqu'assez apparente, a été inconnue de la plupart des Anatomistes (e), elle communique avec les ventricules du cerveau, & elle a, comme lui, un battement particulier. Piccolhomini s'est apperçu que le diaphragme n'est point percé par l'aorte, mais qu'elle passe entre ses piliers.

Fonseca (Roderic de), vulgairement connu sous le nom de *Rodericus à Fonseca*, étoit Docteur en Médecine, & la Capitale du Portugal fut sa patrie ; il s'acquit par son profond savoir une réputation des plus étendues, elle parvint jusqu'à Pise où on lui donna une place de Professeur en Médecine : il en exerça long-tems les fonctions. Mais enfin il fut

(a) Pag. 198.
(b) Pag. 266.
(c) Pag. 252.
(d) Pag. 260.
(e) Voyez notre Histoire de Charles Etienne.

nommé à la premiere Chaire de Professeur dans l'Université de Padoue. Il se rendit à cette invitation; sa réputation l'avoit devancé, ainsi il n'eut pas de peine à se distinguer; il mérita l'estime de ceux qui le connurent. Quoiqu'il fût fort exercé à la pratique de la Médecine, & qu'il fût obligé d'employer beaucoup de tems à instruire ses Eleves; il trouva cependant celui de composer plusieurs ouvrages de Médecine : voici ceux qui sont du ressort de mon Histoire :

De calculorum remediis. Romæ 1586, in-8°.

L'Auteur donne dans cet ouvrage une description complette des accidents qui surviennent à ceux qui sont attaqués de la pierre; il veut qu'on fasse un long usage des diurétiques incisifs ou lithontriptiques avant que d'en venir à l'opération chirurgicale.

De hominis excrementis. Romæ 1586, in-8°.

On lit dans cet ouvrage une exposition physiologique du canal alimentaire, &c.

Gentilis (Mathieu), Médecin Italien, étoit issu d'une illustre famille de la Marche d'Ancone. Peu attaché au dogme de sa Religion, il déserta sa patrie pour aller embrasser la prétendue Religion Réformée. Pour mieux venir à bout de ses desseins & pour ne pas être contrarié dans ses projets, il abandonna sa femme, & ne prit avec lui qu'un enfant qu'il en avoit eu, & qui étoit fort jeune. C'est Alberic Gentilis, fameux Docteur en Droit, dont Bayle a donné une histoire fort étendue.

Nous avons de Mathieu Gentilis un ouvrage qui a pour titre :

De nascendi tempore disputatio. Wittebergæ 1586, in-8°.

Je n'ai pu me procurer cet ouvrage.

Varismannus (Jean), de Dantzick, ville Ducale en Pologne.

De rabidi canis morsu. Regiomont 1586 in-8°.

Porta (Jean-Baptiste), noble Napolitain, qui a été célebre sur la fin du seizieme siecle & au commencement du dix-septieme. Il avoit des connoissances profondes dans la Philosophie, dans les Mathématiques & dans la Médecine. Les grands hommes ne peuvent souvent se défaire du préjugé ; Porta en fut la victime ; il croyoit à l'Astronomie judiciaire & à la Magie naturelle ; il écrivit plusieurs ouvrages à ce sujet qui eurent la plus grande vogue. C'est lui qui a contribué à l'établissement de l'Académie de Gli Oziosi : il en tenoit une autre dans sa maison ; il l'avoit appellée l'Accadémie *di secreti.* Il n'admettoit dans celle-ci que les plus savans hommes ou du moins ceux qui avoient fait quelques découvertes signalées. La Cour de Rome toujours attentive à maintenir la Religion Catholique dans sa sainteté, craignit que ces Novateurs ne contribuassent quelque jour à en sapper les fondemens ; elle s'opposa à ces assemblées secretes. Porta reçut les ordres & déféra avec la plus grande soumission ; cependant cette légere disgrace ne l'empêcha pas de continuer à cultiver les sciences. Sa maison passa toujours pour la retraite des gens de lettres, & Porta fit toute sa vie autant d'usage de ses biens pour secourir les Savants qui étoient dans le besoin , que pour subvenir à ses propres nécessités.

XVI. Siecle.
1586.
PORTA.

De humana physionomia libri sex in quibus docetur quomodo animi propensiones naturalibus remediis compesci possunt. Vici 1586. *Francofurti* 1592, 1618, in-8°. 1621 in-fol. 1601, *Neapoli*, 1602 in-fol. *Venetiis* 1644 in-4°. en Italien.

Taurellus (Nicolas) de Montpergart, Village du pays de Wittemberg, naquit en 1547, & s'établit à Tubinge en 1565 pour y enseigner la Philosophie ; il devint ensuite Professeur public dans l'Académie de Nuremberg, & mourut en 1606 à l'âge de cinquante-neuf ans : ses ouvrages sont :

TAURELLUS.

Disputatio de cordis natura & viribus. Noriberg. 1586.

Alpæseca hoc est Andr. Casalpini monstrosa superba dogmata discussa & excussa. Francof. 1597.

Garcæus (Joachim).

1587.
GARCÆUS.

De origine venarum. Francof. 1587, in-4°.

Cet ouvrage est inconnu aux meilleurs Bibliographes.

Rudius (Eustache) de Belluno, petite Ville d'Italie, fut Professeur de la Médecine pratique dans

RUDIUS.

l'Université de Padoue, & succéda à Alexandre Malfaria. Le temps de son Professorat dura l'espace de douze ans, c'est-à-dire, depuis 1599 jusqu'à sa mort qui arriva en 1611.

Nous avons de lui :

De usu totius corporis humani. 1588, in-4°.

De naturali atque morbosa cordis constitutione libri tres. Venet. 1600, in 4°.

De pulsibus libri duo. Patav. 1602. Francof. 1642, in-8°.

L'Auteur voudroit faire revivre dans la plupart de ses ouvrages la méthode de Galien ; il en cite à tout instant des lambeaux, & les commente fort au long. Je les ai parcourus sans y trouver rien de particulier ; (ils se trouvent à la bibliotheque du Roi).

FIORAVANTI, Fioravanti (Leonhard), Médecin & Chirurgien de Boulogne, qui mourut en 1588, a laissé le traité suivant.

La Cirurgia distinta in tre libri. Venet. 1588, in-8°. 1593, 1595, 1610 Osb. 1679, in-12.

Cet ouvrage est écrit avec beaucoup d'emphase. L'Auteur tient le langage d'un Charlatan : en général il blame la saignée. Il a donné dans cet ouvrage la description de plusieurs plantes, & en a vanté les effets ; il a aussi décrit un grand nombre de médicamens qui étoient en usage de son temps, ou qu'il a imaginés lui-même. Il prétendoit connoître beaucoup d'herbes avec lesquelles il pouvoit guérir toutes les maladies externes & internes, &c. Voici ce que l'Auteur dit à ce sujet. *Molte sono le herbe, con lequali sicuramo & sanano tute le sorti di infermità, cosi interiori come esteriori,* &c. (a). On comprend par ce lambeau que Fioravanti promet plus qu'il ne pouvoit tenir ; son ouvrage du reste se fait lire avec plaisir. Il est l'Auteur de plusieurs beaumes décrits dans nos pharmacopées.

BAUHIN. Bauhin (Gaspard) s'est rendu célèbre par les écrits qu'il a publiés sur diverses parties de la Médecine ; il étoit issu d'une famille où cette science étoit cultivée depuis long-temps, & il fit des progrès dans l'état qu'il avoit embrassé : il naquit en 1560 à Basle de Jean Bauhin, François d'origine,

(a) Pag. 63. édit. Venet 1595.

ET DE LA CHIRURGIE. 103

qui s'étoit réfugié dans le pays étranger afin de se fouſtraire au ſuplice auquel il avoit été condamné pour avoir dogmatiſé ſur divers points de la religion. Il eut pour frere Jean Bauhin qui étoit ſon aîné.

XVI. Siecle.
1588.
BAUHIN.

A l'âge de dix-neuf ans ſon pere l'envoya à Montpellier : M. Aſtruc fixe le temps de ſa matricule en 1579 (a) Il choiſit pour parrain le Docteur Dortoman. Avant que d'aller dans cette Faculté, il avoit étudié ſous Fabrice d'Aquapendente, Profeſſeur à Padoue. Douglas fixe l'époque des cours de Gaſpard Bauhin ſous ce grand homme en 1577, 1578 & 1579 (b). On voit par ce trait d'hiſtoire que Bauhin avoit trois ans d'études lorſqu'il fut à Montpellier. Il eſt ſurprenant que M. Aſtruc n'en ait point fait mention ; mais il eſt encore plus étonnant que Douglas qui ſemble s'être attaché à marquer les principales époques de la vie de l'Auteur, ait ignoré que Bauhin ait été à Montpellier. Ce grand homme continua ſes études dans cette fameuſe Univerſité, & y prit ſes degrés, après avoir ſéjourné le temps néceſſaire dans cette Ville.

Gaſpard Bauhin vint à Paris, & y écouta le Chirurgien Pineau, fameux Anatomiſte de ſon corps, dont nous allons parler. Mrs Douglas & de Haller fixent ſon arrivée à Paris en 1579, & Pineau dit l'avoir eu pour un de ſes auditeurs cette même année (c). Pour concilier ces Auteurs, il faut que Gaſpard Bauhin ait fait un voyage à Paris la même année qu'il s'étoit fait immatriculer à Montpellier, & qu'il fut enſuite revenu dans cette Univerſité pour y prendre ſes degrés.

Orné des plus grandes connoiſſances dans différentes parties de la Médecine, puiſées dans les leçons des plus grands maîtres de l'Europe, Bauhin revint à Baſle ſa patrie ; il y paſſa de nouveau Docteur, & en 1582 il fut nommé Profeſſeur en Médecine. Toujours attaché à ſon de-

(a) Aſtruc, hiſtoire de la Faculté de Médecine de Monipellier, pag. 349.
(b) Bibliog. Anat. pag. 158.
(c) Opuſcul. Phyſiol. & Anat. p. 163, édit. Lugd. Bat. 1639.

voir, il remplit dignement le poste qu'on lui avoit confié: aussi y eut-on égard; en 1588 il eut les Chaires d'Anatomie & de Botanique, avec leurs émolumens qui étoient considérables. En 1596, Frédéric, Duc de Wittemberg, le choisit pour son premier Médecin. Les Grands de la Cour, & le Prince de Montbeillard qui faisoit son séjour auprès de Basle, l'appellerent en différentes occasions: cependant Basle fut sa demeure ordinaire. En 1614, il fut Médecin de la Ville, & en remplit si noblement les fonctions, qu'il fut nommé quatre fois Recteur de l'Université, & huit fois Doyen de sa Faculté. La mort le surprit au milieu de tous ces titres. Ce grand homme finit sa glorieuse carriere en 1623: cette époque est fixée par la plupart des Auteurs; Moréri est le seul qui le fasse mourir plus tard: on lit dans son dictionnaire que Bauhin mourut le 5 Décembre en 1624. Bauhin fut marié deux fois, & n'eut qu'un fils de sa seconde femme Jean Gaspard Bauhin qui hérita de ses biens & de sa réputation.

La grande pratique de Médecine & les leçons fréquentes que Gaspard Bauhin fit de ses différentes parties, (car il enseigna l'Anatomie pendant quarante ans), ne l'empêcherent pas de composer plusieurs ouvrages: quand on aime son état, on trouve toujours le temps d'en remplir toute l'étendue. Voici le titre des livres qui ont du rapport à la matière que je traite.

De corporis humani partibus externis liber. Basil. 1588, in-8°. 1592, in-8°.

Theatrum anatomicum. Francofurti 1605, 1621, in-4°.

Anatomes liber secundus partium spermaticarum tractationem continens. Basil. 1591, in-8°. 1592 & 1597.

Institutiones Anatomicæ Hippocratis, Aristotelis & Galeni auctoritate commendatæ. Francof. 1616, in-8°. Basil. 1604, 1609, in-8°. 1640, in-4°.

De hermaphroditorum monstrosorumque partuum naturâ libri duo. Francof. 1604. Oppenheimi 1614, 1629, in-8°.

Appendix ad Francifci Rouffeti librum de partu Cafareo, continet pag. 22.

De corporis humani fabricâ libri quatuor. Bafileæ 1590, 1600, in-8°.

Epiftola Anatomica curiofa. Lipf. & Francof. 1673, in-4°.

Vivæ imagines partium corporis humani æneis formis expreffa. Francof. 1640, in-4°.

Anatomica corporis virilis & muliebris hiftoria. Ludg. 1597, 1609, in-8°.

Oratio de homine. Bafil. 1614, in-4°.

Bauhin a eu fur l'Anatomie les connoiffances les plus étendues : fon théâtre anatomique eft l'extrait de tout ce que les Anatomiftes fes prédéceffeurs avoient écrit : par fes lectures long-temps continuées & par fes méditations profondes, il s'eft rendu propres les penfées d'autrui ; il a cité prefque dans toutes les occafions les fources dans lefquelles il avoit puifé : je le releverai cependant dans cet extrait, de n'avoir pas toujours fuivi la même méthode. Perfuadé que pour s'entendre dans les fciences il falloit des noms particuliers pour caractérifer les différens objets qui en dépendent, il a imaginé nombre de dénominations dont les Anatomiftes fe fervent encore aujourd'hui ; il a auffi ajouté à fes defcriptions anatomiques plufieurs planches qu'il a fait faire lui-même d'après nature, ou qu'il a empruntées des différens Auteurs. Le lecteur doit être inftruit de tous ces objets, puifqu'ils font tous également intéreffans.

L'Auteur, dans fa préface, compare l'homme au monde en général ; il fait enfuite un parallele des parties de l'homme à celles de l'univers, & des fonctions animales aux principaux effets de la nature dans un autre règne. Le cœur fait dans l'homme les fonctions du foleil ; les fecrétions ont de l'analogie avec la pluie, les larmes avec la rofée, les crachats avec la grêle, les pets & les rots avec le tonnerre, le tintement d'oreille au vent, les étincellemens des yeux aux éclairs, &c. &c.

A l'imitation de Galien, Bauhin, dans fon théâtre anatomique, commence la defcription de l'homme par le bas-ventre qui est la partie la plus facile à se pourrir ; il en donne les dénominations d'après les Auteurs principaux, & il les divise en parties antérieures & en parties postérieures, en parties droites & latérales, &c. Depuis Gabriel de Zerbis jusqu'à lui, je ne vois pas d'Auteur qui ait donné une division aussi méthodique : Bauhin a cela de particulier sur Zerbis, qu'il s'est servi d'un langage clair & expressif.

Son exposition des viscères du bas-ventre contient nombre de particularités intéressantes ; suivons-les les unes après les autres dans le même ordre qu'il les a exposées lui-même. Contre le sentiment de plusieurs de ses contemporains, il a assuré d'après Charles Etienne, que l'épiderme n'avoit point de vaisseaux sanguins, & n'étoient doué d'aucune sensibilité (a) : *est autem pellicula cuti super eminens eamque super ambiens alba, densa, tenuis, exsanguis & sensus omnino expers.*

La description de l'appendice cæcale n'avoit été qu'ébauchée jusqu'à lui ; il en a donné une description si exacte, qu'on ne peut que gagner en la lisant avec attention. Par une méthode des plus judicieuses, Bauhin instruit le lecteur de toutes les contestations qui sont survenues dans l'art au sujet de ce prolongement ; l'historique en précede la description (b).

La valvule du colon est amplement décrite dans cette même partie de l'ouvrage de Bauhin ; l'Auteur s'en approprie la découverte : » c'est, dit-il, » en 1579 que je l'ai vue & démontrée avant d'a- » voir lu aucun Auteur qui en ait parlé : cette » valvule est membraneuse, épaisse, orbiculaire & » circulaire ; par son bord flottant, elle regarde » en haut, parceque les excrémens montent de l'i- » léum dans le colon ; on trouve cette valvule sans » peine, si on remplit d'eau ou d'air l'intestin rectum, » & qu'on le tienne suspendu avec le colon, on ne » verra point passer la plus petite quantité de ce li-

---

(a) Théat. Anat. édit. de 1621. pag. 12.
(b) Pag. 60.

« quide du rectum dans le colon, à moins qu'on
» n'emploie une force étrangere (a).

Quoique Bauhin s'approprie la découverte de cette valvule, il ne passe pas sous silence les noms de Varoli & de Piccolhomini ; mais il ne les cite que par rapport aux dénominations différentes que ces deux Auteurs ont données de la valvule, & il ne leur en attribue nullement la découverte.

Ce point d'histoire mérite d'être discuté. La valvule du colon joue un grand rôle dans l'économie animale, il est bon de connoître l'Auteur de la découverte ; & pour y réussir, il ne faut pas s'en rapporter à la parole de plusieurs Ecrivains qui se l'approprient. Les ouvrages de Varoli & de Piccolgomini ont paru avant ceux de Gaspard Bauhin : ainsi si l'on suit l'ordre de la publication des ouvrages pour adjuger la découverte, Gaspard Bauhin n'a aucune prétention à celle qu'il veut s'approprier. Nous avons encore une autre raison non moins valable pour lui refuser la gloire qu'il voudroit usurper : » c'est, dit-il, en 1579 que j'ai connu & démontré » la valvule du colon ». Bauhin s'arrête dans sa proposition ; il ne nous apprend point en quel endroit il étoit quand il fit cette brillante démonstration. En faisant attention aux époques de sa vie, c'étoit à Montpellier, la même année qu'il y arriva. Il étoit disciple de Rondelet qui, suivant Posthius, connoissoit parfaitement la valvule en 1555, vingt-quatre ans avant que Bauhin parût à Montpellier. D'après toutes ces époques, il est donc démontré que Bauhin n'est pas le premier Auteur qui ait découvert la valvule du colon, & que c'est à Rondelet qu'il en doit la connoissance. Il est après cela étonnant que Mr. Manget ait appellé cette valvule, *la valvule de Bauhin*. M. Sabbatier, dans ses commentaires sur Verdier (b), fait dire à Bauhin qu'il l'a découverte à Paris. J'ai cherché inutilement ce point d'histoire dans l'ouvrage de Bauhin : c'est pourquoi je suis pleinement convaincu que Bauhin

(a) Pag. 64.
(b) Pag. 159. Tom. II.

a connu la valvule à Montpellier, & qu'il ne l'a pas connue le premier.

Les intestins, dit Bauhin, ont trois tuniques, une commune qui vient du péritoine, une musculeuse ; la troisieme est rugueuse, &c. Ces réflexions sont prises dans l'ouvrage de Piccolhomini : Bauhin en a cependant mieux indiqué la structure (a). Les deux ligamens dont les gros intestins sont pourvus, sont décrits avec beaucoup de précision & de clarté ; je renvoie à ce sujet à l'article Morgagni.

L'exposition des reins que donne Bauhin, est supérieure à celle qu'on avoit donnée jusqu'à lui. Gaspard a profité des descriptions que les plus grands hommes avoient données de ce viscere, & a rendu à chacun ce qui lui appartient : en 1589 il trouva en préparant une leçon pour ses cours, un rein monstrueux qui avoit deux arteres & trois veines émulgentes : ce rein étoit placé sur l'aorte ; les vaisseaux qui y alloient aboutir, venoient de la partie latérale droite, & il n'y avoit point de rein de ce côté (b).

Les glandes sur rénales dont Eustache avoit donné une description, & dont Piccolhomini avoit parlé après ce grand Anatomiste, n'ont point échappé aux recherches de notre Auteur ; il en a apperçu la cavité & décrit le liquide noirâtre qui s'y ramasse (c). Les mêmes travaux l'ont conduit à observer les différences des reins des adultes d'avec ceux des fœtus : il dit qu'à cet âge de la vie les reins de l'homme sont semblables à ceux des veaux (d).

Les vésicules séminales ont été connues, suivant Bauhin, d'Hérophile ; elles sont destinées à conserver la semence prolifique jusqu'à ce qu'il plaise à l'homme de s'en débarrasser : c'est par cette structure particuliere dans les parties de la génération qu'il est toujours apte au coït : si les taureaux, ajoute-t-il, ont ces mêmes glandes, il n'est pas étonnant qu'Aristote ait dit que ces animaux pou-

(a) Pag. 66.
(b) Pag. 81.
(c) Pag. 83.
(d) Page 84.

voient engendrer, même après qu'on leur avoit emporté les testicules (a).

La vessie est composée de trois membranes, une externe qui vient du péritoine & qui est extrêmement forte, qu'on sépare aisément de la moyenne: celle-ci est musculeuse; les fibres qui la composent ne sont point rougeâtres, elles sont blanchâtres, telles qu'on les voit dans les ventricules & dans les intestins: la troisieme est membraneuse; elle forme une espece de réservoir; c'est la seule qui puisse contenir l'urine. Après ces détails, Bauhin parle des pierres enkistées dans la vessie: Riolan a fait usage de cette observation (b). La verge de l'homme est sans graisse, & cette précaution de la nature, dit Bauhin (c), est très sage: s'il y eut eu de la graisse a la verge elle en auroit rendu le volume excessif, & auroit par sa mollesse & par son poids empêché l'érection. Cette question est ridicule; la réponse est puérile: Bartholin l'a cependant adoptée, & a ajouté qu'il n'y avoit point de graisse dans cette partie, de peur que venant à se fondre, pendant le coit, elle n'émoussât le sentiment du plaisir (d). De pareilles explications font du tort aux ouvrages & aux Auteurs qui les proposent.

Pour donner une idée plus exacte de la nature, Bauhin emprunte diverses observations de l'homme malade; il assure qu'il n'est pas rare de voir des femmes rendre leurs excrémens par la vulve, à la suite des abcès de l'intestin rectum, ou du vagin; ces canaux se confondent par l'érosion de leurs parois, de maniere qu'une cavité communique avec l'autre (e). Il a observé diverses altérations dans les testicules & dans les ovaires des femmes; ils deviennent, dit-il, si gros qu'on en sent quelquefois la tumeur en palpant le bas-ventre de la malade. L'eau se ramasse quelquefois dans cet organe; j'ai vu, dit-il, l'ovaire droit qui contenoit neuf livres d'eau,

(a) Pag. 100.
(b) Antropog. pag. 130, édit. Paris 1649.
(c) Pag. 05.
(d) Bartholin. Anat. pag. 131.
(e) Pag. 65.

il appartenoit à une femme morte à la suite d'une enflure à la partie latérale droite du bas-ventre, avec de vives douleurs dans cette région; on voyoit aussi l'infiltration dans la lévre droite de la vulve, & dans l'extrémité inférieure du même côté; il y avoit proche de l'ovaire une autre tumeur remplie d'hydatides, &c...... Le même Auteur a trouvé dans les ovaires, des poils, des concrétions pierreuses & une liqueur mucilagineuse.

L'hymen n'est point un être de raison, Gaspard Bauhin est surpris qu'on l'ait révoqué en doute; il est placé à l'extrémité antérieure du vagin, il est percé au milieu par une ouverture circulaire qui laisse passer la matiere des regles, Bauhin regarde comme fabuleux tout ce qu'on a dit sur la suppression des menstrues occasionnées par cette membrane (*a*).

Le clitoris, ajoute Bauhin, comme les anciens Anatomistes l'ont dit, a de la ressemblance avec la verge de l'homme; il a comme elle un prépuce & une membrane qui fait l'office de frein (*b*); cette membrane provient des nymphes; le clitoris n'est point percé, &c. &c.

Par un raisonnement peu réfléchi, Bauhin nie ses contemporains l'existence de trois lobes dans le poumon droit; Vesale, dit-il, n'en admettoit que deux, ce grand homme a consulté la nature, & c'est plutôt par esprit de critique que pour dire la vérité, qu'on a admis un troisieme lobe (*c*). Les vaisseaux des poumons, ajoute-t-il, sont d'une nature différente de ceux des autres parties; il y en a de trois especes, les ramifications provenant de la trachée-artere, de l'artere veineuse & de la veine artérieuse; ces trois vaisseaux sont arrangés de maniere que le canal aérien est au milieu, & que les vaisseaux sanguins l'entourent (*d*); les veines & les arteres s'entre-croisent vers leurs dernieres ramifications, & vont aboutir dans les lobes. Quoique cette description ne soit pas exacte, cependant elle se rap-

(*a*) Pag. 131.
(*b*) Pag. 136.
(*c*) Pag. 248.
(*d*) Pag. 244.

proche plus de la naturelle, que tout ce qu'on avoit dit avant Bauhin sur ces vaisseaux.

La trachée-artère est composée d'un grand nombre de segmens de cercle, cartilagineux, & de deux membranes, une externe & une interne. Cette structure étoit unanimement reçue des contemporains de Bauhin: pour lui il a quelque peine à l'admettre, il soupçonne qu'il y a des muscles particuliers entre les cerceaux cartilagineux: *an forte*, dit-il, *hæc ligamenta musculos perexiguos dicemus, quæ se instar musculorum inter costalium intersecent, & cartilaginum spatia oppleant* (a). Vidus Vidius (b) & M. Winslow (c) ont eu sur ces parties un sentiment différent; ces deux Anatomistes prétendent que les cartilages sont joints entr'eux par des ligamens, & non par des muscles. M. Morgagni a fait revivre le sentiment des anciens (d), Drake (e), & M. de Haller (f), d'après lequel j'ai cité ces Auteurs, admettent les muscles inter-cartilagineux. Bauhin parle aussi de deux glandes placées au dessous & derriere le larynx; ces glandes grossissent quelquefois à un tel point, qu'elles obstruent entierement l'œsophage, & donnent lieu à des difficultés d'avaler insurmontables. Il a admis quatre muscles au pharynx; un vuide triangulaire placé entre les lames du médiastin proche du sternum; il a décrit les glandes œsophagiennes (g). Il a dit n'avoir jamais trouvé la valvule d'Eustache, quelques soins qu'il ait pris pour y réussir (h). Il y a à présumer, qu'il n'a pas employé un grand nombre de cadavres à de pareilles recherches, ou qu'il ne connoissoit pas sa véritable position; cependant il a admis les valvules des veines coronaires (i). Quant aux nerfs du cœur, Bauhin, après Columbus & Piccolhomini, n'en admet qu'un seul.

XVI. Siecle.
1588.
BAUHIN.

(a) Pag. 249.
(b) Ars medicinalis de pulmone.
(c) Tom. IV. n°. 147.
(d) Adversar. Anat. I. pag. 32.
(e) Drake, Liv. II. pag. 267.
(f) Haller, elementa phisol. Tom. III. pag. 146.
(g) Page 252.
(h) Pag. 205.
(i) Pag. 218.

H ij

Peu content de ses recherches dans l'adulte, notre Auteur a disséqué plusieurs jeunes fœtus; il a donné une idée exacte du trou ovale en rendant toute la justice à Galien & à Carcanus (*a*). Il a regardé l'ouraque (*b*) comme un ligament solide, & Riolan l'a loué de cette remarque (*c*). Dans sa description du cerveau, Bauhin donne des marques de sa profonde érudition, il procéde de l'extérieur à l'intérieur. La partie osseuse y est décrite avec beaucoup d'exactitude; il n'a point attribué le mouvement du cerveau à la dure-mere, reproche que lui ont fait quelques Historiens: au contraire il dit que la dure-mere adhère très intimement à la surface des os du crâne, qu'elle donne même plusieurs prolongemens qui se perdent dans leur propre substance, ou qui se joignent avec d'autres membranes, & qu'il y a un espace vuide entr'elle & le cerveau qui permet à ce viscère ses mouvemens de dilatation (*d*). Cette membrane est composée de deux lames, les Anatomistes qui l'ont précédé, dit Bauhin, n'y ont pas fait attention: la lame interne produit divers replis qui forment ou qui soutiennent les sinus.

Bauhin n'est pas du nombre de ceux qui ont ignoré qu'il y avoit des veines dans le cerveau, il en a indiqué la vraie origine & la vraie terminaison.

Par les circonvolutions du cerveau, les vaisseaux sont mis à l'abri de la compression; en traitant de ce viscère, notre Auteur parle d'une tumeur skirrheuse placée au-dessus du corps calleux qu'il a trouvé dans un sujet mort à la suite d'un profond assoupissement (*e*). La description qu'il donne des ventricules du cerveau est assez exacte; il a fait usage des remarques des Anatomistes qui l'avoient précédé, notamment de celles d'Arantius; il a admis la cavité dans la moëlle épinière, j'en ai parlé dans l'histoire de Charles Etienne. Selon Bauhin, les nerfs de la tête viennent de la moëlle allongée; il nie

---

(*a*) Pag. 236.
(*b*) Page 43.
(*c*) Opera. Anat. 691
(*d*) Pag.
(*e*) Pag. 305.

que les nerfs s'entre-croisent dans le cerveau. Il n'a connu que huit paires de nerfs provenans du cerveau, &c.

Persuadé que pour donner une description exacte des parties, il falloit les considérer sous différens points de vue, Bauhin après avoir décrit les objets tels qu'on les trouve dans le cerveau, en les disséquant de haut en bas, décrit d'après Varoli, ce qu'on observe en disséquant le cerveau de bas en haut. Son exposition de l'oreille est en général extraite des ouvrages de Fallope, d'Eustache, de Columbus; il a profité des leçons de Fabrice d'Aquapendente, & de celles de Casserius; elle est fort ample & assez exacte: j'en conseille la lecture à tous ceux qui veulent travailler sur cet objet.

L'histoire des muscles est beaucoup plus exacte que celle qu'on en avoit donnée avant lui; l'Auteur a assigné à chacun de ces organes du mouvement, des noms propres dont nous nous servons encore aujourd'hui pour les caractériser chacun en particulier; tantôt il a déduit ses noms des attaches des muscles; tels sont ceux qu'il appelle stilo-cerato-hyoïdiens, geni-hyoïdiens, &c.; de leur figure, tels que les gastrocnemiens, les ronds, grands & petits, le deltoïde, &c.; de leur position comme le plantaire, le sus & sou-épineux, &c.; de leur volume, tel est le vaste externe, &c. Quelques noms sont encore déduits de leurs usages, tels sont les muscles qu'il nomme extenseurs, fléchisseurs; d'autres sont tirés de leur structure, tels sont les muscles complexus, le biceps, &c.

En suivant cette méthode, l'Auteur a rendu à l'Anatomie un service des plus importans; il a porté l'ordre & la clarté dans ses descriptions, & a mis à même le lecteur de juger sainement des expositions anatomiques des Auteurs. Avant lui on ne se servoit presque que de la dénomination de première, de seconde & de troisième paire, &c. Souvent un Auteur désignoit sous le nom de première paire, des muscles dont un autre formoit la seconde paire, &c. Dans toutes les sciences, il faut des noms particuliers aux êtres qui font de leur objet; fans cela il y a perpétuellement équivoque & confufion.

La partie de l'ouvrage qui a les os pour objet eft dignement remplie; l'Auteur a donné des defcriptions générales fort exactes, & ce qu'il dit de chacun d'eux en particulier, mérite la plus grande confidération; l'Anatomifte vraiement amateur de l'Art qu'il profeffe, ne peut recourir trop fouvent à cette expofition.

La plupart des objets décrits dans cet ouvrage font repréfentés dans des planches particulieres; peu font originales, plufieurs font extraites de différens livres qu'on avoit publiés. Les planches d'oftéologie appartiennent pour la plupart à Vefale, celles des vifceres font de divers Auteurs: on y trouve celles qu'Euftache avoit publiées fur les reins; on y voit auffi plufieurs planches fur le cerveau dont Varoli eft l'Auteur, & Bauhin n'a point oublié la figure du canal cholédoque que Jaffolinus avoit fait graver dans fon ouvrage.

Difciple zélé de Fabrice d'Aquapendente, Bauhin a inféré dans fon ouvrage les figures que ce favant Anatomifte avoit fait faire fur les valvules des veines; on les trouve à la fin du théatre Anatomique que je viens d'analyfer.

Riolan a eu tort de blâmer cet ouvrage de Gafpard Bauhin; s'il ne contient pas de grandes découvertes, il forme un abrégé bien fait de tout ce qu'on favoit déja en Anatomie; Bauhin a rendu aux Auteurs tout ce qu'ils méritent, fes citations peuvent être utiles à tous ceux qui cultivent l'Art de l'Anatomie.

Son traité fur les hermaphrodites doit être regardé comme une fable que l'Auteur a voulu rendre vraifemblable par des citations multipliées extraites des Auteurs les plus anciens; non-feulement il en admet l'exiftence, mais encore il en propofe plufieurs efpeces.

Son fecond livre fur l'Anatomie contient plutôt des defcriptions phyfiologiques fur la détails & fur les ufages des parties, que des defcriptions Anatomiques; cet ouvrage n'eft pas à beaucoup près aussi savant que son Théâtre Anatomique : on auroit une idée moins avantageuse de Bauhin, si l'on ne connoissoit que ce dernier.

XVI. Siècle.
1588.
BAUHIN.

Son discours sur l'homme n'est qu'un abrégé de Physiologie & d'Anatomie ; ce n'est pas aussi par cet ouvrage que Bauhin a transmis son nom à la postérité.

Les remarques de Bauhin sur le traité *de partu cæsareo*, ne contiennent rien de notable ; tous les autres petits ouvrages sont refondus dans son théâtre Anatomique.

1589.
FOES.

Foes (Anuce) de Metz, Médecin de Paris, s'est plutôt rendu célèbre par la pratique de la Médecine, & par son commentaire sur les œuvres d'Hippocrate, que par ses connoissances ou par ses travaux en Anatomie. Il trouve ici place pour avoir été le Commentateur des œuvres d'Hippocrate, dont nous avons parlé précédemment fort au long.

Œconomia Hippocratis alphabeti serie distincta; Anutio Foetio Mediomatrico authore. Francofurti 1588, in-fol.

PADOVANUS.

Padovanus (Jean), Médecin de Verone, a donné une espece de dictionnaire, dans lequel il définit les pricipales parties du corps humain.

De singularum humani corporis partium significationibus. Veronæ 1589, in-4°.

NONNINUS.

Nonnius (Emmanuel) est l'Auteur d'un traité sur l'organe du tact, qui a pour titre :

De tactu & tactus organo, liber unus. Olyssiponæ 1589, in-8°. 1595, in-8°.

MONTAGNANA.

Montagnana (Marc Antoine) étoit de Padoue, & professa la Médecine & la Chirurgie avec distinction dans cette Ville vers l'an 1545 jusqu'en 1570. Il vivoit encore en 1572 ; c'est ce qu'on voit dans la préface d'un de ses ouvrages. Manget soupçonne qu'il mourut l'année d'après.

Nous avons de lui,

De herpete, phagædana, gangræna, sphacelo, & cancro. Venet. 1589, in-4°.

J'ai parcouru avec soin ce traité, & n'y ai rien trouvé qui méritât attention. L'Auteur suit d'assez près les Chirurgiens arabes. Nous ajouterons l'his-

H iv

toire de Marc Antoine Montagnana, son frere, qui lui succéda à la chaire de Professeur de Chirurgie, & qui s'acquit une grande réputation par son profond savoir. Outre qu'il étoit très adroit dans l'exercice de la Chirurgie, il savoit la philosophie & la Médecine. Il a laissé des planches d'Anatomie, & un traité écrit en italien, sur les urines, les plaies, les ulceres. Cet Auteur, ainsi que ses ouvrages, ne sont presque point connus des Historiens.

Vasques (Augustin), Médecin espagnol, qui a professé à Salamanque, a publié différens ouvrages de Médecine ou de Chirurgie; voici celui qui est de notre objet.

Quæstiones Medico practicæ & Chirurgicæ. Salamanticæ 1589, *Francof.* 1589, in-4°.

Ses ouvrages sont extrêmement rares; aucun des Historiens que j'ai consultés, n'en donne l'extrait, & ils manquent dans les meilleures bibliotheques de Paris.

Forest (Pierre), vulgairement connu sous le nom de *Petrus Forestus*, naquit en 1522 à Alcmaër, Ville des Pays-bas, de Pierre Jordan, noble d'origine; ce pere eut un soin extrême des premieres études de son fils Forest; il eut chez lui les Précepteurs les plus instruits, & il lui fit faire sa philosophie dans les meilleurs Colleges du pays. Forest fit des progrès rapides dans toutes ses études; orné des plus grandes connoissances dans la littérature & dans la philosophie, il entreprit l'étude de la jurisprudence. Cependant notre jeune homme se dégoûta de cette science, bientôt après qu'il l'eut embrassée. Il se sentoit un goût décidé pour celle de la physique. Il se livra en entier à l'étude de la Médecine. Il fut d'abord à Louvain, & puis il alla en Italie, & il y suivit les plus savans Professeurs de ses célebres Universités. Il demeura d'abord quelque temps à Bouloge; il fut ensuite à Ferrare, de là à Venise, ensuite à Padoue, où il étudia sous le célebre Vesale (*a*). Il revint à Boulogne qu'il quitta

---

(*a*) Opere omnia, Tom. I. observationes Chirur. p. 155.

bientôt après pour aller à Rome où il étudia sous Horstius (a). Cette contrée comptoit pour lors un grand nombre de célebres Médecins ; Forest profita de leurs savantes leçons : son esprit étoit orné des plus grandes connoissances, lorsqu'il entreprit le voyage de Paris ; il y étudia sous Sylvius pendant un certain nombre d'années. Sylvius entrevit dans son Eleve des connoissances peu communes aux jeunes gens de son âge, un génie des plus pénétrans, & un goût des plus exquis, soutenu d'un zele infatigable ; il le plaça à Pluviers, petite Ville de France dans la Beauce ; pour y exercer la Médecine, & lui fournit les connoissances qui lui étoient nécessaires pour faire honnêtement sa profession : Forest y passa une année. Mais ses parens l'ayant invité à revenir dans son pays, il ne put se refuser à leur demande. Il demeura deux ans dans sa patrie, & y fit le plus grand bien à ses concitoyens. Sa réputation parvint dans les pays limitrophes. Il fut fait Professeur en Médecine dans la ville de Delft. Il secourut ses habitans dans une maladie contagieuse qui les affligea pour la plupart. Par les précautions qu'il prit, il sçut se garantir de la contagion, & jouit d'une bonne santé dans le temps que la contagion attaquoit le plus grand nombre des familles de la Ville. Les Magistrats Hollandois, occupés alors à rechercher les grands hommes pour former l'Université de Leide, jetterent les yeux sur Forestus, & lui donnerent une place de Professeur en Médecine. Ce fut lui qui prononça le discours d'ouverture de cette Université qui a produit dans les suites de si grands hommes. La patrie a des droits & des charmes pour les gens de tout âge ; Forestus eut à la fin de ses jours une envie démesurée de retourner à Alcmaër ; il la satisfit : mais à peine eût-il respiré l'air natal, que la mort trancha le fil de sa brillante vie. Forest mourut en 1597, la soixante & quinzieme de son âge.

Nous avons de lui un grand nombre d'ouvrages de Médecine, parmi lesquels on en trouve plusieurs d'Anatomie ou de Chirurgie.

(a) Tom. II. pag. 24.

Observationum & curationum Chirurgicarum lib. quinque. Lugd. Batav. 1610. *Francof.* 1610.

Observationum & curationum Chirurgicarum, quatuor posteriores. Francof. 1611, in-fol. *operum tomus sextus & ultimus.* ibid. 1634, in-fol.

Tous ces ouvrages ont été imprimés séparément, in-8°. à Leyde, depuis l'an 1589 jusqu'en 1610.

Observationum & curationum medicinalium ac Chirurgicarum opera omnia. Francof. 1623. *Rothom.* 1653, in-fol. & *Wolffgangi* 1660, 1661, in-fol.

De incerto, fallaci urinarium judicio, libri, Antuerpiæ 1583. *Lugd. Batav.* 1589, in-8°.

Dans ces observations médicinales on en trouve plusieurs qui ont du rapport avec la Chirurgie; telles sont les maladies des yeux & des paupières renfermées dans le livre XI; les maladies des oreilles, contenues dans le livre XII; celles du nez, dans le livre XIII; celles de la bouche, dans le livre XIV; celles du gosier, dans le livre XV.

Dans l'ophthalmie, Forestus recommande un fréquent usage des ventouses, des vésicatoires, ou des sangsues appliquées au gras des jambes ou au dos; il prétend que ce secours peut être de la plus grande utilité dans cette maladie. Lorsque les douleurs aux yeux étoient excessives, & que l'inflammation menaçoit de se terminer en gangrene, il recommandoit de fomenter l'œil avec une décoction de lait de femme, dans lequel on dissout quelques grains d'opium; du reste ce n'est qu'à l'extrémité qu'il a recours aux topiques, &c. La pratique l'a mis à même d'observer des ophthalmies batardes, épidémiques; il les guérit avec un collyre fait avec la céruse, l'amidon, la gomme adragant, la sarcocolle, la tuthie préparée, le camphre, l'opium & l'eau-rose. On trouvera dans le même traité des cas singuliers sur le ptérygion, sur des écoulemens involontaires des larmes, sur la fistule lacrymale, &c. en un mot, sur les maladies les plus rares de l'œil; il y en a une sur l'amaigrissement du globe, & une autre sur une cataracte produite par une maladie de l'estomac; elles méritent une extrême attention, &c. &c.

Foreſtus, comme je l'ai annoncé, a donné un recueil d'obſervations, diviſé en cinq livres, qui en renferment un nombre conſidérable ſur les tumeurs. Le premier livre traite des tumeurs ſanguines; le ſecond, des bilieuſes; le troiſieme, des pituiteuſes; le quatrieme, des mélancholiques; & le cinquieme, des mixtes ou des compoſées. Quoique cette diviſion ſoit ridicule, on ne peut que gagner à la lecture de cet ouvrage; l'Auteur y a raſſemblé les cas les plus rares; ils y ſont trop nombreux pour que j'en puiſſe faire un extrait. En général on peut aſſurer que Foreſtus ſaignoit peu, qu'il recouroit ſouvent aux ſomniferes qu'il faiſoit prendre intérieurement, ou qu'il appliquoit ſur la partie tuméfiée. Il purgeoit beaucoup, & il ne négligeoit pas l'uſage des lavemens.

Son traité des urines contient peu d'Anatomie; l'Auteur y traite plûtôt des différentes qualités de l'urine, que de ſes organes ſécrétoires: Douglas l'a rangé parmi les ouvrages d'Anatomie, & je ne ſais pourquoi.

A la tête du ſecond volume in-folio, Foreſtus traite dans quatre livres particuliers de divers ſujets de Chirurgie dont il n'avoit point encore parlé dans ſes ouvrages précédens. Le premier traite des plaies, meurtriſſures, chocs, chutes, ou contuſions; le ſecond, des ulceres, le troiſieme, des fractures; le quatrieme, des luxations.

Ce n'eſt pas d'après le travail d'autrui, ni d'après ſon imagination, que Foreſtus compoſa ſon ouvrage; c'eſt ſa pratique qui lui fournit les principaux faits; il les a recueillis avec attention, & les a placés dans ſon ouvrage avec beaucoup d'ordre & de clarté.

Il a vu des plaies au cerveau avec des déperditions de ſubſtance, & le malade recouvrer la ſanté ſans avoir aucune altération dans ſes fonctions (a). Les plaies au foie, ainſi que celles de la trachée-artere, ne ſont pas toujours mortelles (b). Foreſt recommande les ſutures, & en confirme l'utilité par

(a) Pag. 8. Tom. II.
(b) Pag. 11. Tom. II.

diverses observations. Ce n'est pas là la meilleure partie de son ouvrage. Il avoit avoit aussi une grande confiance aux sarcotiques. Il rapporte diverses formules, dont la plupart sont extraites des ouvrages de Jean de Vigo.

L'histoire des ulceres fournit plusieurs observations frappantes; Forestus se glorifie de les avoir guéris par les topiques; ils sont très compliqués; il y a vrai qu'en même temps qu'il faisoit usage de ces remedes externes, il avoit soin de prescrire les remedes intérieurs qu'exigeoient l'état du malade.

Quoiqu'il ait rapporté un grand nombre d'observations sur les maladies des os, son traité n'en est pas pour cela plus recommandable. Forestus n'a en général fait que répéter ce que les Auteurs qui l'avoient précédé, avoient dit sur cette matiere; il y a cependant une différence dans sa conduite qui le distingue des autres Auteurs; c'est qu'il ne parle que d'après ses observations, & qu'il se contente d'exposer les faits sans dogmatiser; au lieu que les autres avoient pour la plupart dogmatisé, sans transmettre les faits qui avoient servi de base à leurs explications.

L'histoire des maladies des reins & de la vessie renferme plusieurs observations chirurgicales, relatives au calcul, qui méritent d'être connues du Chirurgien par leur singularité. Forestus a encore rapporté plusieurs cas extraordinaires, en traitant des maladies des parties génitales: ces faits sont trop nombreux pour être détaillés dans cet extrait; il renvoie le lecteur curieux de s'instruire. Un livre qui ne contient que des observations les mieux faites, & par de grands hommes, doit être regardé comme le code de notre art; ainsi il convient de le lire avec la plus grande attention.

Abbatius ou Abbot (Baldus), Anglois d'origine, est l'Auteur d'un traité sur la structure de la vipere, dont M. de Haller fait grand cas. Il a pour titre:

De admirabili viperæ natura, & de mirificis ejus facultatibus. Uribin. 1589, in-4°. Haga 1660, in-1 Norib. 1603, in-4°.

On trouve dans cet ouvrage une description

la vipere, qui n'est point mauvaise. L'Auteur a vu les œufs, & leur a donné ce nom: il a décrit leur accouplement.

XVI. Siecle.
1589.

Leon (André), Médecin espagnol, né à Grenade, exerça la Médecine & la Chirurgie dans Cette, & s'y fit une réputation dans le pays, & parvint à la Cour du Roi d'Espagne: Philippe II le prit pour son Médecin.

LEON.

Nous avons de lui une Anatomie, & un traité de Chirurgie.

De Anatomia liber. Besæ 1590, in-4°. en espagnol.

Examen de Chirurgia : avisos para sangriar, purgar. Beçacia 1590, in-4°. Manget soupçonne qu'il y a eu une autre édition en 1605.

Moeglinglus (Daniel), né à Tubinge, Ville du Duché de Wittemberg, en 1546. fut Professeur de Médecine dans la même Ville, & premier Médecin du Duc de Wittemberg; il mourut dans sa patrie en 1596, à l'âge de cinquante ans.

MOEGLIN-
GLIS.

Nous avons de lui

Disputatio de humano corpore. Tubingæ 1590, in-4°.

Cet ouvrage contient en abregé celui de Vesale : l'Auteur y a ajouté quelques remarques puisées dans les ouvrages des Auteurs qui ont succédé à ce Prince des Anatomistes.

Disputatio de ratione curandi per sanguinis missionem. Tubingæ 1602, in-4°.

Je n'ai pu me procurer cet ouvrage.

Telesius (Bernard).

TELESIUS.

De usu respirationis liber. Venet. 1590, in-4°.

1590.

Passerus (Jean Pierre) de Bergame, a publié un ouvrage de Chirurgie sur les plaies de la tête, dans lequel il recherche les causes de la mort à la suite de ses altérations; il y recommande l'usage du trépan. Cet ouvrage a pour titre :

PASSERUS.

De causis mortis in vulneribus capitis, &c. & recta eorum curatione.... de perforatione & abrasionibus in cranii læsionibus non satis apparentibus. Bergami 1590, in-4°.

RONSÆUS.

Ronss ou Ronsæus (Baudouin), Médecin, natif de Gand, exerça la Médecine en divers pays. Il fut d'abord Médecin du Duc de Brunswich. Il n'occupa pas long-temps cette place ; il fut à Furne en Flandre : par inconstance, ou par d'autres raisons que j'ignore, il se retira ensuite à Goude en Hollande. Ronsæus étoit savant en différentes langues ; il connoissoit parfaitement le grec, & ses ouvrages latins sont fort bien écrits.

Voici ceux qui lui ont mérité une place dans notre histoire.

Miscellanea, seu epistolæ medicinales. Leydæ 1590. Lugd. Batav. 1590, in-8°. Amstelod. 1661, in-8°.

De humanæ vitæ primordiis, histericis affectibus, &c. centones cum figuris. Lovanii 1559. Lugd. Batav. 1594, in-8°.

Cet ouvrage contient une description de l'uterus & des vaisseaux spermatiques ; l'Auteur les a représentés dans quelques planches qui sont pour la plupart extraites des ouvrages de Vésale.

Il traite d'abord de la semence (a) ; il décrit ensuite les vaisseaux séminaires de l'homme & de la femme (b) ; indique la vraie position de l'utérus (c) ; traite de la formation du fœtus (d).

POSTHIUS.

Posthius (Jean) de Germersheim dans le bas Palatinat sur le Rhin, naquit dans cette Ville l'an 1537, & fit ses humanités dans l'Université d'Heidelberg. Quoiqu'il fût d'un âge fort tendre, il s'en occupa sérieusement, & fit de grands progrès dans la littérature : Lotichius, dans sa bibliothèque des Poëtes, le regarde comme le premier Poëte, après Melissus de Franconie, qu'ait eu l'Allemagne. Persuadé de l'utilité des voyages pour les progrès des sciences, Posthius parcourut les principales Provinces de l'Europe ; il fut en Italie, séjourna quelque temps à Padoue, à Venise, à Boulogne, à Florence, à Sienne, & enfin à Rome ; il y conversa avec les

(a) Pag. 16.
(b) Pag. 18.
(c) Pag. 34.
(d) Pag. 40.

plûpart des savans Médecins. D'Italie, notre célebre Auteur passa en France pour se rendre à Montpellier, dont l'Université jouissoit pour lors dans l'Europe de la plus grande réputation. La vie des Savans est ordinairement un tissu de malheurs : Posthius faillit à être pris par les Corsaires Turcs à peu de distance du port de Marseille ; un vent favorable qui survint le délivra de l'esclavage que ces barbares préparoient à l'ami des Lettres. Après l'espace de deux ans passés dans différens endroits d'Italie, ou en différens voyages, il arriva à Marseille, d'où il fut à Montpellier pour y étudier la Médecine. Il trouva dans cette célebre Ecole les plus grands secours pour son instruction ; il se mit en pension chez Laurent Joubert, Professeur en Médecine (a), qui s'est rendu si célebre par ses travaux, & il fut un disciple zélé du fameux Rondelet. L'Auteur nous apprend dans ses ouvrages qu'il lia dans cette Ville une liaison des plus intimes avec Jean Antonius Sarasin, Jean Pidoxe, & François de *Sancto Vertuniano* (b), Molletius, Paul Constantin (c) ; l'Auteur les cite pour leur donner une marque de son ressouvenir & de l'estime particuliere qu'il faisoit de leurs talens. Posthius fit un assez long séjour à Montpellier, & il y a à présumer qu'il y prit le grade de Docteur ; Douglas & M. Eloi l'assurent : cependant Lotichius, Baillet, & Moreri qui les a copiés, assurent qu'il fut de Montpellier à Paris pour y prendre le bonnet de Docteur ; ce que j'ai peine à admettre, les meilleurs Historiographes de cette Faculté ne faisant mention en aucune maniere de Posthius. Quoi qu'il en soit, peu de temps après qu'il eut quitté Montpellier, il exerça la Médecine à Vienne en Dauphiné ; il passa en Hollande ; ses talens furent bientôt reconnus ; l'Evêque de Francfort le choisit pour son Médecin ; il remplit cette place dix-sept ans ;

(a) D. Laurentius Jubertus. P. M. qui & ipse in Montepessullano meus olim fuit præceptor & hospes jucundissimus. In Realdi Columbi, observationes, page 501, in-8°. Francof. 1593.
(b) Pag. 502.
(c) Pag. 507.

il se maria pendant le séjour qu'il fit dans cette Ville le 26 Septembre 1577, & il eut plusieurs enfans; cependant il revint dans sa patrie en 1585 après une absence de plus de vingt ans. Sa réputation l'avoit devancé; à peine y fut-il arrivé qu'il jouit de la considération de ses compatriotes. Frédéric IV, Electeur Palatin, le choisit pour son premier Médecin; il remplit cette place l'espace de douze ans, & mourut âgé de soixante ans à Rosbach le 24 Juin 1597.

Nous avons de lui deux ouvrages d'Anatomie, qui sont:

Observationes Anatomicæ in Realdi Columbi Anatom. extat cum ejusd. de re Anatomica lib. 15. Francof. 1590, 1593.

Mantissa Anatomica (a). Hafniæ 1661, in-8°. M. de Haller lui refuse ce livre; il l'attribue à Rhodius.

Le premier ouvrage n'est qu'un extrait des cours d'Anatomie que Posthius a faits sous Rondelet. L'Auteur s'est comporté d'une manière bien différente de celle de ces plagiaires qui font imprimer les ouvrages d'autrui, sans citer ceux à qui ils appartiennent de plein droit; Posthius cite Rondelet sur presque tous les objets qu'il traite.

Il a observé que les embrions ou les fœtus n'avoient point d'épiderme (b); & pour preuve de son sentiment, il assure que dans les brûlures des nouveaux nés, la peau s'élève uniformément pour former l'ampoule, au lieu que dans l'adulte, la peau forme plusieurs vésicules.

Observateur exact & judicieux, Posthius s'est convaincu par l'expérience que les fœtus avoient souvent l'anus oblitéré; ce qui les faisoit bientôt périr (c): pour obvier à ce vice de conformation, notre Auteur conseille d'introduire sur l'anus, par le moyen d'une canule, le cautère actuel, & de brûler la partie qui s'oppose à la sortie des matieres fécales: ce remede est hardi; je doute qu'on

(a) Douglas, Bibliograph. Anatom. pag. 162.
(b) Pag. 498.
(c) Pag. 503.

les mette en usage: je suis surpris comment un homme savant & sensé peut proposer un pareil moyen; cependant il faut avouer qu'il ne l'indique que faute d'un meilleur: *hoc obiter*, dit-il, *adjicere volui, ut ulterius cogitandi occasionem aliis præberem.*

L'intestin cœcum fait l'office d'un second ventricule, dans lequel le chyle séjourne pour s'y perfectionner, & de peur qu'il se mêlât aux matieres fécales, ou que même les matieres fécales fussent poussées vers le ventricule, sur-tout chez les fœtus qui ont dans la matrice les extrémités supérieures plus élevées que le ventricule, la nature a formé une valvule dans cet intestin qui s'oppose au retour des matieres fécales (*a*). Peu d'Anatomistes la connoissent, quoique nous l'ayons observée à Montpellier depuis long-temps (*b*).

Ce qui passe pour nouveau, remonte souvent à la plus haute antiquité; Boerrhaave, dans son traité des végétaux, pour établir un paralléle entre la plante & l'homme, dit que dans celui-ci les vaisseaux chyliferes pompent les sucs nourriciers contenus dans les intestins comme les racines d'une plante attirent la matiere nourriciere qui circule dans les veines de la terre. Cette comparaison est judicieuse & digne du grand homme qui s'en est servi. Cependant Boerhaave, quoi qu'en disent ses panégiristes, n'est pas le premier Auteur du paralléle; Posthius avoit déja connu le rapport qu'il y a entre l'homme & la plante dans leur maniere de se nourrir: *nam ut plantarum radices è terra sic mesaraicæ venæ ex intestinis & vel ventro alimentum attrahunt* (*c*).

Les deux rates que Posthius dit avoir vues dans un sujet qu'on disséqua publiquement à Montpellier en 1555, me paroissent être un être de raison; ce n'é-

---

(*a*) Voyez à ce sujet ce j'ai dit à l'article Rondelet.
(*b*) Excrementorum autem regressum, quoque impedit valvula huic intestino apposita, quam pauci hactenus animadverterunt anatomici. . . . . itaque Jonas Charissius, Danus, Medicinæ Patavii nunc operam navans, de eadem observatâ & sibi ostensâ, tanquam de re rarâ ad Mollerum meum inde scripsit. Nos tamen Monspellii eamdem jam olim observavimus, pag. 504.
(*c*) Pag. 506.

Tome II.

toit apparemment qu'une rate divisée en deux lobes, ainsi qu'on l'a observé plusieurs fois, & qu'on a prise imprudemment pour deux rates particulieres; cet objet demande une discussion ultérieure; je n'en ai parlé que parceque plusieurs Anatomistes citent Posthius à cet égard.

Notre Auteur a vu à Montpellier, dans le cadavre de Fontanus, collegue de Rondelet, & disséqué par Rondelet lui-même, les papilles mammillaires des reins: Posthius peu instruit à cet égard en attribue la découverte à Rondelet; mais sans fondement (a) : il a connu les valvules qui sont dans les veines de la cuisse.

La plupart des cavités membraneuses contiennent de la sérosité; Posthius en a toujours trouvé dans le péricarde, dans la membrane qui revêt le testicule & dans celles qui recouvrent le cerveau. On voit dans les grenouilles le cœur battre un long espace de temps après la mort. » Les valvules de la veine » cave & de l'artere veineuse, (veine pulmonaire) » sont dirigées de dehors en dedans, & empêchent » le liquide contenu dans les ventricules du cœur » de refluer dans les oreillettes. Les valvules de l'ar- » tere aorte & de la veine artérieuse, (artere pul- » monaire), ont une direction opposée aux précé- » dentes; aussi empêchent-elles le sang contenu dans » les vaisseaux de retomber dans les ventricules du » cœur. (b) ». Les usages que Posthius assigne aux valvules du cœur, sont les mêmes qu'Harvée leur a attribués : Columbus avoit déja dit quelque chose d'équivalent, & le Vasseur avoit tenu le même langage; Posthius est ici son copiste.

Les noms qu'on a donnés en Anatomie à plusieurs parties du corps, ne caractérisent pas toujours leur véritable structure : Posthius dit que les arteres coronaires n'entourent point le cœur comme feroit un cercle, mais qu'elles se répandent en fournissant plusieurs rameaux sur la surface de ce viscere.

Les bulbes des poils que M. Chirac a décrits

(a) Voyez notre extrait des ouvrages de Carpi & d'Eustache.
(b) Pag. 513.

ET DE LA CHIRURGIE. 127

XVI. Siecle.
1590.
POSTHIUS.

d'emphase, & dont il s'est approprié la découverte, sont exposés très au long dans l'ouvrage que j'analyse. Posthius a aussi connu plusieurs muscles du corps humain, dont peu d'Anatomistes avoient une notion exacte ; tels sont les muscles lombricaux, le muscle de la paupiere, décrits par Fallope : il a parfaitement connu la véritable insertion du muscle digastrique à l'apophise mastoïde, & son attache à l'os hyoïde : ce que Vesale & Columbus n'avoient pas observé. Il étoit aussi instruit des attaches que les muscles releveurs de l'omoplate contractent avec les quatre premieres vertebres cervicales ; & il a donné une description exacte du muscle quarré de la cuisse, que Vesale n'avoit fait qu'indiquer (a). On voit d'après cet extrait, que Posthius avoit de grandes connoissances en Anatomie, & qu'il est un des plus dignes disciples de Rondelet.

1591.
BORDING.

Bording ou Bordingus (Jacques), de la religion réformée, Médecin fameux, naquit à Anvers en 1511. Ses talens précoces lui firent faire de très rapides progrès dans les sciences ; il connoissoit à fonds les regles des langues latine, grecque & hébraïque. Lorsqu'il étudia la Théologie & ensuite la Médecine, Louvain fut l'Université où il fit ses études ; il passa ensuite en France ; il demeura quelque temps à Paris, & y enseigna le grec & l'hébreu. Son goût pour la Médecine l'attira à Montpellier en 1540 pour y entendre les savans Professeurs de ce temps. Vraisemblablement les célebres Saporta, Fontanon, Fallope, Gilbert, Griphi, Pierre Laurent, Jean Schyron, &c. qui occupoient pour lors les places de cette Université (b). Le Cardinal Sadolet l'attira à Carpentras, dans le Comté Venaissin. Il y enseigna plusieurs années, & y épousa Françoise Nigroni, fille de Thermo Nigroni de Gènes, & de Jeanne Ro-

(a) Is oritur ab infirmâ appendice ossis coxendicis, & inseritur ad majorem trochanterem parte inferiori. Undecimus iste musculus carneo marsupio fere occultatur, inferiora versùs, & multâ pinguedine tegitur, ut mirum non sit, illum ab anatomicis serò esse animadversum, pag. 519.
(b) Astruc, histoire de la Faculté de Méd. de Montpellier.

I ij

chelle d'Avignon. Ce mariage mit Bording en [état] de s'établir dans une Ville plus considérable que celle qu'il habitoit. Il alla à Boulogne, puis à Anvers, & enfin à Hambourg. En 1544, le Sénat lui donna une pension pour le fixer dans cette Ville ; il y demeura un certain temps ; il fut appellé à Copenhague l'an 1556 ; il y enseigna pendant long-temps, & y occupa la place de premier Médecin du Roi : il mourut l'an 1560, à l'âge de cinquante ans. Les ouvrages qu'il nous a laissés ne contiennent rien de particulier ; ce qui nous a empêché de faire un extrait.

Physologia hygiene pathologia prout has Medicinæ partes in Academiis Rostochiensi & Hafniensi publice enarravit. Rostochii 1591, in-8°. *Enarrationes in libros Galeni de tuenda sanitate, accessere autoris consilia quædam illustrissimis Principibus præscripta. Rostochi* 1605, in-4°.

UFFENBACHIUS. Uffenbachius (Pierre) a donné une collection des principaux ouvrages en Chirurgie, tels que ceux d'Ambroise Paré, de Jean Tagault, de Jacques Hollier, de Marianus Sanctus, d'Angelus Bolognini, de Michel Ange Blondi, d'Alphonse Ferri, de Jacques Dondi, de Fabrice de Hildan. Il y a joint un traité des tumeurs, plaies, ulceres, luxations, fractures, avec la maniere de les traiter la plus en usage de son temps. Il y a ajouté une description du corps humain, qu'il dit exacte. Quoiqu'elle soit fort incomplette, on y lit aussi quelques observations sur divers points de Chirurgie. Ce livre a pour titre :

Thesaurus Chirurgicus. Francof. 1610, in-fol.

Nous avons encore du même Auteur,

Disputationes binæ de generatione & interitu. Argent. 1591, in-4°.

Je n'ai pu me procurer cet ouvrage.

Uffenbachius a été l'éditeur de plusieurs livres de Chirurgie. Il publia les ouvrages de Barthelemi Montagnana, corrigea quelques fautes dans le stile, & y ajouta ses réflexions. Il a traduit de l'Italien en françois la Chirurgie de Ferrare, le *Pantheum Medicinæ* de Saxonia, qui fut imprimé à Francfort en 1603.

Saxonia (Hercule), Médecin célebre d'Italie, florissoit vers la fin du seizieme siecle, naquit à Padoue en 1551 de Victor Saxonia. Il étoit neveu de Jerome & de François Saxonia. Ces trois hommes se rendirent également célebres dans la Médecine; ils l'ont exercée à Padoue, ou à Venise avec éclat. Ils ne négligerent rien pour l'éducation du jeune Saxonia. Celui-ci répondit à leurs soins & à leurs espérances. A peine avoit-il atteint l'âge de vingt-cinq ans, qu'il fut Professeur de Logique. Il passa Médecin dans l'Université de Padoue, & se distingua à son doctorat. Il enseigna dans cette Ville quelque temps après. On dit qu'il commentoit les œuvres d'Avicenne. Cependant il n'exerça pas long-temps ces fonctions; la République de Venise retrancha treize chaires de Professeurs; la sienne se trouva du nombre, malgré les sollicitations réitérées de plusieurs Princes d'Allemagne qui s'intéressoient pour Saxonia. Saxonia se retira à Venise pour y pratiquer la Médecine, & il y eut le plus grand succès. Le peuple & les Grands accoururent à lui, & ses occupations étoient si multipliées, que les Historiographes assurent qu'il ne pouvoit y suffire, & qu'il gagna dans cette Ville des richesses immenses; ce qui le dédommagea de la chaire qu'il venoit de perdre. Il séjourna dans cette Ville jusqu'en 1589 qu'il plut à la République de lui donner une place de Professeur à Boulogne; il y avoit une chaire vacante par la mort de Capivaccio. Il fut confrere de Massarias & de Mercurialis. C'est avec ce dernier qu'il fut appellé pour voir l'Empereur Maximilien II, & c'est là qu'il obtint le grade de Chevalier des mains de l'Empereur qu'il avoit guéri. La même main qui le combla d'honneur le combla aussi de richesses. Saxonia revint dans sa patrie chargé de titres & d'argent. Il eut pendant sa vie une dispute littéraire avec plusieurs Médecins, & notamment avec Massaria. Le Duc d'Urbin appella les Médecins de Padoue au sujet d'une peste qui ravageoit Pise & ses environs. Saxonia prétendoit qu'il falloit employer intérieurement la thériaque, & appliquer les vésicatoires; chacun soutint son parti vivement. On peut cependant dire que Saxonia

XVI. siecle.
1591.
SAXONIA.

XVI. Siecle.
1591.
SAXONIA.

fut victorieux. Ses écrits nous le prouvent. Saxonia avoit atteint la cinquante-sixieme année de son âge lorsque la mort nous l'enleva en 1607. Il fut enterré dans l'Eglise de Saint Pierre.

Voici les ouvrages de Chirurgie que nous avons de lui, ou ceux dans lesquels ils se trouvent renfermés.

Pantheon Medicinæ selectum, seu Medicinæ templum, &c. libris 11 distinctum... nunc primum editi ab ejus discipulo Petro Uffenbachio Medico. Francof. 1603, in-fol.

Chapitre 10 *de plicâ*.

Chapitre 11, section 3, *de phœnigmis*.

Ce corps d'ouvrage a encore été publié à Padoue en 1639, in-folio, & en 1758, in-folio.

Le traité de *phœnigmis* & celui du *plicâ*, avoient déja été imprimés séparément.

De phœnigmorum quæ vulgo vesicatoria appellantur, & de usu theriacæ in febribus pestilentibus disputatio. Patav. 1591, in-4°.

Ce même traité a paru sous un autre titre.

De phœnigmis libri tres. Patav. 1593.

De plicâ liber. Patav. 1602, in-4°.

L'ouvrage *de phœnigmis* est divisé en trois livres, & contient diverses observations intéressantes sur les vésicatoires, sinapismes, &c. l'Auteur en recommande l'usage dans la paralysie, & dans les convulsions; il veut qu'on les applique sur l'épine du dos (a); il en a retiré de bons effets dans l'épilepsie, la mélancholie, l'hydropisie, la colique, la goutte, &c. (b). On trouvera dans le même ouvrage la description de différens vésicatoires, la maniere dont on doit les appliquer, & en général les cas où ils conviennent. L'objet de cet ouvrage est avantageux à l'humanité, les anciens Médecins tiroient de grands secours des vésicatoires, &c. on ne les appliquoit presque plus du temps de Saxonia; cet Auteur voulut en renouveller l'usage; il eut quelques partisans, mais en très petit nombre: les Médecins en général ne firent presque point de cas de ces secours,

(a) Pag. 75. B.
(b) Pag. 74.

Massaria (Alexandre), Médecin, naquit à Vicenze, suivant le plus grand nombre d'Historiens, ou à Boulogne, suivant Vanderlinden. Il étudia dans sa patrie le grec & le latin sous Jacques Grypholus, & ensuite à Padoue sous Lazare Bonami. Il fit sa Logique à Gènes sous Tomitanus, & il étudia la Médecine théorique sous le vieux Oddi, la pratique sous Francatiani, l'Anatomie & la Chirurgie sous Fallope; il fit sous ces grands hommes des progrès dignes de leur zele & de leur savoir. Il prit le grade de Docteur en Medecine dans l'Université de Padoue, & il succéda en 1587 à Mercurialis à la premiere chaire de Professeur de pratique. Il jouit de la plus grande réputation tant dans les Ecoles que dans la Ville. Les Ecoliers assistoient en foule à ses leçons, & le peuple & les Grands accouroient à lui pour le consulter sur les maux qui les affligeoient. Massaria, malgré son désintéressement, acquit de grandes richesses. Quoiqu'il ne prît rien des pauvres pour l'exercice de son art, il se crut obligé de partager ses biens avec eux, les jours des grandes fêtes il donnoit à manger à un grand nombre de pauvres, & il leur donnoit en argent une grande partie de ses produits. Ce grand homme, digne par ses actions d'une vie éternelle, mourut à Padoue dans le mois de Novembre en 1598.

Nous avons de lui plusieurs ouvrages de pratique; voici ceux qui ont du rapport avec la Chirurgie.

Disputationes duæ: una de scopis mittendi sanguinem, &c. Vicentiæ 1598. *Lugd.* 1622, *in-*4°. *cum additamento apologetico.*

De abusu medicamentorum vesicantium, & theriacæ in febribus pestilentialibus, disputatio. Patav. 1591, *in-*4°.

De abusu medicamentorum vesicantium disputatio secunda apologetica ad librum Herculis Saxoniæ de phœnigmis. Vicentiæ 1593, *in-*4°.

Son traité de la saignée est un chef-d'œuvre. L'Auteur y a disputé très savament les cas où elle convient, & les cas où elle est nuisible. Les témoignages les plus authentiques, & l'observation, servent de preuve à son raisonnement. Cet ouvrage devoit faire tomber celui de Botal ; mais par une fatalité déplorable, les mauvais Auteurs ont plus de sectateurs que les bons.

XVI. Siecle.
1591.
MASSARIA.

Dans sa dissertation contre Saxonia, Massaria s'oppose au sentiment de cet Auteur qui prétendoit que l'usage des vésicatoires & de la thériaque étoit fort avantageux dans les maladies pestilentielles. Massaria, pour soutenir son opinion, fait un étalage pompeux d'érudition, & compte l'observation pour rien. Un témoignage de Galien vaut, selon lui, tout ce qu'il pourroit dire de lui-même. Massaria avoit une si extravagante vénération pour Galien, qu'il aimoit mieux, disoit-il, errer avec lui que d'avoir raison avec les modernes. Il paroît ici dans l'erreur. Saxonia lui prouve par l'observation répétée, que les vésicatoires & la thériaque procurent dans la peste de salutaires effets.

Son traité des maladies des femmes, de la conception & de l'accouchement, ne contient rien d'intéressant. L'Auteur a rempli son ouvrage de citations, & on y voit plutôt le sentiment d'autrui que le sien.

ALPINI.

Alpini (Prosper), Médecin célebre d'Italie, à marostica, petite Ville de l'Etat de Venise, naquit le 23 Novembre de l'an 1553 ; il fit ses premieres études avec assez d'attention ; mais à peine eut-il terminé son cours de Philosophie, qu'il prit, malgré le consentement de ses parens, l'état militaire. Il porta les armes dans l'Etat de Milan. Cependant son pere François Alpini, qui étoit Médecin, très attaché à sa profession, obtint de lui par ses instances qu'il quitteroit les armes pour embrasser la Médecine. Prosper Alpini alla à Padoue, & y étudia avec tant d'assiduité, qu'il se distingua bientôt parmi ses confreres. Il fut reçu Docteur en Médecine dans cette Université l'an 1578. Il fit une étude principale de la Botanique, & y avoit acquis de grandes connoissances, lorsqu'à l'imitation des grands hommes, il conçut le dessein de voyager dans les climats les plus éloignés. L'Egypte lui parut un pays où il pourroit faire une abondante moisson de découvertes ; il s'embarqua avec le Consul Vétien du Caire (a); il y séjourna l'espace de trois ans, & y fit une étude suivie de la Médecine du pays; il s'attacha aussi à la connoissance des plantes qui croissent dans ces climats. C'est d'après lui que les Botanistes de nos jours en connoissent plusieurs. De retour en Italie, il se transporta à Gênes pour y voir le chef de la République qui étoit attaqué d'une maladie dangereuse; il fut de-là à Padoue pour converser avec Melchior Guilandinus (b), fameux Botaniste: il eut aussi des conversations suivies avec Jerôme Mercurialis & Alexandre Massaria, qui lui conseillerent d'instruire le public de la méthode dont les Egyptiens se servoient pour se délivrer de plusieurs maladies, Prosper Alpini ne put résister à la sollicitation de ces grands hommes, il publia son traité de Médecine des Egyptiens, dont je ferai bientôt l'analyse. Sa réputation s'accrut de jour en jour. André Doria, Prince de Melphe, le choisit pour son premier Médecin. Cependant la République de Venise, qui connoissoit le prix de conserver chez elle un savant qui pouvoit lui rendre les plus grands services, s'opposa à son départ; elle lui offrit une place de Professeur en Botanique dans l'Université de Padoue: Prosper Alpini l'accepta & en remplit les fonctions avec éclat. Après un exercice de plusieurs années, il fut attaqué d'une surdité qui le détourna de ses fonctions. Il s'occupa pour lors à un traité de la surdité qu'il n'eut pas le temps de finir. Il mourut l'an 1616 le 23 du mois de Novembre. Il laissa quatre fils qui se sont rendus célebres.

Nous avons de lui plusieurs ouvrages de Médecine; il n'y en a qu'un qui soit de notre objet.

De Medicinâ Ægyptiorum, libri quatuor. In quibus multa cum de vario mittendi sanguinis usu per venas, arterias, cucurbitulas, ac scarificationes nostris inusitatas, deque inustionibus, & aliis Chirurgicis operationibus, tùm de quamplurimis medicamentis apud Ægyptios frequentioribus, elucescunt, &c. Venet. 1591. Paris. 1646, in-4°.

(a) Voyez sa préface sur la Médecine des Ægyptiens.
(b) Même ouvrage; avertissement au lecteur.

Dans cet ouvrage, Prosper Alpini fait l'histoire des Egyptiens, des principales maladies qui les attaquent, des Médecins qui les traitent, du climat du pays qu'ils habitent, &c. Il y a dans cet ouvrage beaucoup de détails essentiels, qui sont du ressort de la Médecine : voici ceux qui concernent la Chirurgie. Cet Auteur nous assure que les Egyptiens, de quelqu'âge, de quelque tempérament, & de quelqu'état qu'ils soient, ont coutume de se faire saigner à chaque saison de l'année, & dans toutes les maladies qu'il essuient (a). Les habitans du pays croient que les eaux du Nil se changent facilement en sang, & ils s'appuient sur ce passage de l'écriture, qui dit que Moyse changea, par la volonté de Dieu, les eaux du Nil en sang, &c.

Dans un autre chapitre de son ouvrage, Prosper Alpini fait remarquer que les Egyptiens recourent à la saignée plus fréquemment dans les inflammations que dans les autres maladies ; il ajoute qu'ils en font un égal usage dans les maladies pétéchiales, même pendant l'éruption. Rien de plus fréquent, ajoute-t-il, que de voir saigner dans la petite vérole (b). Il blâme les Médecins de suivre une telle méthode dans les fievres putrides (c) ; mais il veut qu'on y recoure dans toutes les maladies aiguës des enfans, pour si jeunes qu'ils soient.

Chez les personnes qui sont d'un tempérament lâche, comme les Eunuques, les femmes, les enfans & les viellards, les Egyptiens, dit Prosper Alpini, se servent d'une méthode différente ; ils appliquent les ventouses, & font ensuite des scarifications sur la partie tuméfiée ; ils les appliquent seulement au col, à l'occiput, ou à ses parties voisines, & jamais au dos, aux lombes, ou aux extrémités ; ils ne se servent point de sangsues ; ils regardent ces animaux comme vénimeux (c).

Prosper Alpini fait observer que les habitans de ce pays se font saigner même après le repas ; que

(a) Pag. 37.
(b) Pag. 43.
(c) Pag. 45 & suiv.
(d) Pag. 51.

tantôt ils se font ouvrir la veine du bras, tantôt celles du front, ou celles des autres parties : ce qui prouve qu'ils se faisoient saigner dans toutes les parties du corps ; en général ils s'approchoient autant qu'il leur étoit possible de la partie malade. Dans les inflammations aux yeux ils saignoient aux veines temporales, ou aux veines angulaires. Dans l'inflammation au gosier, ils choisissoient la veine ranine, &c. (a). Notre Auteur dit que les Egyptiens se faisoient appliquer les ventouses sur la partie antérieure du col, ou qu'ils se faisoient faire des scarifications à cette partie avec beaucoup de succès. Les saignées à la jugulaire étoient fort accréditées dans les inflammations au poumon ou au gosier (b) : plus hardis dans leurs opérations que nous ne le sommes aujourd'hui, les Egyptiens ouvroient les arteres aussi fréquemment que les veines (c) ; ils choisissoient l'artere temporale dans les violentes inflammations de la tête, ou de quelqu'une de ses parties ; dans certaines affections des yeux, ils saignoient l'artere occipitale, ou les branches qui se distribuent derriere l'oreille.....; dans les inflammations des visceres, ils choisissoient l'artere qui serpente entre le pouce ou le doigt indice (d). Prosper Alpini nous dit que pour accumuler le sang dans le canal qu'ils saignoient, les Egyptiens serroient la partie avec une bande, comme nous faisons encore aujourd'hui : pour arrêter le sang, & pour fermer l'ouverture faite à l'artere, ils rapprochoient avec leurs doigts les lévres divisées, appliquoient par-dessus un peu de coton sur lequel ils mettoient une piece de cuivre qu'ils poussoient fortement avec une bande contre la plaie (e) : cette espece d'appareil est encore en usage parmi nous lorsque nous voulons arrêter l'hémorrhagie qui survient à la suite d'une ouverture d'une artere, à la différence que nous ne nous en servons que pour rémédier à des accidens imprévus,

(a) Pag. 58.
(b) Pag. 59.
(c) Pag. 60. B.
(d) Pag. 62.
(e) Pag. 63.

& qu'eux y recouroient comme à un remède. Les Egyptiens suivoient une seconde méthode pour arrêter l'écoulement du sang; car ains brûloient à la chandelle quelques grains d'encens qu'ils mêloient au coton dont ils recouvroient la plaie.

Les Médecins Egyptiens se servoient particuliérement de ventouses de corne ou de verre; les unes étoient contournées en forme de corne de bœuf, larges par leur base, & pointues par leur sommet qui étoit percé: lorsqu'ils vouloient se servir d'une de ces ventouses, ils n'avoient qu'à appliquer la base sur la partie, & aspirer par le moyen des lèvres l'air qui pouvoit être contenu dans le tuyau: à proportion qu'on fait de vuide, la ventouse s'applique fortement à la peau: pour fermer l'orifice du sommet, ils avoient le soin de prendre dans la bouche un morceau de parchemin qu'ils adaptoient avec la langue sur l'ouverture de la corne: Prosper Alpin remarque que de parchemin est préférable à une boule de cire. Les Egyptiens avoient des ventouses d'une figure toute différente de celles que je viens de décrire, & ils en faisoient un usage très-fréquent; notre Auteur nous assure qu'ils y recouroient dans les vives douleurs de tête, dans les maladies inflammatoires, sur-tout dans la phrénésie, ou dans les maladies dans lesquelles l'imagination est troublée, dans les inflammations aux yeux, à l'oreilles, & ils les appliquoient à l'occipital, ou aux parties voisines; ils faisoient sur la peau des scarifications plus ou moins longues, & plus ou moins profondes; communément ils faisoient cinq incisions (a). Prosper Alpini dit que ces ouvertures évacuent une grande quantité de sang; & il assure qu'il n'y a pas de meilleur somnifère que l'évacuation qu'on procure par cette voie, &c.

Les scarifications étoient aussi fort en usage dans l'Egypte; on usoit de ce remede aussi familiérement que de la saignée: *quis enim*, dit Prosper Alpini, *certis annis temporibus atque imprimis in æstatis prima parte, innumeris infantibus aures sca-*

(a) Pag. 65.

ratas ibi non vidit? De cent jeunes gens, ajoute-t-il, en trouveriez-vous quarante qui n'aient les tempes couvertes de coton; ils s'en servent comme des ventouses ou de la saignée, pour prévenir l'inflammation; ils les emploient dans les fievres aiguës, dans les douleurs inflammatoires des yeux, des oreilles, &c. il n'y avoit point de partie extérieure qu'ils ne scarifiassent. Prosper Alpini fait un grand éloge de ce secours chirurgical; il fait voir que les plus grands Médecins de l'antiquité en ont tiré de l'utilité, & il blâme les Chirurgiens ses contemporains de négliger un pareil secours. Selon lui les scarifications ont les avantages des saignées, & n'en ont point les inconvéniens; elles n'affoiblissent pas autant le malade que la saignée le fait, & les matieres coulent avec plus d'uniformité, avec moins de vitesse; par-là les forces du malade se soutiennent plus long-temps.

Lorsque les Egyptiens veulent faire des scarifications aux jambes, ils commencent par faire des frictions aux gras des jambes; ils les font mettre ensuite dans un vaisseau rempli d'eau douce & chaude; avec la main ils continuent les frictions à la jambe, tandis qu'elle est dans l'eau chaude; ensuite avec un roseau ils frappent légérement dessus; & lorsqu'elle est bien bouffie, ils la lient fortement au-dessous du jarret avec une courroie: on continue ensuite l'usage du bain chaud; & après un certain temps que la jambe a resté dans l'eau, on la frappe légérement avec le roseau jusqu'à ce que la partie soit bouffie, extrêmement rouge & presque insensible. Alors on fait des incisions plus ou moins longues & profondes, en suivant la direction des fibres musculaires, & dans des espaces égaux, depuis les malléoles jusqu'aux jarrets. Cette opération, dit Prosper Alpini, paroît barbare par rapport aux souffrances qu'elle semble causer; mais elle est un remede efficace dans plusieurs maladies (*a*). Notre Auteur dit avoir mis lui-même cette méthode en usage en Italie sur plusieurs enfans qui

XVI. Siecle.
1591.
ALPINI.

_____
(*a*) Pag. 70 & suiv.

n'ont presque point donné, pendant l'opération de signes de douleur : *testes mihi esse poterunt multos pueros, quibus sanguinem eo modo vacuare curavimus, dum scarificarentur ullos vel parvos ploratus edidisse* (a). Suivant lui, on attire par cette opération aux extrémités la matière morbifique qui trouble les fonctions de quelque viscere. Il va plus loin ; il assure qu'on peut faire de pareilles scarifications sur les parties enflammées, les tumeurs, les pustules, sur les parties qui ont perdu leurs couleurs, qui sont extrêmement douloureuses, & qui menacent gangrene : les Egyptiens en ont tiré dans tous ces cas les plus grands avantages (b) ; ils ont recouru à la même opération dans les douleurs goutteuses, ou dans les éruptions cutanées, & toujours en appliquant le remede sur la partie altérée, &c.

Prosper Alpini passe à un autre objet qui n'est pas moins important que ceux dont je viens de parler ; c'est à l'usage des cauteres, extrêmement en vogue chez les Egyptiens. La méthode de se brûler, dit notre Auteur, est si commune en Égypte, que presque tous les hommes paroissent couverts de cicatrices : *homines ibi quasi infinitos licet spectare, quibus ex cicatricibus multas partes inustas fuisse certo conjicitur* (c). Ils ne se servent pour le cautere actuel ni du fer ni de l'or, ni d'autre métail ardent, ni des bois brûlans, mais du coton & du lin enflammé. Dès qu'ils veulent brûler une partie du corps humain, ils prennent un ruban de lin de la longueur d'une aulne, & de la largeur de trois doigts, avec laquelle ils forment une espece de cône dont ils remplissent l'axe de coton ; ils lient le tout avec du fil de soie, de maniere qu'il en résulte une pyramide dont ils appliquent la base sur la partie, & à la pointe de laquelle ils mettent le feu : le coton se brûle peu à peu de haut en bas, produit une chaleur qui va toujours en augmentant ; ce qui fait que le malade s'accoutume par degré à la douleur. Afin que le feu puisse consumer entiérement le coton,

(a) Pag. 91. B.
(b) Pag. 96.
(c) Pag. 97.

on a le soin de laisser au milieu un petit trou pour que la fumée puisse sortir, & que l'air puisse s'introduire.

XVI. Siecle.
1591.
ALPINI.

Les Egyptiens, suivant Prosper Alpini, faisoient un usage fréquent de ce cautere, & il assure qu'ils en ont retiré de grands avantages. Dans la goutte, dans les rhumatismes, & autres douleurs, ils appliquoient sur la partie malade plusieurs cauteres successivement, ou à la fois; ils en faisoient encore un usage très fréquent dans les maladies internes, dans presque toutes celles de la tête, & ils les appliquoient à la nuque, ou aux parties voisines. Dans ce pays les phtysiques étoient souvent guéris par l'application de cauteres pareils sur la poitrine, ou sur les bras. Prosper Alpini parle d'un Roi du Caire qui fut guéri d'un asthme fort invétéré par cette seule méthode. Dans les cas d'obstruction au foie, ils appliquoient leurs cauteres sur l'hypocondre droit; mais il n'y avoit aucune maladie dans laquelle ils en fissent un usage plus fréquent que dans la colique (a), &c.

Les Egyptiens avoient une méthode singuliere d'extraire le calcul de la vessie : au lieu de faire des incisions aux parties, ils souffloient par le moyen d'un instrument convenable dans le canal de l'urethre, & le distendoient jusqu'à ce que la voie fût assez ample pour faire sortir la pierre : *utrumque, verum esse cognosces, neque omnino à veritate id alienum putaveris, os vesicæ, colemque, eo modo dilatari posse, quando nervosâ ac pelliculosâ substantiâ illi meatus constent* (b).

Du temps que j'étois en Egypte, dit notre Auteur, il y avoit un Arabe nommé Haly, qui étoit fort réputé pour cette opération. Je l'ai vu opérer, avec le plus grand succès : voici comme il procédoit. » A la faveur d'une canule de bois, longue de
» huit doigts, & de la grosseur du pouce, qu'il ap-
» prochoit du canal de l'uretere, il souffloit avec
» force dans sa capacité ; & afin d'empêcher que
» le vent ne pénétrât dans la vessie, avec l'autre

(a) Pag. 98.
(b) Pag. 164. B.

» main il preſſoit lautre extrémité du canal de l'u
» rethre; pour empêcher l'air de pénétrer dans
» veſſie, il fermoit enſuite l'ouverture de ſa canule
» alors un Aide introduiſoit un doigt dans l'anus
» avec lequel il pouſſoit la pierre de la veſſie dans
» le canal de l'urethre: l'opérateur tiroit pour lors
» la main qu'il avoit appliquée contre la veſſie,
» continuoit à pouſſer le calcul juſqu'à l'extrémité
» du prépuce; il quittoit de ſuite la canule,
» Proſper Alpini aſſure que la pierre, par la ſeule
» force du vent, étoit chaſſée au-dehors du canal
» (b).

La deſcription de cette opération paroît fabuleuſe à pluſieurs égards, & Proſper Alpini tombe dans pluſieurs points en contradiction avec lui-même. Voilà les principaux objets chirurgicaux qu'on trouve dans la Médecine des Egyptiens de cet Auteur; je ne parle pas de ceux qui intéreſſent la Médecine.

1592. MONTALTUS. Montaltus (Jerome), Médecin célebre de Sicile, floriſſoit vers l'an 1592. Les Hiſtoriens en ont parlé d'une maniere fort avantageuſe. Il nous a laiſſé un ouvrage ſur l'Anatomie.

De homine ſano libri tres. Francof. 1592, in-4.

Dans le premier livre, l'Auteur donne une légere deſcription de l'homme: il n'y a rien de particulier. Dans la ſeconde & troiſieme partie, Montaltus décrit quelques maladies internes qui affectent la machine humaine, & indique les remedes qu'il convient d'employer.

HOLDER. Holder (Julius).

Wahrhafte beſchreibung eines rechten wundarztes

GUEVARA. Guevara (Alphonſe Roderic), Médecin Eſpagnol de l'Univerſité de Salamanque, a publié un ouvrage ſur l'Anatomie.

De re Anatomicâ. Conimbriæ 1592, in-4°.

L'Auteur a puiſé principalement dans l'ouvrage de Valverda, & y a ajouté pluſieurs réflexions contenues dans celui de Columbus.

WEISE-MANNUS. Weiſemannus (Samuel).

De facultatibus & operationibus cordis tractatus, cum brevi cordis anatome. Witteberg 1592, in-8°.

(a) Pag. 164. B.

Hollingus (Edmundus), Médecin Anglois, est Auteur d'un traité.

De chylosi, hoc est prima ciborum quæ in ventriculo concoctione, pro veteri medicorum schola, disputatio. Ingolst. 1592, in-8°.

L'Auteur, dans cet ouvrage, admet l'action des sucs gastriques sur les alimens, &c.

Agricola, Auteur d'un livre qui a pour titre: *De omnibus corporis humani humoribus.* Lyps. 1592, in-4°. avec planches.

Cet ouvrage est inconnu à la plupart des Historiens.

Bravo (Jean) de *Castellapiedra-Hita*: c'est ce qui l'a fait appeler Petra Fitanus. Il exerça la Médecine avec distinction à Salamanque, & y publia divers ouvrages de Médecine. Voici celui qui est de notre objet.

De saporum & odorum differentiis. Venetiis 1592, in-8°.

Ce Livre est extrêmement rare; je n'ai pu me le procurer; M. de Haller ne l'a point vu (a).

Pietre (Simon), Médecin célebre de la Faculté de Paris, étoit de cette Ville, & s'y acquit une des plus brillantes réputations. Réné Moreau dit qu'il savoit tout ce qu'un homme peut savoir. Il mourut en 1618 le 24 Juin.

Nous avons de lui:

Disputatio de vero usu anastomoseon vasorum cordis in fœtu. Augustæ tronum 1593, in-8°.

Nova demonstratio & vera historia anastomoseon vasorum cordis in embryone, cum corollario de vitali facultate in eodem embryone non otiosa. Turoni 1613, in-8°.

Lenis censura in acerbam admonitionem Andreæ Laurentii. Turoni 1593, in-8°.

Dans ces ouvrages, Pietre décrit le trou ovale & le canal artériel. Il prétend que la plus grande partie du sang porté à l'oreillette gauche, va dans le ventricule gauche du cœur, sans passer dans le ventricule droit par le moyen du trou ovale; qu'il est

(a) Meth. stud. pag. 478.

Tome II.

porté de-là dans toutes les parties du corps [...] quam anastomosin sanguis pulmoni superfluens, com[...] transmittitur lævum cordis sinum, ubi elaboratur, [...] ficitur, vitalisque Facultatis sigillum recipit, unde [...] ad magnam arteriam contiguam & vicinam d[...] ut per eam toti deinceps corpori distribuatur (a). [...] prétend que le trou ovale & le canal artériel [...] autant faits pour tout le corps que pour le pou[...] lui-même : il croit que le cœur est en mouve[...] dans le fœtus dès qu'il commence à vivre. Ces [...] flexions sont judicieuses ; mais il faut avouer [...] l'Auteur les a noyées dans un torrent de p[...] inutiles. Il a critiqué vivement Galien, quo[...] eût pris dans ses ouvrages la plupart des faits [...] il s'est attribué la découverte. Les grands ho[...] trouvent toujours des défenseurs contre ce[...] osent attaquer leurs écrits, Dulaurens, qui pro[...] soit pour lors à Montpellier l'Anatomie avec [...] crut devoir venger l'outrage fait à Galien par S[...] Pietre. Il publia une petite dissertation dans [...] quelle il l'attaque vivement. On en trouv[...] titre à l'article du Laurens. Simon Pietre lu[...] pondit, c'est qui fait le sujet de la dissertation [...] titulée *Lenis censura*, &c.

Pietre est encore l'Auteur d'un ouvrage de [...] decine, dans lequel on trouve quelques ré[...] chirurgicales.

Consilium I, de facilitando partu : II, de h[...] suffocatione : III, de melancholia hypochondriaca : [...] de fluxione in pulmones : V, de renum abscessu : [...] tumoribus qui speciem strumæ præ se ferebant. [...] 1585, in-8°.

CAPIVACCIO. Capivaccio (Jérôme.), Médecin célèbre de [...] doue, enseigna pendant 35 ans dans l'Univ[...] de cette Ville : il avoit fait une étude très suivie [...] Langues étrangeres, & il savoit à fond les B[...] Lettres & la Philosophie de ce tems. On dit [...] parloit avec une éloquence mâle, qui capti[...] tous ses auditeurs ; son nom parvint aux co[...] les plus éloignées de l'Europe, le Grand Duc [...]

(a) Page 4, en se donnant la peine de les compter ; car il [...] point de numéro.

Toscane, si connu par son goût pour les sciences, qui étoient pour ainsi dire héréditaires dans sa famille, fut jaloux d'attirer Capivaccio dans ses Etats; il lui offrit de grandes récompenses & une Chaire de Professeur dans l'Université de Pise; Capivaccio aussi philosophe dans ses sentimens qu'il l'étoit dans ses écrits, se refusa à ses offres: animé par un zele vraiment Républicain, il aima mieux demeurer dans sa patrie; il y continua ses exercices jusqu'à la fin de sa vie, qui fut terminée par une fievre maligne: cette maladie lui survint après un voyage qu'il avoit fait chez le Duc de Mantoue qui étoit malade. Il n'est pas rare de voir un Médecin trouver sa mort, là où il croit trouver la guérison de ses concitoyens. On dit que Capivaccio finit ses jours par un genre de mort qui lui avoit été autrefois prédit par un Astrologue; il mourut l'an 1589, & fut enterré dans l'Eglise des Jésuites.

Nous avons de lui plusieurs ouvrages dans lesquels on trouve quelques détails Anatomiques:

Methodus anatomica; sive ars consecandi, cum præfatione Teucri Annæi Privati de Anatomiæ laudibus. Venetiis 1593. *Francof.* 1594.

Opera omnia quinque sectionibus comprehensa: trés *quarum prima quæ physiologica continet tractatus:*

I. *De fœtus formatione.*

II. *De signis virginitatis tam masculi quam fœminæ.*

III. *De methodo Anatomica. Francof.* 1603. in-fol. *Venet.* 1603. in-fol. 1606, in-fol.

Les connoissances que Capivaccio avoit sur l'Anatomie étoient très bornées, & il y a apparence qu'il doit sa réputation à d'autres objets qu'à celui-ci. Ses ouvrages d'Anatomie sont remplis de définitions, de citations fades & puériles, de plagiats manifestes des ouvrages de Galien, mal digérés, mal cousus, mal arrangés; & ce qui met le comble à son ignorance en Anatomie, c'est la critique qu'il fait (a) contre Vesale, d'avoir nié l'existence des canaux pituitaires dans le corps de l'os sphénoïde. Son histoire du fœtus est aussi peu exacte que celle

(a) Meth. Anat. édit. Francof. 1594.

de l'adulte ; Capivaccio ne se contente pas d'ad[mettre] dans l'homme l'existence de la membrane a[rach]toïde ; mais il a la hardiesse d'en donner une [des]cription. Son traité est grossi par des explica[tions] antiques, surannées, & qu'on voit même avec p[eine] dans les livres de leur Auteur.

Je rendrai un témoigniage plus flatteur de [son] traité sur les marques de la virginité ; l'Auteur [pré]tend qu'il n'y a point de signe univoque qui ca[rac]térise cet état : ni le changement de voix, ni l'[exis]tence de l'hymen, ni l'effusion de sang, &c. ne [sont] point des preuves assez solides sur lesquelles on [puisse] compter pour établir un jugement certain. L'hym[en] qui est le signe le plus vraisemblable, n'est cep[en]dant rien moins que démonstratif de la virgin[ité];
» l'absence de l'hymen n'est point un signe certa[in]
» la défloration, ni la preuve de la virginité ;
» l'ouverture est un peu plus ample qu'à l'ord[inai]
» re, elle peut donner passage à la semence,
» au membre viril s'il n'est pas bien gros, & q[ue la]
» femme ait la vulve béante».

La lecture de son commentaire sur l'Anatom[ie est] insoutenable, l'Auteur a consacré à des définit[ions &] explications 186 pages in-fol. il faudroit se m[ettre] l'esprit à la torture pour y trouver quatre mots [u]tiles.

Dans son traité des maladies, on trouve des [dé]tails plus intéressans sur plusieurs objets de Chir[urg]gie, principalement sur les maladies des yeux.

Je n'ai rien trouvé de particulier dans le trait[é du] cautere.

1594.
THESAURUS.

Thesaurus (Camille), a publié un ouvrage [sur le] pouls, intitulé :

Pulsuum opus absolutissimum. Neapol. 1594, in[-fol.]

C'est d'après M. Douglas qu'on connoît cet ouv[ra]ge ; il manque dans les meilleures Bibliothèques.

MERCADO.

Mercado (Louis de), connu en latin sous le [nom] de *Mercatus*, étoit de Valladolid en Espagne d[ans la] vieille Castille. Il exerçoit & enseignoit dans [cette] Ville la Médecine avec beaucoup de célébrité, [lors]que Philippe II, Roi d'Espagne, l'appella à sa Co[ur] pour être son premier Médecin. Mercado eut soin santé pendant l'espace de vingt ans, il le traita & délivra de plusieurs maladies. Son Art fut cependant à la fin infructueux, la mort lui enleva son protecteur & son Roi, lorsqu'il étoit le plus occupé à le conserver. Philippe III qui hérita du trône de son pere, conserva Mercado dans sa place & l'honnora des mêmes faveurs. Ce Médecin s'acquit une si grande réputation dans toute l'Espagne, qu'on le regardoit publiquement comme le plus grand Praticien qui eût vécu dans cette contrée. L'Espagne le compte encore parmi les plus grands Médecins qu'elle ait produits. Ce grand homme mourut à l'âge de 86 ans d'une rétention d'urine causée par la pierre.

On a recueilli la plus grande partie de ses ouvrages en cinq volumes in-folio, &c. Voici ceux qui ont du rapport à la Chirurgie.

Consultationes morborum complicatorum & gravissimorum, operum Tomus quintus. Francof. 1614, in-fol.

On trouvera dans ses consultations Médicinales, quelques observations qui intéressent le Chirurgien. L'Auteur se servoit du cautere actuel pour faire l'opération de l'empieme (a), &c. &c. &c.

Institutiones Chirurgicæ in duos libros dissecta. Matriti, 1594, in-8°. Francof. 1619, in-fol.

Les institutions de Chirurgie forment une espece de précis de Chirurgie, dans lequel l'Auteur a parlé des maladies générales externes. Ce traité est dédié à ses Eléves: il est divisé en deux livres, dans le premier l'Auteur traite des tumeurs, des plaies & des ulceres; le second roule sur les topiques ou médicaments externes. Mercado en abuse, ainsi que la plupart des Auteurs de sa nation.

Institutiones ad usum corum qui luxatoriam exercent artem: ex hispanico in latinum sermonem vertit Carolus Piso. Francof. 1624, in-folio.

Ce livre contient les mêmes préceptes qu'Ambroise Paré a détaillés fort au long dans ses ouvrages: on y trouve à-peu-près les mêmes figures, mais elles sont encore plus mal gravées.

(a) Page 63, Consult. Médicin. Francof. 1614.

K iij

On trouvera dans ses ouvrages généraux de médecine, quelques remarques concernant la Chirurgie. L'Auteur blâme l'extraction d'une tumeur céreuse, en quelque partie qu'elle soit placée (a). livre appartient plutôt à l'Histoire de la Médecine qu'à celle de la Chirurgie ; c'est pourquoi je n'entrerai pas dans des détails ultérieurs.

LIBAVIUS. Libavius (André), né à Hall en Saxe, professa dans plusieurs Universités l'éloquence & la Médecine. Il s'est acquis une réputation immortelle parmi les Chymistes ; & mérite aussi la considération des Anatomistes ; il est un des premiers qui aient parlé de la transfusion. Il mourut en 1616 : il a laissé quelques ouvrages qui ont rapport à l'Anatomie & à la Chirurgie.

Tractatus duo physici ; prior de impostoria vulnerum per unguentum armarium sanatione Paracelsis usitata ; posterior de cruentatione cadaverum injusta de factorum præsente qui occidisse creditur. Francofurti 1594, in-8°.

Dans le premier ouvrage, Libavius prétend qu'on peut guérir les plaies d'un Soldat en frottant les armes qui les ont faites avec certaines plantes. Pour prouver son sentiment, il rapporte un nombre considérable d'observations puisées dans des Auteurs aussi crédules que lui.

Dans le second traité, Libavius indique certains tours de magie, pour connoître ceux qui ont assassiné un homme. Il prétend pouvoir distinguer au sang d'un homme mort s'il est suicide, &c. De tels ouvrages sont dignes de l'homme le plus superstitieux.

Appendix necessaria syntagmatis arcanorum chymicorum, contra Henningum Schennemannum. Francofurti 1615, in-fol.

Il veut qu'on tire le sang d'un jeune homme, en faisant une ouverture à une de ses arteres, & qu'on le fasse couler par le moyen d'un tuyau d'argent dans les veines d'un vieillard. *Adsit juvenis robustus sanguine spirituoso plenus, adsit & exhaustus viribus tenuis, macilentus, vix animam trahens. Magister*

(a) Pag. 534. Tom. III. Francof. 1610. in-fol.

ET DE LA CHIRURGIE. 147

XVI. Siecle.
1594.
LIBAVIUS.

habeat tubulos argenteos inter se congruentes, aperiat arteriam robusti & tubulum inserat, muniatque; & ægroti arteriam findat, & tubulum fœmineum ligat, & jam duos tubulos sibi mutuo applicet, & ex eo sanguis arterialis calens & spirituosus saliet, in ægrotum, unaque vitæ fontem afferet omnemque langorem pellet.

On ne peut plus douter d'après ce passage, que Libavius n'ait connu la transfusion, & je suis surpris que les Historiens en aient retardé la découverte jusqu'à la fin du dix-septieme siecle.

1595.
DULAURENS.

Voici l'histoire d'un homme qui s'est rendu célebre plutôt par les places qu'il a occupées, que par les ouvrages qui sont sortis de sa plume. Les contemporains se laissent quelquefois séduire par le titre des Auteurs, ou par la nouveauté des ouvrages qu'ils publient. La postérité seule est le vrai juge du mérite, elle met les Héros à la place qui leur convient, éleve ceux qui de leur vivant ont été abaissés, & dégrade ceux qu'on avoit sans raison couverts de gloire & d'honneur.

Dulaurens (André), naquit à Arles en Provence: il étoit allié à la famille des Castellans: il alla étudier en Médecine à Montpellier en 1585, & y prit le grade de Docteur après le terme de ses études. Gui Patin, dit que ce Médecin vint immédiatement après son Doctorat à Paris; qu'il y étudia sept ans en Médecine, que de-là il fut à Carcassonne pour exercer la Médecine, d'où il revint à Paris avec la Comtesse de Tonnere, à la recommandation de laquelle il fut fait Médecin du Roi, & Professeur Royal à Montpellier, contre les Statuts de l'Ecole; il ajoute qu'il eut besoin d'un Arrêt du Conseil & qu'il eût de la peine à faire enregistrer au Parlement de Toulouse: ces faits sont, dit M. Astruc, inventés par Gui Patin, qui se plaisoit à faire des contes sur les Médecins de Montpellier, plutôt qu'à rapporter avec exactitude l'histoire de leur vie.

En 1586 il obtint la Chaire de L. Joubert, qui étoit vacante par sa mort, & il fut instalé sans aucune opposition. Les deux premieres années de son Professorat, il dicta des traités en françois, l'un de

K iv

la goutte, l'autre de la lepre, & le troisieme de la vérole; Théophile Gelée les publia deux ans après. En 1600, quatorze ans après son installation à la Chaire de Professeur, Dulaurens fut appellé à la Cour pour y occuper la place de Médecin ordinaire; en 1603 il fut nommé premier Médecin de Marie de Médicis; il conserva la charge de Médecin ordinaire du Roi; il joignit à cette place celle de Chancellier de la Faculté de Montpellier, qui le nomma, quoi qu'absent, pour successeur de Jean Huchet, choisit pour remplir les devoirs de sa Chaire Jean Saporta, qui acquit par-là le titre de Vice-Chancellier. Saporta mourut en 1604: Dulaurens nomma pour lors, avec l'agrément de la même Faculté, Jean Varandé. Dulaurens s'acquit l'estime de toute la Cour; on dit que personne ne connoissoit mieux que lui les Grands, & les moyens qu'il faut employer pour leur plaire. En 1606 il fut nommé premier Médecin du Roi Henri IV; il succéda à Ribbis de la Rivière, avec qui il avoit été étroitement lié; il jouit peu de tems de cette place: il mourut en 1609, le 16 du mois d'Août, environ trois ans après sa nomination.

Il eut occasion pendant son séjour à la Cour de rendre quelques services à la Faculté de Montpellier; on peut consulter l'Histoire de cette Faculté par feu M. Astruc.

Dulaurens est l'Auteur de plusieurs ouvrages dont voici les titres:

Historia Anatomica humani corporis & singularum ejus partium, multis controversiis & observationibus novis illustrata. Francof. 1595 (a), 1600. fol. min. 1602, in-8°. 1615, in-8°. 1616, in-8°. Paris 1600. fol. mag. & eodem anno; fol. min. Cet ouvrage a été traduit en François par Théophile Gelée, Médecin de Dieppe. Paris, 1639, grand in-folio. Hanov. 1601, in-8°. *Lugd.* 1605; sans planches.

Opera omnia Anatomica medica. Francof. 1627, in-fol. *Gallice.* Paris 1646; fol. Rouen 1660, in-fol.

(a) Haller, Meth. stud. pag. 1077.

ET DE LA CHIRURGIE. 149

Discours de la conservation de la vûe. Rouen 1600, *12. ibid.* 1615, *in-*12.

XVI. Siecle.

1595.

DULAURENS.

De mirabili strumas sanandi vi, solis Galliæ regibus concessâ, liber I. & de strumarum natura, differentiis, curatione quæ fit arte medica, Liber. Parisiis, 1609, in-8°.

Apologia pro Galeno, & impugnatio nova ac falsa demonstrationis de communicatione vasorum cordis in fœtu. Turonis 1593, in-8°.

L'Anatomie de Dulaurens est divisée en douze livres: dans le premier il expose la dignité de l'homme, l'excellence, l'utilité, la nécessité de l'Anatomie, & les préceptes généraux de l'Art Anatomique: il dit à ce sujet que l'homme est le plus bel ouvrage qui soit sorti des mains du Créateur, & que c'est avec raison que les anciens, & sur-tout les Prêtres Egyptiens, l'ont appellé *animal divin*, merveille des merveilles, chef-d'œuvre de la nature, & miroir de la Divinité: les Payens comparent, dit-il, les diverses parties de son corps au diverses parties de l'univers (*a*), sa tête à l'Etre Suprême, sa poitrine au Soleil, son ventre à la Lune, sa moëlle allongée à la faculté humide de la Lune, ses parties génitales à la puissance de Vénus, son foie au bénin Jupiter, la vésicule de son fiel à l'embrasement & à la fureur de Mars, sa rate à l'étoile froide & maligne de Saturne; enfin ils comparent ses diverses humeurs aux élémens; par exemple, la bile au feu, le sang à l'air, la pituite à l'eau, & la mélancolie à la terre; ils comparent aussi les divers changemens & effets qui se passent dans ses organes aux météores; par exemple, les suffusions des yeux rouges & enflammés aux éclairs flamboyans, les rugissemens, bruits & grondemens des intestins, ainsi que les rots du ventricule, les sifflemens & tintemens d'oreilles, aux vents & aux orages; les humeurs qui distillent dans la gorge, la trachée-artere & la poitrine, à la pluie; les crachats épais & ronds à la grêle, les larmes à la rosée; les mouvemens convulsifs & les palpitations aux tremblemens de terre; il finit enfin par comparer les pierres des reins & de la vessie aux substances fossilles & minérales, &c. Cette ridicule analo-

XVI. Siecle.
1594.
Dulaurens.

gie (a) a été adoptée du plus grand nombre des Anatomistes qui lui ont succédé, plusieurs ont même ajouté foi à ces sotises; c'est ce qui me fait entrer dans des détails, que je rougirois de rapporter sans ces raisons. A l'égard de l'utilité & nécessité de l'Anatomie; il dit qu'elle a fait l'occupation des plus grands hommes, & qu'elle est essentiellement nécessaire aux Chirurgiens & Médecins principalement, & en général à tous les hommes; parce qu'elle conduit à la connoissance de Dieu & de soi-même. Quant aux préceptes généraux de l'Art Anatomique; il conseille la dissection des cadavres, celle des animaux vivants & morts; il recommande l'examen des planches, les cours de démonstrations, & la lecture des Auteurs.

Dans le second livre Dulaurens fait l'histoire des os; la premiere proposition est, que toutes les parties du corps humain sont formées & nourries par la semence; la seconde, que les os sont engendrés de sa partie la plus grossiere; la troisieme, que les os sont sans aucuns sentimens, tant à l'intérieur qu'à l'extérieur; & la quatrieme enfin, est que les trous de l'os éthmoïde servent à donner passage à l'air dans le cerveau, qu'il prétend être très essentiel à la formation & action des esprits animaux. Voilà une erreur que Fallope a déja combatue, & qui reparoît au préjudice de l'Art.

Dans le troisieme livre il parle des fibres, membranes, cartilages & ligaments; cet Auteur pense 1°. que les cartilages sont produits d'une partie de la semence moins grossiere que celle qui forme les os; que les ligamens le sont d'une encore moins grossiere, mais plus lente & plus ductile, & les membranes enfin d'une autre portion plus ténue & plus souple que celle des cartilages & ligamens; 2°. que le dévelopement des parties subtiles & déliées de la semence donnent aux parties la blancheur : 3°. Il attribue aux membranes l'organe immédiat du toucher, &c. Presque tous les Anatomistes qui l'avoient précédé avoient attribué aux nerfs cette sensation.

(a) Pag. 4.

ET DE LA CHIRURGIE. 151

Dans le quatrieme livre il traite des vaisseaux sanguins & nerveux; cette exposition Anatomique est au-dessous de celle de Fernel; l'Auteur l'a cité précedemment pour une chose ridicule; il n'a fait aucun usage des découvertes d'Eustache & de Fallope; voici tout ce qu'il dit de plus particulier à ce sujet: 1°. Que tous les vaisseaux sanguins & nerveux sont formés de la partie la plus ductile de la semence: 2°. que les veines tirent leur origine du foie: 3°. qu'elles n'ont qu'une simple tunique, à la différence des arteres qui en ont deux: 4°. que les vaisseaux courts servent à verser dans le fond & l'orifice supérieur du ventricule une liqueur aigre & acerbe capable de réveiller l'appétit. Il avoit des idées fort grossieres sur la sanguification, voici comme il s'explique; la portion la plus subtile du chyle est pompée, préparée, enfin transportée par les veines du mésentere au tronc & racines de la veine-porte; elle enfile ensuite les divers rameaux dont le parenchime du foie est tissu, & delà étant plus déliée & plus atténuée, elle exude facilement à travers les tuniques des veines, coule à travers la substance de ce viscere, y prend la couleur rouge, & enfin est portée au moyen des vaisseaux absorbans & des anastomoses, aux racines de la veine-cave, & de-là à son tronc qui la divise dans les rameaux pour la répandre dans toutes les parties. De plus, il assure que le chyle va des intestins au foie, & qu'il revient de tems en tems du foie aux intestins, lorsqu'il est changé en sang suivant le besoin de la nature.

Dans le cinquieme livre il traite des muscles & des glandes: selon lui les muscles sont les organes des mouvemens volontaires seulement. En parlant des muscles inspirateurs; il met au nombre de ceux-ci les obliques externes du bas-ventre: quant aux glandes il croit que ce sont de vraies éponges dont les unes ont l'usage de soutenir les principaux vaisseaux & les garantir de toute compression, les autres de préparer quelques humeurs essentielles; les autres enfin d'absorber les humeurs superflues, & de servir d'émonctoires à tout le corps. Mais ce ne se-

XVI. Siecle.
1594.
DULAURENS.

roit rien s'il ne s'égaroit que sur les usages; il perd de vue les descriptions, il pille le plus mauvais des Auteurs & laisse le bon.

Dans le sixieme livre Dulaurens décrit les parties consacrées à la nutrition, ainsi que des enveloppes générales du corps; la peau, selon lui, est engendrée de la semence & du sang unis ensemble. Quant à son usage: la peau a deux actions, la premiere, l'animale qu'elle a de commune avec tout le corps; & la seconde, la nutritive qui est aidée & facilitée par les facultés attractrices, c'est-à-dire, qui attire les alimens, la rétentrice qui les retient, la concoctrice qui les cuit & digere, enfin l'expultrice qui pousse au-dehors les excrémens.

Les Anatomistes les plus médiocres de son tems avoient senti le ridicule de ces explications, les avoient proscrites ignominieusement & leur avoient substitué des descriptions tirées pour la plupart du cadavre; mais le bien est passager, & naturellement l'on aime les explications. Dulaurens a fait le plus grand mal à l'Anatomie par celles qu'il a mises au jour.

L'Auteur attribue au foie trois usages différens; (a) le premier est de produire la sanguification; le second, de séparer du sang trois especes d'humeurs excrémentitielles; l'une subtile & aërée, dite bile; la seconde, grossiere & plus terrestre, semblable à la lie du vin, que l'on nomme mélancholique; la troisieme, aqueuse & séreuse, qui est la matiere des urines & des sueurs: la premiere, suivant lui, étant la plus âcre & la plus active, est la premiere séparée: la seconde, comme plus grossiere, se pare ensuite, & est portée du foie à la rate pour s'y perfectionner par le rameau splénique; & la troisieme vient après, & suit les routes que la nature lui a tracées: quant à la rate, il lui attribue l'usage de préparer le suc mélancholique que le foie lui envoie, & qui doit servir à la digestion & exciter l'appétit; il dit aussi qu'elle sert à dépurer

---

(a) Livre VI. pag. 32 & 33.

le sang de sa lie, & de ses parties hétérogênes, au moyen des arteres émulgentes & cutanées.

Dans le septieme livre il fait l'histoire des parties génitales de l'homme & de la femme; il cite à ce sujet deux observations qui ont fait du bruit: la premiere est que les vaisseaux éjaculatoires des femmes (a), après être parvenus à la matrice, se divisent en deux rameaux, desquels le plus gros & le plus court est porté aux cornes de la matrice; l'autre, plus étroit, mais plus long, se termine au commencement du col de la matrice: c'est par le premier, dit-il, que les femmes non enceintes font éjaculation de leur semence au fond de la matrice; & c'est par le dernier que celles qui sont enceintes lancent vers le col de la matrice. La nature se sert de cet expédient pour une bonne raison; c'est pour éviter l'éjaculation de la semence dans le fond de la matrice chez les femmes enceintes lorsqu'elles approchent de leurs maris; parceque ne pouvant en sortir, elle ne manqueroit pas de s'y corrompre, & de causer des accidens fâcheux: ce conduit, dit l'Auteur, donne passage dans le coït à la semence de l'homme; il est presque imperceptible chez les filles, & même chez les femmes qui ne sont point grosses; mais il est très apparent chez celles qui sont enceintes. C'est en admettant l'existence de ce canal, que l'on explique pourquoi les femmes grosses ressentent plus de plaisir en l'acte que celles qui ne le sont pas; en voilà la raison; plus une partie est étendue & délicate, plus elle présente de surfaces, & plus elle est sensible à l'action des corps qui la frottent & l'irritent: or ce dernier conduit est plus étendu, c'est-à-dire, plus long, & est en même temps d'une délicatesse & d'un sentiment plus exquis que le premier; donc le conduit dont il est question doit recevoir plus d'impression du corps qui le frote que l'autre; & comme le corps qui frotte ici est la semence, & que la semence est pleine d'esprits très actifs, il doit s'ensuivre une plus grande sensation, un plus grand chatouillement, par conséquent plus de plaisir & de volupté. Est-il rien de plus puéril?

XVI. siecle.
1574.
DULAURENS.

(a) Livre VII. pag. 157.

XVI. Siecle.
1594.
DULAURENS.

Les parois de la matrice sont très minces chez les vierges, plus épaisses chez celles qui sont réglées, & encore plus fermes & plus épaisses chez celles qui ont eu des enfans, & enfin chez les femmes grosses; au lieu d'être membraneuse, elle est presque toute charnue, caverneuse, & semblable à une éponge, afin de pouvoir contenir plus de sang & d'esprits pour la la nourriture de l'enfant. Notre Auteur auroit parlé plus savamment sur cet objet, s'il eût profité des travaux d'Arantius.

Dans le huitieme livre il fait l'histoire du fœtus, & expose les principes de la generation, la conformation, la nutrition, la vie & le mouvement, d'après Hippocrate (a); il y a ajouté quelques reflexions. La semence, dit-il, une fois lancée du fond de la matrice, l'esprit dont elle petille se developpe de plus en plus; il dilate & agite toutes les parties rameuses où il est renfermé, ensuite comme un vaillant & savant architecte, il entreprend la construction du corps de l'enfant; il commence par se mettre à couvert en se formant les deux membranes connues sous le nom de *chorion* & *amnios*, après quoi il trace & crayonne légerement & d'un seul trait toutes les parties de l'embrion. Entraîné par le penchant de tout expliquer, il falloit donner une théorie sur les monstres (b); Dulaurens les fait dépendre de plusieurs causes: par exemple, du vice de la semence, de la chaleur trop grande ou trop petite des organes qui lancent la semence ou qui la reçoivent; de la mauvaise conformation de la matrice, &c. voilà ce qu'il dit à ce sujet; si la semence est en petite quantité, elle produit des monstres defectueux en grandeur & en nombre; si elle est trop abondante, elle donne des monstres à deux têtes, à quatre bras, &c. si elle est mêlée de plusieurs autres semences, elle produit des monstres qui tiennent de diverses espéces, comme on l'a vu arriver dans plusieurs endroits infectés de sodomistes & de gens qui se mêlent aux bêtes.

Il attribue aussi à l'imagination vive des meres

(a) Livre VIII. pag. 404.
(b) Livre VIII. pag. 397 & 398.

la production des monstres, & les marques qu'ont les enfans en venant au monde; il cite à ce sujet plusieurs exemples qu'il croit autoriser son sentiment; entr'autres celui d'une femme qui accoucha d'une fille toute couverte de poils de chameaux, pour avoir eu trop long-temps devant ses yeux l'image de Saint Jean-Baptiste. De telles assertions démontrent l'esprit crédule & superstitieux.

En traitant du fœtus (a), il dit que la veine ombilicale est un des rameaux de la veine-porte; que les deux arteres viennent des arteres iliaques, & l'ouraque du fond de la vessie; il assure outre cela que l'on a trouvé en des personnes, même âgées, la veine ombilicale lâche & ouverte. Ces faits ne lui appartiennent pas; ils se trouvent dans Arantius.

L'accouchement peut être troublé par plusieurs causes. Lorsqu'il ne peut se faire par les voies ordinaires, il faut en venir à l'opération césarienne; notre Auteur assure qu'elle n'est pas mortelle comme on l'avoit pensé, & qu'en conséquence on doit la faire sans crainte dans des cas pressans. L'Auteur se fait dans cet ouvrage des questions ridicules; il recherche si le cerveau a donné la figure au crâne, ou si le crâne donne la figure au cerveau. S'il eût eu l'esprit moins crédule, il ne se seroit pas fait de si sottes demandes.

Dans le neuvieme livre, l'Auteur décrit les parties vitales; il dit, 1°. en parlant du cœur, que les plaies qui y surviennent ne sont pas ordinairement mortelles, pourvu toutefois qu'il n'y ait pas un trop grand délabrement (a): j'ai fait, dit-il, des expériences à ce sujet sur des animaux; j'ai blessé le cœur aux uns & l'ai enlevé aux autres, & j'ai vu les premiers guérir en peu de temps, & les derniers courir & vivre encore quelque temps, & par-là j'ai découvert la fausseté du systême de Galien, & autres Médecins & Philosophes, qui étoit que l'animal ne peut mourir que le cœur ne cesse premierement de faire ses fonctions. 2°. Dulaurens prétend que l'eau qui coula du côté de Jesus-Christ, vint du péricarde.

(a) Livre VIII. pag. 407.
(b) Livre IX. pag. 493.

Rondelet, dans son livre *de morbis dignoscendis*, avoit déja avancé ce fait. Il dit qu'il se forme tout autour du cœur une grande quantité de graisse d'une nature particuliere, qui sert à faciliter ses mouvemens. Vésale a démontré que cette graisse étoit conforme en tout à celle des autres parties.

Dulaurens pousse plus loin ses rêveries, il assure que la veine artérieuse, sert à porter le sang & les esprits vitaux des poumons au cœur. Si Dulaurens eût lu les ouvrages de Servet, de Columbus, de Vassæus, de Cesalpin, & de nombre d'autres qui les ont copiés, il n'eût pas tenu un langage si erroné. Est-il possible que le vrai ait tant d'obstacles à se manifester, & que l'erreur se perpétue d'âge en âge, quelques efforts que les vrais savans fassent pour la détruire. André du Laurens fait revivre parmi ses opinions fabuleuses, les puérilités de Galien, & ne parle point des objets intéressans qu'on lit dans les écrits de ce grand homme.

Il dit vrai lorsqu'il assure que les humeurs épanchées dans la poitrine, soit dans l'hydropisie, soit dans l'empiême, se font jour ordinairement, si l'on attend, par les reins, & sortent mêlées aux urines, & que l'on doit compter beaucoup sur cette voie.

A l'égard des abcès du cœur, notre Auteur cite un exemple bien surprenant ; c'est la mort subite de quelques personnes, & entr'autres d'un Ambassadeur du Grand Duc de Toscane, occasionnée par un abcès qui s'étoit formé, selon lui, tout à coup au cœur, & qui avoit dilaté ses oreillettes & ses ventricules au point que le viscere remplissoit toute la capacité de la poitrine ; il y avoit trois à quatre livres de sang de ramassé dans ses cavités ; l'extrémité de la veine-cave étoit rompue, les petites valvules triangulaires déchirées, enfin le diametre de l'artere aorte étoit si augmenté qu'il égaloit celui du bras.

Son sentiment sur la respiration est en tout semblable à celui des anciens, & il n'a nullement fait usage des écrits des modernes. L'air en entrant dans les poumons, produit deux effets ; le premier est de tempérer la chaleur du cœur, qui sans cela deviendroit trop violente ; & le dernier de se mêler au sang de cet organe pour le subtiliser & former esprit animal & vital. 2°. L'air en sortant de la poitrine, entraîne avec lui les vapeurs fuligineuses qui s'en séparent.

Dans le dixieme livre, du Laurens parle des organes des sens: 1°. Il croit que le cristallin est l'organe immediat de la vue; 2°. Que le nerf optique n'a d'autre usage que celui de distribuer à l'œil les esprits; 3°. Enfin que la vue se fait par réception, & non par émission, en recevant les rayons de lumiere qui émanent des corps; cette réflexion est juste. Il ne dit rien de particulier sur l'ouïe, il savoit que le conduit qui communique de la partie interne de l'oreille dans la bouche, ou la trompe d'Eustache, servoit à renouveller l'air intérieur, & à lui donner passage toutes les fois que l'air extérieur est agité avec violence. Il n'a point rendu justice aux Auteurs qui ont fait des découvertes dans cet organe; l'Auteur n'a cité ni Carpi, ni Ingrassias, ni Eustache, ni Fallope, quoique dans d'autres endroits de ses ouvrages il les ait nommés plusieurs fois pour les critiquer.

Peu instruit des recherches & des travaux des Anatomistes sur les nerfs olfactifs, il n'a parlé que des éminences mamillaires (a); il a admis les canaux auxquels les anciens attribuoient l'usage de porter la pituite du cerveau dans le nez, & que Massa a réfutés victorieusement.

L'histoire des articulations forme le dernier livre des œuvres de du Laurens; l'Auteur a suivi Galien dans la plupart de ses détails: du Laurens est tombé dans d'autres inconvéniens; il s'est approprié des découvertes qui ne lui appartiennent pas; il prétend être le premier qui ait vu que la moëlle épiniere finissoit à la premiere vertebre lombaire, & qu'elle dégénéroit en un paquet de nerfs qui forment une espece de queue de cheval, Colombus avoit déja fait cette remarque. Dulaurens assure d'un ton ferme & hardi, qu'avant lui on n'avoit pas vu les vaisseaux spermatiques qui aboutissent au col de l'uté-

(a) Pag. 148.
Tome II.   L

rus; cependant Hérophile (a) les avoit observés, Fernel les avoit aussi décrits d'une maniere fort claire. Le trou ovale & le canal étoient connus de Galien qui en a donné une description fort exacte; Vesale en avoit aussi parlé en homme instruit. Botal avoit écrit sur cet objet, à la vérité d'une maniere peu satifaisante, mais il en avoit assez dit pour empêcher du Laurens de s'approprier cette découverte.

Mais notre Auteur a porté plus loin son amour propre; il a prétendu avoir le premier connu les anastomoses de la veine-porte avec la veine-cave: il ne connoissoit point apparemment les ouvrages d'Arantius, de Picolhomini, & de plusieurs autres, dont j'ai déja parlé dans cette histoire. M. Morgagni a relevé de cette faute (b); je le releverai d'une autre non moins grossiere; c'est d'avoir nié que les veines eussent des valvules (c).

Les planches qu'on trouve dans ses ouvrages ne lui appartiennent pas, quoiqu'elles lui aient mérité une certaine réputation; le plus grand nombre se trouve dans les ouvrages de Vesale: la premiere qui représente un squelete, appartient à Ingrassias; celles où les os des fœtus sont représentés, se trouvent dans les ouvrages de Coiter; il a emprunté de Varole plusieurs particularités sur le cerveau, & les figures sur les anostomoses de la veine-porte avec la veine-cave des Auteurs déja cités, &c. Les mêmes figures qui représentent la moëlle épiniere lui appartiennent; mais elles sont défectueuses à plusieurs égards. Les nerfs qui forment les plexus lombaires & sacrés, n'ont pas dans le canal spinal la figure de la queue de cheval, telle que du Laurens l'a peinte; ils forment un nombre prodigieux de rameaux divergens qui aboutissent par leur extrémité supérieure à la moëlle épiniere, & de l'autre sortent par les trous de conjugaison des vertebres ou de l'os sacrum, &c.

Du Laurens a nié l'existence de plusieurs

(a) Galenus, lib. 2. de semine.
(b) Epistola Anat. pag. 365.
(c) Pag. 219.

ET DE LA CHIRURGIE. 159

qui exiſtent, & en a admis pluſieurs qui ſont des XVI. Siecle.
contres de raiſons. Il ne croit pas à l'hymen (a); il 1595.
regarde l'ouraque comme un canal (b), admet le DULAURENS.
panicule charnu (c): ſelon lui, le péritoine eſt
percé par en haut, par en bas, & par-devant (d),
&c. Malgré l'obſervation de pluſieurs grands hommes,
Avicenne & Pineau qui avoient admis l'écartement
des os du baſſin pendant l'accouchement, du Laurens en a nié la poſſibilité, & a oppoſé des raiſons
futiles aux faits les plus conſtatés.

Ses diſſertations ſur les écrouelles, ſur la conſer-
vation de la vue, ſur la goutte, ſur la lépre & ſur
la vérole, ne contiennent rien de particulier, & ſont
faſtidieuſes à lire.

Dans ſa diſſertation à M. Pietre, *pro Galeno*,
l'Auteur prétend que le trou ovale & le canal artériel ſont plutôt faits pour la nourriture du poumon
que pour celle du cœur, &c. &c.

Je conclus d'après cet extrait, que M. André du
Laurens n'a nullement été digne de la réputation
dont il a joui; & j'oſe aſſurer que non ſeulement
il n'a pas fait en Anatomie le bien qu'il eût pu faire
en donnant une ſimple compilation, mais encore qu'il
a retardé les progrès par le goût de ſyſtême qu'il
a inſpiré à la plupart des Anatomiſtes qui lui ont
ſuccédé.

Sammichelleus (Nicolas) mérite une place hono- SAMMICHEL-
rable dans notre hiſtoire par la découverte qu'il a LEUS.
faite de la veine bronchique. Fabrice d'Aquapendente lui donna ſon approbation en 1568. La deſcription qu'il en donne eſt cependant peu exacte;
il prétendoit qu'elle étoit placée entre le cœur &
la veine-cave; qu'elle étoit fort groſſe, & qu'elle
alloit du diaphragme au cœur.

Zapata (Jean-Baptiſte), Médecin célebre de ZAPATA.
Rome, &c. a écrit en italien un ouvrage de Chirurgie qui a pour titre:

(a) Pag. 356, 364, 365.
(b) Pag. 406.
(c) Pag. 275.
(d) Pag. 285.
(e) Pag. 449.

L ij

Secreti vari di Medicina e di Chirurgia. Venet. 1595, in-8°. Th. 1618, 1677, in-8°. Il a été traduit sous le titre suivant.

Mirabilia sive secreta Medico Chirurgica denuo inventa, ad sanandos omnes humani corporis affectus, ex italico idiomate, nunc primum in latinum versa, & annotationibus fœcundissimis, ad genium seculi accommodatis illustrata, ut præter multas observationes & experimenta curiosa, totam fere atque novam Physicam ex constantissimo ignis principio stabilitatam, constituant. Ulmæ 1696, in-8°.

Cet ouvrage est fort rare, & manque dans les meilleures bibliotheques de Paris.

COSTÆUS. Costæus (Jean), Médecin françois, fut premier Professeur en Médecine dans l'Université de Turin. Sa réputation le fit appeller à Boulogne pour y occuper une place pareille : il en remplit dignement les fonctions jusqu'à l'an 1603 qu'il mourut. Il laissa un fils Jean-François Costæus qui fut dans la suite Professeur en droit & en Médecine.

Nous avons de Jean Costæus divers ouvrages de Médecine. Voici ceux qui concernent l'Anatomie ou la Chirurgie.

Annotationes in Avicennæ canonem, cum novis alicubi observationibus, &c. Venet. 1595, in-fol.

Miscellanearum dissertationum, decas prima. Patav. 1685, in-12.

Joannis Baptistæ Montani in Galeni lib. de elementis, de naturâ humanâ, de atrâ bile, de temperamentis, comm. edidit. Hannoviæ 1595, in-8°.

Disquisitionum physiologicarum in primam primi canonis Avic. sect. libri sex. Bononiæ 1589, in-4°.

Dans tous ces ouvrages, Costæus recherche l'origine des connoissances anatomiques, pour attribuer la gloire des découvertes aux anciens, principalement à Avicenne.

De humani conceptûs, formationis, motûs & partûs tempore. Bononiæ 1596, 1604, in-4°.

La plupart des détails de cet ouvrage sont contenus dans celui de Rhodion.

De igneis Medicinæ præsidiis, libri duo. Venet. 1595, in-4°.

L'Auteur rapporte dans cet ouvrage plusieurs observations de maladies guéries par l'usage du feu. Il a puisé dans les écrits de Prosper Alpin & de Cappivaccio.

XVI. Siecle.
1595.

Hierovius (Barthelemi), Médecin, a publié un ouvrage sur la Chirurgie, qui a pour titre :

HIEROVIUS.

Methodus Chirurgica docens, summâ facilitate & brevitate, rationem curandi apostemata, vulnera & ulcera. Francof. 1595, in-8°.

L'Auteur, dans cet ouvrage, donne la description d'un grand nombre de formules ; son traitement est compliqué.

Weinrichius (Martin), Médecin célebre de Breslau, a été l'éditeur de plusieurs ouvrages, & a composé les deux suivans qui sont du ressort de l'Anatomie.

WEINRICHIUS.

Commentarius de monstris. In quo essentia, differentiæ, causa, & affectiones mirabilium animalium explicantur. Uratislaviæ 1595, in-8°.

Problemata physico medica ex Johanne Bapt. Montano. Witteberga 1590, in-8°.

Siegfried (Jean) a été l'éditeur des ouvrages suivans, & y a ajouté quelques réflexions de peu de conséquence.

SIEGFRIED.

Gabr. Fallopii observationes anatomicas digestas & illustratas edidit.

Disputationes Anatomicæ XXIII. Helmstadii ab anno 1595 ad 1602, in-4°. Galeni librum de ossibus ad Tyrones.

Ferrata (Gabriel), Chirurgien de Milan, publia en italien un traité de Chirurgie.

1569.
FERRARA.

Nuova silva di Chirurgia. Venet. 1596, in-8°.

Cet ouvrage a été traduit en latin par Uffenbach, Médecin, sous le titre,

Sylva Chirurgia in tres libros divisa. Francofurti 1625.

Dans le premier livre, l'Auteur donne un grand nombre d'observations, & à chacune d'elles il ajoute une description complette de la maladie. Ainsi dans l'observation seconde, où il traite d'une plaie à la tête, il recommande l'opération du trépan, & la décrit fort au long. Dans la sixieme observation il traite

L iij

des plaies à la poitrine; il veut que le Chirurgien sonde pour connoître la profondeur de la plaie, il ordonne plusieurs emplâtres défensifs. Il distingue les plaies au poumon en quatre espèces qui ne different que par leur intensité, & recommande la saignée & les injections. Il est grand partisan des sutures. Pour l'opération du cancer, il se sert d'aiguilles & de rasoir (a), & recommande dans les hernies de cautériser l'ouverture qui a donné passage aux viscères déplacés (b), &c. Dans la seconde partie de cet ouvrage, on trouve la description de plusieurs instrumens que l'Auteur a imaginés; il y en a beaucoup qui sont relatifs au traitement des dents; il y en a d'autres pour presque toutes les opérations.

La troisième partie contient les moyens de préparer les remedes dont on a besoin en Chirurgie. Ferrari ajoutoit beaucoup de foi aux remedes chymiques; il en a décrit un grand nombre: il a fait représenter les instrumens dont il s'est servi pour les préparer; ils sont fort singuliers; un Chymiste les trouvera curieux, s'il ne les trouve utiles.

Lowe (Pierre), Chirurgien de Paris & de Henri IV, a publié un ouvrage que M. de Haller annonce sous le titre suivant.

In the faculty of Chirurgie at Paris, Chir. to Henry IV, easy certain and present method to cure and prevent the spanish sickness. Lond. 1596.

A discorrse of the whole arte of surgeris Londini 1612, 1634, in-4°.

On trouve dans cet ouvrage quelques détails Anatomiques.

Josteriis (Josteriis de).

Admirationes Medicæ, doctrina Galeni, necnon & aliorum auctorum; scilicet de usu vesicantium promiscuè in morbis omnibus; de cucurbitulis affigendis importunè; de venæ sectionis omissione; de purgationis incongrua; de victus ratione monstrosa. Venet. 1596, in-4°.

Boscus (Hippolite), Philosophe & Médecin, & Chirurgien de Ferrare, fut Professeur public de Mé-

---

(a) Pag. 39. édit 1625.
(b) Pag. 56.

, & fleurit vers la fin du seizieme siecle. Il est l'Auteur d'un ouvrage d'Anatomie & de deux de Chirurgie, qui ont pour titre:

XVI. Siecle.
1596.
Boscus.

De facultate Anatomica per breves lectiones cum quibusdam observationibus. Ferrariæ 1600, in-4°.

De vulneribus à bellico fulmine illatis. 1596, 1603, in-4°.

De læsione motûs digitorum, & macie brachii sinistri, consilium. Extat eo in opere, quod Josephus Lanten Bachius collegit & edidit. Francof. 1605, in-4°. page 327.

Le livre d'Anatomie est divisé en huit leçons. L'Auteur a donné un léger extrait de cette science, en général peu intéressant: ce que j'y trouve de plus remarquable, c'est d'avoir combattu l'usage des machines dans le traitement des luxations. Il prétend que par les mains seules on peut réduire les luxations: *facile absque scalâ atque instrumento sed solis manibus optimam & validam molliendo extensionem optime componere luxatum os poterit* (a).

Son traité de plaies d'armes à feu contient peu de préceptes utiles. Boscus regardoit la brûlure comme le principal accident qu'elles produisent.

Dans le traité sur les vices du mouvement des doigts, on y trouve l'histoire d'une atrophie singuliere.

Scacchi (Durans) de Fabriano dans la Marche d'Ancone, a publié un ouvrage de Chirurgie, qui a pour titre:

SCACCHI.

Subsidium Medicinæ. In quo, quantum docta manus præstat ad immanes morbos evellendos, mirum in modum elucescit. Urbini 1596, in-4°.

Meurerus (Christophe) naquit à Leipsic en 1558 de Wolfangus Meurer, Professeur en Médecine. En 1582 il passa Maître ès Arts dans sa patrie, & environ six mois après il fut fait Professeur en Mathématiques. En 1592 il fut reçu Docteur en Médecine, & en 1594 il obtint la place de Médecin des hôpitaux, & mourut dans sa patrie à l'âge de cinquante-huit ans en 1616.

MEURERUS.

Nous avons de lui,

(a) Pag. 71. édit. 1600.

L iv

De Anatomia oratio. Lipsiæ 1596, in-4°.

L'Auteur a recherché dans cette dissertation l'origine de l'Anatomie, & y a prouvé que cette partie étoit une des plus curieuses & des plus intéressantes à savoir. Cette dissertation est assez bien écrite.

SEGARRA. Segarra (Jacques Jaime), Médecin Espagnol, naquit à Alicant dans le Royaume de Valence. Il fut Docteur en Médecine dans la capitale, & dans les suites y professa cette science. Il avoit de grandes connoissances dans son art, & il possédoit la plupart des langues étrangeres. Le grec fut sa langue favorite.

Commentarii physiologici complectentes ea quæ ad partem medicam physiologiæ pertinet; ad Hippocratem de natura humana, & Galenum de temperamentis. Valentiæ 1596 & 1598, in-fol.

CASMANNUS. Casmannus (Otto).

Antropologia, hoc est fabrica humani corporis methodice descripta. Hannov. 1596. *Francof.* 1607.

KYNALOCHUS. Kynalochus (David), Ecossois, a été célebre dans sa patrie.

De hominis procreatione liber 1. *De Anatome, morbis internis liber* 2. *Extat parte* 2. *Deliciarum poeticarum Scotorum. Paris.* 1590, in-4°. *Amstelod.* 1637, in-12.

Cet ouvrage est fort rare ; il est écrit en vers hexametres ; l'Auteur y donne d'abord une description succinte des parties de la génération. Il connoissoit la structure des vésicules séminales, & leurs vrais usages.

    . . . . *cervici vesicæ capsula duplex*
    Assistit, thalamis pulchrè distincta pusillis
    Quot thalami turgent generoso semine, dulcem
    Ambrosia toties cythæream & nectare pasces.
    Inde fit ut certis animantia cætera tantum
    Temporibus . . . . omni
    Tempore solus homo pulchræ quæ præstat amicæ
    Inveniat, tacitisque possit excludere cellis
    Semina, (*a*)

(*a*) Pag. 5. B.

Selon Kynalochus, l'hymen se trouve fort rarement; il dit ne l'avoir jamais vu.

   . . . Non quod tenuis membranula graiis
Credita hymen, primo coitu disrupta dehiscat.
   . . . Nulla mihi conspecta (a).

Après la description des parties de la génération, l'Auteur expose son système sur la génération; il croit aux œufs; il décrit les parties de l'embrion; il prétend que le cœur est formé d'une bulle, & qu'il commence à battre dès que le corps se vivifie (b). Kynalochus cite du Laurens à ce sujet. Il croyoit avec lui que le septum du cœur étoit percé : il s'exprime ainsi.

   Interius geminis cellis illustre, diruptum est
   Septo : quod quanquam solidum densumque meatus
   obtinuit tamen exiles, queis portio massæ
   Sanguineæ tenuis, tanquam colata resudat
   E dextra in lævam.

C'est ce qui s'appelle dire des sottises avec éloquence. Vésale avoit dit la vérité en prose; mais puisque notre Auteur vouloit versifier, il eût pû profiter des vers de Ligæus.

Kynalochus continue ensuite : il prétend que les extrémités sont les dernieres parties qui se forment, & que l'épine est une des parties osseuses qui est la plutôt développée, &c. Cet ouvrage peut être consulté avec fruit, & la lecture en est très agréable.

Taliacot, Tagliacuerso (Gaspard), Médecin célebre de Boulogne, qui a professé l'Anatomie & la Chirurgie dans cette Ville, s'est rendu très fameux per son ouvrage, dans lequel il enseigne la méthode de réparer le nez & les oreilles. Après un long exercice de son art, Taliacot mourut à Boulogne le 7 Novembre 1553 : il fut enterré dans l'Eglise des Religieux de Saint Jean-Baptiste. La Faculté de Médecine de Boulogne fit graver en son honneur,

(a) Pag. 7. B.
(a) Pag. 14. B.

dans une des salles des Ecoles, l'inscription suivante.

D. O. M.

Gaspari Taliacotio Civi Bononiensi,
Philosopho ac Medico ætatis nostræ celeberrimo,
Cùm universam humani corporis Anatomen in doctissimorum virorum frequentissimo conventu publicè administratam, facundiâ, methodo ac doctrinâ admirabili explicarit; ejusque incompertas adhuc partes in lucem prodierit; animi grati & perpetuæ memoriæ ergo:
Lect. Medicique PP.
Ordinariæ Anatomes ab illo administratæ Monumentum.

L'on voit dans l'amphithéâtre de cette Faculté la statue de Taliacot qui tient un nez d'une main (a). Quarante-quatre ans après sa mort on fit imprimer sous son nom un ouvrage intitulé:

De curtorum Chirurgia per insitionem, seu de narium & aurium defectu per insitionem arte hactenus ignotâ sarciendo. Additis instrumentis traducis actæ. Diligantinum. Venet. 1597, *in-fol. Francof* 1598, *in-8°.*

Cet ouvrage est divisé en deux livres, après lesquels on trouve vingt-deux planches. Le premier livre contient vingt-quatre chapitres. Dans les dix premiers, l'Auteur fait l'éloge des principales parties dont la face est composée: ainsi il dit d'après Josephe, à l'égard du nez, que dans certains pays on élit pour Roi celui qui a le plus gros nez (b), &c. *Nasus ergo tantæ est existimationis, ut ex ejus decore ornatuque summa sacerdotia, amplissima imperia & regna latissima pendere videantur.* Notre Auteur fait dans des termes à peu près pareils, l'éloge des autres parties. Dans le onzieme chapitre & les suivans, Taliacot donne les moyens de substituer de nouvelles parties à la face, lorsqu'elle en est privée, à la suite des plaies, ou de quelqu'autre cause. » Ce n'est
» pas la couleur, les membres charnus, les chairs

(a) Fiene, chap. premier; Délices d'Italie, tome premier, 229.

(b) Pag. 18. édit. Venet. 1597.

» veux, & autres attributs de la beauté que nous
» rendons, mais seulement les membres qu'on a
» perdu par accident, & dont on a besoin plutôt
» pour remplir des fonctions intéressantes que pour
» l'agrément: *non fucis illiberalibus, sed præstanti-*
» *bus auxiliis, non ut mangones, sed ut bonos me-*
» *dicos decet* (a). C'est pourquoi, dit-il, dans mon
» opération, je consulte plutôt l'utile que l'agréable.

XVI. Siecle.
1597.
TALIACOT.

La méthode de substituer une nouvelle partie dans le corps humain, a de l'analogie avec celle qu'on pratique sur les arbres lorsqu'on les ente. Les anciens ont connu la propriété que les arbres ont de s'identifier avec d'autres arbres de différentes especes pour produire du fruit nouveau. Columella & Caton, ces fameux Agriculteurs, l'ont mise en usage, & ont tiré de ce phénomene quelques conséquences relatives au corps de l'homme. » Touché de ces
» fortes raisons, dit Taliacot, ceux qui les premiers
» ont enté les arbres, ont sagement pensé que
» les parties de notre corps, coupées ou divisées,
» pouvoient être rapiécées & rendues à leur pre-
» mier état. Leurs réflexions ne furent point de
» pure spéculation; ils tenterent cette opération
» sur l'homme, & cette opération leur réussit (b),
» &c.

Avant que de décrire son opération, Taliacot indique tous les moyens qu'il faut suivre pour enter un arbre, & il en fait l'application à sa méthode: il veut, pour remplacer une partie, qu'on fasse une incision à la peau du bras, qu'on en coupe un lambeau qu'on laissera adhérent par une de ses extrémités, qu'on éleve le bras jusqu'à ce que le lambeau puisse toucher l'endroit où le membre qui manque devroit être placé; on doit rafraîchir la plaie à un des côtés, en essuyer le sang, & y appliquer l'extrémité pendante du lambeau de peau qui tient à l'avant-bras par l'autre extrémité. Par le moyen des bandages (c) que Taliacot a imaginés, il prescrit de soutenir le bras élevé, afin que la peau reste jointe à la

(a) Pag. 43.
(b) Pag. 46.
(c) Pag. 48.

partie sur laquelle on l'a appliquée, & que le malade ne soit point fatigué de cette position. Pour plus grande sûreté, Taliacot recommande de faire quelques points de suture sur les bouts rapprochés (c).

S'il ne s'agit que d'un organe simple, tel que l'oreille externe, dès que la cicatrice est faite, on coupera la peau d'une maniere convenable, & l'on en façonnera une oreille...; s'il est question d'un nez, une des extrémités du lambeau des chairs, jointe à un des bords du nez, on coupera la peau à une certaine distance ; on la reploie, on la façonne, on fait une légere plaie à l'autre bord du nez, & on y applique l'autre extrémité du lambeau de la peau. Il vaut mieux prendre un plus gros lambeau qu'un petit, parcequ'il vaut mieux avoir un gros nez qu'un petit : *minus enim malum est amplas gestare nares & prolixas... quam imminutas & deformes*. Taliacot prétend que sur ces nouvelles narines il n'est pas rare de voir le poil croître, & qu'on est obligé, losque cela arrive, de se faire raser le nez. Les nouvelles narines, dit le même Auteur, different en ce que les ouvertures ne sont pas aussi amples, il convient pour lors d'adapter dans les orifices deux petits tuyaux qui ne paroissent pas, lorsqu'ils sont faits & placés avec art.

Dans la seconde partie de cet ouvrage, l'Auteur donne pour ainsi dire un commentaire de la premiere : il détaille les préceptes relatifs au régime, au temps où il convient d'opérer, aux symptomes qu'il faut combattre ou prévenir. Taliacot rapporte plusieurs observations en faveur de sa méthode (a).

Des vingt-deux planches qu'on trouve à la fin de cet ouvrage, deux représentent les instrumens nécessaires, & dans les trois suivantes on voit les portraits de plusieurs sujets qui manquent de nez, avec un bras nud sur lequel l'Auteur a dessiné un lambeau de peau. La sixieme planche représente une espece de casaque, avec une capotte que l'Auteur fait mettre à ses pauvres patiens. Dans la septieme on voit quelques bandages & quelques aiguilles né-

---

(a) Pag. 52.

cessaires à l'opération. Dans les huitieme, neuvieme, dixieme & onzieme, Taliacot a fait représenter ses malades dans différentes positions. Les planches douze, treize & quatorze contiennent quelques instrumens & machines dont il faut se servir pour terminer l'opération. Dans la planche quinzieme, on voit un homme qui a recouvert son nez par la méthode de Taliacot; mais qui a une plaie à son bras. Dans les six dernieres planches, l'Auteur donne une idée de sa méthode de restituer les levres & les oreilles.

Ces planches, quoique très grossieres, forment une collection assez suivie, & qui donne une idée plus claire de la méthode de Taliacot que son propre ouvrage qui est fort obscur & fort confus. A force d'érudition romanesque, l'Auteur a rendu inintelligibles plusieurs endroits de son ouvrage.

Quoique la méthode de Taliacot paroisse absurde & éloignée de toute vraisemblance, elle a cependant été admise par des Savans du premier ordre. M. de Haller en fait l'énumération. Elle avoit été exécutée avant Taliacot en 1442, suivant P. Ronzanus, Evêque de Toscane, Tome VIII des Annales du Monde, par Brancas, Chirurgien de Sicile, qui en étoit l'inventeur, & par Antoine son fils qui perfectionna cette méthode, & qui répara par ce nouvel art, des oreilles & des levres. Vincent Vianeus, Médecin & Chirurgien, né en Calabre, contemporain de Barrius, est cité par ce même Auteur, comme l'inventeur d'une nouvelle méthode de réparer les nez. Alexandre Benedictus, dans le cinquieme livre & chapitre dix-neuf de son Anatomie, a parlé de cette même méthode. André Vésale, liv. 3, chap. 19 de son grand ouvrage, Paré, liv. 23, chap. 2, & Etienne Gourmelin, ont décrit les mêmes moyens pour restituer ces organes. Parmi les contemporains de Taliacot, on trouve des témoins oculaires qui vantent ses succès, tels sont Jacques Horstius, dans son traité de Chirurgie, écrit en allemand, page 380; Ulmus, *de utero*, page 174 & 175, *in physiol. barb.* page 233; Jacques Zenar, de la ville de Montechiaro, s'est bien trouvé de la méthode de Taliacot. On trouve dans la Calabre plusieurs Chirurgiens qui se sont couverts de gloire en suivant la méthode de Taliacot. Fabrice de Hildan, cent. 3, obser. 31, ep. 62, parle d'un certain Grison qui en suivant la méthode de Taliacot, redonna un nez. Thomas Fienne, que je citerai sans cesse, dit M. de Haller, parcequ'il a été témoin oculaire, vante, dans son chapitre 1, les avantages manifestes de la méthode de Taliacot; il assure même que ce n'est que d'après plusieurs observations réitérées des effets de sa méthode, que l'Université de Padoue lui a érigé une statue. P. A. Molinetus, qui a vécu quelque temps après, dit dans son traité des cinq sens, page 62, avoir vu son pere en 1625, apiécer des nez. J. B. Corthesius, dans la troisieme décade de des mélanges, donne une ample description de cette méthode. Purmann, dans son livre allemand intitulé, *Lorberkranz*, a très amplement écrit sur cette méthode. Fortunatus Licetus, *de monstris*, chap. 29, en parle avantageusement. Il y a peu de temps que la famille de Boiani exerçoit cette méthode. M. de Réaumur en a parlé dans l'histoire de l'Académie des Sciences, page 37.

On peut ajouter au témoignage des Auteurs savans, cités par M. de Haller, celui de plusieurs autres Ecrivains qui se sont distingués par leur profond savoir; tels sont Fabrice d'Aquapendente, voyez chap. 30, liv. 22; Munick qui admet complettement la méthode de Taliacot, *Chirurgia*, page 316; Garengeot, Tome III, page 55, opérations chirurgicales; Wan Swieten, Tome I, &c.

PINEAU. Pineau (Severin), Chirurgien expert de Paris, qui florissoit vers l'an 1570, naquit à Chartres, & mourut à Paris, Doyen de sa Compagnie, l'an 1619. Il avoit épousé Geneyieve Colot sa cousine, & fut disciple zélé de Colot pour la taille. Il s'est rendu recommandable par ses cours publics qu'il faisoit en latin avec beaucoup de méthode. Comme il étoit habile Lithotomiste, on l'engagea par une forte pension à la communiquer à dix Eleves. Cette faveur lui fut accordée après la mort de Philippe Colot. Dulaurens, pour lors pre-

Médecin du Roi, persuadé qu'il étoit du devoir de sa charge de conserver à la postérité un secret d'une aussi grande importance, représenta au Roi la nécessité où l'on étoit d'avoir de bons Opérateurs pour ceux qui étoient affligés de la pierre. Pineau par différens ouvrages, notamment par son traité des signes de la virginé, s'acquit une grande réputation. Il sut joindre l'utile & l'agréable dans ce traité, & cela suffit pour donner de la célébrité & de la vogue à son ouvrage; il est intitulé:

Opusculum Anatomicum physiologicum, in duos libellos distinctum; in quibus primum de integritatis & corruptionis virginum notis, deinde de graviditate, & partu naturali mulierum; in quo ossa pubis distrahi demonstratur. Paris. 1597, 1598, 1607, in-8°. Francof. 1599, in-8°. Lugd. Batav. 1639, 1641, 1650, in-12. 1660. Lipsiæ 1690, in-12. Il y en eut une en allemand, que les Magistrats proscrivirent, imprimée à Erford en 1724, in-8°.

Discours touchant l'invention & l'extraction de la pierre de la vessie. Paris 1615, in-8°.

L'Auteur dit dans sa préface qu'il avoit composé ce traité en françois; mais qu'il s'étoit désisté de son projet, s'étant apperçu qu'un tel livre ne devoit pas aller entre les mains de tout le monde, & qu'il falloit respecter la pudeur sexe, ou de ces ames scrupuleuses qui blâment les actions les plus louables.

Pineau admet l'existence de l'hymen; il prétend que cette cloison est formée de quatre caroncules mirtiformes qu'on trouve constamment chez les femmes. Suivant lui, ces quatre curoncules sont jointes par quatre membranes plus ou moins épaisses, suivant l'âge du sujet: lorsque ces caroncules sont jointes dans leur position, elles forment une cloison qui est percée dans le milieu, & c'est par cette ouverture que coule la matiere des regles: si les quatre caroncules ne sont pas exactement jointes entr'elles, qu'il y en ait quelqu'une hors du rang, l'hymen aura une figure différente de la naturelle.

Au premier approche du mâle, l'hymen se brise communément en quatre lambeaux, si le mâle est vigoureux & que la femelle ne soit pas extrêmement vieille. L'hymen se déchire irrégulièrement lorsque le mâle est d'une constitution foible, & que la fille est d'un certain âge.

Dès que les caroncules sont dégagées des liens communs qui les réunissoient, elles se contractent & perdent beaucoup de leur volume : il en est, dit Pineau, à leur égard comme du frein de la langue qui disparoît dès qu'on en a divisé les fibres.

Les jeunes filles sentent de plus vives douleurs dans le temps que l'hymen se rompt, par rapport à la sécheresse des parties, que celles qui ont atteint un certain âge, & qui ont leurs regles.

Les caroncules, dit Pineau, subsistent jusqu'à l'âge le plus décrépit, elles diminuent seulement de volume chez les femmes qui ont fait plusieurs enfans.

Ce n'est pas, ajoute notre Auteur, de ma simple imagination que j'admets l'existence de l'hymen; je l'ai vu & démontré dans plusieurs occasions: il est après cela, dit-il, surprenant que les Auteurs aient disputé sur son existence. Pineau l'a comparé au bouton d'un œillet ; & les termes dont il se sert pour soutenir sa comparaison, sont des plus expressifs : *Et quemadmodùm nil pulchrius, aut suavius flore, fructu aut semine in plantis legitur : sic in virginum corporibus, nihil integritate, hymene, & ejus flore præsertim illæsis & intactis præstantius habetur aut desideratur : hoc enim prudentiam, castitatem & optimos animi mores significat* (a).

L'hymen cede facilement aux efforts du mâle, lorsqu'il est lubréfié par la matiere des regles; il résiste au contraire beaucoup, si ses parties sont dans un état de sécheresse : dans le premier cas, au lieu de se rompre, il ne fait que se dilater, & permet une libre entrée à la verge du mâle. Les ignorans dans cette partie de la Chirurgie, qui ont éprouvé le fait, doutent quelquefois de la chasteté de leur épouse. Pineau a deux observations convaincantes d'une telle méprise. Un jeune & noble Juris-

___

(a) Page 58.

épousa, dit-il, une Demoiselle de seize ans dans le temps qu'elle avoit ses regles; notre jeune Avocat, enflammé du desir d'une progéniture, jouit de sa femme avec la vivacité commune aux gens de son âge: il éprouva la plus grande facilité dans les approches; & ce qu'il auroit appris dans d'autres genres de travail, lui fut ici très désagréable; au lieu de passer la nuit dans les plaisirs, il la passa dans une tristesse des plus profondes, & dès que le jour parut, il fût en porter la plainte au pere & à la mere de sa nouvelle femme: plus experts que ce jeune novice, ceux-ci lui conseillerent d'attendre, avant de voir sa nouvelle femme, que son flux menstruel eût cessé: le conseil fut suivi; le jeune homme marié s'écarta de sa femme jusqu'au moment que ses peres lui avoient prescrit; il s'approcha enfin d'elle, & éprouva par expérience combien on doit faire de cas des personnes plus âgées que nous (a).

L'hymen oppose quelquefois une telle résistance, que le mâle le plus vigoureux ne peut vaincre l'obstacle.

Notre Auteur ajoute une nouvelle observation à celle-ci, & il tire d'elle les preuves de la proposition qu'il avoit avancée; il donne à entendre par-là que l'existence de l'hymen n'est pas une preuve complette de la virginité; mais aussi, dit-il, si l'hymen ne suffit pas pour constater ce bel état de pureté & de candeur, on ne peut pas déduire des vergetures du bas-ventre des signes d'une grossesse antécédente. On trouve ces replis de la peau au ventre des jeunes filles ou des garçons guéris d'une ascite; elles manquent souvent chez les femmes qui ont eu plusieurs enfans.

Ces réflexions de Pineau sont de la plus grande importance. M. Antoine Petit s'est servi des mêmes preuves, il y a peu de temps, pour soustraire au supplice une femme qu'on avoit par malice ou par ignorance accusée d'avoir tué son fruit.

Sans perdre son sujet de vue, notre Auteur ex-

(a) Pag. 63.

Tome II.

posé les effets fâcheux qui sont la suite des acc[ouche]mens laborieux ; telles sont l'inflammation, [la] gangrene, la corruption, & la putréfaction de [la] matrice, qui corrompt les visceres voisins, l'ulc[é]ration des parties, la rupture du vagin, de la ma[trice, souvent de la vessie, &c. J'invite le lect[eur] curieux à consulter l'original.

En habile observateur, Pineau fait remarquer [les] différences du vagin d'une fille de celui d'une fem[me:] selon lui, chez les filles il est plus resserré, & [les] replis sont plus saillans que chez les femmes [qui] ont fait des enfans ; il indique la véritable po[sition] de ce conduit, le rapport qu'il a avec les par[ties] voisines & la verge de l'homme, & il conclut q[ue] *quod natura effecit ad majorem amantium voluptate[m,] sed adversum non aversum concubantium*, par rapp[ort] à l'éminence circulaire que la couronne du gl[and] forme sur le dos de la verge (*a*). Notre Auteur a[ssure] que le vagin jouit de la plus grande élasticité ; [il] cede facilement à la force qui tend à le dist[endre] & qu'il se remet dans son ancien état avec la m[ême] facilité : c'est, dit-il, ce qui a fait dire à quel[ques] plaisans, que toutes les femmes pouvoient se [ma]rier avec quel homme que ce fût.

Dans un chapitre différent, Pineau ind[ique] les variétés qui surviennent aux organes de la gé[né]nération ; il a souvent trouvé des altérations d[ans] les reins, un œdème du scrotum ou du testic[ule:] l'eau ramollissoit leur substance, & les rendoit [im]propres à remplir leurs fonctions : il a quelque[fois] vu les testicules hors du scrotum, proche [des] anneaux des muscles du bas-ventre, soit au deh[ors] soit au dedans de cette capacité : mais les par[ties] extérieures sont plus sujettes à des variations [et] des altérations que les parties internes ; c'est [tou]jours Pineau qui parle : la verge, dit-il, est quel[que]quefois trop longue, d'autre fois trop courte ; [elle] peut pécher dans ses autres dimensions ; elle [peut] être trop grosse ou trop mince ; quelquefois, [au] lieu de s'étendre en droite ligne, elle forme

_____
(*a*) Pag. 74.

ne courbe. Dans certains sujets, l'urethre n'est point XVI. Siecle.
dans d'autres il ne se prolonge pas jusqu'au 1597.
 Le scrotum est fendu, divisé en deux parties; PINEAU.
recouvre la verge & son canal: plusieurs se sont
 induire en erreur par cette configuration, &
 pris des garçons pour des filles, des filles pour
 garçons; ou tombant dans une erreur encore
grossiere, ont crû à l'existence des hermaphro-
. Chez les femelles, quelquefois la vulve n'est
 percée extérieurement; il y a seulement au
 une petite ouverture par où l'urine s'écoule;
 pour lors le clitoris est prolongé, l'on prend
 raison une fille pour un garçon. Il n'est
étonnant, dit Pineau, qu'en jugeant si facile-
 d'un sexe, l'on soit souvent tombé dans l'erreur,
qu'on ait vu une fille devenir garçon. Après cette
 remarque, notre Auteur donne les moyens
 obvier à une telle altération dans la vulve; il
 qu'on doit faire l'incision, & il rapporte
faveur de son sentiment, une observation cu-
 faite par quelqu'un de ses confreres. Il se
 encore du même genre de preuve pour com-
 l'existence des hermaphrodites; il indique
 faits qui se sont passés sous les yeux: dans
 il s'agit d'un enfant qu'on avoit pris pour une
 & qu'on avoit précipitemment baptisé sous le
 de Jeanne; le lendemain on s'apperçut, par
 examen plus scrupuleux, que l'enfant qu'on avoit
 étoit un garçon, & non une fille; on l'ap-
 pour lors Jean au lieu de Jeanne. Une autre
 vation de ce genre, jointe aux raisonnemens
 , l'a convaincu qu'il n'y avoit point d'her-
 phrodites.

Pineau termine sa dissertation par quelques ob-
 vations que l'hymen peut être altéré dans une
 vierge.

Dans la seconde partie du même ouvrage (a),
 Chirurgien fait quelques recherches sur la na-
 & la source des regles; il prétend que la plus
 quantité de cette liqueur excrémentitielle

(a) Pag. 101.

M ij

vient du col de l'utérus, autour duquel se trou[ve] beaucoup de canaux excréteurs (qu'il a démon[tré] plusieurs fois.

La description de la matrice contient plusie[urs] observations anatomiques judicieuses. Pineau ré[f]ute le sentiment de ceux qui admettent une cloi[son] entiere dans la cavité de ce viscere : selon lui, [il] n'y a au milieu qu'une ligne droite saillante [qui] sépare la partie droite de la gauche : *cavitas* [uteri,] dit-il, *fundum versus, bifida, nullo septo sed tan[tum] lineâ rectâ in dextram & sinistram partem divisa* [(a).]

Persuadé que l'âge opere dans nos corps des cha[nge]mens manifestes, & qu'il est bon d'observer, [Pi]neau a donné une légere histoire de l'embrion & [du] fœtus. Au quarantieme jour de sa formation, le [fœtus] est, dit-il, de la longueur du doigt auriculaire; [toutes] ses parties sont développées & ont une assez gra[nde] consistance pour ne pas se ramollir lorsqu'on [le] plonge dans l'eau ; le vinaigre seul, ajoute-t-il, [a] la propriété de réduire les os des fœtus à l'état [de] cartilage (b). Cette observation vient d'être prése[n]tée sous un nouveau jour à l'Académie royale [des] Sciences par M. Hérissant. Nous rendrons com[pte] dans la suite des travaux de cet Académicien.

A ce temps de la grossesse, dit le Chirurgien Pin[eau,] il y a plusieurs os de formés ; tels sont les cô[tes,] les deux os de la pomette, les clavicules, les hu[mé]rus, les fémurs, le tibia ; tous ces os ont des [é]piphises à leurs extrémités ; les autres os du corps [sont] cartilagineux, à l'exception des os larges qui [ont] quelque point d'ossification vers leur centre.

Pineau est dans l'erreur sur le nombre des jou[rs] qu'il attribue au fœtus qu'il a disséqué ; la na[ture] n'est pas si précoce dans l'ossification ; il lui [faut] trois ou quatre mois pour opérer les effets que [notre] Auteur lui fait produire dans l'espace de quara[nte] jours. Plusieurs observateurs exacts se sont a[ssurés]

(a) Pag. 104.
(b) Sed ossa tantum emolliuntur & tanquam in cartila[gi]nes seu duras membranas degenerant si in acuto mace[ren]tur, pag. 105.

de cette vérité par l'inspection répétée des embrions ou des fœtus.

L'écartement des os du bassin étoit du temps de Pineau un sujet de contestation ; les uns soutenoient l'affirmative, les autres la négative. Pineau admettoit l'écartement. Pour prouver son sentiment, il alléguoit plusieurs raisons, & s'appuyoit sur plusieurs autorités, lorsqu'il se présenta un cas des plus favorables, & qui démontra la validité de son opinion. En disséquant le cadavre d'une femme qu'on venoit de pendre peu de jours après avoir accouché d'un enfant qu'elle avoit tué, notre Auteur trouva les os du bassin écartés, les liens qui les réunissent dans l'état de santé se trouvant relâchés par une abondante sérosité.

Cette dissection fut faite en présence de la plupart des Maîtres en Chirurgie de Paris, & de Laurent Joubert, Professeur à Montpellier, & de Barthelemi Cabrol, Chirurgien de la même Ville. Ces deux savans Anatomistes, dit Pineau, étoient venus à Paris par ordre du Roi. Il comptoit encore parmi ses auditeurs Pierre Heralde, Jerome Coupeau, & Gaspard Bauhin.

Pineau est l'Auteur de quelques autres découvertes qui n'ont aucun rapport avec les parties de la génération. Il a connu les ventricules du larynx, dont Galien avoit donné une description, & à laquelle aucun Auteur n'avoit fait attention jusqu'à lui. Gaspard Bauhin, d'après Pineau, parle de ce double sinus du larynx ; & par des causes dont il est difficile de rendre raison, elle eut le même sort qu'elle avoit eu après Galien. Personne n'a connu ces ventricules du larynx jusqu'à M. Morgagni qui en a donné une description si exacte & si différente de celle que Galien, Pineau & Bauhin en avoient donnée, qu'on pourroit le regarder comme l'Auteur de la découverte.

Par l'extrait que je viens de donner de cet ouvrage, on doit en juger avantageusement : le style de l'Auteur est encore au-dessus de la matiere ; il est clair, expressif & éloquent.

Nous avons encore de lui un traité sur la taille intitulé :

Discours touchant l'invention & l'extraction du calcul de la vessie.

L'Auteur donne dans cet ouvrage une exposition exacte, & précise de la méthode de Mariana, avoit tiré de Colot fils la plupart de ses connoissances sur cette partie de la Chirurgie.

Spachius (Israël), Médecin de Strasbourg, florissoit vers la fin du seizieme siecle, a composé plusieurs ouvrages de Médecine. Voici ceux qui nous intéressent.

Cynæciorum libri : additis de iisdem, aliorum quotquot extant libris : denuo recogniti, emendati. Argentinæ 1597.

Ce n'est qu'un recueil des principaux Auteurs qui ont écrit sur les maladies des femmes, ou qui ont donné des dissertations sur la conception : objet qui a du rapport au sujet de notre histoire. On y trouve d'abord le traité de Plater sur les parties qui servent à la génération ; celui de Moschion sur les affections des femmes ; l'ouvrage de Moschion *Priscianus* sur les maladies des femmes ; le *Trotula* ; le traité de Nicolas Rocheus sur la cure des maladies des femmes ; l'*Enneas muliebris* de Louis Bonaccioli ; le livre de Sylvius sur le flux menstruel des femmes ; le traité de la conception & de la génération de Ruef ; celui des maladies des femmes de Mercurialis ; & celui de Jean-Baptiste Montanus ; les conseils aux femmes de Victor Trincavellius ; les maladies des femmes de Bottoni ; celui des femmes en couches de Jean le Bon ; de la génération par Ambroise Paré ; des maladies des femmes d'Albucasis ; de l'accouchement césarien de Rousset ; on y trouve encore l'*itus senonensis lithopædii* ; le traité sur l'accouchement césarien de Bauhin ; le commentaire de Maurice Cordeus sur le premier livre des maladies des femmes d'Hippocrate ; on lira dans le même recueil les ouvrages de Martin Akakia, sur les maladies des femmes, & le quatrieme livre des *cynæciorum* de Mercatus. Dans la plupart de ces dissertations on trouve quelques descriptions anatomiques, avec des détails phyologiques, dignes du goût du siecle dans lequel ces Auteurs ont vécu.

Spachius a encore publié un ouvrage sur les facultés de l'ame ; toute la vieille théorie est refondue dans ce traité ; il est intitulé :

Themata medica de animæ facultatibus. Argentorati 1591, in-4°.

Innocent (G.), Chirurgien de Toulouse, est l'Auteur d'un extrait de la Chirurgie de Guy de Chauliac. Il y a ajouté quelques réflexions que les Joubert avoient inférées dans leurs commentaires.

Le Chirurgien méthodique, contenant plusieurs enseignemens nécessaires aux Chirurgiens, & profitable aux Médecins & Pharmaciens : extrait de la Chirurgie de Guy de Chauliac. A Lyon 1597, in-12.

Viringus (Jean Mathias), Auteur dont nous ignorons entiérement l'histoire, a publié,

Tabula ossium corporis humani. Duaci 1597, in-fol.

Il n'y a que M. Douglas qui ait parlé de ce livre, & il manque dans les plus riches bibliotheques.

Gallio (Pierre Paul) de Perouse, Ville de Toscane.

De pulsibus. Perusinæ 1597, in-4°.

Donatus (Marcel) de Mantoue, Médecin du Prince de Mantoue & du Montferrat, a publié deux ouvrages de Médecine. On trouve quelques détails anatomiques dans le suivant.

De historia medica mirabili, libri sex. Mantuæ 1586, Venet. 1588, 1597, in-4°. Francof. 1613, in-8°.

Marchant (Jacques), d'Orléans, Chirurgien du Roi, & du Corps de saint Côme de Paris, mourut le 13 Mai de l'an 1601.

Nous avons de lui :

Declamationes in apologiam Francisci Rosseti. Parisiis, 1598.

L'Auteur s'oppose vivement à l'opération Césarienne que Rousset vouloit mettre en usage, & sur laquelle il avoit composé un Traité. Marchant lui fait des reproches d'avoir médit du Corps de saint Côme ; c'est ce qui lui a fait composer une vingtaine de vers en faveur de cette Compagnie. Il en combat vive-

XVI. Siecle.
1597.
SPACHIUS.

INNOCENT.

VIRINGUS.

GALLIO.

DONATUS.

1598.
MARCHANT.

ment les droits, & le blâme de ce qu'étant sans il ose attaquer une Société respectable (a).

Ce reproche ne me paroît pas fondé, Rousset pour lors Docteur en Médecine de Montpellier (b).

Marchant dans un autre endroit de son ouvrage rapporte l'épigramme suivante, qu'il a composée en faveur de son Corps & contre Rousset.

PRO REGIO PARISIENSIUM CHIRURGORUM COLLEGIO.

Ordinis es cujus, rogo dic Rossete, vel artis
 Si medicorum (inquis) te suus ordo rogat;
Nec tu donatus lauro, titulove medentum,
 Et furtim exerces, quòd titulo ipse nequis:
Sed tu dum scindis miseras per frusta parentes,
 Artis eris cujus, dic rogo, carnificis.

Les Auteurs des recherches sur l'origine de la Chirurgie en France tiennent un langage opposé, ils accordent deux titres à Rousset, ils le font Médecin & Chirurgien (c) : voilà des sentiments bien différents.

Guillemeau (Jacques), Chirurgien célèbre, natif d'Orléans, florissoit vers l'an 1560; il étoit disciple de Courtin, de Riolan & d'Ambroise Paré. Pour s'instruire il crut devoir suivre les leçons que les Médecins & les Chirurgiens faisoient dans la Capitale. C'est en suivant de tels maîtres qu'il fit des progrès rapides dans son Art. Uniquement livré à la recherche de la vérité, il méconnut la cabale & la brigue qui mettent un frein aux connoissances humaines au lieu de les avancer. Guillemeau exerça & sa plume & sa main; il trouva, dans Riolan & dans Courtin, des guides assurés, qui lui firent franchir les difficultés les plus épineuses, qui lui firent distinguer les bons d'avec les mauvais livres; & qui le mirent à même

---

(a) Pag. 74.
(b) Il fut reçu Docteur en Médecine dans l'Université de Montpellier en 1581, & l'ouvrage de Marchant ne parut qu'en 1598.
(c) Pag. 28, premiere édit. in-12.

puiser les principales vérités de son Art dans des sources abondantes & peu connues. Attaché par estime à Ambroise Paré, il le suivit dans sa pratique, à Paris & à l'Armée, & c'est sous ce grand Maître qu'il apprit à mettre en exécution les sages & savants préceptes qu'il avoit puisés des leçons de Courtin & de Riolan. Guillemeau étoit doué d'un esprit droit & clairvoyant ; il aimoit son état, & il avoit fait ses premieres études avec le plus grand soin ; ces qualités le mirent à même de profiter des soins des hommes célébres qui s'intéressoient à son instruction ; il fit en effet de rapides progrès. ce fut dans les Hôpitaux que Guillemeau commença à faire fructifier les travaux de ses Maîtres ; il exerça long-tems la Chirurgie dans l'Hôtel-Dieu de Paris, & c'est-là qu'il fit cette moisson abondante d'observations utiles à l'humanité. Après cette étude, Guillemeau se livra entierement au public. Les commencements de sa pratique furent heureux, & il s'acquit bien-tôt une grande réputation. Charles IX lui donna sa confiance, & le nomma son Chirurgien ordinaire. Henri IV l'honora des mêmes faveurs. Ce grand homme mourut à Paris au milieu de ses travaux, couvert de gloire & d'honneur le 13 Mars 1609 ; il fut enterré dans l'Eglise de saint Jean en Grêve. On lit sur son tombeau le sonnet suivant :

Passant, tu vois ici sous cette froide lame,
Sans pouls, sans mouvement, le corps de Guillemeau.
Son nom & ses vertus, de même que son ame,
Par l'immortalité l'exemptent du tombeau.

Son corps qui gist ici reluisoit par la flame
De son esprit divin qui lui sert de flambeau.
La Parque ne tient pas dans les fils de sa trame,
Sa vie & ses vertus dans le même fuseau.

Après que Guillemeau par secrets admirables,
Eut guéri tant de maux qu'on croyoit incurables,
Enfin, il éprouva l'inclémence du sort.

Non plus que ses écrits d'éternelle mémoire,
Son corps ne seroit pas sous cette tombe noire,
Si l'art eut pu trouver du remede à la mort.

Nous avons de Guillemeau plusieurs ouvrages intéressants :

Ambrosii Paræi opera elimata, novis iconibus elegantissimis illustrata & latinitate donata. Paris 1582, in-fol. Francof. 1612, in-fol. ibid cum novis typis, 1595, in-fol.

Les Œuvres de Chirurgie de Jacques Guillemeau, Chirurgien ordinaire du Roi, & Juré à Paris, avec les portraits & figures de toutes les parties du corps humain, & des instruments nécessaires aux Chirurgiens. Dordraci 1598, in-fol. Paris 1598, Rouen 1643, in-fol. 1647.

On y trouve les Traités suivans.

Tables Anatomiques avec les portraits & déclaration d'iceux, pag. 158, 1598, in-fol.

Histoire de tous les muscles du corps humain, où leurs nom, nombre, situation, origine, insertion, action, sont démontrés, pag. 192.

Traité de la génération de l'homme, recueilli des leçons de M. Courtin, Docteur en la Faculté de Médecine de Paris, pag. 256.

L'heureux accouchement des femmes, pag. 386. Ce Traité a été imprimé à part, à Paris en 1609 & 1643, in-8°.

Traité sur les abus qui se commettent sur les procédures de l'impuissance des hommes & des femmes, pag. 488.

La Chirurgie Françoise recueillie des anciens Médecins & Chirurgiens, avec plusieurs figures des instrumens nécessaires pour l'opération manuelle, pag. 555. Il a été imprimé à Paris en 1594, 1598, in-fol.

Traité des plaies, recueilli des leçons de M. Courtin, pag. 638.

Les opérations de Chirurgie, recueillies des anciens Médecins & Chirurgiens, pag. 734.

Des maladies de l'œil. Il a paru à part en 1585, in-8°. & traduit en Langue Flammande par Jean Verbouge, en 1678, 1710, in-8°.

La parfaite méthode d'embaumer les corps morts.

Dans l'énoncé de ces ouvrages nous avons suivi l'ordre chronologique des éditions. Guillemeau publia d'abord sa traduction d'Ambroise Paré, & c'est y travaillant qu'il puisa la plupart des préceptes dont il a fait usage dans son grand ouvrage de la Chirurgie.

On y trouve d'abord un Traité d'Anatomie assez détaillé, mais qui ne contient rien de particulier. Dans sa préface de l'Anatomie, Guillemeau a fait une comparaison de l'homme avec les autres corps; tantôt il le compare au soleil, tantôt à la lune. Bauhin & Dulaurens lui ont vraisemblablement fourni ces fades comparaisons. Dans cette même préface on lit la définition de l'Anatomie. Quels sont le sujet, l'antiquité, l'origine & l'excellence de l'Anatomie; l'ordre qu'il convient de suivre dans un ouvrage de ce genre, & les qualités qui sont requises à celui qui veut enseigner & étudier cette partie; tous ces objets ont été traités par Ambroise Paré. Guillemeau indique d'après Galien les différentes espèces d'Anatomie dans une planche particulière. D'après le même Auteur, il nous apprend ce qu'il faut considérer dans l'Anatomie; ce que c'est qu'une partie & ses différences; il nous donne la division générale du corps; il entre ensuite en matière.

Le premier livre traite des os; Guillemeau a fait usage des tables Anatomiques de Levasseur & de Plater, il y a ajouté quelques corrections. Les planches sur les os sont tirées des ouvrages de Vésale: on trouve dans le second livre une description des viscères du bas-ventre, toujours en forme de table. L'Anatomie de Plater qui avoit paru quinze ans ayant le sien, lui a fourni des modeles qu'il a copiés dans plusieurs endroits. La planche III du ventre inférieur appartient à Plater, les autres sont de Vésale.

Guillemeau regarde le foie comme le principe des veines (a); il a admis l'existence des valvules dans les veines; elles sont, selon lui, en très grand nombre, il y en a deux aux veines crurales, deux aux veines jugulaires qui regardent de haut en bas; quatre à la céphalique placées vers le deltoïde, deux à

(a) Pag. 100. Œuvres de Chirurgie, Paris 1612, in fol.

la basilique externe. Aux veines iliaques, vers les aînes, jusques le long de la crurale, il y en a un grand nombre. Guillemeau indique pour les compter dans le vivant, de faire attention aux nœuds ou aux varices qui sont tout le long des cuisses, des jambes: ces réflexions de Guillemeau méritent l'attention des Anatomistes. Cet ouvrage parut deux ans avant l'Anatomie de Fabrice d'Aquapendente ; c'est dans le troisieme livre qu'il traite des veines ; dans le quatrieme il décrit les visceres de la poitrine, & les visceres en général ; dans le cinquieme, l'Auteur donne une description de la tête & de ses différentes parties.

Sa description des organes est extraite des meilleurs Auteurs, & quoiqu'elle soit en forme de table, la lecture n'en peut être que très utile. L'Auteur a terminé son Anatomie par l'exposition des muscles.

On trouve immédiatement après son Anatomie, un traité particulier sur les muscles ; l'Auteur dit être le premier qui ait fait attention que le muscle coracohyoïdien ne s'attachoit pas à l'apophise coracoide, mais à l'angle supérieur de l'omoplate : cette découverte ne lui appartient pas, Fallope & plusieurs autres Anatomistes l'avoient faite avant lui ; je renvoie ceux qui voudront des détails ultérieurs sur l'attache de ce muscle, à l'omoplate, à l'histoire de Riolan. Notre Auteur décrit deux muscles de la luette, l'un qu'il appelle le cunéiforme, & l'autre le ptérigoïdien ; il a connu avant Habicot la vraie attache des muscles interosseux ; c'est de Riolan que notre Auteur dit tenir ces connoissances (a) : on pourra consulter ce traité avec fruit, il est cependant bon de ne pas ignorer que les planches qu'on y trouve appartiennent à Vésale.

Dans ce grand ouvrage on trouve une nomenclature de toutes les maladies qui attaquent le corps humain, avec une définition très circonstanciée. Guillemeau les a rangées par ordre des parties qu'elles attaquent, en forme de planches ; elles sont fort exactes, elles pourroient servir de cannevas à un grand ouvrage.

Je ne parlerai pas du traité de la génération de

(a) Chapitre XII. de l'Histoire des muscles.

homme, qui se trouve dans ce recueil : Guillemeau attribue à Courtin ; & il avoue n'avoir changé que quelques termes peu usités, & avoir simplement présidé à l'édition. On trouvera l'extrait de ce traité à l'article *Courtin*.

Guillemeau mérite nos éloges d'avoir publié son traité des accouchemens dans un tems où l'on n'étoit rien moins qu'instruit sur cette partie ; il a donné l'histoire de la femme enceinte, celle de l'accouchement, de la femme accouchée, de la nourrice & du nouveau né, ou du nourrisson ; il a décrit les maladies qui surviennent à la femme dans ces différens états ; il a prescrit les remedes qu'il convient d'employer pour les guérir, le régime qu'il faut observer pour les prévenir, &c. Ce traité est bien écrit, l'ordre que l'Auteur y a observé est fort clair ; il y a rapporté plusieurs observations intéressantes, & elles sont calquées à leur place la plus convenable : je ne puis cependant dissimuler qu'il ne soit tombé dans plusieurs préjugés, il s'est amusé à rechercher les signes qui caractérisent la grossesse d'un garçon ou d'une fille, &c. &c.

Son sentiment sur la position du fœtus dans la matrice s'approche de l'état naturel : « il a dit, Guillemeau (*a*) ; le dos & les fesses appuyées contre le » dos de la mere ; la tête baissée en touchant du » menton contre la poitrine ; portant les deux mains » sur les genoux ; l'ombilic & le nez entre les deux » genoux ; les deux yeux sur les deux pouces des » mains ; les jambes pliées en touchant du talon » aux fesses, ce qui est cause que lorsqu'il veut sor- » tir il fait la culbute, & vient rencontrer de sa tête » l'embouchure de la matrice ».

Quant à la manœuvre de l'accouchement, Guillemeau veut qu'on ramene la tête la premiere au col de la matrice, lorsqu'elle n'en est pas plus éloignée que les pieds ; si ceux-ci ou l'un d'eux sont plus proches de l'orifice de la matrice, notre Auteur veut qu'on saisisse cette partie pour faire l'accouchement.

Il a représenté par des planches la position variée

(*a*) Pag. 296.

que l'enfant prend dans la matrice; ces planches ne sont point originales, Guillemeau les a empruntées de l'ouvrage d'Eucharius Rhodion, ou de celui de Ruef; il a interverti l'ordre que ces Auteurs leur avoient donné dans leurs écrits.

Scrupuleusement attaché aux dogmes de la Religion, Guillemeau voudroit, par rapport à la décence, qu'on encourageât les Sages-Femmes à cultiver plus particulierement leur art, qu'on les instruisît, & qu'on en multipliât le nombre; il se récrie aussi contre les Chirurgiens de son tems, qui négligent l'étude des accouchements.

„ O race d'hommes! dit-il, que vous employez
„ bien mal votre tems, & votre loisir! Las nous ne
„ mourons pas, mais l'on nous bourrelle; car ceux
„ qui sont réputés pour les plus experts parmi vous,
„ ne nous traitent pas comme il appartient : vous
„ remplissez des volumes, & chargez les bibliotheques de vos écrits, sur des choses légéres, & sur
„ la moindre de vos maladies : tandis que nous sommes accablés de durs & insupportables tourmens,
„ & de griéves angoisses, sans que vos écrits fassent
„ mention de nous aucunement (a) „. Soranus s'étoit expliqué en de pareils termes, Guillemeau a traduit ce passage de son ouvrage.

On trouve dans l'ouvrage de Guillemeau la figure de quelques nouveaux crochets, dont il veut qu'on se serve pour extraire l'enfant mort (b); Guillemeau dit avoir fait plusieurs fois avec succès l'opération Césarienne, il conseille de détacher le placenta lorsqu'il survient une hémorrhagie dangéreuse; en général le traité des accouchemens, la description des maladies des femmes enceintes, en couche, ou qui nourrissent; celle des fœtus & des enfans est circonstanciée, & contient quelques objets intéressans. Tout Médecin & Chirurgien qui se mêle des accouchemens doit le lire attentivement.

La Chirurgie Françoise contient un exposé des principales observations pratiquées en Chirurgie. L'Auteur nous avertit dans sa préface, que c'est à l'Armée qu'il a puisé la plus grande partie des pré-

---

(a) Pag. 258.
(b) Pag. 32.

ceptés Chirurgicaux répandus dans ce traité d'opérations. Pour mettre plus d'ordre dans ses écrits, Guillemeau a donné des planches particulieres & séparées du corps de l'ouvrage, les figures des instrumens les plus usités en Chirurgie ; ces planches sont très bien gravées pour le tems : Dans la premiere on trouve les instrumens pour tirer les balles ; l'Auteur en a décrit quelques-uns qui étoient inconnus avant lui, aussi a-t-il multiplié les êtres sans nécessité. Dans la seconde planche on voit les instrumens qu'il nomme capitaux, parcequ'on s'en sert dans les maladies de la tête. La troisieme contient le speculum de la bouche & de la matrice ; on y trouve aussi la figure des dents artificielles ; peu de Chirurgiens avant lui avoient travaillé à réparer par des pieces artificielles le défaut des dents. Là se trouvent encore les obturateurs du palais, la cuiller, les pinces, & un instrument propre à lier la luette. La quatrieme planche renferme tous les instrumens nécessaires à l'opération du trépan. La cinquieme a pour objet les sutures ; l'Auteur y a fait dépeindre les principaux instruments dont on se sert pour cette opération. Les instrumens propres aux amputations des membres sont contenus dans la sixieme planche ; l'Auteur a donné la figure d'une aiguille droite pour lier les vaisseaux, afin d'arrêter l'hémorrhagie. La septieme planche contient les figures des instrumens qu'on employoit du tems de Guillemeau, pour ouvrir les abcès. La huitieme, ceux qu'on employoit pour tirer ou couper les dents. La neuvieme, les instrumens des cauteres actuels. La dixieme, ceux des yeux. La onzieme enfin, contient la figure des instrumens dont il convient de faire usage dans le traitement des maladies des os.

La plupart de ces figures sont extraites des ouvrages d'Ambroise Paré, & l'on sait que celui-ci en avoit prises quelques-unes de plusieurs Auteurs qui l'avoient précédé. Guillemeau a renversé l'ordre qu'Ambroise Paré avoit suivi ; il a joint dans une seule planche plusieurs instrumens qui étoient séparés & représentés dans plusieurs planches différentes, &c.

XVI. Siecle
1598.
GUILLE-
MEAU.

Le traité des tumeurs est orné d'un grand nombre de tables; l'Auteur n'y a rien ajouté du sien. Les traités des plaies de la tête & de la poitrine qui se trouvent dans la Chirurgie de Guillemeau, ne doivent point avoir une place dans cet extrait: Guillemeau avoue qu'ils appartiennent à M. Courtin, fameux Médecin dont nous parlerons bientôt; il est plus naturel pour ne pas nous répéter, & pour juger à un chacun ce qui lui appartient, de renvoyer l'extrait de ces ouvrages à l'article *Courtin*.

Guillemeau parle peu d'après lui-même dans son cours d'opérations; il a puisé les principaux faits de sa pratique dans les ouvrages d'Ambroise Paré; il a ajouté quelques observations particulieres, & a présenté ses réflexions sous un langage beaucoup plus clair & beaucoup plus méthodique; il a fait trépaner sur les sutures; il veut que dans l'amputation d'un membre gangrené, on se serve du cautère pour arrêter l'hémorrhagie, & qu'on se serve des pinces & de la ligature dans d'autres circonstances; il rapporte aussi l'histoire d'un anévrisme guéri par la ligature de l'artere. Quant à l'opération de la taille, l'Auteur n'a pas cru devoir la décrire dans son ouvrage, il a renvoyé à celui de Colot, ouvrage posthume qu'on se préparoit à faire imprimer; & qui cependant ne l'a été que quelque tems après.

Le traité des maladies des yeux, quoi qu'ample, présente peu d'objets intéressans; Guillemeau a abusé de l'usage des topiques: son livre est plutôt rempli de formules que de descriptions de maladies, & l'Auteur compte plus sur ses secours que sur les opérations de Chirurgie.

Guillemeau termine son ouvrage par l'exposition & la méthode d'embaumer les corps morts; il a inséré dans ce traité les rapports de l'ouverture des corps des Rois, Charles IX, Henri III & Henri IV: on trouvera dans ce même ouvrage les moyens dont on se sert à la Cour pour embaumer les corps des Princes. Dionis a dans les suites publié un ouvrage sur le même sujet.

FIENUS.

Fienus (Thomas) naquit à Anvers en 1567 de Jean

ET DE LA CHIRURGIE. 189

Fienus, fameux Médecin de cette Ville. Dès sa naissance il fut destiné à l'état de son pere, & on ne négligea rien pour lui donner une éducation convenable. A peine eut-il fini l'étude des Belles-Lettres & de la Philosophie, qu'il fut en Italie suivre les différens Professeurs qui avoient quelque célébrité. Il étudia sous Jerome Mercurialis (*a*), sous Aldrovande, & fit sous ces grands Maîtres de rapides progrès. Il emporta dans sa patrie de vastes connoissances. A peine fut-il arrivé à Anvers, qu'on l'appella à Louvain pour y remplir la premiere Chaire de Médecine. Ce fut en 1593 qu'on l'installa à cette place. Sa réputation voloit de toutes parts ; elle parvint dans les cours des Princes d'Allemagne, & plusieurs se disputerent l'honneur de l'avoir chez eux. Il fut chez l'Electeur de Baviere qui l'avoit choisi pour son premier Médecin. Cependant Fienus qui étoit attaché à sa patrie par inclination, aima mieux retourner à Louvain. Il quitta la place de premier Médecin de l'Electeur pour reprendre ses fonctions de Professeur. L'Archi-Duc Albert le nomma dans la suite pour son premier Médecin. Fienus y consentit ; mais ce ne fut pas pour long-temps. Les devoirs que cette nouvelle place imposoient, l'éloignerent de ceux de Professeur. Sa santé trop foible ne pouvoit suffire à l'un & à l'autre de ces deux emplois. Il remercia donc l'Archi-Duc Albert, & il reprit avec de nouvelles forces les leçons qu'il avoit été obligé de suspendre. En 1616 l'Université de Boulogne lui offrit une chaire de Médecine avec mille écus d'appointement. L'Archi-Duc étoit trop attaché à Fienus pour lui permettre de s'expatrier & de porter au loin des connoissances qu'il devoit communiquer à ses concitoyens. Il augmenta son honoraire jusqu'à la concurrence de la somme qu'on lui offroit. Fienus fut donc fixé dans sa patrie qu'il ne quitta qu'à sa mort qui arriva au mois de Mars l'année 1631, la soixante-quatrieme de sa vie.

XVI. Siecle.
1598.
FIENUS.

(*a*) De cauteriis, pag. 27. édit. 1608. Coloniæ.

Tome II. N

Voici les ouvrages d'Anatomie & de Chirurgie que nous avons de lui.

De formatione fœtus liber, in quo oftenditur, a[n]imam rationalem infundi tertiâ die. Antuerpiæ 1620, in-8°.

De formatione fœtus liber fecundus. Lovanii 16[..], in-8°.

Pro fuâ de animatione fœtûs, tertio die, opinione apologia, adverfus Anton. Ponte Sancta Cruz. Lov. 1629, in-12.

Fienus s'attache dans ces ouvrages plutôt au mo[ra]ral qu'au phyfique de l'homme; il recherche [en] quel temps l'ame fe réunit au corps; il pré[tend] que c'eft au troifieme jour de la conception; [&] comme de telles recherches font au-delà de l'e[fprit] humain, Fienus a embrouillé fa queftion plutôt [que] de la décider.

De viribus imaginationis tractatus. Lovanii 160[.], in-8°. Lugd. Batav. 1635, in-12. Lipfiæ 16[..] in-12.

L'Auteur prétend dans cet ouvrage que les a[ffec]tions de la mere fe tranfmettent au fœtus; [que] elles favorifent les fonctions de la mere, le f[œtus] eft plus robufte; que fi au contraire la fan[té de] la mere périclite, celle du fœtus eft pareille[ment] altérée. Pour prouver fon fentiment, Fienus [rap]porte diverfes obfervations extraites des Auteu[rs les] plus dignes de foi, ou qu'il a faites lui-même[. Le] Pere Malbranche eût pu tirer de cet ouvra[ge des] exemples en faveur du fyftême qu'il a adopt[é.]

De cauteriis libri quinque. Lovanii 1598, in[-8°]. Coloniæ 1607, in-8°.

Cet ouvrage eft un des meilleurs qui foient [fortis] de la plume de Fienus; il y explique fort au [long] les efpeces de cauteres qu'il convient d'emplo[yer.] Il indique les endroits où il convient de les [appli]quer, les effets qu'ils operent, les maladies [qu'ils] guériffent, les précautions qu'il faut prendre pe[ndant] leur ufage.

Fienus admet les cauteres actuels & poten[tiels;] il veut qu'on fe ferve des actuels lorfqu'il eft faire de produire une prompte révolution dans la machine, ou qu'il faut opérer des changemens considérables. S'il s'agit de ronger une tumeur grosse & dure, il faut se servir, suivant cet Auteur, du cautere actuel (a). Il recommande l'usage des emplâtres fenêtrés, lorsqu'on veut épargner les parties voisines (b). En général il veut qu'on applique le cautere proche l'endroit affecté. Dans les ulceres opiniâtres, dans les plaies vénimeuses, lorsqu'on veut dépurer la masse du sang, comme dans les maladies épidémiques, à la suite des morsures il recommande l'application du cautere ; il donne les moyens qu'il faut suivre pour pratiquer les setons, les fontanelles, &c. &c. Cet ouvrage mérite d'être lu avec la plus grande attention ; il est le fruit des plus longues lectures, & d'une profonde méditation. En faisant l'histoire de Marcus Aurelius Severinus, nous entrerons dans des détails ultérieurs sur cette matiere.

XVI. Siecle.
1598.
FIENUS.

Libri Chirurgici duodecim de præcipuis artis Chirurgicæ controversiis. Francof. 1649 & 1669, in-4°. Londini 1733, in-4°. Il a été imprimé en allemand, sous le titre, *Hand greepen der heelkonst.* Amstelod. 1661. Norib. 1675, sous le titre, *Wundarzneykunst.* Cet ouvrage a été publié après la mort de l'Auteur par *Conringius.* L'Auteur y traite du trépan, de la cataracte, de la bronchotomie, de la paracenthese, de la poitrine, du bas-ventre ; de l'artériotomie, de l'opération césarienne, de la section, de la hernie, de l'amputation, de la réparation du nez. Il soutient vivement l'opération du trépan, & en prouve l'utilité ; il en recommande même un usage fréquent. Il décrit l'opération de la cataracte par abaissement ; pour la taille, il recommande le petit appareil : & il fait plusieurs objections à la méthode de Taliacot.

ALDROVANDE (Ulysse), Médecin Italien de Bologne, qui professa dans cette Ville la Philosophie & la Médecine avec distinction, parcourut dès sa jeunesse les principaux pays de l'univers. Il n'avoit

1599.
ALDROVANDE.

(a) Pag. 28. de Cauteriis.
(b) Pag. 120.

d'autres motifs dans ses courses que son instruc... dans l'histoire naturelle. Il s'adonna sur-tout à l'ét... des oiseaux: ces voyages réitérés épuiserent son pa... moine, & l'empêcherent d'acquérir de nouvelles... chesses. Les éditions de ses ouvrages qu'il fal... faire avec le plus grand soin, les frais des gravur... des peintures, excéderent son pouvoir. Ces dépen... épuiserent tellement la fortune d'Aldrovande, qu'il... vit réduit à la derniere nécessité. Le plus grand nom... d'Historiens s'accorde à dire que ce grand hom... mourut à l'hôpital de Boulogne, chargé d'année... aveugle, l'an 1605, le 10 du mois de Mai. On... qu'il fut enterré avec pompe. Ce qui s'accorde... avec sa fin tragique On l'ensevelit dans l'Eglise... Saint Etienne de Boulogne. Maffée Barberin, de... Pape, connu sous le nom d'Urbain VIII, fit l'... taphe suivante à la louange de ce grand hom...

> Multiplices rerum formas, quas pontus & æther
> Exhibet, & quidquid promit & abdit humus,
> Mens haurit, spectant oculi, dum cuncta sagaci,
> Aldrovande, tuus digerit arte liber.
> Miratur proprios solers industria fœtus,
> Quamque tulit moli se negat esse parem
> Obstupet ipsa simul rerum fœcunda creatrix
> Et cupit esse suum quod videt artis opus.

Il a composé cent & un traités; nous les av... en plusieurs volumes; il n'y a que les suivans... soient de notre objet.

Ornithologiæ, hoc est, de avibus historiæ, libri... agunt de avibus rapacibus. Bononiæ 1599. in... Francof. 1616, in-fol.

Ornithologiæ tomus alter: agit de avibus terre... bus mensæ inservientibus & canoris. Bononiæ 160... in-fol. Francof. 1629, in-fol.

Ornithologiæ tomus tertius & ultimus: agit de... bus aquaticis, & circa aquas degentibus. Bon... 1603. Francof. 1621.

De animalibus insectis libri 7, cùm singulorum... nibus ad vivum expressis. Bononiæ 1602, 1620, ... Francof. 1623, in-fol.

De quadrupedibus folipedibus, volumen integrum. Bononiæ 1616, in-fol. Francof. 1623, in-fol.

Quadrupedum omnium bisulcorum historia. Bononiæ 1613, in-fol. ibid. 1621, in-fol. Francof. 1647, in-fol.

De piscibus libri quinque, & de cetis liber unus. Bon. 1613, in-fol. Francof. 1629, 1640, in-fol.

De reliquis animalibus exanguibus libri 4, utpote de mollibus, crustaceis, testaceis, & zoophytis. Bon. 1606, in-fol. Francof. 1623.

XVI. Siecle.
1599.
ALDROVAN-
DE.

L'antiquité ne nous fournit point d'exemple d'un homme aussi laborieux, & qui ait conçu un dessein aussi étendu que celui d'Aldrovande. Son traité des oiseaux est un chef-d'œuvre. Il en a décrit avec soin les plus rares, & qui vivent dans les pays les plus éloignés. Ce n'est point des fables qu'il débite, mais des faits qui pour la plupart lui sont passés sous les yeux. On trouve dans le même ouvrage les planches & les figures des oiseaux dont il parle. Cet Auteur célebre ne se contentoit pas de décrire les objets extérieurs, comme avoient fait un grand nombre de naturalistes qui l'avoient précédé. Il les a disséqués, a fouillé dans leurs parties les plus cachées. C'est ce qui l'a mis à même de nous donner plusieurs squeletes, & de faire des observations intéressantes sur l'incubation des œufs (a). Il a aussi décrit avec beaucoup d'exactitude l'organe de l'ouie de l'oiseau, connu sous le nom de géan.

SIMON.

Simon (Etienne) vivoit à Paris l'an 1599. Il est Auteur d'une lettre écrite à du Laurens, pour lors Médecin ordinaire du Roi. Cette lettre contient une description laconique, mais assez exacte, de l'organe de l'ouie. Il a fait usage des découvertes de Fallope & d'Eustache. Cette lettre se trouve à la bibliotheque du Roi, reliée avec les ouvrages d'Hemard.

GEMMA.

Gemma (Jean-Baptiste), Médecin de Venise, qui florissoit vers le commencement du dix septieme siecle, s'acquit une réputation des plus étendues. Sigismond III, Roi de Pologne & de Suede, le choisit pour son premier Médecin. Il soutint jusqu'à sa mort l'étendue de sa réputation. Il a peu écrit, &

(a) Ornith. liv. 14.

XVII. Siecle.

1599
GEMMA.

ce que nous avons de lui intéresse plutôt les Médecins que les Anatomistes.

Nous avons de lui,

De vera ratione curandi bubonis atque carbunculi pestilentis. Dantisci 1599. *Venet.* 1600, in-4°.

Dans le traité du bubon, Baptiste Gemma fait l'histoire des pestes dans lesquelles cette éruption a eu lieu. Il parle de plusieurs effets surprenans de la contagion, il assure que la peste a son véhicule dans l'air (*a*). Il établit cinq especes de bubons, & elles sont tirées de différens symptômes qui les accompagnent. Gemma recommande l'usage des ventouses, des scarifications aux gras des jambes dans cette maladie, &c.

FOURNIER.

Fournier (André), vulgairement connu sous le nom de Furnerius, Médecin de Paris, qui a fait un ouvrage en françois sur la cosmétique, florissoit vers la fin du seizieme siecle. Son ouvrage est divisé en trois parties; dans la premiere on trouve plusieurs détails chirurgicaux; dans la seconde l'Auteur traite de l'ajustement des femmes; & dans la troisieme il décrit divers onguens contre les maladies cutanées, telles que la galle, les ulceres, les excoriations, les brûlures de la peau, le feu de collage, &c. Il n'y a que Goelike qui ait parlé de cet Ecrivain (*b*).

RUINI.

Ruini (Charles), Italien, a écrit un traité sur l'hippiatrique.

Exquisita Anatomia del cavallo. Venet. 1599, in-fol.

Uffenbachius en a donné une édition à Francfort en 1603, in-fol.

On trouve dans cet ouvrage un traité d'Anatomie du cheval. L'Auteur s'est fort étendu sur chacune des parties qui le composent. Il y a joint des planches sur les vaisseaux, sur les nerfs, sur les muscles; elles sont fort intéressantes.

SALTER.

Salter (Samuel), Auteur d'un ouvrage si rare que nous n'en connoissons que le titre.

De ratione formali subjecti Anatomici, quæ est actus voluntarius. Basil. 1599, in-4°.

(*a*) Fol. 26. (Il n'y a point de numéro aux pages).
(*b*) Hist. Chirur. pag. 136.

CHAPITRE XIX.

Des Anatomistes et Chirurgiens qui ont vécu depuis Fabrice d'Aquapendente jusqu'à Riolan fils, ou depuis 1600 jusqu'à 1607.

FABRICE D'AQUAPENDENTE.

Superavit enim omnes (chirurgos), & nemo illi hanc disputat gloriam.

Boerhaave, consilia ad Chir.

FABRICIO (Jérôme), Médecin célèbre, vulgairement connu sous le nom d'Aquapendente, parcequ'il étoit natif de cette Ville. Sa famille, quoique pauvre, eut à cœur son éducation : le jeune Fabrice fut envoyé à Padoue pour étudier les langues Grecque & Latine ; il y fit aussi sa Philosophie & s'adonna ensuite à la Médecine sous l'immortel Fallope, qu'il suivit exactement dans ses leçons. L'Anatomie & la Chirurgie firent ses principales occupations : persuadé des talens sublimes de son maître, il le suivoit fréquemment chez lui, afin de profiter de sa conversation. Fallope s'attacha beaucoup à notre jeune Médecin, & comme il connoissoit le goût de Fabrice pour la Chirurgie, il lui fournit les occasions d'observer aussi fréquemment qu'il lui fût possible : son zèle pour les Eleves est connu de tous les historiens ; Fallope en donna une nouvelle preuve par le soin qu'il prit de former le jeune Fabrice d'Aquapendente ; non-seulement il le dirigeoit dans ses dissections d'Anatomie, mais encore dans les opérations Chirurgicales qu'il lui fit faire sous ses yeux sur le cadavre, & pour la plûpart sur le corps vivant.

L'esprit orné des plus grandes connoissances, Fabrice se présenta à la Faculté de Padoue, pour y prendre le grade de Docteur ; il brilla dans ses examens ; Fallope en fut satisfait, & lui donna plus que jamais son amitié & sa confiance. Lorsqu'il étoit obligé s'absenter de Padoue, pour voir des malades étrangers, il commettoit notre jeune Médecin pour ses leçons. La République de Venise fut satisfaite des services d'Aquapendente: Fallope venant à mourir, elle lui accorda la place de son maître; ce fut en 1565 qu'il fut reçu Professeur; il fit sa première section publique en 1566, le 18 de Décembre; il finit le cours d'Anatomie le 5 Janvier 1567. Cependant il ne remplit complettement les devoirs de sa charge qu'en 1584; il ne fit pendant l'espace de neuf ans que des disséctions, ou la manœuvre des disséctions Chirurgicales; & il étoit extrêmement suivi; il fit faire à ses dépends un amphithéâtre. La République publique en fit construire dans la suite un autre beaucoup plus spacieux & mieux bâti; on mit pour frontispice l'inscription suivante:

Theatrum Anatomicum
Justiniano, Justiniano, Prætore,
Nicolao Gussono Præfecto,
Johanne Superantio equite
Marino Grimauo. Eq. & D. M. Proc.
Leonardo donato Eq. Et D. M. Proc.
Gymnasii moderatoribus
M. D. XCIII.
Hieronymo Fabricio ab Aquapendente
XXX jam annos Anatomiæ Professore.

Sa réputation s'accrut de jour en jour, & l'on vit accroître le nombre d'Etudians à proportion que ce grand homme s'empressoit de les instruire. En récompense de ses services, Jérôme Capivaccius faisoit l'office de Professeur. Après cette longue étude, Fabrice n'eut plus besoin de Coadjuteur, il prononça lui même le discours, & mettoit la main à l'œuvre devant ses Ecoliers. La République de Venise lui fixa un revenu de dix mille écus d'or; il eut aussi le grade de Chevalier de saint Marc, la place d'Antécesseur du Collége & de la Ville, & pour comble d'honneur il fut reçu Chevalier de la Toison d'Or. Cette récom-

étoit le fruit de ses travaux; il les continua avec le plus grand zèle pendant l'espace de 50 ans, au bout desquels il mourut couvert de gloire & de lauriers en 1619, âgé de 82 ans: quelques-uns croyent qu'il parvint à cette extrême vieillesse par l'aloës rosata dont il faisoit un fréquent usage. La doctrine ne faisoit pas son seul mérite; il étoit ami tendre, généreux & désintéressé, ce qui lui attacha un nombre prodigieux de familles. Lorsque ses amis lui faisoient quelque présent, il le mettoit dans un cabinet particulier, sur la porte duquel il avoit mis cette inscription:

Lucri neglecti lucrum.

De visione, voce, & auditu. Venet. 1600, in-fol. Patav. 1603, in-fol. Francof. 1605, 1613, fol. 1614, fol.

De formato fœtu. Patav. 1604, in-fol. Venet. 1620, in-fol.

De venarum ostiolis. Patav. 1603, in-fol. 1625, in-fol.

De locutione & ejus instrumentis, ibid. 1603, in-fol.

De brutorum loquela. ibid. 1603, in-fol.

De formatione ovi & pulli. ibid. 1621, in-fol.

De gressu. Patav. 1618, in-4°.

Opera Anatomica De formato fœtu. De formatione ovi & pulli. De locutione & ejus instrumentis. De brutorum loquelâ. Patav. 1625, in-fol. Francof. 1623, in-fol.

Tractatus quatuor quorum. I. De formato fœtu. II. De locutione & ejus instrumentis. III. De loquelâ brutorum. IV. De venarum ostiolis loquitur: figuris æneis ornati. Patav. 1625. Francof. 1624 & 1648, in-fol. Lipsiæ, 1687, in-fol.

Le célébre Albinus en a donné une édition imprimée à Leide en 1737, in-fol. 2 vol.

De musculi artificio: de ossium articulationibus. Vicentiæ 1614, in-4°.

De respiratione & ejus instrumentis libri duo. Patav. 1615, in-4°.

De motu locali animalium secundum totum. Patav. 1618, in-4°.

De gulâ, ventriculo, intestinis tractatus. Patav. 1618, in-4°.

De totius animalis integumentis opusculum. Patav. 1618, in-4°. Regiomonti 1672.

Opera Chirurgica in duas partes divisa; quarum prior operationes Chirurgicas.... comprehendit; altera libros quinque Chirurgiæ jam autem in Germaniâ impressos, & sub nomine Pentateuchi, Chirurgici divulgatos continet. Patav. 1617, in-fol. Venet. 1619, in-fol. Francof. 1620, in-8°. & ensuite 1666, in-fol. Lugd. 1628, in-4°. Patav. 1647, in-fol. Leid. 1723, in-fol. en Italien 1711, in-fol. & en Allemand. Norinb. 1672, in-4°. 1716, in-fol.

Pentateuchon Chirurgicum. Francof. 1582, in-8°. ibid. 1604, in-8°.

Œuvres Chirurgicales de Fabrice d'Aquapendente, Rouen 1658.

Analysons ses ouvrages sur l'Anatomie de l'homme, avant de rendre compte de ceux de Chirurgie. On lit dans son traité de la conformation des fœtus, une longue description des parties qui le composent; l'Auteur a ramassé dans ce Livre les sentimens de ceux qui l'avoient précédés, & s'est servi de l'Anatomie comparée, pour éclairer celle de l'homme. Fabrice d'Aquapendente a admis la communication réciproque des vaisseaux du fœtus avec ceux de la mere, & a blâmé Arantius d'avoir osé proposer un sentiment contraire (*a*). Il a fait observer que le placenta de l'homme différoit de ceux des animaux, en ce qu'il n'étoit point divisé en plusieurs lobules, mais qu'il formoit une masse à peu près orbiculaire; il a encore tiré quelques différences de ce viscere, de ses adhérences particulieres à la matrice (*b*).

Les cotyledons que les anciens ont unanimement admis, & que les modernes réfutent aussi d'une commune voix, ne sont point, dit Jérôme Fabrice, un être de raison; ils se trouvent quelquefois, & quel-

(*a*) Opera omnia Anat. & Physiol. Lyp. 1687, pag. 38.
(*b*) Pag. 39.

quefois à la vérité ils manquent, suivant le tems de la grossesse, & suivant les animaux: ceux qui de leur nature sautent ou courent avec vitesse, ont communément des cotyledons. Les cochons qui ordinairement ne font pas de pareils exercices, n'ont des cotyledons (a).

La membrane allantoïde manque dans l'homme, & l'ouraque ne forme pas un seul canal; mais cette partie est composée d'un grand nombre de filets creux par lesquels l'urine se filtre en coulant de la vessie dans le Chorion (b).

Dans l'homme & dans les animaux qui manquent de membrane allantoïde, l'amnios contient l'urine & la matiere de la transpiration qui coulent mêlées ensemble par les pores de la peau, ce qui fait qu'elle est dans ces animaux plus ample & plus adhérente au chorion, que dans ceux qui ont la membrane allantoïde (c).

De l'extérieur, notre Auteur procéde à l'examen des parties internes ; il a donné une description assez exacte des vaisseaux ombilicaux, du trou ovale & du canal artériel (d), &c.

On trouve à la fin de cette exposition trente-trois planches Anatomiques, qui représentent différens animaux en entier, ou séparément dans divers tems de leur formation. Les planches qui ont l'homme pour objet, sont peu exactes; l'Auteur a cependant fait représenter dans la planche quatrieme, cette espece d'arbre qu'on voit au col de la matrice ; cette figure est peu exacte : l'Auteur est seulement louable de n'avoir point omis cette particularité à laquelle peu d'anciens Anatomistes avoient fait attention, & que plusieurs modernes ont voulu s'approprier : je renvoie les amateurs de l'Histoire Naturelle à cet ouvrage de Fabrice ; je renvoie aussi ceux qui aiment les explications & les systhêmes, à la seconde partie de cet écrit.

(a) Pag. 40.
(b) Pag. 44.
(c) Pag. 45.
(d) Pag. 46.

L'histoire de l'œsophage, du ventricule & des intestins, mérite d'être consultée de ceux qui ont du goût pour l'Anatomie comparée. L'Auteur fait observer que certains animaux n'ont point d'œsophage, que d'autres l'ont très long, & d'autres fort court; il dit qu'il est long chez ceux qui ont la poitrine & le col longs, &c. Je sortirois de mon objet, si j'insistois plus long-tems sur ces faits, qui sont plutôt du ressort de l'Anatomie comparée, que de l'Anatomie de l'homme.

L'existence des valvules des veines étoit problématique du tems de Fabrice d'Aquapendente : plutôt livrés aux raisonnemens qu'à l'observation, plusieurs Anatomistes de nom regardoient ces valvules comme des êtres de raison. Ce que Fernel, Sylvius, Amatus Luzitanus & Cananus avoient écrit, a été renversé par la critique de Fallope ; plusieurs même nioient l'existence de ces valvules, sans savoir l'histoire des contestations. Fabrice d'Aquapendente paroît avoir oublié les disputes de ses peres, il ne cite aucun de ces Anatomistes fameux dans le Chapitre où il décrit les valvules des veines ; il s'arroge formellement la découverte. » Je suis surpris, dit-il,
» que ces valvules aient été si fort ignorées des anciens & des Anatomistes modernes, qu'aucun d'eux
» n'en ait fait mention, que même aucun ne les ait
» apperçues jusqu'à l'an 1574, que j'ai eu le plaisir
» de les appercevoir dans le cours de mes dissections ;
» les Anatomistes qui ont suivi la même voie que
» moi, ne sont point excusables de les avoir méconnues.

» Je nomme valvules des veines quelques membranules minces placées dans les cavités internes
» des veines, principalement dans celles qui occupent les extrémités : elles se trouvent quelquefois
» seules, & quelquefois au nombre de deux ; elles
» ont un orifice vers la racine des veines, & elles
» sont bouchées vers le bas ; leur figure ressemble
» assez à ces petites feuilles qu'on voit à la jonction
» des rameaux des plantes. Je présume, dit Fabrice
» d'Aquapendente, que ces valvules ont été faites

pour empêcher le sang de se porter comme un ruisseau vers les pieds & vers les mains, & pour l'empêcher de se ramasser dans une partie, &c. »

Fabrice d'Aquapendente fait observer que les valvules des veines des extrémités forment des nœuds irréguliers dans les veines, lorsqu'on arrête le cours du sang par le moyen de la ligature, comme on le fait, lorsqu'on veut saigner. Les porte-faix, ajoute-il, les paysans, sont fort sujets aux varices, parce que le sang épais s'accumule proche des valvules & distend les veines; toujours est-il, dit Fabrice, que ces valvules empêchent la veine de se gonfler uniformément, elles empêchent aussi le sang de refluer vers le bas, & l'on éprouve une résistance sensible à faire rétrograder ce liquide dans cette direction, quand on comprime légerement de haut en bas. Fabrice d'Aquapendente leur assigne encore d'autres usages, tel est celui de diriger une partie du courant du liquide dans un vaisseau collatéral, &c.

Le tableau que Fabrice d'Aquapendente fait des valvules des veines, renferme plusieurs vérités frappantes, que beaucoup d'Anatomistes modernes qui se piquent d'érudition, ignorent à leur honte & au détriment de l'Art qu'ils professent. Par ses recherches vraiment nouvelles, Fabrice d'Aquapendente s'est pour ainsi dire, rendu propre la découverte des valvules des veines; mais il en devoit faire honneur aux Anatomistes qui avoient travaillé sur cet objet, en les citant dans son ouvrage; c'est sa volonté plutôt que sa capacité qui est répréhensible, il ne pouvoit ignorer les contestations de Fallope son maître.

On trouve à la fin de sa dissertation sur les valvules, dix planches dans lesquelles elles sont représentées: elles sont originales & peu exactes.

Le traité de la respiration qu'on lit dans l'ouvrage que j'analyse, est plutôt un système raisonné qu'une exposition des effets de cette fonction. Il admettoit quatre vingt-neuf muscles inspirateurs ou expirateurs; les uns sont appellés intercostaux: Fabrice d'Aquapendente en décrivoit hors de propos trente-quatre de chaque côté; les huit muscles du bas-ventre, le muscle du diaphragme, & six autres muscles placés de chaque côté de la poitrine. A cette description on ne reconnoît plus le disciple de Fallope, outre que Fabrice commet plusieurs erreurs, c'est qu'il est encore très confus & très peu détaillé dans cette description. Notre Auteur donne dans ce traité un très long commentaire de l'ouvrage de Galien sur la respiration.

Quoique la description de l'œil soit fort ample, l'Auteur n'y a rien ajouté de particulier: pour vouloir trop suivre Galien, il a laissé de côté plusieurs réflexions qu'il eût pu puiser dans les ouvrages de plusieurs Anatomistes qui l'avoient précédé. Il a été plus étendu sur les usages que dans sa description, les Physiologistes seront plus contents de ce traité que les Anatomistes.

La description de l'oreille est plus exacte que celle de l'œil; il a décrit le muscle externe du marteau de Casserius, & s'en est attribué la découverte, sans se donner la peine de citer Eustache qu'il paroît avoir copié, ou imité dans plusieurs endroits. Il a aussi connu le canal de communication de l'oreille avec les arrieres-narines, il en fait remonter la découverte jusqu'à Aristote; il ne fait l'honneur à Eustache de le citer, que pour le réfuter.

On sait qu'il y a dans l'oreille trois canaux demi-circulaires, & une partie connue sous le nom de limaçon; Fallope en a donné le premier une description passable: Fabrice d'Aquapendente a voulu raffiner sur ses travaux, il prétend que le nom de limaçon est vague & peu expressif; c'est, dit-il, un amas informe de cavernes dont il est impossible d'indiquer la position & la figure: *Vanus enim, ut puto, omnis susceptus labor, quinimò facile (ni fallor) quisque dit eas sine ordine, & fortuito potius quam unius usus gratiâ conditas esse* (a).

Il avoit une connoissance assez exacte des osselets du nez; il s'est servi du terme d'aqueduc pour désigner la rigole qu'on apperçoit à côté du vomer

(a) Pag. 252.

Duverney cite à ce sujet, dans son grand ouvrage d'Anatomie, Fabrice d'Aquapendent (a) Notre illustre Auteur croit avoir découvert dans l'amigdale droite un petit orifice; Riolan le critique d'avoir regardé cette ouverture comme une découverte, puisque, dit-il, au lieu d'un trou, il y en a plusieurs dans l'amigdale gauche (b).

Dans ses recherches sur le larynx, l'Auteur a peu ajouté aux objets connus: il a seulement donné d'après Galien une description assez étendue des ventricules du larynx. M. Morgagni a fait usage de ses recherches dans sa description de ces ventricules (c). Fabrice d'Aquapendente a admis des muscles abbaisseurs de l'épiglotte, & les a regardés comme une portion des thyro-aryténoïdiens, & en cela il est répréhensible; Casserius son disciple ne commit pas une telle erreur: Morgagni l'en a loué, & blâme Fabrice (d): j'en ai déja parlé en faisant l'histoire de Bauhin, disciple de Fabrice, qui écrivit long-tems avant son maître. Fabrice d'Aquapendente a fait graver dans son ouvrage le larynx & les parties dépendantes de plusieurs animaux; les amateurs de l'Histoire Naturelle ne se repentiront point de consulter un traité qui les intéresse directement. Notre Auteur a comparé à une flûte l'organe de la voix, mais a été peu exact dans sa comparaison: Varoli s'étoit mieux expliqué à ce sujet.

Le traité du parler des bêtes est une suite du premier. Fabrice donne une explication assez curieuse de leur variété; il prétend que chacune d'elles a un langage différent; il rapporte plusieurs histoires pour prouver qu'il y a des personnes qui les entendoient; il fait le rapport de leur voix avec la voix humaine, & en recherche les usages, &c. Ce traité mérite la considération des Physiciens & des Métaphysiciens.

Il a exposé les mouvemens que les animaux exé-

(a) Œuvres Anat. Tome premier, pag. 222.
(b) Pag. 290.
(c) Adver. Anat. 1. pag. 18.
(d) Adver. 1. pag. 37.

cutent sur la terre, dans l'air ou dans l'eau, avec beaucoup de savoir & d'érudition. Pour nous en tenir à ce qui est de notre objet, je donnerai une esquisse de ce que notre Auteur dit sur la marche de l'homme.

» La marche, dit-il (a), suivant le sentiment una-
» nime, s'opere par le moyen des jambes & des
» pieds.... ces parties se meuvent différemment
» ou toutes deux se meuvent à la fois, ou il n'y
» en a qu'une en mouvement, tandis que l'autre est
» fixe & stable. Dans la marche ordinaire, les extré-
» mités agissent alternativement... voyons, ajoute
» Fabrice d'Aquapendente, dans quel état sont les
» deux jambes dans la station: quoique dans les ex-
» trémités inférieures qui sont en repos lorsque
» l'homme est debout, il ne paroisse y avoir aucune
» action dans les muscles; il y a cependant une con-
» traction continuelle dans leurs fibres. Les Grecs ont
» appellé cet état des muscles, mouvement tonique.
» Ceux qui restent long-tems dans cette attitude se
» fatiguent beaucoup, parce que les muscles sont
» dans un état forcé de contraction; c'est ce qui fait,
» ajoute Fabrice, qu'on se fatigue moins quand on
» ne s'appuye que d'un seul pied, que lorsqu'on se
» sert des deux pour se soutenir; c'est encore, dit-il,
» ce qui fait qu'on aime mieux marcher, que de de-
» meurer de bout un certain tems..... La marche
» consiste dans un mouvement alternatif des extré-
» mités inférieures, l'une est appliqué fortement sur
» le sol, tandis que l'autre décrit un espace détermi-
» né sur sa surface: *Etenim alterum crus movetur &
transfertur, alterum vero innixum in terram facit* (b)...
» Voyons les effets que l'extrémité mobile exécute:
» le transport s'opere par leur flexion & par leur ex-
» tension; l'un & l'autre se fait de la maniere sui-
» vante: examinons comment ces deux effets sont
» produits, la cuisse se fléchit d'abord & se porte en
» avant.... La jambe se fléchit de même & se porte
» en arriere.... Le pied exécute un égal mouve-
» ment de flexion.... Il s'applique fortement contre

(a) Pag. 335.
(b) Pag. 336. col. 2.

la terre en s'étendant.... lorsque la jambe.... & la cuisse s'étendent aussi (a); l'Auteur a inséré dans ce traité la description de quelques variétés, il a parlé d'un double muscle poplité, &c. ».

Notre Auteur consacre un grand nombre de pages de son volume in-folio pour établir ces vérités, que j'ai extraites çà & là en peu de mots pour ne pas grossir son histoire au-delà des bornes que je me suis prescrites. Fabrice décrit les articulations des extrémités avec beaucoup de précision & d'exactitude: il indique les vrais usages de la sinovie, des muscles extenseurs, rotateurs & fléchisseurs des extrémités, en un mot cet ouvrage contient des détails de Physique & d'Anatomie très curieux : la méchanique avec laquelle les animaux volent, rampent, ou nagent, est exposée avec beaucoup de netteté & de savoir. L'Anatomiste ne peut que s'instruire en parcourant cet ouvrage. A la suite de ce traité, Fabrice d'Aquapendente en a ajouté un autre sur la structure & l'usage des muscles; il a donné une idée assez grossière de leur véritable structure & de celle des tendons; il n'ignoroit pas qu'il y avoit des replis du tissu cellulaire qui forment des gaînes aux fibres musculaires : il a regardé les tendons comme des prolongemens des muscles, & il a nié qu'ils eussent de l'analogie avec les ligamens. L'Auteur s'est servi des principes & des figures de méchanique, pour expliquer l'action des muscles, &c.

La structure de l'épiploon & les adhérences qu'il contracte avec le petit lobe du foie, ne lui étoient point inconnues; Fabrice s'exprime même à ce sujet d'une maniere fort claire & fort précise ; il a aussi connu les vaisseaux omphalo-mésentériques dans le chien & dans le chat.

L'exposition des tégumens de l'homme contient quelques vérités : Fabrice dit avoir divisé l'épiderme en plusieurs écailles, & avoir vu la peau couverte de vaisseaux. Ce qu'il écrit sur les écailles, les poils & les plumes de divers animaux est intéressant, on peut y poser quelques remarques utiles sur la structure des

(a) Pag. 331. & suiv.

Tome II.

cheveux & des poils de l'homme; il a divisé la co[r]née en plusieurs lames, il croyoit que l'extérieur [ap]partenoit à l'épiderme.

Quoique Fabrice se soit rendu recommandable [par] ses écrits en Anatomie, son nom ne seroit pas pa[r]venu jusqu'à nous avec autant de gloire & de cél[é]brité, s'il eut borné ses travaux à cette étude. Il [a] acquis une plus grande réputation dans la partie [de] la Chirurgie, sur laquelle il a composé un ouvr[age] que la postérité la plus reculée regardera com[me] un livre précieux à l'humanité.

Dans toutes les maladies Chirurgicales, il faut dit Fabrice d'Aquapendente, avoir en vue les qua[tre] objets suivans : l'altération, la partie altérée, [la] maniere d'opérer & les instrumens qu'il convi[ent] d'employer : ce sont-là les quatre grands princi[pes] que notre Auteur se propose de suivre dans toute[s les] maladies Chirurgicales, ou celles qui exigent le [se]cours de la main.

Fabrice accommode son ordre à la position de[s] parties du corps humain, ainsi il commence par [les] opérations de la tête & finit par celles des pieds.

On pratique douze opérations à la tête, qui co[n]sistent ; 1°. à ouvrir une fonticule sur la [suture] coronale ; 2°. à relever les parties osseuses enfo[n]cées ; 3°. à trépaner le crâne ; 4°. à le ratisser ; [5°.] à rendre les bords d'un trou plus poli ; 6°. à [traiter] la carie des os du crâne ; 7°. à couper avec les pi[n]ces une partie du crâne placée entre deux trous ; 8°. à inciser la dure-mere ; 9°. à diviser avec [elle] un os ; 10°. à extraire les esquilles ; 11°. à faire d[es] incisions au synciput dans le cas des maladies d[es] yeux ; 12°. au traitement de l'hydrocéphale.

Cette division est un peu minucieuse, la plupa[rt] des Auteurs qui avoient écrit avant lui ne sont pa[s] aussi compliqués.

La fonticule doit s'ouvrir au-dessus de la s[u]ture coronale, ou au-dessus de la fontanelle ; le [fer] chaud est l'instrument préférable ; mais pour ne [pas] altérer les parties voisines, notre Auteur conseil[le] de joindre à l'usage du cautere potentiel, celui d'[un] canule qui concentre l'action du feu sur une partie déterminée (a).

L'application des fonticules peut avoir les plus grands effets: notre Médecin dit avoir guéri par cette voie, un homme attaqué de l'empyeme; il couloit tous les jours par l'ouverture une grande quantité de pituite.

Les Auteurs recommandent dans la plupart des fractures du crâne, l'opération du trépan; Fabrice d'Aquapendente propose un nouvel instrument. Pour trépaner il faut, dit-il, en premier lieu découvrir l'os du péricrâne afin de prévenir les symptômes qui surviendroient, si on le déchiroit par le moyen de la scie du trépan. Il faut l'inciser par l'instrument tranchant, pour découvrir une assez grande étendue de la surface du crâne, afin de pouvoir placer la couronne du trépan, & de pouvoir la tourner commodement sans toucher au bord de la plaie. On recouvre tout le tour de la plaie d'un morceau de linge sec ou imbibé dans du gros vin sur le bord de la plaie, afin de mettre l'os à couvert du froid extérieur ou du contact de l'instrument; il faut proportionner la couronne à l'étendue de la fracture; car il ne faut découvrir la dure-mere que dans l'étendue nécessaire, afin de ne pas en exposer une trop grande partie au contact de l'air extérieur. Lorsqu'on apperçoit une fente au crâne, il faut appliquer le milieu du trépan mâle à côté de la fente, dans une telle distance que la couronne du trépan ne puisse en embrasser une partie; s'il n'y a point de fente, & qu'il n'y ait qu'une contusion, il faut placer le trépan au milieu; avec la main gauche pousser l'instrument sur le crâne, & avec la main droite le tourner jusqu'à ce qu'il ait laissé une empreinte: on ôte le trépan mâle & on place le trépan femelle; on le tient de la même maniere qu'on tenoit le trépan mâle, & on s'en sert de même. Après un certain nombre de tours, on voit la sciure de l'os remplir le sillon tracé par le trépan, on ôte la sciure, & on trempe l'instrument dans de l'huile rosat: il

---

(a) Pag. 7. Oper. Chir. édit. Venet. 1619.

faut agir avec beaucoup de ménagement, lorsqu'[on] est parvenu au diploé, ce qu'on connoîtra par [la] sciure rouge, de peur d'enfoncer le trépan dans [le] crâne... Quand on soupçonnera qu'on approche [de] la lame interne du crâne, on ôtera le trépan, & [on] promenera, tout au tour du sillon tracé par la co[u]ronne, un petit levier, afin de tâcher d'ébranler [la] piece d'os qu'on a envie d'enlever... si la piece [d'os] est assez détachée, on l'enleve par le moyen [des] pinces.

Si une seule couronne de trépan ne suffit pas, F[a]brice d'Aquapendente recommande d'en appliquer une autre à très peu de distance, & de couper [la] portion intermédiaire du crâne avec des tenailles in[ci]sives; on ouvre ensuite la dure-mere, afin de don[ner] ner issue à la matiere épanchée.

Fabrice blâme l'usage des incisions à la peau d[u] crâne où de la face dans les maladies des yeux, i[l] veut seulement qu'on saigne aux veines du front[,] & pour y réussir, il recommande d'appliquer sur l[a] tête du malade un chapeau qui serre légèrement, afin que par la compression qu'il exerce sur les vein[es] du front, il force le sang de s'y accumuler & de l[es] distendre (a). Ce moyen, selon Fabrice, vaut mi[eux] que tout autre bandage.

Le séton est préférable à toutes ces incisions; [il] faut trois instrumens pour le pratiquer, les pinces[,] l'aiguille, & une bandelette de soie. Par le moye[n] des pinces le Chirurgien élevera la peau qu'il percer[a] latéralement avec l'aiguille, qui doit être plutôt gros[se] que mince; on la fera bien rougir au feu, on percer[a] la peau & on retirera l'aiguille par le même endr[oit] qu'on l'a introduite. On poussera dans l'ouvert[ure] la pointe d'une petite bandelette de soie.

L'endroit le plus favorable au seton, selon F[a]brice d'Aquapendente, c'est le milieu de la cavi[té] de la nuque qui répond à l'interstice de la premi[ere] & de la seconde vertebres.

Fabrice parle d'une opération qu'on faisoit à Flo[]rence à la nuque des enfans nouveaux nés pour le[s]

(e) Pag. 12.

mettre à l'abri de l'apopléxie, de l'épilesie, &c. Cette opération consistoit à brûler la peau avec un fer olivaire. Fabrice qui connoissoit le prix de cette opération, ne l'a décrite que pour s'accommoder à l'usage ordinaire.

Les opérations qu'on pratique aux yeux, sont exposées fort au long dans l'ouvrage dont je fais l'extrait. Pour l'ancilloblépharon, notre Auteur recommande l'usage d'un bistouri courbe, à la pointe duquel il veut qu'on mette une boule de cire.

On n'a pas besoin d'instrument pour ôter les verrues des paupieres, il suffit de placer par-dessus de la feuille de pourpier, ou de la sabine légerement hachée ; avec ce seul secours, dit Fabrice, je détruis non seulement les verrues des paupieres, mais encore celles de toutes les parties du corps, & je n'ai besoin d'aucun autre secours de la Chirurgie : *ego autem dimissâ Chirurgiâ omnino dimittenda est quando medicamentum sanare potest.* Cette réflexion est digne d'un savant & d'un ami de l'humanité.

Dans les athéromes des paupieres, il faut plutôt emporter la tumeur avec le fer, qu'employer les topiques émolliens. Lorsqu'il survient un orgelet aux paupieres, & que la matiere qui le forme ressemble au pus, il faut l'ouvrir par le moyen du scalpel ; on se servira du même moyen dans le cas du chalasia. Dans le relâchement des paupieres, il faut emporter la partie excédente de la peau : on trace avec de l'encre, premierement, deux lignes qui désignent la quantité de peau qu'il faut ôter ; on éleve la paupiere, & ensuite avec un scalpel courbé on coupe toute la partie de la peau intermédiaire aux deux lignes noires ; si c'est à l'œil gauche, on incise de l'angle externe vers l'angle interne ; l'on suit une direction opposée, si c'est à l'œil droit. Fabrice d'Aquapendente ne décrit cette méthode que pour en blâmer l'usage ; elle est, selon lui, cruelle, barbare, & il faut la regarder comme surannée. Un emplâtre aglutinatif, avec lequel on releve ou on rabaisse la paupiere, suffit communément ; la peau se retire souvent par ce moyen, & la paupiere se remet dans son état naturel.

O iij

Les opérations qu'on pratiquoit contre la lagophthalmie, paroissent à notre Auteur douloureuses & insuffisantes. Pour y suppléer j'ai inventé, dit Fabrice d'Aquapendente, une méthode beaucoup plus douce ; c'est avec le seul emplâtre aglutinatif : on en applique une partie sur la paupiere supérieure, & l'autre partie sur la joue, après avoir légèrement tiré la paupiere vers le bas ; la paupiere tiraillée, pendant un certain temps, cede peu à peu à l'action qui la sollicite à se distendre, & recouvre une plus grande partie du globe : *quæ Chirurgia uti mitissima ita tutissima & felicissima est.*

Le même emplâtre doit être mis en usage dans le cas d'un ectropium ; on l'appliquera d'une maniere opposée, c'est-à-dire, qu'on fixera l'emplâtre à la paupiere supérieure, & qu'on appliquera le reste immédiatement après sur la peau du front. Fabrice d'Aquapendente dit qu'on pourra auparavant fomenter la partie avec une décoction émolliente.

Ainsi que les anciens, Fabrice admet la cataracte membraneuse ; mais il soupçonne une altération dans le crystallin. Lorsque la cataracte n'est pas confirmée, il recommande l'usage d'un collyre fait avec l'eau d'eufraise, de chélidoine & de rose, avec un peu d'eau-de-vie. Fabrice d'Aquapendente a inventé un nouveau moyen d'appliquer le collyre ; il se sert d'un vase cylindrique dont l'ouverture s'adapte commodément au bord externe de l'orbite : ce vaisseau rempli de collyre, Fabrice le renverse sur l'œil & l'y maintient appliqué par le moyen de deux courroies attachées par une de leurs extrémités, & fixées par l'autre au-dessus de la nuque.

Quant à l'opération qui est nécessaire, lorsque le collyre ne suffit pas pour dissiper la cataracte, il faut faire attention, après avoir percé les tuniques de l'œil, & que l'instrument a pénétré dans le globe, de le diriger vers les extrémités du crystallin dans le point de réunion des tuniques, en le poussant de derriere en devant : *acus sensim transmittatur quoad crystallini terminos & prope concursum tunicarum a posterioribus ad anterior progrediatur.*

L'onglet des yeux exige une main bien délicate

Il faut fixer les paupieres de l'œil avant d'entreprendre l'opération : pour y réussir dit Fabrice d'Aquapendente, j'ai imaginé un moyen ; j'introduis un anneau de plomb entre les paupieres, & ce secours seul peut être suffisant, ou bien j'applique sur chaque paupiere un emplâtre aglutinatif, dont je fixe les bouts à des parties éloignées de l'œil.

Fabrice d'Aquapendente recommande d'épargner dans cette opération la caroncule lacrymale ; si on la détruisoit, il surviendroit un écoulement involontaire de larmes. Après l'opération, notre Auteur prescrit l'application de la poudre de cadmie, de pompholigos qu'on mêlera avec un œuf, & dont on couvrira un floccon de laine.

Dans l'ægilops ou la fistule lacrymale, notre Auteur recommande l'application du cautere actuel, s'il y a carie aux os ; « pour moi, dit Fabrice d'A- » quapendente, lorsque l'os est découvert ou vicié, » que la fistule est ancienne, extrêmement doulou- » reuse, je ne fais pas difficulté de brûler la partie jus- » qu'à l'os ; je préfere le cautere olivaire à ceux » d'une figure différente, & je me sers d'une canule » dans laquelle je l'introduis, afin d'épargner les » parties voisines...; lorsque les malades crai- » gnent l'effet de ce cautere, je me sers d'après Celse » du cautere potentiel, &c.

On a proposé diverses méthodes pour extraire le polype du nez ; Fabrice les expose toutes successivement, & décrit un nouvel instrument propre à extraire le polype, & qui remplit les indications des plus grands Chirurgiens.

Pour réparer le défaut de substance des levres, principalement de la supérieure, accident commun chez les enfans, notre Auteur recommande de scarifier les bords de l'ouverture, de rapprocher ces bords par le moyen d'une suture ; & pour que la cicatrice se fasse bientôt, de recouvrir la partie de poudres astringentes, &c. S'il y a un défaut de substance trop considérable, pour qu'on puisse faire toucher les bords de la plaie, notre Auteur ordonne d'appliquer des bandes d'emplâtres aglutinanatifs, dont on collera une de leurs extrémités proche des bords de la plaie, & l'autre en des distances éloignées : on mettra un peu de toile sur les dents & par-dessous les levres, pour les empêcher de se coller avec les gencives. On rapprochera toujours peu à peu le bandage, afin de faire toucher les bords de la plaie.

Lorsqu'il s'agit d'extirper un cancer à la levre, les Auteurs recommandent de se servir d'un rasoir qu'on a fait rougir au feu ; pour moi, dit Fabrice, j'aime mieux qu'on se serve d'une piece d'argent, de bois bien dur, ou de la corne qui ait un bord tranchant, qu'on mouillera dans l'eau forte, & qu'on appliquera ensuite fortement sur les parties qu'on voudra diviser ; la séparation faite de la partie cancéreuse d'avec la partie saine, on mettra un œuf sur des étoupes qu'on appliquera sur la plaie.

Si les gencives deviennent extrêmement gonflées, il n'y a rien de tel que de les brûler. Fabrice d'Aquapendente dit s'être bien trouvé de cette méthode: il recommande de laver ensuite la partie avec une décoction astringente.

A la suite des convulsions des tumeurs à la bouche, on voit souvent des malades ne pouvoir écarter les machoires pour recevoir les alimens qui sont nécessaires à la nourriture. Fabrice d'Aquapendente propose un nouveau moyen de faire prendre des bouillons au malade ; c'est de les faire couler des narines dans le palais par le moyen d'une canule d'argent un peu recourbée : afin que la canule n'affecte pas les parties voisines, Fabrice recommande de la couvrir d'un intestin d'agneau. Il avoue n'avoir jamais tenté ce moyen ; il doute si en suivant cette méthode le liquide ne tomberoit pas dans la trachée-artere, & il renvoie à l'expérience, &c. M. Littre, dans un mémoire lu à l'Académie des Sciences, année 1701, propose le même moyen, & dit s'en être servi avantageusement. Fabrice d'Aquapendente n'a pas été cité dans cet ouvrage comme il auroit mérité. Fabrice résout lui-même dans un autre endroit de ses ouvrages (a) les objections qu'il fait

(a) Pag. 186.

à sa méthode ; il dit l'avoir éprouvée plusieurs fois sur des femmes, sans qu'il en survînt aucun fâcheux accident, pourvu que le bec de la canule descende dans l'œsophage, au-dessous du larynx.

Il décrit pour l'extraction des dents, plusieurs instrumens, le bec de corbin, le pelican, & le trépied : il dit qu'on peut replacer une dent artificielle & une dent naturelle, & que la matiere la plus propre pour faire les dents, se trouve dans l'écaille ou dans les os de quelque animal, comme le tibia d'un bœuf. Dans le cas d'un défaut de substance au palais, Fabrice recommande de recourir aux obturateurs, & il vante ceux qu'on fait avec une plaque d'argent & un morceau d'éponge.

A l'article des maladies de la langue, notre Auteur dit avoir inventé deux instrumens pour la déprimer ; un pour les enfans, & l'autre pour les adultes ; il n'en donne aucune description. Les enfans ont souvent en naissant le filet de la langue trop court ; ce qui les fait bégayer, ou même les empêche de teter. Il faut le couper avec un scalpel un peu recourbé vers sa pointe ; on le coupe transversalement ; on serre la langue par le moyen des pincettes, ou bien on tâche de la leur saisir, lorsqu'en pleurant ils la sortent de la bouche. Fabrice d'Aquapendente recommande de faire attention aux gros vaisseaux qui sont placés dans le voisinage. Il n'arrive, dit-il, aucun fâcheux accident, lorsqu'on connoît la vraie position : *quod sub chirurgo anatomes perito evenire non potest qui vasa sub linguâ novit.* L'incision faite, il faut laver la bouche avec du vin rouge seul ou mêlé avec quelque astringent.

La grenouillette dont Fabrice d'Aquapendente donne une description fort exacte, demande un traitement particulier. » Pour moi, dit Fabrice, qui ai éprouvé » combien il est difficile de faire l'extraction du folli- » cule, ou même de faire plusieurs incisions ; après » avoir abaissé le follicule, j'ai fait une incision » autant qu'il a été en moi ; je l'ai faite d'outre en » outre ; ainsi toute la matiere qui étoit contenue » dans le follicule, s'est évacuée, & le follicule » lui-même est tombé en suppuration, la partie a

» été totalement rétablie par les médicamens
» j'ai employés ; au commencement je me suis ser[vi]
» des adouciſſans, comme la décoction de mau[ves]
» j'ai enſuite mis en uſage les déterſifs, comme
» vin blanc mêlé avec l'huile roſat ; j'ai fait ſuc[cé]-
» der à ce topique l'oxymel juſqu'à ce que l'ulc[ère]
» ait paru en bon état, & que le follicule ait é[té]
» détruit. Pour procurer la cicatrice, j'ai fait g[ar]-
» gariſer au malade du gros vin noir dans le[quel]
» j'avois fait diſſoudre de l'alun ». Quand on jo[int]
les connoiſſances de la Chirurgie à celles de la M[é]-
decine, on varie le traitement ſuivant les circo[nſ]-
tances. Fabrice d'Aquapendente ſavoit qu'il n'y [a]
rien de plus dangereux que de n'avoir qu'une ſe[ule]
méthode de traiter différentes maladies.

Pour ſubvenir au relâchement & au prolong[e]-
ment de la luette, notre Auteur conſeille d'en co[u]-
per une partie avec des ciſeaux, & d'appliquer e[n]
ſuite un fer chaud ſans être brûlant, en forme [de]
cuiller, ſur le bout de la luette, afin d'arrêter l'h[é]-
morrhagie, & de lui donner le ton qui lui eſt n[é]-
ceſſaire.

Les amigdales ſe tuméfient fréquemment, & don[-]
nent lieu à divers ſymptomes. Après avoir réfu[té]
différentes méthodes qui étoient en uſage avant lui,
Fabrice d'Aquapendente propoſe la ſienne qui con[-]
ſiſte à faire gargariſer au malade des décoctio[ns]
émollientes ; & lorſque la partie tourne en ſupp[u]-
ration, de ſaiſir l'amigdale avec des pinces afin d[e]
l'extraire.

On a inventé pluſieurs moyens d'extraire les cor[ps]
étrangers engagés dans l'œſophage. Paul d'Egine [&]
Celſe ſe ſervoient des pinces lorſqu'on diſtingu[oit]
à la vue le corps étranger. Si la vue ne peut l'a[p]-
percevoir, les uns ordonnent de faire manger d[es]
choux en grande quantité, afin de faire deſcend[re]
l'obſtacle ; d'autres conſeillent d'attacher un morc[eau]
d'éponge au bout d'une ficelle ; d'introduire cet[te]
éponge, & de retirer la ficelle : l'éponge ſui[t]
entraîne quelquefois avec elle le corps qui éto[it]
engagé dans le canal alimentaire. Mais, Fabri[ce]
d'Aquapendente, comptant peu ſur ces moyen[s]

ET DE LA CHIRURGIE. 215

servi d'une chandelle de cire blanche, de la grosseur d'un petit doigt, & différemment recourbée; ce qui lui a réussi quelquefois; mais ce qui lui a manqué aussi dans d'autres circonstances: comme il en fait l'aveu.

XVII. Siecle.
1600.
FABRICE D'AQUAP.

Les maladies chirurgicales de l'oreille dont les anciens Auteurs avoient eu une connoissance très bornée, sont décrites très au long & très savamment dans cet ouvrage. L'enfant porte quelquefois en naissant une obstruction dans le canal auditif externe; la plus commune est une membrane contre nature, qui se forme devant celle du tympan. Fabrice recommande, pour détruire cette membrane, d'introduire dans le canal une canule à la faveur de laquelle on porte un escarotique, & on détruit la membrane. Fabrice ordonne de cesser l'usage de ce corrosif dès que le malade a quelque perception des sons; sans cette précaution, l'on détruiroit la membrane du tympan.

S'il s'introduit quelques corps étrangers dans le méat auditif, il ne faut pas faire d'incision; il suffit de se servir des pinces & d'un stilet, dont l'un aura une légere cavité à une de ses extrémités, comme d'un cure-dent; l'autre aura la pointe recourbée. Voici la maniere dont Fabrice procede dans cette opération. » On fait coucher l'enfant, & on lui
» fait tenir la tête de maniere que l'oreille malade
» soit exposée au regard du Chirurgien; un Aide
» la fixe dans cette position; on assujettit aussi le
» corps de l'enfant, parcequ'il écoute fort peu les
» conseils qu'on lui donne de garder la même po-
» sition . . . ; j'éleve pour lors avec ma main gauche
» le cartilage de l'oreille, afin de dilater le canal,
» & de le rendre plus droit. J'introduis avec la main
» droite le stilet par son extrémité la plus éva-
» sée; je le pousse jusqu'à ce que je rencontre
» l'obstacle qui se fait aisément reconnoître par
» sa dureté & par ses aspérités; je tâche de faire
» couler par-dessous le stilet, & dès que je le sens
» par derriere, je prends le stilet qui a une extré-
» mité en forme de cure-dent; je fais ensorte que
» la cavité regarde vers le bas, & le dos convexe

» vers le haut ; je le pousse par-dessus l'obstacle
» ainsi je le tiens & par en haut & par en bas.
» Si ce moyen ne suffit pas pour extraire le corps
» étranger, je me sers de pincettes qui sont mu-
» nies à leurs extrémités de petites dentelures en
» forme de tenailles ; je serre le corps, & je le tire
» hors du canal, &c.

A la suite des catharres ou autres maladies, les vertebres du col se contournent, certains muscles se contractent, & la tête perd sa rectitude ordinaire en s'inclinant de l'un ou l'autre côté. Pour remédier à ce vice de conformation, Fabrice d'Aquapendente recommande l'usage d'une machine qui est de son invention ; elle pousse la tête & les vertebres dans une direction opposée : voyez son ouvrage à ce sujet (a).

Quoique l'opération de la bronchotomie soit indiquée par certains Auteurs dans toutes sortes de difficultés de respirer, il faut cependant en bien distinguer l'espece, car elle manque ses effets, aussi bien qu'elle réussit à en procurer d'avantageux dans quelques cas : Fabrice recommande de n'y recourir que lorsque les parties supérieures à la trachée-artere sont affectées, & que les parties inférieures sont en bon état : *in summâ ubi affectio & materia est tantum, à larynge supra, incidendum ; ubi vero à larynge infra, abstinendum* (b). Notre Auteur répond à toutes les objections qu'Arétée fait contre cette opération ; il veut qu'on fasse l'incision aux tégumens, de la longueur d'un pouce ; on sépare ensuite les deux muscles en faisant une légere incision, suivant la ligne longitudinale qui dénote leur division, avec une hé-rigne ; on écartera ces deux muscles dès que la trachée-artere paroîtra à nud ; avec un scalpel pointu l'on coupera entre deux cartilages la membrane intermédiaire ; l'on n'enfoncera l'instrument qu'autant qu'il faudra pour parvenir dans la cavité, & l'on prendra ses dimensions pour ne pas blesser la partie postérieure de la trachée-artere. On introduira dans l'ouverture une canule courte, pour qu'elle ne touche

(a) Pag. 44.
(b) Pag. 45.

à la partie postérieure de la trachée-artere, & ait deux ailes qui l'empêchent de s'insinuer dans canal aérien.

XVII. Siecle.
1600.
FABRICE D'AQUAP.

L'empyême est un collection de pus dans la cavité de la poitrine, avec lésion dans les fonctions de la respiration. Lorsque cette matiere purulente ne s'évacue par aucun des émonctoires du corps, il faut recourir à une opération qui consiste à faire une incision à la poitrine. Fabrice d'Aquapendente veut qu'on la fasse sur les côtés du thorax, & non en avant ou en arriere; il veut qu'on fasse les incisions obliques, afin d'épargner l'un ou l'autre des muscles qui s'entrecroisent. Il est fort obscur lorsqu'il indique le lieu de la section. Il veut d'abord qu'on se serve d'une ficelle tendue obliquement du milieu de la poitrine à l'épine; qu'on la divise mentalement en six parties & demie, & qu'on fasse l'opération vers la cinquieme partie. Fabrice d'Aquapendente savoit que le diaphragme est plus élevé du côté droit que du côté gauche (a). Il n'a pas tiré le parti qu'il auroit pu de cette remarque d'Anatomie. Il ne vouloit pas qu'on laissât sortir le pus à la premiere fois, mais à plusieurs reprises. Il se servoit de canules & de tentes pour agrandir l'ouverture qu'il recommandoit de faire petite, & en cela il est fort répréhensible. Quant aux fistules de la poitrine, notre Auteur s'est servi des mêmes moyens pour les agrandir; dans quelques autres cas il faisoit la contre-ouverture.

Fabrice regarde l'usage de la pervenche en infusion, en décoction, ou en salade, comme un remede immanquable pour rappeller le lait aux mammelles des femmes. Il ne désaprouve pas le moyen qu'Amatus Luzitanus employoit: ce Médecin se servoit d'une fiole à petite ouverture, qu'il appliquoit aux mammelons, après en avoir pompé l'air; la pression extérieure de l'air sur le corps de la mammelle n'étant plus contrebalancée vers la fiole, le lait trouvoit la facilité à s'évacuer; si le lait se ramassoit & s'épaississoit dans la mammelle, qu'il y prît même

(a) Pag. 43.

un degré de putridité, il n'y a rien de plus salutaire que de faire une incision à la mammelle, & de donner issue au corps étranger.

Dans le cancer des mammelles des femmes il faut scrupuleusement distinguer ceux qui sont adhérens aux côtes d'avec ceux qui ne le sont pas; lorsqu'il est mobile, il faut l'amputer; & pour y réussir, on le saisira avec des pinces, & on coupera la mammelle d'un seul coup avec un couteau rougi au feu; cette méthode est douloureuse: Fabrice, pour surcroît de cruauté, recommande de serrer fortement la mammelle avec les pinces, & ce afin de diminuer la sensibilité de cet organe; si le cancer est adhérent & qu'on ne puisse le saisir en entier avec des pincettes, il faut le couper avec une piece de corne ou de bois extrêmement tranchante, après avoir trempé le bord tranchant dans l'eau forte; cependant notre Auteur ne veut pas qu'on acheve la section de la tumeur avec cet instrument; on se contentera, dit-il, de couper la peau circulairement, & l'on séparera le reste de la substance de la glande avec les ongles (a), & s'il survient une abondante hémorrhagie, notre Auteur veut qu'on couvre la partie avec de la soie brûlée: l'on termine le traitement par les sarcotiques.

Les hommes ont naturellement les mammelles plus petites que celles des femmes; elles sont dans un état de maladie, si elles ont un aussi grand volume; Fabrice d'Aquapendente en a vu plusieurs qui les avoient monstrueuses; pour donner plus d'authenticité à son sentiment, il rapporte celui de Paul d'Egine. Afin de remédier à cette infirmité, il recommande de recouvrir le corps de la mammelle d'une éponge neuve imbue d'eau thermale, dans laquelle il a fait dissoudre de la chaux vive.

(a) Quod si cancer mamillæ adhærens & firmus sit, nec stringi possit; excidendus omnino est; atque ad vitandum dolorem & profusionem sanguinis, cum ligno aut cornu aciem habente, intincto tamen subinde, in aqua illa a quâ aurifices ab argento aurum separant, quam fortem vulgus nominat; quo tota cutis in circuitu mamillæ incidenda est, postea digitis potissimum & unguibus mamillæ glandulosa substantia subjecta parte separanda, pag. 58.

proscrit l'usage de tout instrument tranchant.
On pratique, dit Fabrice d'Aquapendente, neuf opérations au bas-ventre; les trois premieres consistent à brûler le foie, la rate & le ventricule; la quatrieme se fait sur l'ombilic lorsqu'il forme une saillie sur la surface du bas-ventre; on pratique la cinquieme dans le cas de rupture au péritoine; la sixieme, dans l'hydropisie; la septieme a pour objet la couture des bords d'une plaie; la huitieme, la cure des varices; & la neuvieme, les abcès & les fistules qui surviennent au bas-ventre.

XVII. Siecle.
1600.
FABRICE
D'AQUAP.

Les brûlures au foie, au ventricule & à la rate, célébrées par Paul, Albucasis & Marcellus, dans le cas de squirrhe ou d'atonie, &c. ne sont nullement praticables, dit notre Auteur; non seulement elles sont insuffisantes contre la maladie pour laquelle on les emploie, mais encore elles sont très dangereuses par elles-mêmes. Fabrice dit après un de ses Maîtres, *satius est sinere patientes mori quam occidere*. Au lieu de ces opérations cruelles qui révoltent la nature, il recommande de fomenter le côté du bas-ventre, répondant au viscere affecté, avec de l'eau de chaux, & il rapporte plusieurs observations favorables.

La pratique des hernies est défectueuse à plusieurs égards; l'Auteur se contente d'appliquer des bandages, ou de recouvrir la tumeur d'un emplâtre astringent; au reste il rapporte avec beaucoup d'érudition le sentiment des anciens Auteurs sur cette maladie.

On ne doit tenter l'opération de la paracenthese que lorsqu'on a employé sans succès tous les remedes internes que la Médecine prescrit; on fera auparavant plusieurs scarifications aux extrémités inférieures, au scrotum, aux fesses, &c. Notre Auteur dit s'être bien trouvé de faire le premier jour six ou sept scarifications, & de les répéter lorsqu'il est nécessaire; il veut aussi qu'on établisse des fonticules aux extrémités supérieures & aux extrémités inférieures; pour les pratiquer, il faut se servir des cauteres actuels & non des cauteres potentiels;

la gangrene survient facilement à la partie après leur application.

C'est à quatre travers de doigt, au-dessous & au côté extérieur de l'ombilic, qu'il faut faire l'opération de la paracenthese: les plaies aux membranes lorsqu'elles sont petites, ne sont point dangereuses. Fabrice se sert, pour percer le ventre, d'un instrument pointu, & dont la pointe est trois fois moins grosse que le petit doigt. Il aime mieux qu'on dirige la pointe de cet instrument vers l'ombilic que vers les visceres inférieurs; l'incision étant faite, il introduit dans la plaie une canule de plomb, d'yvoire ou d'argent, qui soit contournée comme l'instrument avec lequel on a fait l'incision, qui ait la même grosseur, & qui soit percée sur les côtés: à la faveur de cette canule, on laisse une certaine quantité de liquide épanché; on met, ensuite dans l'instrument avec lequel on a percé les muscles, dans la canule, & on l'y laisse jusqu'à ce qu'on veuille faire écouler une partie de l'eau qui est renfermée dans la capacité du bas-ventre. Notre Auteur recommande de ne jamais l'évacuer toute à la fois. &c. &c.

Dans les plaies des muscles du bas-ventre, Fabrice veut qu'on fasse usage des sutures; il en indique de trois especes, extraites des ouvrages de Galien.

Les fistules à l'anus sont extrêmement difficiles à guérir; Fabrice d'Aquapendente dit cependant en avoir guéri plusieurs par l'usage des eaux thermales, d'autres fois en faisant une seule incision à la fistule.

Dans le cas d'une suppression d'urine, notre Auteur veut qu'on fasse usage en premier lieu des diurétiques; si ces médicamens ne réussissent pas, & que l'ischurie soit produite par une distension de la vessie, il faut mettre le sujet devant le feu, afin que le bas-ventre s'échauffe; on frotte en même temps la région hypogastrique avec l'huile de câpres. Fabrice dit avoir retiré les plus grands avantages de cette méthode, & qu'on s'en est servi avec le plus grands succès à Venise dans une ischurie épidémique qui survenoit aux enfans, &c.

C'est du temps de Fabrice que les Chirurgiens ont imaginé de faire des ouvertures latérales au cathéter ; notre Auteur paroît l'avoir manié adroitement ; il recommande d'aller avec modération, lorsqu'on est parvenu au col de la vessie, de peur de faire de fausses routes.

En parlant de la pierre, il expose les méthodes de traiter de Celse, & celle du grand appareil ; il n'en a point cité l'Auteur.

L'opération du phymosis, du paraphymosis, celle de la circoncision & de l'infibulation, sont décrites très succintement. Fabrice condamne toute incision à l'urethre pour en retirer une pierre engagée dans ce canal : il dit s'être bien trouvé d'un stilet en forme de cure-oreille. Il prescrit l'usage de la sonde dans les dysuries, & celui des bougies lorsqu'on soupçonne des excroissances dans le canal de l'urethre. Fabrice veut, dans le cas de coalition du prépuce avec le gland, qu'on se serve du manche même du scalpel, & non de la lame, pour détacher les adhérences ; il craint que si on se servoit d'un instrument tranchant, on n'intéressât le prépuce ou le gland. Si le méat urinaire n'est pas assez ouvert, il faut introduire, suivant Fabrice d'Aquapendente, une petite tente de moëlle de sureau dans le canal de l'urethre ; on l'oindra avec de l'onguent rosat pour que l'introduction en soit plus facile ; cette tente s'imbibera des humidités, se gonflera & agrandira l'ouverture. Les porreaux & autres excroissances qui naissent autour du gland ou du canal de l'urethre, doivent être traités, quand ils sont à base large, par les scarotiques. Notre Auteur vante l'usage de la sabine, & dit en avoir retiré les plus grands avantages : *ex quo colligatis id esse veluti secretum . . . . . quod apud me secretum servare potuissem, id tamen neque fatio, neque unquam feci, neque faciam, quia ad docendum alios sim deputatus.* Si l'excroissance est à pédicule, il propose trois autres moyens ; savoir, la ligature, les pinces & le feu, &c.

Tome II.   P

XVII. siecle.
1600.
FABRICE
D'AQUAP.

L'opération du bubonocele lui paroît cruelle & dangereuse; il la proscrit & recommande l'application d'une ceinture de linge qui puisse contenir la tumeur; on applique par-dessus la tumeur un emplâtre astringent, & on le maintient par le moyen de la ceinture: notre Auteur veut, si la hernie revient, qu'on rétrécisse l'ouverture, en faisant une incision à la peau, dont on rejoint les bords par la suture; il blâme ceux qui font la castration: il indique une méthode à-peu-près pareille dans toutes les autres hernies: c'est en traitant cette matiere que Fabrice fait une remarque des plus intéressantes sur les testicules; il prétend qu'il y a naturellement un testicule plus gros que l'autre; » plusieurs ignorent ce » fait, dit-il; ce qui a engagé plusieurs personnes à venir me consulter sur cette inégalité des » les testicules, qu'ils prenoient pour une maladie. Un jeune homme s'appercevant de cette inégalité, en fut si vivement frappé, qu'il fut consulter un Herniaire; celui-ci se méprit ainsi que » le jeune homme, & alloit lui faire l'opération de » la castration lorsque le pere du jeune malade imaginaire m'envoya chercher; je fus convaincu du » peu de validité du diagnostic de l'Opérateur, & » du sujet de crainte du jeune homme; je défendis » l'opération, &c.

Il croit à l'existence des hermaphrodites, qui a été niée par plusieurs Auteurs dignes de foi; il recherche & en indique plusieurs raisons.

Son histoire des vices de conformation des parties de la génération de la femme, contient plusieurs faits curieux. L'Auteur dit avoir vu une jeune fille qui devint enceinte sans introduction de la verge dans le vagin. Le garçon étoit un jeune homme qui s'étoit contenté d'appliquer l'extrémité du gland au bord externe du vagin, la fille ne voulant pas lui permettre une introduction plus complete. Le même Auteur parle d'une rétention de regles, produite par l'imperforation de l'hymen: pour remédier à cette maladie, Fabrice fit une incision cruciale à cette cloison. Si la vulve étoit bouchée par la coalition de ses parois, soit qu'elle vienne de naissance,

ET DE LA CHIRURGIE. 225

qu'elle soit la suite des couches violentes, il faut, dit notre Auteur, faire coucher la femme, lui faire lever les cuisses, les écarter, attacher ses poignets à ses jarrets, & ouvrir la vulve par moyen d'un syringotome. Pour avoir une route plus certaine, Fabrice veut qu'on trace extérieurement avec de l'encre une ligne qui dirige la marche de l'instrument.

Fabrice a vu dans sa pratique des obturations de l'anus par une membrane ; il a fait une incision cruciale, & a guéri l'accident. Il a été témoin d'un cas déplorable. Il s'agit d'une femme qui rendoit les excrémens par la vulve, & qui n'avoit aucune trace extérieure de l'anus : l'Auteur ne crut pas devoir entreprendre un pareil traitement, crainte d'aggraver la maladie ; il emporta les crêtes & les condylomes avec les caustiques, la ligature & le fer.

Dans les ulceres de l'anus, il ne veut pas qu'on fasse un usage trop fréquent du spéculum ani ; il ordonne un grand nombre de clysteres d'eau thermale.

Le chapitre sur la fistule à l'anus est traité avec beaucoup de soin ; Fabrice y expose les différentes méthodes qu'on a mises en usage avant lui, principalement celle de Celse : il veut que dans cette méthode, pour faire la ligature, on se serve d'un fil de soie plutôt que d'un fil de lin. L'incision à ces parties lui paroît cependant préférable à la ligature, tant pour la sûreté que pour la briéveté du traitement. On introduit, dit Fabrice, pour faire la ligature commodément, un stilet d'argent flexible qu'on recourbe facilement, & avec lequel on entre ce fil dont on fait la callosité, &c.

Fabrice d'Aquapendente croit qu'il est nécessaire dans le traitement de la fistule à l'anus, de percer l'intestin rectum, quand le foyer de la maladie en est proche : *per multum tempus ego veritus sum perforare & abstinui à perforatione ; sed cum viderem multas curationes, vel fistulas non sanari, vel paucissimas & maximâ cum difficultate sanari, neque glutinaretur, neque carne repleretur unquam ; tandem, quando prope anum specillum pertingeret, perforavi intestinum, & ita prospere successit*

P ij

Cependant, ajoute Fabrice d'Aquapendente, ouvertures de l'intestin rectum qui sont trop élevées pour que l'instrument & le doigt du Chirurgien puissent atteindre, sont très fâcheuses: j'ai vu, dit-il, périr un Prêtre, homme honnête & lettré, se trouvant très constipé, crut devoir introduire un bâton pointu dans l'anus pour en faire sortir les excrémens; il perça l'intestin rectum à sa partie supérieure; il survint dans l'espace de sept heures des douleurs de colique les plus vives; cependant il nous cacha la cause de sa maladie jusqu'au dernier moment de sa vie; il mourut; nous l'ouvrîmes & nous trouvâmes l'intestin rectum percé à sa partie supérieure.

Les hémorrhoïdes peuvent provenir de différentes causes; il y en a de plusieurs espèces; elles different par leurs formes, par leurs symptomes, & par les ravages qu'elles occasionnent dans l'œconomie animale. Notre Auteur parle d'une femme devenue stérile par la cessation des menstrues; il appliqua les sangsues à des hémorrhoïdes qu'elle portoit; le flux hémorrhoïdal revenu, les menstrues reparurent. Fabrice parle encore d'un Abbé mélancholique qui avoit le bas-ventre enflé & douloureux; il fut guéri par le flux hémorrhoïdal qui survint pendant sa maladie. Ce Professeur admet des différences dans les hémorrhoïdes qui dépendent d'une dilatation des ramifications de la veine-porte, ou de celles de la veine-cave; il prétend que les premieres versent, lorsqu'elles s'ouvrent, un sang beaucoup moins vermeil que celui qui coule des rameaux de la veine cave. Il y a trois moyens de traiter les hémorrhoïdes; l'usage des sangsues, des bains d'eau tiede, & les petites ventouses; lorsque par ces moyens on est parvenu à faire couler le sang, notre Auteur conseille l'application des cauteres actuels, & potentiels.

La Chirurgie propose, dit Fabrice d'Aquapendente, douze opérations pour les maladies des extrémités, des fonticules, les amputations, la séparation des doigts qui sont collés entr'eux par état de maladie; dans la quatrieme opération on a en vue de

XVII. Siècle.
1623.
FABRICE D'AQUAP.

... doigts qui sont crochus ; dans la cin-
... de rendre la mobilité aux articulations ;
... dixieme & la septieme, on tâche de donner
... aux membres ; la huitieme opération
... cale a pour objet les maladies des ongles ;
... les panaris ; dans la dixieme on ex-
... ongle du pouce lorsqu'il est enfoncé dans les
... la onzieme remédie aux varices ; & dans
... & derniere opération, l'on brûle les
...

... pratique les fonticules avec les cauteres ac-
... avec les cauteres potentiels. Fabrice d'A-
... défend de frotter les parties avec du
... il assure qu'il n'y a pas de meilleur moyen
... tourner la partie en gangrene, que de
... de ce topique. L'incision est préférable,
... au cautere ; on introduit ensuite dans
... une petite boule de cire. Notre Auteur
... pratique la fonticule au bras proche de
... du deltoïde à l'humérus entre ce muscle
... biceps ; on ouvre la fonticule à la partie
... du jarret, &c.

... y a que l'amputation d'un membre qui puisse
... les mauvais effets du sphacele sur les parties
... Fabrice n'approuve pour l'opération aucune
... thodes qu'on a inventées jusqu'à lui, & propose
... te. Il y a trois objets à remplir dans cette
... » Le premier, c'est d'arrêter la corrup-
... l'hémorrhagie, & de diminuer la douleur.
... pe toujours dans la partie morte, à un
... de doigt du vif ; en suivant cette méthode,
... lade ne sent presqu'aucune douleur, & il ne
... point d'hémorrhagie ; afin de prescrire des
... au sphacele, je brûle avec des fers ardens
... la partie morte, & je continue l'application
... feu jusqu'à ce que le malade en ressente la
... ; la partie morte dégénere en une croute
... fait, à l'égard des vaisseaux, l'office d'un
... la partie saine reçoit du feu un nou-
... surcroit de force ; au bout de trois jours
... observe la séparation du mort avec le vif.
... ainsi, dit Fabrice d'Aquapendente, qu'on

P iij

» arrête les progrès de la mortification sans douleur,
» s'il m'est permis de parler ainsi, & sans hémorrha-
» gie. Jean de Vigo, ajoute ce grand homme,
» proposé une méthode à-peu-près pareille à la
» mienne ; elle n'en diffère qu'en ce qu'il n'a point
» prescrit de continuer l'action du feu jusqu'à
» que le malade en ressentît de la douleur.

Cette méthode est bien différente de celle d'Ambroise Paré ; le lecteur pourra en voir la différence en consultant les deux extraits.

Les doigts joints entr'eux ne demandent, pour être divisés qu'une incision ménagée de la peau qui les lie ; Fabrice dit que dans un pareil cas, il commença par percer avec un bistouri tranchant à pointe, la partie moyenne de la peau intermédiaire; que du milieu il continua l'incision vers le bout des doigts, & qu'il poussa ensuite cette incision jusqu'à la base des doigts ; il recouvrit les doigts d'un emplâtre de diapalme : si les doigts étoient crochus, & que ce vice provînt d'une cicatrice à la partie de la peau qui recouvre la face interne phalanges, il faut faire une nouvelle incision, étendre le doigt & couvrir la plaie d'un emplâtre émollient ; si le vice provenoit d'une rétraction des tendons, il faut droit bien, dit Fabrice d'Aquapendente, se garder de suivre le même traitement ; la maladie est incurable, & en touchant aux tendons ou aux nerfs, on donneroit lieu à des convulsions. Notre Auteur vante les effets des machines dans le cas du relâchement des articles, des bosses & de la mauvaise conformation des extrémités. Je ne dis rien de sa méthode de couper les ongles dont il a fait un long chapitre ; nous en savons autant que lui à ce sujet. Dans le panaris, Fabrice faisoit sans tarder des incisions à la partie enflammée, & appliquoit sur la plaie le cautere actuel, principalement dans le cas de carie. Pour extraire les ongles, lorsqu'ils étoient trop enfoncés, notre Auteur commençoit par faire une incision entre l'ongle & la phalange ; il introduisoit quelque languettes de linge dans la plaie jusqu'à ce que l'ongle fût presqu'entièrement séparé ; il se voit pour lors des pinces pour en finir l'extrac-

Dans le traitement des varices, on doit avoir trois objets en vue, dit Fabrice d'Aquapendente; le premier est d'intercepter le cours du sang dans la veine dilatée; le second, de donner issue au sang épanché; le troisieme, de rétrecir la veine. On remplit la premiere indication en liant avec une aiguille l'extrémité inférieure de la veine, ou en la comprimant par le moyen d'une plaque de plomb ou de fer. On remplit le second objet en incisant légerement la veine; le troisieme, en la recouvrant avec des emplâtres astringens qu'on soutient par le moyen des bandages. Pour prévenir la récidive, Fabrice faisoit envelopper l'extrémité avec une peau de chien.

Les tumeurs aux articulations formées par l'amas de la sinovie, sont décrites avec beaucoup de précision & d'exactitude dans le traité que j'analyse. Notre Auteur a vu une tumeur de la grosseur d'une petite châtaigne au-dessus de la partie interne du carpe; elle étoit mobile, n'exerçoit aucune compression sur les vaisseaux, mais avec des douleurs des plus vives qui survenoient à toutes les heures. Fabrice ne balança point à faire une incision sur la partie, & en retira une humeur gélatineuse & semblable à du verre fondu. Le grand Morgagni s'est servi de cette observation (a) pour donner une nouvelle preuve à son sentiment sur la qualité naturelle de la sinovie: ce n'est pas seulement dans les cadavres que les Anatomistes fameux trouvent leur instruction; ils se servent du vivant pour avoir une idée plus exacte de l'homme mort, & de celui-ci pour mieux connoître l'homme vivant; il y a une union intime dans ces connoissances, &c. Fabrice parle d'un relâchement au poignet si considérable, que tous les os étoient écartés. Il raconte aussi l'histoire d'un Gentilhomme qui fut guéri d'une tumeur œdémateuse au genou que Cappivaccius & lui regardoient comme incurable, par le moyen d'une

(a) Adverf. Anat. 2. pag 54.

P iv

plante escarotique, dont notre Auteur ignore l'espece. Dans toutes ces maladies, Fabrice veut qu'on fasse un usage fréquent du feu.

Sa méthode de traiter les abcès est inférieure à celle que tous ses prédécesseurs avoit proposée; il tarde trop à en faire l'ouverture; il prescrit au commencement d'appliquer par-dessus une éponge imbibée d'eau de chaux; si ce topique ne réussit point, il vient à l'incision qu'il ordonne de faire suivant la direction des fibres musculeuses.

L'histoire des plaies est assez détaillée; l'Auteur décrit les especes de sutures qu'on avoit mises en usage avant lui; il préfere la suture aglutinative à toutes les autres. Selon le même Auteur, la contusion est la cause principale des plaies d'armes à feu. Dans les ulceres invétérés, Fabrice recommande l'application du feu, & blâme celle des cantharides.

L'exposition des maladies des os mérite d'être consultée par les vrais amateurs de l'art. L'Auteur a indiqué la plupart des especes de fractures, & a prescrit un traitement conforme aux loix les plus saines de la Chirurgie. L'histoire de la carie n'est pas exposée avec tant d'exactitude; celle de l'hydrocéphale est plus complette. L'Auteur veut qu'on fasse une incision aux tégumens, si l'hydrocéphale est externe, ou à la partie plus élevée du crâne, si l'hydrocéphale est interne.

La seconde partie de l'ouvrage de Fabrice qu'on avoit déja imprimée en Allemagne sous le nom de Pentateuchus, est divisée en cinq parties; la premiere traite des tumeurs; la seconde, des plaies; la troisieme, des ulceres; la quatrieme, des fractures; & la cinquieme, des luxations. Les mêmes principes, exposés dans le premier ouvrage, se trouvent dans celui-ci; il y a même quelques particularités chirurgicales dans le traité d'opérations de Fabrice qui ne se trouvent pas dans cet ouvrage; on y trouve au contraire plusieurs descriptions des maladies que l'Auteur a puisées dans les livres de Médecine; il a beaucoup emprunté du traité de Saporta, &c.

Fabrice d'Aquapendente s'est acquis une gloire

ET DE LA CHIRURGIE. 229

XVI. Siecle.
1620.
FABRICE
D'AQUAP.

nelle parmi les Auteurs de Chirurgie ; son ouvrage sur cette partie de l'art de guérir, quoique peu lu de nos jours, sera transmis à la postérité la plus reculée, par rapport aux riches préceptes qui y sont renfermés. Fabrice avoit un vaste fond d'érudition, il devoit beaucoup aux Auteurs qui l'avoient précédé, & il est l'inventeur de plusieurs méthodes d'opérer ; ceux qui attribuent les découvertes de l'Auteur à Ambroise Paré, ne sont appuyés sur aucune raison solide. 1°. La plupart des principes de Fabrice d'Aquapendente sont diamétralement opposés à ceux d'Ambroise Paré. 2°. Aucun Historien digne de foi ne dit que Fabrice ait vu Ambroise Paré. Je ne sais d'où les Auteurs des recherches critiques & historiques sur l'origine de la Chirurgie en France, ont pu tirer que Fabrice ait été formé par les préceptes du Chirurgien François ; cette assertion est gratuite ; Fabrice doit tout aux Auteurs de son pays qui ont écrit sur la Chirurgie ; il est redevable à Celse de ses connoissances générales sur la Chirurgie ; il doit à Jean de Vigo sa méthode d'amputer les membres ; à Jean de Romain ou à Mariana, ses réflexions sur la taille au haut appareil, à Ferrius plusieurs détails relatifs aux plaies d'armes à feu, & à Barthelemi Maggi son traitement des plaies. Fabrice n'a pas toujours cité, comme il eût dû, ceux dont il a emprunté ; mais il ne leur en est pas moins redevable ; au lieu qu'il n'a rien pris dans les ouvrages d'Ambroise Paré. Fabrice doit donc tout aux Auteurs de sa patrie & rien au Chirurgien françois.

CASSERIUS.

Casserius (Jule), Médecin, naquit à Plaisance en 1545, c'est ce qui lui a fait donner par les Anatomistes le surnom de *Placentinus*. Sa famille étoit des plus obscures, il fut d'abord domestique d'Aquapendente qui lui reconnut du talent pour les sciences, & qui le trouva digne d'un état plus relevé que celui auquel il étoit asservi. Fabrice le regarda comme son disciple, non seulement il lui permettoit d'assister à ses leçons publiques, mais il lui en faisoit encore de particulieres, en lui fournissant toutes les occasions d'observer. Doué des plus riches talens de la nature, & pénétré de reconnoissance à l'égard de son maître, Casserius fit les plus grands progrès dans la Médecine ; bientôt il quit le grade de Médecin & de Chirurgien de l'Université de Padoue. Dès qu'il eût ce titre, Fabrice permit de faire à sa place ses leçons publiques toutes les fois qu'il étoit occupé à des objets plus pressans ou que sa santé ne lui permettoit pas de remplir devoirs de Professeur. Fabrice faisoit à l'égard Casserius, ce que Fallope avoit fait pour lui. Les leçons de Casserius furent extrêmement goûtées, Sénat de Venise l'en récompensa, en lui donnant place de Professeur dont Fabrice d'Aquapendente démit. Il la remplit pendant plusieurs années; mourut à Padoue âgé de 60 ans, en 1605.

Quoique Riolan ait refusé ses éloges à Casserius, il n'en est cependant pas moins digne d'être loué Douglas qui en a mieux apprécié le mérite, dit que Fabrice d'Aquapendente fut meilleur Philosophe que Casserius, & que Casserius fut meilleur disséqueur que son maître. Nous apprécierons ses travaux anatomiques dans l'extrait des ouvrages suivans :

Pentastheseion, hoc est de quinque sensibus Libr. Venet. 1609, 1610, 1622, in-fol.

Historia Anatomica de vocis auditûsque organis. Ferrar. 1600. Venet. 1607 in-fol.

Tabulæ de formato fœtu. Amst. 1645.

Tabulæ anatomicæ 78. Venet. 1627. Francof. 1655, 1656, in-4°. Amst. 1645. Germanice 1707, in-4°. eodem loco.

C'est du tact, que l'Auteur fait dériver toutes les autres sensations ; la vue, l'ouie, l'odorat & le goût sont autant d'espèces de tact diversement modifiés, les impressions des corps extérieurs, dit Casserius, & communiquent d'abord aux nerfs de la partie, là par le moyen de ces mêmes nerfs elles sont transmises au cerveau, où réside le principe sensitif. Casserius connoît le pouvoir physique des sens, il trouve dans eux la source de toutes les connoissances humaines.

Pour expliquer les différentes fonctions de l'âme, il a imaginé divers systêmes ; sans m'amuser à les rapporter, voyons ce que l'Auteur y dit d'intéressant pour l'Anatomie ; il regarde l'épiderme comme une

ET DE LA CHIRURGIE. 231

XVII. Siecle
1600.
CASSERIUS.

crétion de la matiere de la transpiration, occasionnée par le froid extérieur qui conserve à la peau sa sensibilité ; il considere la peau comme une membrane d'une structure différente de toutes les autres membranes du corps humain, elle est arrosée d'un grand nombre de vaisseaux, & elle est pourvue d'une grande quantité de nerfs, ce qui la rend extrêmement sensible.

Son traité du goût contient peu d'objets intéressans, l'Auteur regarde le corps de la langue comme différent des muscles & du parenchime des autres visceres ; il a joint à son traité six planches, en général sont grossieres & fort peu exactes ; il a consulté plus l'imagination que la nature ; il a donné une ouverture au corps musculeux du styloïde, à travers de laquelle il a fait passer le tendon du muscle digastrique. D'après Casserius plusieurs autres grands hommes ont commis la même faute, Boerhaave lui-même n'a pu s'en garentir.

A travers mille objets grossiers on voit dans la seconde figure de la premiere planche un rameau de la huitieme paire qui passe à travers les fibres du muscle geni-hyoïdien. Dans la figure premiere de la seconde table, l'Auteur a fait représenter très exactement la direction des fibes du muscle bas-hyoglosse, on y admire leur entrelacement mutuels avec les fibres du muscle stylo-glosse : celles du genioglosse & du bas-hioglosse, y sont exprimées avec beaucoup de précision & beaucoup plus d'ordre qu'on l'avoit fait avant Casserius. On y voit plusieurs rameaux de la septieme, huitieme & neuvieme paires ; tous ces détails caractérisent le vrai goût de Casserius pour l'Anatomie. Dans la seconde figure de la même planche, l'Auteur a fait représenter les différens rameaux dont la huitieme paire est formée, les principales arteres y sont placées au-dessous du cerveau, & dans tous ces détails l'on reconnoît un Anatomiste exercé à la dissection ; l'on voit aussi quelque chose de vrai dans les tables troisieme & quatrieme, les figures des muscles de l'os hyoïde & de la langue offrent quelques particularités intéressantes.

Son exposition de l'organe de l'odorat parmi un

XVII. siecle.
1600.
CASSERIUS.

nombre de détails puérils & fastidieux contient quelques particularités inconnues jusqu'à lui ; il procéde dans sa description de l'extérieur à l'intérieur, & du général au particulier ; il a donné d'assez bonne planche sur les muscles frontaux, pyramidaux, les canins & les incisifs de la lévre supérieure. Sa description des sinus n'est pas mauvaise, l'Auteur a aussi assez bien indiqué la vraie structure de l'os ethmoïde, & la véritable articulation des os quarrés du nez : cet objet, quoique simple en apparence, n'avoit pas été bien connu jusqu'ici. Les cornets inférieurs du nez avoient été aussi très mal exposés jusqu'à Casserius, les uns en décrivant cet os l'avoient considéré comme isolé & séparé des autres parties du nez, les autres avoient tiré leur description du squelete, où cet os se trouve communément altéré. Casserius a suivi une méthode opposée, il a tiré ses descriptions du squelete frais, & il a scié la face dans différentes directions ; ainsi en considérant la face en arrière, il a vu & décrit plusieurs objets qu'il n'avoit pu appercevoir en avant. Casserius a donné une ample description de l'organe de l'ouie ; il a connu les glandes dont nous attribuons la découverte à *Meibomius* ; il a eu une idée assez exacte de l'intérieur, de la vraie position de la membrane du tympan : les trois osselets de l'ouie, le limaçon, les trois canaux demi-circulaires, la trompe d'Eustache & les cellules mastoïdienne sont décrites avec assez de précision. Pour avoir une idée plus exacte de ces parties, il a consulté les cadavres des fœtus, & a donné une description assez fidelle de l'organe de l'ouie, tel qu'il est à cet âge de la vie humaine. Il n'est point tombé dans l'erreur de son maître Fabrice d'Aquapendente, il n'a admis que trois canaux demi-circulaires ; c'est lui qui a découvert le muscle externe du marteau : voici comme l'Auteur s'explique à ce sujet. Plusieurs Auteurs avoient admis des muscles pour mouvoir les osselets ; Volcherus Coiter dans son chapitre huitième, décrivant l'organe de l'ouie, parle du muscle d'Eustachi & se sert des mêmes termes que son inventeur ; il ne parle d'aucun autre muscle : pour moi, dit-il, j'en ervé deux dans l'oreille de l'homme, du cheval, du chien & du cochon. Dans l'homme ils ont une figure & une position bien différente de celle qu'on observe dans les animaux.... Après avoir décrit le muscle d'Eustache, Casserius décrit le sien; c'est, dit-il, en 1593, le 7 de Mars, que j'ai découvert ce muscle en présence de Malvicinus, Médecin de Piémont, de Lacerus Germanus & de plusieurs étudians, parmi lesquels étoient George Pipanus de Cracovie, qui fut un an après reçu Recteur de cette célébre Université de Padoue, &c. (a).

La description de l'œil est fort ample, mais elle ne contient aucune découverte: Casserius a disséqué les yeux d'un nombre prodigieux d'animaux; il a avancé, par ses recherches l'Anatomie comparée, mais n'a pas fait faire un pas à l'Anatomie de l'homme.

Il a été plus heureux dans ses recherches sur la voix humaine; la description des cartilages du larynx est digne d'un grand Anatomiste: il a admis quatre muscles communs & neuf propres. Il a réfuté le sentiment de ceux qui admettent quatre muscles pour l'épiglotte; & a regardé, comme une masse musculeuse, les muscles aryténohydiens; les Anatomistes qui l'avoient précédé, n'avoient pas été aussi simples dans la description de ces organes, & en cela Casserius mérite des éloges; il a rétabli dans l'histoire du corps humain les ventricules du larynx dont Galien avoit parlé, & que Vesale n'avoit pas voulu admettre (b).

Ce traité a coûté beaucoup de peine à son Auteur; il a disséqué un nombre prodigieux d'animaux; les planches sont multipliées, & un tel ouvrage ne peut être que le produit de plusieurs années de travail.

On trouva après la mort de Casserius une collection de planches gravées sur le cuivre, les unes représentent l'adulte, & les autres le fœtus ou ses différentes parties, elles sont superbement gravées; Bucretius les publia dans la suite, & y ajouta les explications; elles sont au nombre de cent sept: qua-

(a) Pentæstheseion, pag. 220.
(b) Pag. 98. De vocis auditûsque organis.

rre-vingt-dix-huit repréſentent le corps de l'homme adulte, les neuf derniéres repréſentent le fœtus & ſes différentes parties : on voit dans les deux premieres la figure de l'homme en ſon entier, l'Auteur en a borné l'uſage à la dénomination des parties extérieures ; ces planches ſont extraites de l'ouvrage de Coitier. Les deux ſuivantes ont le ſquelete pour objet ; Bucretius s'en eſt ſervi pour donner une nomenclature des différentes pieces oſſeuſes. Les condyles de l'humerus, ceux du fémur y ſont aſſez bien exprimés, la colonne vertébrale & les clavicules ſont tout-à-fait mal repréſentées ; la premiere de ces deux figures eſt extraite des ouvrages d'Ingraſſias, la ſeconde ſe trouve dans les ouvrages de Valverda. Les os ſont repréſentés en particulier dans les ſept ſuivantes ; c'eſt des ouvrages de Veſale qu'elles ſont déduites pour la plupart. Dans la troiſieme planche l'Auteur a fait repréſenter les muſcles de la face & ceux de ſes organes ; il y a pluſieurs objets emprutés de Coitier : Caſſerius y a fait peindre dans deux figures particulieres le muſcle externe du marteau. La quatrieme planche repréſente les muſcles de l'os hyoïde & du larynx, cette planche ſe trouve dans ſon traité *de quinque ſenſibus*, j'en ai déjà parlé. Les cinq planches ſuivantes, ou les 15, 16, 17, 18 & 19, quoiqu'imparfaites à pluſieurs égards, ne laiſſent pas d'avoir leur mérite particulier ; elles donnent une idée aſſez exacte des muſcles du dos ; le long dorſal & le ſacro-lombaire ſont aſſez bien exprimés. Les trente-ſix planches ſuivantes ſont conſacrées à la miologie ; la figure des muſcles du bas ventre eſt peu exacte, ainſi que celle du diaphragme. La planche ſeizieme de miologie eſt beaucoup plus fidele : on voit dans la dix-neuvieme quelques muſcles qui ſont aſſez bien exprimés, tels ſont les byceps du côté gauche & le muſcle coraco-brachial du côté droit ; on voit les nerfs qui le percent, peut être eſt-ce d'après cette planche que les Auteurs ont donné à ce muſcle l'épithete de *perforatus Caſſerii*. Les muſcles fléchiſſeurs & extenſeurs de la main, ainſi que les pronateurs & les ſupinateurs, ſi l'on en excepte le quarré, ſont paſſablement figurés. Les indes doigts ont coûté quelques peines à Casserius qui en a donné une figure assez correcte: on reconnoît la nature dans les dernieres planches de la miologie de Casserius; *le muscle transversal du pied* n'a point échapé à ses recherches; Casserius est le premier qui l'ait représenté dans une figure; les Auteurs qui l'avoient précédé n'en avoient point parlé: les deux premieres planches du cinquieme livre représentent les visceres du bas-ventre dans leur position: elles sont fort éloignées de la nature.

Les planches des nerfs, des arteres & des veines sont pour la plupart extraites des ouvrages de Charles Etienne ou de Vesale. Dans la table huitieme du huitieme livre, figure 2, l'Auteur a fait représenter le foie vu par sa partie inférieure & les vaisseaux qu'il a soupçonnés s'y distribuer: on y admire l'art, & l'on n'y reconnoît point la nature; on peut en dire autant de la planche neuvieme où la rate & ses vaisseaux sont représentés. Les figures sur les reins & sur les parties de la génération sont extraites des ouvrages d'Eustache & de Pineau, &c. Il y a une collection de planches sur le cerveau qui est faite avec soin, Casserius a extrait la plupart de ces figures des Auteurs qui l'avoient précédés.

Les neuf planches du fœtus paroissent être faites d'après nature; les premieres représentent l'enfant contenu dans la matrice & dans différentes positions. On voit dans les dernieres toutes les parties dont les fœtus sont formés; il est cependant surprenant que l'Auteur ait omis, en parlant du fœtus, de donner des figures des reins succenturiaux, du thimus, du canal artériel, du trou oval; objets également intéressans qui se trouvent chez le fœtus, & qui fréquemment manquent chez l'adulte.

Ces planches que je viens d'analyser succintement, doivent avoir coûté beaucoup de peine & de travail à leur Auteur. Pour mieux réussir dans son entreprise, Casserius avoit pris chez lui Joseph Murer, Peintre Allemand (a): Casserius fut toujours dans le goût d'avoir un Peintre & un Graveur chez lui. Bu-

(a) Pag. 220. Pentæstheseion.

XVII. siècle.
1600.
CASSERIUS.

cretius, dans sa préface sur les planches de Casserius nous apprend que le Peintre & le Graveur des planches qu'il a publiées étoient logés chez l'Auteur: le Peintre portoit le nom d'Edouard *Fialettus*, le Graveur celui de François *Vallesius*; par ce moyen il ne perdoit rien de ses dissections, il faisoit dessiner les objets aussitôt qu'il en faisoit la découverte. Le lecteur ne doit point ignorer que parmi les planches dont je viens de parler, il y en a qui appartiennent à Bucretius; elles sont interposées çà & là dans l'ouvrage : elles ont la plupart les os pour objet, & sont extraites, comme je l'ai dit plus haut, des ouvrages de Vesale ou du Pantheseion de l'Auteur.

On trouve dans les ouvrages de Casserius quelques détails Chirurgicaux; dans son traité sur l'organe de la voix, il a donné une assez ample description de la bronchotomie, qu'il appelle laryngotomie; il prétend d'après les observations fréquentes des Auteurs, qu'il n'arrive point d'hémorragie abondante, qu'il ne survient point de symptômes fâcheux lorsqu'on coupe le nerf récurrent, & que les cartilages de la trachée-artere se rejoignent aussi bien que les os & les chairs du corps humain. Il prescrit de tracer sur la peau à deux travers de doigt plus bas que le larynx, une raie avec de l'encre en deux endroits, ensorte que la peau fasse un pli transversal; d'inciser ce pli avec un bistouri, de couper la peau jusqu'aux larynx, ensuite de faire écarter les bords de la plaie avec deux hérignes, de couper avec une lancette entre deux anneaux, &c. Les Physiologistes, les Anatomistes & les Chirurgiens, ne perdront point leurs tems en consultant les ouvrages de Casserius : il y a du bon & du mauvais, il est vrai que le mauvais prédomine, on pourra par le moyen de cet extrait séparer l'utile du superflu, & le vrai d'avec le faux.

SCHENCKIUS. Schenckius (Jean) naquit en 1530 à Fribourg en Brisgau. Il fit ses études de Médecine, & reçut le bonnet de Docteur à Tubinge l'an 1554. Peu de temps après il revint dans sa patrie, & y exerça la Médecine avec éclat. Il fut extrêmement occupé

ET DE LA CHIRURGIE.

pratique de la Médecine. Il eut toute sa vie la ... du peuple, & c'est en 1598 que mourut ... grand Médecin.

XVII. Siècle.
1600.
SCHENCKIUS.

... avons de lui un ouvrage de Médecine qui ... un grand nombre d'observations anatomiques ... chirurgicales.

Observationum medicarum rararum, novarum, ad-... & monstrosarum libri 7. Francof. 1600, in-fol. à J. Georgio Fil. collecta, Friburgi, ... 1604. Lugduni 1643, in fol. Francof. 1665.

Cet ouvrage renferme une quantité prodigieuse ... observations médicinales, extraites de différens Auteurs, ou faites par Schenckius lui-même. Il les a ... en y mettant son propre nom, & s'est ... de la même méthode à l'égard des autres ob-... Il a toujours marqué le livre & le chapitre ... avoit tirées. Schenckius ne s'est point seule-... occupé de l'ouverture des cadavres; il parle des ... comme des mauvais effets des remèdes. Sa diction ... fort claire, expressive & assez laconique. Il ... impossible de donner un extrait de cet ouvrage. Ce ... renferme est presque tout également utile & ...

... (Michel) a donné un traité sur l'ouïe, qui ... titre:

POLI.

De auditu. Francof. ad Oderam 1600, in-4°.

Nous avons encore de lui,

Structura anthropologica, sive somatologica, quam ... quibusque physiologicis & peritissimis Ana-... apte constructam in Medicinâ studiosorum gra-... publici juris fecit. Brandesburgi 1616, in 4°.

... (Lælius à) d'Engubio, Ville épiscopale d'I-... a écrit sur la formation de la vue, & sur ... des vésicatoires, dans un ouvrage qui a pour ...

FONTE.

Consultationes medicinales. Francof. 1600. Venet. ... in-fol.

...elli (Benoît), a publié,

BASELLI.

Apologia, quâ pro Chirurgiâ nobilitate strenue pug-... libri tres. Bergom. 1604, in-4°.

Tome II.   Q

Muratorius (François).

Apologia adversus calumniatores therapi[æ] ipse in vulnere brachii ex sclopeto adhibuit. B[ononiæ] 1600, in-4°.

Ulmus (Marc-Antoine) de Padoue, qui p[rofessa] la Médecine & la Philosophie à Boulogne, a [fait] plusieurs ouvrages.

Uterus muliebris, humani corporis de indiciis noscendi temperamenta uteri, vel partium geni[talium] ipsius mulieris, &c. Bononiæ 1601, in-4°.

Physiologia barbæ humanæ. Venet. 1604, in-[

Le traité sur la barbe humaine, fait à l'h[uma]nité plus de tort que d'honneur. L'Auteur a ra[ssemblé] dans un volume in-folio toutes les rapsodies [que] les Anatomistes crédules, superstitieux & oisifs a[vaient] recueilli dans leurs écrits. Ulmus trouve dans la b[arbe] de l'homme un caractere de dignité qui le disti[ngue] de tous les autres êtres créés, excepté des ani[maux] tel que le bouc, qui jouissent de cette préroga[tive]. Il veut savoir en quel temps la barbe comm[ence à] paroître, en quel temps elle est formée, & en [quel] temps elle blanchit. Il ne manque pas de dem[ander] pourquoi les femmes n'en ont point comm[e les] hommes; il répond que c'est parcequ'elles ne [sont] point aussi parfaites: que la barbe est dans le [sexe] un degré de prééminence. *Barba est*, dit-il, [*decus mariti & dedecus mulieris* (a).* Pour rendre [raison] de la plupart des variétés qu'on distingue dans [les] barbes, Ulmus a recours à une faculté barbi[fique;] avec ce principe, il résout toutes les difficultés q[u'on] pourroit lui opposer. Je n'entrerai pas dans de [plus] grands détails à ce sujet: peut-être même que le [lecteur] m'accusera d'en avoir trop dit. Il convient de l[aisser] dans l'oubli les productions qui deshonorent l'[esprit] humain. Pour donner plus de poids à son senti[ment,] Ulmus cite les Auteurs les plus anciens, [sacrés &] profanes; il admet la méthode de Taliacot, [& la] confirme par sa propre expérience. Le même [en] vain parle d'une amputation de l'utérus faite [

_____
(a) Page 554.

Accoucheuse. La femme qui en fut le sujet, $\quad$ XVII. Siecle.
mourut d'une hémorrhagie (a). $\quad$ 1600.

Les autres ouvrages d'Ulmus sont du même genre. ULMUS.
L'Auteur les a remplis de citations multipliées pour
appuyer des faits puériles. Il nie l'existence de l'hymen, & parle trop librement des parties de la génération. Ulmus a fait plus de mal que de bien à l'A-
natomie.

Guarinonius (Christophe), Médecin, naquit à $\quad$ GUARINO-
Vérone. Il fut élevé avec beaucoup de soin. Il fit $\quad$ NIUS.
ses premieres études dans sa patrie, & s'y occupa
long-tems à la langue grecque & latine. On voit,
en lisant ces ouvrages, qu'il aimoit beaucoup la
Chimie, & qu'il connoissoit les Auteurs qui s'en
étoient servis. Il fut fort jeune à Padoue ; il y étudia
la Médecine, & y prit son titre de Docteur. Il retourna ensuite dans sa patrie : & y enseigna d'abord
la Philosophie & ensuite la Médecine. Après qu'il
fut agregé au corps des Médecins de cette
Ville, il eut un succès brillant dans la pratique ;
sa réputation parvint dans les pricipales Cours d'I-
talie, & plusieurs Princes le rechercherent pour leur
Médecin. Il se rendit aux offres de François Marie,
Duc d'Urbin, qui le choisit pour son premier Médecin, & lui donna des appointemens considérables.
Quelque temps après Guarinonius, à la sollicitation
de Rudolphe II, fut à Prague pour y jouir de la
place de premier Médecin de ce Prince : cependant
des sentimens de piété lui ayant inspiré de faire un
voyage à Rome, il y fut si goûté du Pape Clément VIII, que ce Souverain Pontife vouloit le retenir auprès de sa personne ; Guarinonius se refusa
à toutes les offres avantageuses qu'on lui fit ; il
craignit de faire de la peine à l'Empereur en s'é-
loignant de sa Cour ; il revint vers lui : mais à
peine fut-il arrivé à Prague, qu'il y mourut ; il
avoit déja atteint un âge fort avancé, & ce fut
en 1602. qu'il finit sa carriere.

De naturâ humanâ sermones 4. Francof. 1601.

(a) Pag. 233.

XVII. Siècle.
1600.
GUARI-
NONIUS.

De generatione viventium etiam nascentium [et]
tredine. ibid. in-4°.

De principio venarum. ibid. in-4.

On trouve peu de détails anatomiques dans [les]
écrits que je viens d'annoncer. J'ai pris la pe[ine de]
les parcourir avec soin ; mais je n'y ai rien [trouvé]
d'intéressant. L'Auteur se montre par-tout grand [par-]
tisan d'Aristote ; il adopte jusqu'à ses erreurs, [& se]
refuse aux découvertes de ses contemporains [en-]
traîné par le goût de la Métaphisique, il s'o[ccupe]
dans tous ses écrits à la recherche du moral ; [tantôt]
il voudroit découvrir le siége de l'ame, & [tantôt]
il voudroit connoître son essence. Ces livres [ne mé-]
ritent tout au plus d'être placés dans la cla[sse des]
écrits inutiles.

BONAVENTU-
RA.

Bonaventura (Frederic), Médecin d'Urbin, [ville]
d'Italie, a donné un ouvrage qui a pour titre :

*De natura partûs octimestris, adversus vulgarem [opi-]
nionem, libri decem ; in quibus absolutissima [na-]
tura humani partus cognitio traditur. Francof. [&]
Venet. 1602, in-fol.*

L'Auteur donne un volume in-folio de huit [cens]
pages, avec un supplément, pour prouver qu[']un
enfant venu au terme de huit mois peut vivre, [&]
prétendre aux biens patrimoniaux. Il admet les [nais-]
sances de dix mois ; & pour donner du poids [à son]
sentiment, il a recueilli tout ce que les Auteurs [qui]
l'avoient précédé avoient dit sur cette matiere. [Bo-]
naventura a fait usage de tout ce qu'il a su pour g[ros-]
sir son volume : il eût pu dire dans deux lignes [tout]
ce qu'il dit dans son ouvrage. Un tel livre mérite [peu]
d'être lu.

1601.
JESSENIUS.

Jessenius (Jean Jessen a) de Hongrie, Méde[cin]
des Ducs de Saxe, & Professeur de Médecine d[e]
l'Académie de Wittemberg, naquit en 1566. Il s'a[c-]
quit la confiance des Princes de son pays ; & mé[-]
rita le grade de Chevalier. Il fut dans les suites Ch[an-]
celier de l'Académie de Prague, & mourut en 16[ ].
Il est l'Auteur de plusieurs ouvrages d'Anatomie [&]
de Chirurgie.

Anatomiæ Pragæ anno 1600 à se solemniter [ad-]

strata historia; accessit ejusdem de ossibus tracta-
... Witteberga 1601, in-8°.

Jessenius, dans cet ouvrage, a cru donner un traité complet d'Anatomie; mais il n'a point rempli son objet. Il a suivi Vesale dans quelques-unes de ses descriptions, & il l'a tronqué dans beaucoup d'autres endroits. Cependant il a cherché les usages de la glotte & des parties voisines avec plus d'attention qu'on n'avoit fait jusqu'à lui (a). Selon ce même Auteur, la langue exécute des mouvemens particuliers & différens dans presque tous les sons que nous proférons; « nous élevons la pointe de la langue vers le palais lorsque nous prononçons le C. D. L. N. T. nous l'abaissons en prononçant le G. & R. & nous ouvrons pour lors médiocrement la bouche. Nous sifflons presque lorsque nous prononçons S. Nous ouvrons la bouche & nous déprimons la langue en exprimant A. E. I. & en aspirant H. & X. Nous fermons la bouche lorsque nous prononçons M. & nous l'ouvrons de nouveau lorsque nous voulons prononcer B. & P. Nous ouvrons incomplettement la bouche & nous avançons les levres en prononçant O. V. Q. Nous baissons la levre inférieure & les angles de la bouche s'éloignent lorsque nous proférons F. La force plus ou moins grande avec laquelle nous chassons l'air de nos poumons, produit une variation dans le son; ainsi nous expirons avec plus de force en prononçant H. qu'en prononçant A, & dans le Q. P. T. S. que dans V. B. D. F. &c. &c.

Quoique ces explications soient vicieuses à plusieurs égards, elles contiennent en général quelque chose de vrai. Jessenius me paroît le premier qui soit entré dans des détails pareils. Quelques Physiologistes qui lui ont succédé ont porté cette matiere à un plus grand degré de perfection; on sait même qu'il y en a qui ont si bien connu les mouvemens des parties qui servent à la voix, qu'ils ont fait prononcer un grand nombre de mots à des muets

---

(a) *Anatomia pragensis*, pag. 142.

de naissance en leur faisant faire les mouvem[ents]
langue & des autres parties qui servent à la [pro]‑
nonciation.

Voilà le plus important de l'Anatomie de [Jesse]‑
nius ; il est difficile d'en trouver autant dans [l'ou]‑
vrage de Chirurgie.

Institutiones Chirurgicæ, quibus universa m[edendi]
dendi ratio ostenditur. Wittebergæ 1601, *in-*8°.

L'Auteur a eu les mêmes vues en publiant c[et ou]‑
vrage, qu'il avoit en publiant celui d'Anato[mie ; il]
a crû donner un précis de Chirurgie ; mais il [s'est]
grossièrement trompé. Cet ouvrage ne contien[t rien]
d'intéressant qui soit original, Jessenius a omis [beau]‑
coup de choses essentielles qu'il auroit pu [tirer]
des ouvrages du seizieme siecle qui avoient [paru]
avant qu'il publiât le sien. Ce qu'il y a de m[ieux]
roule sur les cauteres, ventouses, setons, &c. [Notre]
Auteur est grand partisan de ces remedes ; il [est]
grand amateur de la saignée : *est venæ sectio [unum]*
auxilium, quâ cunctis evacuantibus remediis, [toti]
generi salutaribus, præstat, facilitate operis, [scien]‑
tiâ, securitate, utilitate & temporis antiquit[ate](a).
Notre Auteur fait dire à Hippocrate qu'il faut [sai]‑
gner dans toutes les maladies ; mais il est dans [l'er]‑
reur ; car ce pere de la Médecine l'a défendu[e dans]
plusieurs cas. Il cite un peu plus bas Léonard Bo[tal]
& il lui donne des éloges qu'il ne mérite pas ; [c'est]
de ses ouvrages qu'il a extrait sa méthode. E[n par]‑
lant de la pierre de la vessie, il décrit la m[éthode]
de l'appareil latéral d'une maniere peu claire [&]
sans citer Jean de Romanis (b). Pour extrai[re les]
corps étrangers dans l'œsophage, il veut qu'o[n se]
serve des pinces, s'ils sont près de la bouch[e ;]
s'ils sont enfoncés, qu'on fasse vomir le mal[ade,]
ou qu'on lui fasse avaler un morceau d'épong[e atta]‑
chée à un fil avec lequel on la retire ; ainsi [que]
l'obstacle (c). Il n'a point parlé de la ligature pour [arrê]‑
ter l'hémorrhagie (d), & a passé sous silence plus[ieurs]

(a) *Institutiones Chirurg.* pag. 28.
(b) Pag. 82.
(c) Pag. 91.
(d) Pag. 93.

res secours dont il auroit dû être instruit.

Andreæ Vesalii. Anatomicarum, Gabrielis Fallopii observationum examen in publicum reductio. Hanoviæ 1609 & 1610, in-8°.

De sanguine, venâ sectâ, dimisso, judicium. Pragæ 1618, in 4°. Francof. 1618, in-4°. Norimb. 1668, in-12.

De generationis & vitæ humanæ periodis tractatus. Extat cum Galeotii Martii de homine, in-8°.

De rustico Bohemo cultrivorace historica relatio. Hamburg. 1628, in-8°.

Ces ouvrages ne contiennent rien d'intéressant. Jessenius n'étoit pas assez grand Anatomiste pour juger des travaux de Fallope. Il prétendoit pouvoir connoître à l'inspection du sang le plus grand nombre des maladies. Je n'ai pu me procurer l'ouvrage sur le terme de la génération, & sur les périodes de la vie humaine. Dans ce dernier écrit, Jessenius donne l'histoire d'un homme qui avala un petit couteau qui perça les tuniques de l'estomac & les muscles du bas-ventre ; il sortit par la plaie, & l'homme resta sain & sauf. Cette observation tient du merveilleux.

STUPAN (Jean Nicolas), Médecin célebre de Basle, né à Pontrasin, au pays des Grisons, en 1542. On l'envoya à Basle à l'âge de quinze ans pour y étudier. Il s'adonna beaucoup à l'étude de la Médecine. Il eut pour Professeur & pour ami Theodore Zwinger, Médecin célebre qui s'est rendu si recommandable par ses ouvrages de Chirurgie. C'est de ses mains qu'il reçut le bonnet de Docteur. Stupan étoit pour lors âgé de vingt-sept ans. Il succéda en 1575 à Hospinien dans la chaire de Professeur en Logique, & en 1589 à Théodore Zwinger, Professeur en Médecine. Il mourut à Basle la soixante-neuvieme année de son âge, en 1621. Stupan s'est rendu célebre par ses descendans, & par les livres de littérature qu'il a publiés. Il s'est très peu rendu recommandable par ceux d'Anatomie.

Partes corporis humani compendiose enarratæ. Basileæ 1601, in-4.

Medicina theorica ; ex Hippocrati & Galeni phy-

XVII. Siecle.
1602.
JESSENIUS.

STUPAN.

siologicis, pathologicis & semeïoticis libris, collect
Basil. 1614, in-4°.

Le premier ouvrage forme un abregé d'Anatomie très court, & qui ne contient rien de particulier. Le second renferme quelques détails de physiologie, mais qui ne sont rien moins que bons. L'Auteur a adopté les systêmes les plus absurdes.

SEITZ. Seitz (Alexandre).

Aderlaßbuch vom rechten gebrauch der aderlaß *tosa oder. Kopf* 1601, in-8°.

Cet ouvrage est rempli de détails superstitieux. Seitz craint les effets de la saignée, & prétend que la vérole en a été la suite.

LANCEANUS. Lanceanus (Sylvius). Médecin Italien de Montceliano, qui florissoit vers l'an 1603, est l'Auteur de deux ouvrages suivans. Je n'ai pu me les procurer.

De mola generatione, & curâ: de fœtus forma- *tione: & alia quadam. Romæ* 1602.

Clowes (William).

Treatise for the artificial cure of struma or Kings *evil. Lond* 1602, *Tractatus of Chirurgery for the cure* *of guns hot, and the cure of lues venerea. Lond* 1637.

FIDELIS. Fidelis (Fortunatus), Médecin Italien, qui jouit d'une grande réputation, est un des premiers qui aient écrit sur la Médecine du Barreau. Il mourut à l'âge de quatre-vingts ans dans sa patrie, le 15 Novembre 1630, & fut enterré dans l'Eglise des Freres Mineurs. Son livre a pour titre:

De relationibus medicorum libri 4. *Panormi* 1601, in-4°. *Venet.* 1617. *Lipsiæ* 1674, 1679.

Dans le premier livre il traite de la diete générale, des lieux qui sont sains ou dangereux à habiter, des alimens, de l'air, de la peste. Le second traite des cicatrices, des maladies feintes, de la question, & des altérations particulieres des muscles. Cette partie de l'ouvrage, dit M. de Haller, contient quelques détails curieux. L'Auteur traite de presque tous les maux qui arrivent à chaque muscle en particulier, & il y détaille fort au long les effets des plaies sur eux; il raconte les erreurs dans lesquelles plusieurs Médecins sont tombés. Le troisieme livre

ET DE LA CHIRURGIE. 245

sole sur la virginité, la puissance & l'impuissance, les maladies héréditaires, la grossesse, la mole. Fidelis y recherche en quel temps l'ame se joint au corps du fœtus; il entre aussi dans quelques détails sur l'accouchement. Enfin le livre quatrieme a pour objet les signes de la vie & de la mort. L'Auteur y parle de ceux qui ont été suffoqués ou étranglés, qui sont morts par un coup de tonnerre, ou qui ont été empoisonnés. M. de Haller est assez content de ses réflexions sur la suffocation, & il loue beaucoup ce que Fidelis dit sur la strangulation. Cet ouvrage, quoique minutieux, est bon à consulter: il ne contient cependant pas un assez grand nombre d'observations pour qu'il puisse suffire dans ce siecle-ci.

XVI. Siecle.
1598.
FIDELIS.

Schroeter (Martin).

SCHROETER.

De partibus internis ventris medii. Jenæ 1602, in-4°.

Cet ouvrage m'est inconnu.

Bezzellarus (Elpirius) est aussi peu connu que son ouvrage. M. de Haller l'annonce sous le titre suivant.

1603.
BEZZELLARUS.

De visu. Florent. 1603, in-4°.

FONTANUS.

Fontanus (Jacques).

Responsio ad disputationem rescriptam D. Serpillo-nii de usu partium: de actione musculorum. Ejusdem de demonstratione medica, libri 22. Avenione 1603.

Cet ouvrage ne contient rien d'intéressant.

Codronchius (Baptiste), Médecin d'Incola en Italie, publia l'ouvrage suivant.

CODRONCHIUS.

De morbo novo prolapsu scilicet mucronatæ cartilaginis libellus, & se trouve dans une petite dissertation qui a pour titre: *De morbis qui Imolæ & alibi communiter hoc anno 1602 vulgati sunt. Bononiæ 1603,* in-4°.

Codronchius donne à la fin de cet ouvrage l'histoire du cartilage xiphoïde: il en recherche d'abord la dénomination dans les livres les plus anciens; il les rapporte: celle de cartilage xiphoïde ou ensiforme lui plaît plus que toutes les autres; il l'adopte (a). Il donne ensuite une description assez

(a) Pag. 49.

exacte de ce cartilage; il en indique les variétés & fait observer d'après Amatus Luzitanus, que fréquemment l'on y trouve un trou, &c. Ce cartilage selon lui, n'a aucun sentiment; ainsi ce n'est pas à lui qu'on doit rapporter les douleurs qui surviennent dans sa dépression, mais aux parties voisines. Codronchius assure que dans les gens gras (a), & dans ceux qui ont mangé depuis peu, le ventricule est placé immédiatement au-dessous du cartilage, & que ce cartilage ne sauroit se renverser que ce viscere ne soit comprimé: c'est d'après cette théorie qu'il assure que les personnes chez qui le cartilage est renversé, sentent une douleur vive toutes les fois que le bol alimentaire passe de l'œsophage dans le ventricule; que souvent il survient des vomissemens; que les malades se plaignent d'un poids considérable au creux de l'estomac; qu'ils respirent difficilement, & que la jaunisse, la cachexie ou la paralysie leur surviennent: outre ces symptomes, ajoute-t-il, si les malades élevent leurs bras, ou qu'ils soient couchés dans leur lit, ils ressentent de vives douleurs dans le creux de l'estomac; ils sont dans un tel degré d'agitation, qu'ils se meuvent continuellement, &c. Codronchius avertit que tous ces symptomes ne se trouvent pas toujours dans un même sujet; mais qu'il suffit que quelques-uns d'eux se rencontrent pour caractériser sa maladie. Suivant le même Auteur, les femmes sont plus sujettes à ce renversement que les hommes (b).

Pour remédier à cette indisposition, Codronchius veut, si c'est un homme qui en soit attaqué, qu'on presse fortement les fausses côtes des deux côtés en dirigeant les mains vers l'axe du corps. Cet Auteur prétend que par ce mouvement combiné on pousse les visceres du bas-ventre en avant, & qu'on releve le cartilage xiphoïde. Ce secours ne peut être rendu dans les femmes enceintes; Codronchius dit en avoir vu plusieurs avorter dans de pareilles épreuves. Un second moyen que cet Auteur conseille, c'est de faire élever avec ses deux mains un poids assez considé-

(a) Pag. 33.
(b) Pag. 59.

table, & de le soutenir en l'air au-dessus de sa tête en le remuant en différens sens. Codronchius assure avoir vu par ce moyen le cartilage xiphoïde se redresser. Cependant si ces secours étoient insuffisans, il prescrit l'usage d'une ventouse appliquée sur le creux de l'estomac. Quand le cartilage a été renversé par une cause externe, que cet accident date de loin, & qu'on soupçonne qu'il y a raccornissement dans le cartilage, Codronchius veut qu'on applique des fomentations émollientes sur le creux de l'estomac avant de travailler à le redresser : comme aussi il ordonne des emplâtres toniques pour appliquer sur le creux de l'estomac, lorsque par les secours indiqués on a eu le bonheur de réduire le cartilage à sa place. Codronchius est aussi l'Auteur d'un traité sur la voix que je n'ai pu me procurer.

De vitiis vocis, libri duo. In quibus traditur definitio vocis, illius differentiæ, instrumenta, & causæ operiuntur, &c. &c. Francof. 1597.

XIV. Siecle.
1630.
CODRON-
CHIUS.

Cabrol (a), Chirurgien, natif de Gaillac, ville du Diocèse d'Alby dans le haut Languedoc, se retira dans sa patrie en 1555 (a), après avoir fait ses études de Chirurgie à Montpellier. Il fut nommé à la place de Chirurgien de l'hôpital de Saint André de la même ville par un Commandeur de la famille des Bourbon de la Guiche. En même temps qu'il pratiqua la Chirurgie dans cet hôpital, M. Barbaste y exerça la Médecine, & Barutel la Pharmacie. Cabrol s'établit une réputation brillante dans les villes voisines. Ses courses ne furent point inutiles à l'art qu'il professoit ; sa pratique lui fournit nombre d'observations intéressantes qu'il nous a transmises avec beaucoup d'exactitude. Des occupations étrangeres ne l'éloignerent guere de celles qu'il avoit à l'hôpital de Gaillac, & cette exactitude n'étoit point le fruit de l'ambition sordide d'amasser du bien ; mais elle provenoit du desir que Cabrol avoit de se rendre utile à ses concitoyens : il retira cependant quelques avantages pécuniaires de son assiduité ; il dit lui-même dans ses ouvrages que le Commandeur Bourbon de

1604.
CABROL.

(a) Observ. 21. de Cabrol.
(b) Observ. 21.

XVII. Siecle.
1604.
CABROL.

la Guiche avoit coutume de payer tous les matins le Médecin, le l'Apothicaire & Chirurgien lorsqu'ils remplissoient leurs fonctions, & qu'ils étoient frustrés du paiement lorsqu'ils étoient absens. Cabrol exerça la Chirurgie peu de temps dans sa patrie; des évenemens heureux l'appellerent à Montpellier; il y lia une étroite amitié avec les Professeurs en Médecine, & sur-tout avec L. Joubert. Les Professeurs de cette Université ont su de tout temps apprécier le mérite & le récompenser; ils répandirent Cabrol dans la pratique de son art, & L. Joubert le chargea des dissections anatomiques. Il avoit déja mérité la confiance du Connétable Montmorenci, Gouverneur de Languedoc. Lorsque L. Joubert fut appellé à la Cour de Henry III, Roi de France, pour être consulté sur la stérilité de la Reine Marguerite, Cabrol suivit son protecteur; l'histoire ne nous apprend pas s'il fut lui-même appellé, ou s'il fit ce voyage pour quelqu'autre motif. Pineau, Chirurgien célebre de l'ancien College de Chirurgie, se félicite dans son ouvrage sur les marques de la virginité (a), d'avoir eu à une de ses leçons Cabrol pour auditeur. Cabrol revint à Montpellier avec L. Joubert. Peu de temps après, en 1595, Henry IV créa une charge de Dissecteur ou Anatomiste royal, avec cent écus de pension. Cabrol y fut nommé. Il remplit les devoirs de sa charge avec distinction, & s'acquit l'estime des Médecins & des Chirurgiens. Sa réputation parvint à la Cour du Roi Henry IV qui le choisit pour son premier Chirurgien.

Nous avons plusieurs ouvrages de Cabrol, intitulés :

Αλφαβητον ανατομικον, id est, Anatomes elenchus accuratissimus, omnes humani corporis partes eâ quâ solent jecari methodo, delineans. Accessere osteologia, observationesque Medicis ac Chirurgis perutiles. Genevæ 1604. Monspel. 1604, in-4°. Il fut imprimé dans la même ville, sous ce titre : Alphabet anatomique. 1606, in-4°.

Collegium anatomicum Clariss. trium Viror. Jasso-

(a) Pag. 193. édit. Paris 1597

Severini, Cabrolii. Hanoviæ 1654, in-8°. Francof. 1668, in-4°.

L'histoire de Cabrol, Chirurgien, est peu connue; les Historiographes n'ont presque rien dit de sa vie, & se sont même contredits dans leur laconisme: les uns ont fait naître Cabrol en Italie; les autres dans l'Aquitaine; Moreri le dit natif de la ville ou du diocèse de Montpellier. On n'a pas été plus d'accord sur les titres de Cabrol. Le plus grand nombre d'Ecrivains le dit Chirurgien & Professeur d'Anatomie à Montpellier. Ils tombent en contradiction avec eux-mêmes. Les Chirurgiens ont toujours pris en France le titre de Démonstrateurs; ce n'est que depuis quelques années qu'ils ont augmenté en dignité. Les places de Démonstrateurs sont dans l'Université de Montpellier subalternes à celles de Professeurs; dans les cours d'Anatomie, c'est le Chancelier de l'Université ou un Professeur en Médecine qui prononce le discours qui roule sur la physiologie ou pathologie anatomique: le Démonstrateur, qui est toujours un Chirurgien, montre les parties, & en donne une légere & succinte description; c'est lui qui est chargé des dissections des parties qu'il convient au Professeur de démontrer.

Son alphabet anatomique comprend quatre-vingt onze tables. L'Auteur a peu ajouté aux connoissances anatomiques. Son ouvrage est extrait de celui de Plater. Cabrol y a seulement inséré quelques particularités anatomiques qui se trouvent dans les ouvrages de Dulaurens.

Ses observations anatomiques sont au nombre de trente-cinq. L'Auteur a eu occasion de voir la plupart des faits qu'il rapporte, à Gaillac sa patrie, à Montpellier, ou aux environs: les plus singuliers sont un écoulement d'urine par l'ombilic, produit par une cloison membraneuse qui bouchoit l'orifice de l'urethre: Cabrol se servit du cautere pour ouvrir cette membrane; il introduisit une sonde de plomb dans le canal; l'urine coula par cette voie, & l'ombilic se referma. Dans sa vingt-deu-

(a) Eloi, Dict. Hist. de Med.

xième observation, Cabrol parle d'une bl[essure à]
la tête avec lésion au cerveau, & déperdi[tion de]
substance, le sujet de cette observation, q[ui étoit]
un soldat, recouvra une parfaite santé. Il [vit]
un cas à-peu-près semblable à Toulouse, [un]
autre à Gaillac. L'Auteur rapporte ces fai[ts afin]
de dissiper le préjugé sur lequel on étoit qu'il [devoit]
nécessairement périr lorsqu'on avoit le c[erveau]
blessé.

Sa pratique l'a mis à même d'observer [des faits]
extraordinaires concernant les plaies du bas[-ventre.]
Il dit avoir vu une plaie à l'intestin colon [suivie]
d'un écoulement des matieres fécales à tra[vers la]
plaie : le bout supérieur de l'intestin se cica[trisa à]
les muscles du bas-ventre, & il en résulta [une es-]
pece d'anus nouveau, à la faveur duquel le [malade]
rendit ses excrémens le reste de sa vie.

L'histoire que Cabrol rapporte d'une fai[néante]
est préconisée dans un grand nombre d'ouv[rages qui]
ont paru depuis : Cabrol ne trouva, en ou[vrant]
le cadavre de la personne qui avoit eu ce[tte ma-]
ladie, qu'un seul intestin qui n'avoit presq[ue point]
de circonvolutions ; le canal cholédoque [étoit ex-]
trêmement dilaté, & s'ouvroit proche du ven[tricule.]

L'observation suivante qu'on lit dans les o[uvrages]
de Cabrol, n'est pas moins intéressante qu[e celle]
que je viens de rapporter. Il s'agit d'un homme [sur-]
pris dans le moment qu'il vouloit violer un[e fille :]
le Connétable Montmorenci le fit pendre [& on le]
porta à l'amphithéâtre de Montpellier ; Ca[brol le]
disséqua : on ne trouva point au supplicié [de testi-]
cules, ni au dehors ni au dedans du bas ventr[e. On]
vit les vésicules séminales remplies de semenc[e. Pour]
donner de l'autorité à un fait aussi surpren[ant,]
Cabrol se pare du témoignage de Mrs Sap[orta,]
Feynes, Joubert & d'Assas qui étoient présen[s à ces]
recherches.

Nous douterons du fait malgré l'authenticité [d'un]
tel témoignage, jusqu'à ce que quelqu'autre [Ana-]
tomiste nous en fournisse une nouvelle preu[ve. Une]
chose aussi extraordinaire, pour être reçue, [doit]
être observée plusieurs fois ; un tel fait est [trop]

... des connoissances anatomiques que nous ... de ces parties, il y a à présumer que les tes... du pendu étoient cachés dans le bas-ventre, ...êmement petits.

Ranchin (François), Médecin célebre, naquit ... Montpellier vers l'an 1560. Il prit l'état ecclésias... & y occupa plusieurs bénéfices. Dans les ...res de doctorat qu'il donna en 1615 à Jean ...enne Strobelberger, il prend le titre de Prieur ... Saint Martin de Florac, de Saint Etienne de ...vant, & de Saint Pierre de Vebron. M. d'Egre...lle, dans son livre douzieme de l'histoire eccle...tique de Montpellier, nous assure que Ranchin ...erva ses bénéfices pendant le cours de ses études ... Médecine, & même depuis son mariage avec ...guerite de Carlencas. L'histoire ecclésiastique nous ...plusieurs traits semblables: En 1587, la vingt-...me année de son âge, il entreprit l'étude ... Médecine, & en 1592 il passa Docteur. Trois ...après il obtint la chaire de Professeur, va... par la mort de Saporta. Il se distingua dans ...ace, & mérita l'estime générale de ses Con... & de ses Disciples. En 1612 il fut désigné ... Professeurs pour remplir la place de Chance... vaquoit depuis trois ans par la mort de ...rens. En recevant cette faveur, il pro... qu'il feroit faire à ses dépens un tapis pour la ... du conclave, & qu'il feroit refaire une nou-...elle robe de Rabelais à la place de celle dont on ...servoit. Il exécuta sa promesse. Il fit mettre en ...derie sur la robe de Rabelais ces trois lettres F. R. C. qui signifioient, à ce qu'il disoit, *Franciscus* *Rabelæus Chinonensis*, mais qui, à ce qu'on prétendoit, ...ifioient *Franciscus Ranchinus, Cancellarius* (a). ...anchin occupa pendant plus de trente ans le poste de Chancelier. Animé du zele le plus vif & le plus dé-...intéressé, il ne négligea rien de ce qui pouvoit ...tribuer à l'avancement de la Médecine. Il com-...posa plusieurs ouvrages, & fit réparer à ses frais ...amphithéâtre que Rondelet avoit autrefois fait ...ir. On y lit encore cette inscription.

(a) Astruc, histoire de la Faculté de Montpellier, pag. 257.

XVII. Siecle.
1604.
CABROL.
RANCHIN.

XVII. Siecle.
1604.
RANCHIN.

Q. F. F. S.

Theatrum hocce Anatomicum olim à majoribus conditum, injuriâ temporum collapsum, FRANCISCUS RANCHINUS, Cancellarius & judex Universitatis, in gratiam [...] & posteritatis gloriam, ornamentumque Academiæ, [...] tuamque memoriam, propriis sumptibus restauravit & [...] fice exoravit, anno M. D. CXX.

La même année Ranchin répara le College [de] Mende où il faisoit sa demeure. Son buste fut pl[acé] du côté du jardin, avec les armoiries de sa fami[lle]. On trouve sur les murs de ce College une inscrip[tion] qui a du rapport avec celle qui est sur l'amp[hi] théâtre.

Collegium hocce duodecim Medicorum, ab Urbano [...] Pontifice Maximo fundatum, vetustate corruptum, & [...] nam minitans; reparavit & ad meliorem faciem, forma[m] que reduxit FRANCISCUS RANCHINUS Cancellarius Univers[itatis] Medicinæ Mospeliensis, anno M. DCXX.

Il fut nommé premier Consul en 1629 lorsqu[e] la peste faisoit des ravages dans Montpellier (a) [et] il y mourut en 1640, laissant un fils qui succ[eda] à tous ses bénéfices, & une fille qui épousa M. d[e] la Beaume, Lieutenant de Roi de la Ville de Mont[pellier]. Il a légué sa bibliotheque aux Capucins de cette Ville.

Nous avons de lui divers ouvrages de Médecine, voici ceux qui ont du rapport à la Chirurgie.

Questions en Chirurgie sur le reste des œuvres de Maistre Gui de Chauliac. Seconde & troisieme partie sur les playes, ulceres, fractures & luxations, [sur] le sixieme traité, & sur l'antidotaire. A Paris 1604.

Opuscules ou traités divers & curieux en Médecine. A Lyon 1604.

Dans ses questions chirurgicales, Ranchin se fait plusieurs demandes dont le sujet est communément

(a) On peut lire ces détails historiques dans sa présentation des nouveaux Consuls, insérée dans son traité de la peste.

trait de la Chirurgie de Guy de Chauliac. Il regarde comme mortelles les plaies du cœur (a), du foie, de la veſſie, de la matrice, des poumons, du diaphragme, de l'eſtomac, des inteſtins & des reins (c). Il recommande le cauſtique & la ligature pour arrêter les hémorrhagies. Il préfere la ſuture au cauſtique, lorſque le vaiſſeau ouvert eſt conſidérable; & il prétend que Guy de Chauliac a connu la méthode de lier les vaiſſeaux. D'après ſes raiſonnemens plûtôt que d'après ſes obſervations, il conclut „qu'aux bleſſures du cerveau, „le plus ſouvent la paralyſie eſt en la partie bleſſée, „& la convulſion à l'oppoſite „ (d). La méthode de réparer les nez que pluſieurs contemporains & ſucceſſeurs de Taliacot ont trouvée ridicule, ne paroît pas moins que cruelle & inutile à Ranchin. Dans un chapitre fort long il recherche „s'il vaut mieux „faire l'inſertion des nez retranchés dans les bras „des patiens, que des autres „; il ſoutient l'affirmative (e) Ses connoiſſances ſur la nature des plaies l'ont mis à même de prononcer qu'il ne falloit pas ſe preſſer de fermer les plaies de la poitrine, ſurtout par les ſutures (f).

Les plaies faites par les armes à feu lui paroiſſent d'une nature différente des ſimples contuſions: „ nous „autres, dit-il, au contraire eſtimons que les ar„quebuſades ſont compliquées avec contuſion, ſans „toutefois être ſimplement laies pcontuſes (g) „. Un peu plus bas il ajoute, „après ces fondemens „nous pouvons conclure que les arquebuſades peu„vent être recognues, non pas pour contuſions ſim„ples, mais pour plaies compliquées avec contu„ſion „. D'après ces réflexions il veut qu'on traite différemment les plaies d'armes à feu que les ſim-

(a) Page 48.
(b) Pag. 51.
(c) Pag. 57.
(d) Pag. 183.
(e) Pag. 218.
(f) Pag. 233.
(g) Pag. 258.

Tome II.   R

ples contusions. Il recommande nombreuses & de
des scarifications.

Pendant le traitement des plaies, notre Chancelier prescrit un usage fréquent des purgations & des lavemens; il veut aussi qu'on recoure à la saignée lorsqu'il y a quelques signes de pléthore (a). Les narcotiques lui paroissent aussi nécessaires lorsque les plaies sont douloureuses (b). Bien différent de ces Chirurgiens ignorans qui recourent sans raison aux opérations chirurgicales, Ranchin vouloit qu'on ne travaillât à la cure des fistules que lorsqu'elles sont récentes, & il défend de favoriser à leur coalition lorsqu'elles sont anciennes; il les regarde comme un égout par lequel la matiere morbifique se décharge (c). Selon le même Auteur, la cataracte est produite par un épanchement d'eau entre la cornée & l'uvée, ou entre l'uvée & l'humeur crystalline (d).

Le traité de la lépre est fort érudit. L'Auteur rapporte dans son petit ouvrage le sentiment du plus grand nombre d'Ecrivains qui ont traité cette question; il la regarde comme contagieuse; il prétend que le virus peut s'impregner dans les vêtemens & dans les maisons: c'est pourquoi il recommande de brûler les habits, & de laisser long-temps les maisons exposées à l'air avant que de les habiter. Les purgatifs hydragogues lui paroissent indiqués pour le traitement, & l'usage des bains lui paroît aussi indispensable. Le mercure ne lui paroît pas aussi utile; quoique cette maladie ait quelque ressemblance avec la vérole: il ne s'ensuit pas, dit-il, que le mercure puisse les guérir. L'expérience lui a appris que les symptomes de la lépre devenoient plus violens lorsqu'on a tenté de la guérir par l'administration de ce minéral.

Son traité de la vérole ne contient rien de particulier. Dans son livre des accidens de la peste, Ranchin parle des anévrismes produits par cette cause. Dans l'excoriation aux fesses, qui arrive

(a) Pag. 357.
(b) Pag. 361.
(c) Pag. 452.
(d) Pag. 654.

tillerement à ceux qui courent la poste, » il recommande de froter la partie écorchée avec du suif de chandelle ». . . . Jusqu'ici l'objet de tous les ouvrages de Ranchin est raisonnable & utile : il n'en est pas de même de son livre sur la cruentation des plaies ; Ranchin marche sur les traces de Libavius ; il croit que les plaies des assassinés se r'ouvrent lorsque les assassins tournent autour de leurs corps : est-il préjugé aussi éloigné de la raison & plus dangereux à l'humanité ? L'ouvrage de Ranchin sur cette matiere, quoique superstitieux, n'a pas été de simple spéculation ; les Juges de son temps en firent usage. On trouvera dans le traité que j'analyse plusieurs relations des Juges, adressées à l'Auteur. Ranchin leur répond que la cruentation des plaies n'est pas un témoignage suffisant qui indique l'assassin, mais que c'est une très forte preuve qu'il ne faut pas négliger dans la recherche du coupable. Le mensonge se mêle à la vérité ; les grands hommes sont sujets aux préjugés : Ranchin en donne une preuve.

XVI. Siecle.
1604.
RANCHIN.

HORSTIUS.

Horstius (Grégoire), dit l'ancien, naquit à Torau sur l'Elbe, de parens illustres. Il étudia d'abord les Belles-Lettres dans sa patrie, ensuite à Alberstad d'où il alla à Ilfed. Il fit son cours de Philosophie à Wittenberg, & y prit le grade de Maître ès Arts. Quelque temps après il y passa Médecin, & y exerça la pratique de la Médecine pendant quelque temps. On lui donna une place de Professeur dont il remplit dignement les fonctions. Sa réputation l'appella à la place de premier Médecin du Land-Grave de Hesse. En 1622 la République d'Ulme le pensionna. Horstius s'y rendit, & y passa l'espace de quatorze ans, au bout duquel temps il mourut. Il étoit âgé de cinquante-huit ans, & sa mort arriva en 1636.

Nous avons de lui divers ouvrages d'Anatomie.

Nobilium exercitationum de humano corpore & anima librum 1604, corrigé & augmenté en 1607.

Scepsis de naturali conservatione & cruentatione cadaverum. Addita exercitatione de somno, &c. Witteberge 1606, 1608, in-8°.

L'Auteur donne dans cet ouvrage les moyens de

R ij

conserver les cadavres ; ils consistent, selon lui, dans l'application des spiritueux, des baumes, résines, &c. Il recommande de remplir les capa[cités] de plantes aromatiques, &c.

Anatome corporis humani, mense Octobri 1617 in[sti]tuta, memoriæ causâ, in gratiam Dmn. spectato[rum] tabulâ comprehensa, & ad librum primum de na[turâ] hominis accommodata. Giessæ 1617, in-fol.

De naturâ motus animalis, &c. Giessæ 161[7] in-fol.

Institutionum physicarum libri duo. Norimb[ergæ] 1637, in-4°.

Dissertatio de naturâ amoris, additis resolutio[ni]bus, de curâ furoris amatorii, de philtris, atq[ue] pulsu amantium. Giessæ 1611, in-4°.

De causis similitudinis & dissimilitudinis in fæ[tu]. Ibid. 1619, in-4°.

Ces ouvrages sont remplis d'une fade théorie q[ui] en rend la lecture insupportable.

De pilorum in internis partibus generatione, & a[ffectu] pilari puerorum epistola. Extat cum Hildani obser[vat.] cent. III. Oppenhemi, in-8°. page 163.

De natura humana, libri duo. Quorum prior [de] corporis structurâ, posterior de animâ tractat. &c. Fra[n]cof. 1612, in-4°. Wittebergæ 1607, in-fol.

Ce livre ne vaut guere plus que les autres ; l'au[t]eur l'a rempli de questions singulieres : tantôt il [de]demande si le sang est produit du phlegme, ou [si] le phlegme est produit du sang ? comment est-[ce] que les humeurs naturelles peuvent devenir non [na]turelles ? Il recherche si les reins attirent l'urine, [ou] si l'urine est poussée dans ce viscere par des forces étrangeres, &c. Il admet la membrane allantoïde.

Voici ce qu'il y a de meilleur dans son ouvrage. Il prétend que les ligamens n'ont aucune sensibilité (a). Il assure qu'il y a de l'eau dans le péricarde, & dans le mort & dans le vivant (b). Il attribue aux poumons un mouvement propre & indépendant de celui des parties voisines : *quamvis*, dit-il,

---

(a) Pag. 19, édit. Francof. 1612.
(b) Pag. 687.

ET DE LA CHIRURGIE.

losis fibris destituatur pulmo, non tamen negandum sui generis fibras habeat, à propriâ ipsius carnosâ substantiâ distinctas ; quæ ad motum hunc ab tacita facultate, ipsi concessum inservire possunt (a).

Ce sentiment approche de près celui que Mrs Houston, Bremont & Hérissant ont eu sur les usages de cet organe. On trouvera des détails ultérieurs sur cet objet dans les articles relatifs à ces Anatomistes. Horstius a eu une connoissance assez particuliere du terme de l'accouchement : il a admis les naissances de onze mois (c).

Tractatus de scorbuto, seu de magnis, hipp. lienibus, plinique stomacace ac scelotyrbe in Acad. Giessenâ duabus exercitationibus publicis in gratiam discentium propositus. Giessæ 1609, in-4°. ibid. 1613, in-8°.

Epistola de abusu turundarum post extractionem calculi. 1628, in 4°.

De vulnere pectoris cum pulmonis læsione observatio. Extat cum Hildani observ. cent. III. Oppenhemii 1614 in-8°. page 161.

L'histoire de Jean Keppler appartient plutôt à la Physique qu'à l'Anatomie ; cependant comme cet Auteur est entré dans quelques détails sur les organes des sens, nous le placerons parmi les Anatomistes.

Deux villes se sont disputées la naissance de Jean Keppler ; Wiel & Leonberg. Il a décidé lui-même le différend, en certifiant qu'il étoit né à Wiel. Il naquit dans cette Ville le 27 Décembre en 1571, d'une famille distinguée dans l'art militaire. L'histoire nous apprend qu'il vint au monde à sept mois, & qu'il fit à Wittenberg ses études avec le plus grand succès. A l'âge de vingt ans il fut Maître de Philosophie, & en 1594, c'est-à-dire, trois ans après, il fut nommé Professeur de Mathématiques à Gracz après George Stadius. Il composa divers ouvrages de Mathématiques qui lui mériterent l'estime des premiers Savans de l'Europe. Le fameux Tyco brahé lui accorda son amitié & sa protection.

(b) Pag. 191.
(a) Pag. 191.

XVII. Siecle.
1601.
HORSTIUS.

KEPPLER.

R iij

Il le présenta à l'Empereur en 1601, peu de temps avant sa mort. Keppler fut l'éditeur de plusieurs ouvrages que ce grand homme avoit laissés imparfaits. Il fut reçu Mathématicien de l'Empereur, avec une forte pension. Sa réputation étendue dans tout l'univers savant, le fit desirer dans plusieurs Villes de l'Europe. Boulogne & Rostock lui offrirent divers emplois; il les refusa tous, car il étoit trop attaché à l'Empereur pour les accepter. Son histoire fournit plusieurs autres faits importans; mais comme elle touche de plus près une autre sorte de Littérateurs que ceux pour qui j'écris, je les passerai sous silence, afin de ne pas sortir de mon objet. Keppler mourut à Ratisbonne en 1630 le 5 Décembre, âgé de cinquante-huit ans dix mois & quelques jours. Il a laissé un fils nommé Louis Keppler, Médecin, qui a écrit plusieurs ouvrages de Médecine, mais qui ne nous concernent point.

Les traités de Jean Keppler, qui ont du rapport avec l'Anatomie, sont intitulés :

Paralipomenis ad Vitellionem opus. Francof. 1604, in-4°.

L'Auteur prétend, contre le sentiment de ses contemporains, que la rétine est le véritable organe de la vue. Il assure que les objets s'y dépeignent comme sur une carte, & il croit que le crystallin fait l'office d'une lentille convexe.

Dioptrica. Augusta Vindelic 1611, in-4°. *Londini* 1653, in-8°.

Keppler entre dans cet ouvrage dans de fort longs détails sur la presbyopie & la myopie; il a à-peu-près connu le degré de réfrangibilité des humeurs; il a défini le foyer de la lentille; démontré que l'axe de l'œil varioit en longueur, & il a fait voir que les procès ciliaires s'éloignent dans quelques circonstances de la rétine & du crystallin. M. Weibrecht s'est approprié cette idée sans en faire honneur à Keppler.

MERCURII. Mercurii (Jerome), vulgairement connu sous le nom de Scipion Mercurii, étoit natif de Rome; il alla étudier la Médecine à Boulogne, où il suivit les leçons d'Arantius, & ensuite à Padoue, il étoit déja versé dans cette science lorsqu'il conçut le dessein d'entrer dans l'Ordre de Saint Dominique ; il y exerça différentes charges ; tantôt il fut Professeur de Logique, & tantôt de Mathématiques. Ces emplois, opposés en apparence à l'état de Médecin, ne le détournerent cependant point de l'art de guérir. Il vit des malades, & sa réputation s'étoit tellement accrue dans Milan, qu'on le nomma Médecin de la Ville. Pour répondre à la dignité de cet emploi, il revint à Padoue afin d'y étudier une seconde fois ; il y pratiqua la Médecine, & s'y acquit une aussi brillante réputation qu'à Milan. La réputation n'est pas toujours le fruit de la saine doctrine ; les Charlatans, par des dehors pompeux & par de vaines promesses, séduisent le peuple, tandis qu'un savant est oublié dans son cabinet. Les Médecins de Boulogne, vraiment attachés à la santé de leurs concitoyens, voyant que sans fondement ils donnoient leur confiance à un Moine Charlatan, s'opposerent avec force au dogme que ce faux Médecin vouloit introduire ; les Médecins étoient d'ailleurs persuadés que la qualité de Médecin n'étoit pas trop compatible avec celle de Moine. Cette façon de penser, fondée à plusieurs égards, est encore adoptée. Mercurii perdit peu après sa réputation ; il quitta son Ordre, & fut courir les principales Provinces de l'Europe. Après avoir séjourné quelque temps à Peschiera en 1571, il vint en France pour être le Médecin de Jerome Lodrone, Commandant des Troupes allemandes sous Anne de Joyeuse. En 1573 il retourna à Peschiera, où il fit un séjour de cinq ans ; il revint à Boulogne, & ensuite à Padoue : par inconstance, ou par des causes qui me sont inconnues, il quitta ces Villes pour aller à Civita-Vecchia, où il fut pensionné du Pape. La République entra bientôt après dans le même dessein, & lui donna de bons appointemens. Par une inconstance sans exemple, Mercurii revint à Peschiera ; il y acquit quelques biens. La religion ne perd jamais ses droits sur les cœurs faits pour réfléchir. Notre Médecin ambulant se fixa dans le moment même qu'on s'y attendoit le moins ; il rentra dans l'Ordre qu'il avoit quitté, à la grande satisfaction du public & des Religieux; il y mena une vie [paisi]ble & tranquille jusqu'à la fin de ses jours, continuant l'exercice de la Médecine. Il y com[pose] un traité sur les erreurs populaires des Italiens. [Il] prétend que cet ouvrage est utile aux Prêtres & [aux] Médecins.

L'ouvrage qui suit nous intéresse beaucoup p[lus,] c'est aussi celui qui lui fait trouver place dans [cette] histoire; il l'a composé pendant le temps de [son] apostat.

La commare oruglitrice. In Venetia 1604, [1612,] in-4°. *Milan* 1618, in-8°. *Verona* 1652, [in-4°,] 1662, in-4°. & traduit en allemand par *Wel[schius] Lips.* 1652, in-4°. *Witteberg.* 1671, in-4°.

Cet ouvrage est diffus. L'Auteur a décrit m[inu]tieusement les espèces d'accouchemens, & les [espèces] souvent multipliées sans nécessité. Il veut, [suivant] la méthode ancienne, qu'on fasse l'accouchem[ent] par la tête, la face de l'enfant tournée vers les pie[ds] de la mere. Il regarde les accouchemens par les [pieds] comme contre nature, & très laborieux : ama[teur] des crochets & des instrumens, il en recomma[nde] l'usage, & malheureusement trop fréquemment. [On] lit dans ce même ouvrage plusieurs histoires fav[o]rables à l'opération césarienne; l'Auteur y a in[séré] quelques figures mauvaises; il n'y a ni goût ni ord[re.] D'après Arantius son maître, Mercurii regarde l'o[u]raque comme un ligament. Il nie l'existence de [la] membrane allantoïde, &c. Voyez *Haller, met. stud.*

LENTULUS. Lentulus (Paul), Médecin de Berne, a écrit [un] ouvrage qui contient nombre d'observations extr[aites] de différens Auteurs, sur des personnes qui ont res[té] long-temps sans manger. L'Auteur a décrit l'histoire d'Appollonie Schreyere qui vécut plusieurs mois sans prendre aucun aliment.

Historia Appolloniæ Schreyeræ. Bernæ 1604, in-4°.

COCUS. Cocus (Jacques), Médecin allemand, est l'Auteur d'un traité qui est fort rare. M. de Haller l'annonce sous le titre suivant.

De corde & arteriis & pulmonibus. Witteberg. 1604, in-4°.

ET DE LA CHIRURGIE. 261

Graffek (George), Médecin de Strasbourg, qui florissoit vers le dix-septieme siecle, a publié un ouvrage d'Anatomie qui ne contient presque rien d'intéressant. Il a puisé dans les ouvrages de Plater. Il rapporte l'histoire de deux reins joints ensemble.

De corporis humani fabrica. Argentinæ 1605, in-8°.

Winsenius (Menelas).
Compendium Anatomiæ disputationibus triginta sub ejus præsidio in illustri Academia Franequerana propositum. Franequeræ 1605, in-8°.

C'est d'après M. Douglas qu'on connoît cet Auteur.

Gislerus (Balthasar).
De venarum & arteriarum genuino ortu. Lips. 1605, in-4°.

Plazzoni (François) de Padoue, célebre Médecin qui professa avec éclat l'Anatomie & la Chirurgie dans l'Université de Padoue depuis l'an 1619 jusqu'à l'an 1624. Il mourut à la fleur de son âge. On a placé à son honneur, sur la porte de l'amphythéâtre, l'inscription suivante.

Tot post anatomes sublimia lumina : primum
Plazzonum dedit his Urbs Patavina Scholis.

Nous avons de lui,
De partibus generationi inservientibus, libri duo. Quibus omnium & singulorum organorum utriusque sexûs, ad generationem concurrentium, structura, actiones, & usus, perspicuâ brevitate explicantur, & multa circa eadem problemata enodantur. Patav. 1621, in-4°. Lugd. Batav. 1644, in-4°. ibid. 1664, in-12.

De vulneribus sclopetorum, tractatus. Patav. 1605, in-4°. Venet. 1618. Patav. 1643, 1658, 1669, in-4°.

La description de la génération est assez exacte. Plazzoni a consulté dans ses travaux le cadavre & les Auteurs qui l'avoient précédé. Il a divisé son ouvrage en deux parties ; dans la premiere il donne la description des parties génitales de l'homme ; dans la seconde il décrit celles de la femme ; il fait précéder l'historique à la théorie. Ses réflexions su l'origine des arteres & veines spermatiques sont fort judicieuses (a). Il s'est apperçu que les veines donnoient des ramifications aux parties contenues dans le bas-ventre avant d'aboutir aux testicules; il assure que le testicule droit est plus gros que le testicule gauche (b). L'hymen n'est point un être de raison, & sa présence n'est point un signe de virginité; notre Auteur veut qu'il soit toujours percé (c).

Dans l'intérieur du vagin on apperçoit chez les filles qui ont leurs regles, ou chez les femmes qui sont mortes en couche, un nombre prodigieux de points noirâtres qui dénotent la présence des extrémités vasculeuses qui versent le sang excrémentiel (d); on voit dans le même conduit deux lacunes de chaque côté, dans lesquelles il se ramasse une certaine quantité de sérosité, qui, suivant Plazzoni, s'épanche hors de ses couloirs pendant l'acte vénérien, & qui cause, par son évacuation, un plaisir à la femme: suivant lui, ces lacunes sont peu visibles; ce n'est que chez les femmes vivantes qui ont usé du coït depuis peu, qu'elles paroissent; on les distingue avec peine dans le cadavre (e). Ces faits sont de la plus grande considération. Les lacunes dont parle Plazzoni, existent; cependant malgré sa description, peu d'Auteurs les ont connues.

Le même Auteur a trouvé au fond de l'utérus des femmes mortes en couches, ou pendant l'évacuation menstruelle, un grand nombre de vaisseaux béans; il croit que ce sont autant d'extrémités veineuses par lesquelles le sang coule dans l'utérus: il assure que les extrémités de ces vaisseaux forment les cotylédons, & que les veines dont elles sont des branches, & qui serpentent vers le fonds de la matrice, sont d'une grosseur prodigieuse: *quo etiam tempore hæ venæ adeo turgent sanguine & maxime partu vicino, ut emulgentium amplitudinem, vel dimidiam venæ cavæ*

(a) De partibus generat. dicatis, p. 6. édit. Patavii 1621.
(b) Pag. 19.
(c) Pag. 101.
(d) Pag. 105.
(e) Pag. 105.

quent (a). Arantius avoit déja observé & décrit les mêmes faits qui sont dans la nature : par une fatalité déplorable, les Auteurs qui ont vécu dans le commencement du dix-septieme siecle, n'en ont point profité, & il y en a peu de nos jours qui parlent d'une telle dilatation dans les vaisseaux veineux.

C'est à tort, suivant Plazzoni, que Fallope a regardé les cornes de la matrice comme deux canaux ; ces prolongemens ne sont percés que vers l'utérus, & non par l'autre extrémité : notre Auteur les regarde plutôt comme ligamenteux que comme tubuleux (b) ; il y a ajoute-t'il un autre canal qui n'est point imaginaire, qui s'ouvre au col de la matrice ; ce canal contient une liqueur séminale qui coule pendant l'acte vénérien : Plazzoni donne à Dulaurens la découverte de ces canaux, & il assure les avoir vus lui-même & démontrés à ses Ecoliers : *id quod ego non semel manifeste deprehendi, & auditoribus meis demonstravi* (c), &c...

Son traité des plaies d'armes à feu contient aussi quelques remarques intéressantes ; il est écrit avec beaucoup d'ordre & de clarté. L'Auteur attribue à la brûlure (d) les principaux accidents de ces plaies. Il a décrit avec beaucoup de précision & d'exactitude les cas particuliers qui peuvent se présenter ; il a appliqué à différentes parties du corps les préceptes généraux exposés dans la premiere partie de son ouvrage.

Fabrice (Jerome) de Hildan en Suisse, Médecin, vulgairement connu sous le nom de Fabrice de Hildan, naquit en 1560. Il alla à Lauzane en 1586, & y étudia la Chirurgie sous Griffon, Chirurgien célebre de cette Ville (e). En 1605 il exerça la Médecine à Paterniac ; en 1610 il fut appelé à Basle : il s'acquit une si grande réputation, que le Sénat de Berne l'appella avec sa famille pour y exercer son art :

(a) Pag. 109.
(b) Pag. 121.
(c) Ibid.
(d) Pag. 24. édit. Patav. 1643.
(e) Centurie III. Obs. LXIII.

il fut dans cette Ville le Chirurgien ordinaire de George Frédéric, Marquis de Bade & de Hacbberg. Il ne démentit pas l'idée avantageuse qu'on avoit conçue de lui; il fit dans cette Ville des cures frappantes. Sa santé qui s'étoit continuée jusqu'à un âge assez avancé, se détériora par des attaques de goutte qui lui survinrent au milieu de ses travaux & de ses occupations: il fut atteint de cette maladie à plusieurs reprises dans l'espace de quatre années; elles devinrent si violentes, qu'il fut obligé de suspendre l'exercice de sa profession pendant six mois: le repos ne lui fut pas plus salutaire; son mal empira, & la goutte dégénérant en un asthme convulsif, mit fin à sa brillante carriere: ce grand homme mourut en 1634, la soixante & quatorzieme de son âge.

Il a rendu sa mémoire recommandable par le grand nombre d'ouvrages qu'il a composés sur la Chirurgie; en voici les titres.

Observationum & curationum Chirurgicarum centuria. Basil. 1606, in-8°.

Observationum & curationum Chirurgicarum centuria secunda. Genevæ 1611, in-8°.

Observationum & curationum Chirurgicarum centuria tertia. Oppenheimi 1614, in-8°.

Observationum & curationum Chirurgicarum centuria quarta. ibid. 1619, in-4°.

Observationum & curationum Chirurgicarum centuria quinta. Francof. 1627, in-4°.

Observationum & curationum Anatomicarum centuria nunc primum simul in unum opus congesta, ac in duo volumina distributa, ab authore recognita multisque locis auctæ. Lugd. 1641, in-4°. Francof. 1646.

Viginti-quinque observationes selectiores Chirurgicæ, ut de gangræna ac sphacelo. Francof. 1598, 1611, in-8°.

De gangræna & sphacelo tractatus methodicus. Francof. 1600. Oppenheimi 1617, in-4°. en allemand Basil. 1615, in-4°.

Lithotomia vesicæ. Basileæ 1628, in-4°.

De vulnere quodam gravissimo & periculoso sclopeti inflicto, observatio & curatio singularis. Oppenheimi 1614, in-8°.

De combustionibus, quæ oleo & aquâ fervidâ, ferro ardente, pulvere tormentario, fulmine, & quâvis aliâ materiâ ignitâ, fiunt libellus. Basileæ 1607, in-8°.

Observationes & epistolæ seorsim recusæ, ibid. 1713, ibid. 1716.

De Anatomiæ præstantia & dignitate. Bern. 1624, in-4°.

Comme presque tous ces ouvrages sont utiles & intéressans, je vais en donner un extrait détaillé.

Ses observations sont divisées en six centuries ; elles sont presques toutes chirurgicales ; la plupart ont été faites sous ses yeux ; quelques-unes lui ont été communiquées par des Médecins ou Chirurgiens célebres. La premiere observation de la centurie premiere roule sur un œil cancéreux qui produisoit des symptomes si fâcheux, qu'on fut obligé d'en venir à l'extirpation. Le globe formoit une tumeur prodigieusement grosse. L'Auteur s'imagina, avant d'en faire l'extirpation, devoir d'abord la fixer par un bandage fait en forme de bourse. Pour faire l'extraction, il imagina une cuiller tranchante par ses bords ; cet instrument lui réussit très bien ; il ne survint point d'hémorrhagie, dit Fabrice, qui exigeât l'application du cautere ; il me suffit de remplir l'orbite de poudres astringentes pour s'opposer à l'effusion du sang. Dans plusieurs autres circonstances il tenta de rechef l'usage de son instrument, & en obtint de nouveaux succès.

Il a aussi inventé des tenailles & un couteau tranchant pour faire l'opération, lorsque le globe est presque sorti de l'orbite.

La nécessité est la mere de l'invention. Hildan marchant sur les traces de Fabrice d'Aquapendente, inventa une espece de tariere, des nouvelles pinces, & un nouveau dilatatoire du canal auditif externe, afin d'extraire un globe de verre qu'une jeune fille avoit introduit dans son oreille. Il se servit aussi de l'instrument en forme de cure-oreille, dont Fabrice d'Aquapendente avoit déja parlé : Fabrice de Hildan n'a pas cru devoir le citer ; il l'a suivi dans plusieurs autres circonstances. A la suite des plaies on voit souvent sortir & tomber une partie du cerveau, sans qu'il en survienne de fâcheux accidens. Notre Auteur dit dans son observation onzieme de sa centurie 1re. qu'il a été obligé d'emporter une partie de ce viscere pour sauver la vie à un malade. Il prétend (a) qu'il ne faut point se servir de corrosifs, tel que l'alun, dans le cas de fongosités, & qu'il faut faire usage des émolliens avant d'extraire les esquilles osseuses. Notre Auteur rapporte plusieurs observations effrayantes sur des morts survenues à des gens blessés au crâne : il a vu à la suite d'une colere un jeune homme tomber dans la fievre & périr (b) ; il parle aussi d'un autre qui tomba dans la fievre après l'usage de Vénus, & mourut ainsi que le précédent : il conclut d'après l'observation que le bruit peut occasionner la mort à ceux qui ont des fractures au crâne (c). Dans les plaies des nerfs, il n'est rien de plus dangereux que l'usage des femmes (d) ; le ris lui paroît nuisible dans la même indisposition : il parle d'une cæcité survenue à la suite d'un éternuement violent (e), d'une cicatrice à la pupille, produite par la petite vérole (f) ; il s'est assuré par l'expérience, que la gangrene aux gencives est souvent mortelle par les suites (g) ; il a extrait de l'œsophage, avec la plus grande dextérité, plusieurs corps étrangers qui s'y étoient engagés, & il a imaginé un instrument pour mieux réussir à son objet : c'est une canule courbe, percée latéralement d'un nombre prodigieux de trous, & au bout de laquelle il a attaché un morceau d'éponge (h).

Pour pratiquer avec plus d'aisance les opérations dans l'intérieur de la bouche, il a imaginé deux baillons creux par leurs deux extrémités, afin que les dents puissent mieux s'y agencer (i) ; & pour mieux pratiquer les setons à la nuque dont il vante les effets

(a) Cent. I. Obser. 14 & 15.
(b) Observation xix. Cent. premiere.
(c) Observation xx.
(d) Obser. xxii. xxiii.
(e) Observ. xxiv.
(f) Observ. xxv.
(g) Observ. xxx.
(h) Observ. xxxvi.
(i) Observ. xxxviii.

plusieurs maladies de la tête, il a imaginé des pinces percées dans les extrémités, qui sont destinées à saisir la peau; dès qu'il l'a fixée, il introduit dans les trous une aiguille ardente, dans l'ouverture de laquelle se trouve un cordon composé de plusieurs fils: notre Auteur dit avoir retiré les plus grands avantages de cette méthode. Tantôt il a guéri des maladies des yeux les plus rébelles, des douleurs de tête fort vives, la goutte, la sciatique, &c. il a vu les vésicatoires appliqués aux extrémités des personnes hydropiques, produire la gangrene (a). Relativement aux maladies des intestins, il rapporte plusieurs cas singuliers; quelques-uns ont rendu leurs excrémens par l'ombilic, d'autres par l'aîne, & quelques autres par l'urethre. Fabrice de Hildan a imaginé une seringue particuliere pour pouvoir se donner un lavement soi-même; elle consiste en une vessie, à laquelle il a adapté des tuyaux combinés avec art (b). Il s'est servi avec succès des ventouses dans le traitement d'une atrophie. A la suite des blessures à la main, les doigts se contractent & se fléchissent en se contournant dans la paume de la mains; notre Auteur a vu un cas tout-à-fait opposé: les muscles extenseurs des doigts, après une brulure, s'étoient tellement retirés, qu'ils avoient renversé les doigts vers le dos de la main: Hildan entreprit de rendre aux doigts leur forme & leur ancienne mobilité; pour y réussir, il se servit d'une machine extrêmement curieuse; elle consiste en une bande de cuir large, d'environ trois travers de doigt, qu'il appliqua sur la face interne de l'avant-bras pour l'y fixer; il y a adapté deux courroies avec deux boucles; par leur moyen il ceint l'avant-bras vers l'extrémité de la bande qui répond à la partie interne du carpe; il a fixé un cylindre de bois avec plusieurs chevilles, à chacune desquelles il attachoit une petite ficelle fixée par une de ses extrémités à un doigtier de cuir; suivant le besoin, il multiplioit le nombre des doigtiers; & par le moyen des ficelles & des chevilles tournantes dans

(a) Observ. XLVIII.
(b) Observ. LXXVIII.

le cylindre, il fléchissoit les doigts. Les chevilles ont le même usage dans cet instrument que celles des violons qui tendent les cordes : cette machine est fort ingénieuse ; l'Auteur dit qu'elle lui a réussi, il joignoit à son application l'usage des émolliens, *atque sic, divino favore, manus in integrum restituta fuit* (a).

On a imaginé plusieurs instrumens pour extraire les balles engagées dans le corps ; Fabrice de Hildan n'en a point été satisfait : c'est pourquoi il en a inventé de nouvaux ; ce sont des especes de tarieres. L'Anatomie offre aux Chirurgiens les préceptes utiles au traitement des maladies qui sont de leur objet : Fabrice de Hildan leur recommande, lorsqu'ils ont une fracture à la jambe à traiter, de faire attention à la position des os : il dit avoir vu des personnes incommodées pour avoir l'extrémité trop droite, la cheville interne se trouvant placée trop en arriere & l'externe trop en avant. Ses réflexions sur le trépan sont exposées dans la centurie 2. Il a décrit un nouvel élévatoire, & a rapporté nombre d'observations qui constatent l'utilité de cette opération. Pour extraire les corps étrangers entrés dans les yeux, il a imaginé une cuiller & des pinces ; il se servoit de ces deux instrumens pour sortir les corps étrangers d'un certain volume ; mais lorsqu'il s'agissoit d'extraire la poussiere, il employe une éponge avec laquelle il lavoit le globe & les paupieres. La luette, comme le savent tous les Chirurgiens, acquiert par état de maladie un grand volume ; s'il provient d'une infiltration de sérosité dans le tissu de cette appendice, Fabrice recommande de la couvrir avec des poudres astringentes : pour y réussir il a adapté une cuiller recouverte d'une lame percée en forme d'arrosoir au tuyau d'un soufflet dans lequel il insinue les poudres, ne rapprochant les panaux du soufflet ; il faisoit sortir les poudres par les ouvertures de la cuiller, & recouvroit la surface extérieure de la luette ; un coup d'œil jetté sur cet instrument vaudroit mieux que tout ce que j'en pourrois dire, &c. Si la tu-

(a) Observ. LXXXIII.

ET DE LA CHIRURGIE. 269

XVI. Siecle.
1606.
HILDAN.

cancéreuse, notre Auteur recommande d'en faire la ligature, & pour la pratiquer, il a inventé un instrument nouveau.

L'étude des accouchemens étoit totalement négligée de son temps: aussi s'en plaint-il à ses contemporains. Il a inventé un forceps & un tire-tête, & a donné la figure d'une môle formée par un amas d'hydatides. Les maladies des enfans dans le ventre de la mere l'ont fort occupé, & il rapporte plusieurs observations que les accoucheurs devroient consulter avec soin. Il a ajouté à l'histoire des monstres plusieurs observations qui avoient échappé à ses prédécesseurs.

L'usage des corps & des maillots n'a pas mérité l'approbation de Fabrice de Hildan: il dit avoir vu plusieurs personnes devenir bossues à la suite de leur application: il blâme beaucoup ces nourrices qui, sous prétexte de donner à la tête une forme réguliere, la serrent beaucoup avec des bandes; mais, dit-il, ainsi que ces liens appliqués sur la poitrine, la resserrent, & donnent lieu à des difficultés de respirer, à des asthmes, &c. de même les bandes, par la compression qu'elles exercent sur le crâne encore mol, alterent les fonctions du cerveau, & si les enfans grandissent, ils sont hébétés toute leur vie.

Cette réflexion faite par un grand homme dans des temps reculés, devroit être communiquée au plus grand nombre des Accoucheurs & des Sages-femmes, sur-tout à ceux ou celles qui exercent leur détestable méthode dans quelques lieux du Languedoc où cette méthode est encore en vogue.

Pour extraire un fungus dans le canal auditif interne, notre Auteur s'est servi de la ligature, & pour la pratiquer, il a imaginé un instrument commode; il a aussi inventé un couteau courbe pour couper les excroissances qui surviennent dans le canal, & qu'on ne peut lier *(a)*.

L'expérience lui a appris qu'il n'y avoit rien de plus dangereux que d'ouvrir le crâne des hydrocé-

(a) Observ. premiere, Centurie III.

Tome II. S

phales (a), & qu'on pouvoit replacer les nez tachés de la face par quelque instrument tranchant qu'il pouvoit survenir chez les adultes d'abondantes hémorrhagies par l'ombilic (c), & qu'il possible de guérir les phtisiques par l'usage du appliqué à la nuque (d); il a inventé une canelée, à la faveur de laquelle il fit une inc avec un bistouri à l'hymen (e).

A la suite d'une verrue au gland, il a vu venir un fungus cancéreux d'une grosseur énorm au lieu de se servir des caustiques dont il con soit par expériences les mauvais effets, il reco à l'opération chirurgicale: il amputa avec un touri bien tranchant la verge proche du bas-ve & arrêta l'hémorrhagie par les poudres astringe & afin que le malade pût uriner plus librem & que l'urine ne découlât pas sur ses cuisses introduisit dans l'uretre un tuyau de figure co Fabrice assure que par le moyen de ce tuyau c lade vit souvent les femmes: *retulit*, dit-il, *aliquoties se sæpissime ad venerem incitari*. Il fallo cet homme aimât furieusement les femmes, & en trouvât de bien dociles pour favoriser ses res caprices. L'Amour a de tout temps porté les mes aux plus grands excès (f).

Avec l'âge les Chirurgiens perdent de la d rité qui leur est nécessaire pour faire les opé chirurgicales, principalement la cataracte qui mande une main des plus assurées. Fabrice giné pour cette opération un banc pour plac malade; à ce banc se trouve adossé un point d sur lequel le Chirurgien peut accouder le bra doit opérer: Fabrice prétend que cette méthode pérer est sûre & invariable. Les Chirurgiens dernes ne seront pas tous de son avis; ils r deront au contraire cette machine comme inu embarrassante.

C'est lui qui a inventé l'instrument pour

(a) Observ. XVII.
(b) Observ. XXXI.
(c) Observ. XXXVI.
(d) Observ. XXXVIII.
(e) Observ. LXI.
(f) Observ. LXXXVIII.

contre-ouverture des plaies tortueuses ou profondes: il y a deux pièces qui composent cet instrument; une canule & un poinçon percé. On introduit dans cette ouverture un seton. Fabrice se servoit encore dans plusieurs espèces de plaies qu'il étoit nécessaire d'agrandir, d'une sonde canelée, & d'un bistouri de son invention qu'il faisoit glisser & qu'il introduisoit dans la plaie à la faveur de sa canelure.

XVII. Siècle.
1606.
HILDAN.

Quoique l'exfoliation survienne fréquemment aux os lorsqu'ils ont été découverts & exposés au contact de l'air, il ne s'ensuit pas que cet effet doive toujours arriver: notre habile observateur dit avoir vu plusieurs fois les os exposés au contact de l'air se couvrir de chair sans que l'exfoliation survînt (a). Le même Auteur a, dans sa grande pratique, observé plus d'une fois des esquilles osseuses sortir des chairs, en produisant des accidens fâcheux, long-temps après une fracture qu'on croyoit entièrement guérie.

Ses réflexions sur les atelles qu'on emploie dans le traitement des fractures, sont dignes d'un grand Praticien. Fabrice blâme l'usage des plaques de bois qui, par la compression qu'elles exercent sur les parties molles, donnent lieu à des douleurs, à un gonflement, même à la gangrene de la partie: ce n'est pas d'après son imagination qu'il veut proscrire ces moyens curatifs de la Chirurgie; il marche toujours à la lueur de l'observation.

Notre Auteur se tend en plusieurs cas plutôt par le moyen de la ligature que de l'instrument tranchant: c'est par ce secours qu'il dit avoir emporté des tumeurs fort grosses qui avoient leur siege à l'ombilic(a). Fabrice de Hildan a vu plus d'une fois la paralysie des extrémités survenir à la rétention d'urine: il a aussi observé qu'il étoit imprudent d'arrêter indistinctement toutes les hémorrhagies: il s'est convaincu par l'observation, qu'il y en avoit qui étoient salutaires: c'est en suivant la même voie qu'il a connu qu'il n'y avoit rien de plus imprudent que de faire cicatriser les anciens ulcères.

(a) Cent. IV. Observ. XCVI.
(b) Cent. V. Observ. LXII.

XVII. Siecle.
1606.
HILDAN.

Tous les Chirurgiens savent la difficulté qu'il y a de traiter les fractures obliques de la cuisse; pour réussir dans leur traitement, Fabrice a imaginé une machine qui fait une extension plus ou moins grande suivant le déplacement, & qui maintient le membre dans ce degré d'extension jusqu'à ce que la coalition des pieces soit faite.

Notre Auteur s'est fort occupé au traitement des hernies; il a imaginé plusieurs bandages particuliers dont il vante les heureux effets d'après des observations répétées. Plusieurs modernes se sont appropriés l'invention de ces bandages. Pour s'assurer de la vérité de ma proposition, il suffira au lecteur de jetter un coup d'œil sur l'ouvrage que j'analyse.

On avoit imaginé avant Fabrice de Hildan plusieurs moyens de redresser les extrémités inférieures, lorsque par état de maladie elles se trouvent plus courbes qu'elles ne doivent être. Notre Chirurgien a imaginé de nouvelles machines; on ne sauroit mieux faire que de les employer.

Telles sont les observations intéressantes qu'on trouve dans les six centuries de Fabrice de Hildan; j'ai choisi les plus frappantes, afin de mettre le lecteur en état de porter un jugement solide sur les travaux de notre illustre Auteur. A la faveur de cet extrait, il acquerra une notion de plusieurs observations qu'il doit connoître dans la pratique de la Médecine ou de la Chirurgie.

Parmi ses observations chirurgicales, notre Auteur en a inséré plusieurs qui sont du ressort de la Médecine; je n'en ai point parlé, parcequ'elles ne sont pas de mon objet.

Fabrice étoit persuadé qu'il n'y avoit pas de meilleur moyen pour connoître la cause & les effets des maladies, que de faire des ouvertures fréquentes de cadavres: c'est en suivant cette maxime qu'il a trouvé chez des sujets hébétés le cerveau endurci & comme pétrifié, & de l'eau dans les ventricules après des douleurs violentes à la tête, des abscès dans la substance de ce même viscere: il a trouvé des pierres dans le poumon, sous la langue, dans la vésicule du fiel, dans les reins; il dit en avoir

ET DE LA CHIRURGIE. 273

compté jusqu'à trois cens dans la veſſie; après des palpitations de cœur, il a trouvé le péricarde rempli d'eau, &c.

XVII. Siècle.
1606.
HILDAN.

Quoiqu'on eût déjà beaucoup écrit sur l'opération de la taille, peu de Chirurgiens la pratiquoient du temps de Fabrice de Hildan; auſſi s'en plaint-il amèrement à ſes confreres: il ſe récrie de ce qu'on livre les calculeux aux Charlatans. Il a adopté la méthode de Jean de Romanis, ou le grand appareil; il blâme celle du haut appareil, & a imaginé un nouveau gorgeret pour conduire les tenettes dans la veſſie; il a auſſi inventé deux crochets & une petite cuiller pour extraire les pierres qui ont leur ſiege dans l'urethre.

Dans ſon traité de la gangrene, l'Auteur blâme l'uſage des narcotiques pendant l'inflammation: il faiſoit l'amputation dans le vif; il attachoit à un banc l'extrémité du membre qu'il devoit amputer. Il reconnoiſſoit aux ligatures deux propriétés; la premiere, d'arrêter le ſang; la ſeconde, de diminuer la ſenſibilité du membre par la compreſſion qu'elle exerce ſur les nerfs: *unde*, dit-il, *redditur pars quaſi ſtupida, adeoque inciſionem facilius perferet*. Il faiſoit appliquer immédiatement après la premiere inciſion une eſpece de manche, par le moyen de laquelle il relevoit les chairs; pour mieux les embraſſer, il faiſoit ſerrer en forme de bourſe l'extrémité de cette manche à la faveur de deux courroies: il a combattu l'uſage de l'aiguille, & a vanté celui des cauteres pour arrêter les hémorrhagies.

Son traité des louppes ou des hydropiſies eſt aſſez détaillé, & contient pluſieurs obſervations intéreſſantes. L'hydartron, ou l'hydropiſie d'articulation, eſt aſſez bien décrite dans le même ouvrage. Hildan recommande dans la plupart des maladies des articulations, l'uſage des baumes, gommes ou réſines. Lorſque les tendons des articulations ſe ſont rétrécis, il vante l'application d'une machine inventée par Riff, propre à étendre l'article uniformément. Dans les plaies aux articles, il défend les trop fréS iij quens pansemens, ainsi que les mouvemens répétés.

La matrice est sujette aux hernies; on le [re]quoit cependant en doute, avant Fabrice de H[il]dan; mais notre Auteur a porté la conviction [de] l'existence de cette maladie, en détaillant dans [la] réponse à Michel Doringius, un grand nombre [d'ob]servations démonstratives de cette maladie. Fab[rice] les a tirées des Auteurs les plus dignes de foi, [&] de sa propre pratique: il a parlé de l'opératio[n cé]sarienne, & en a conseillé l'usage dont il s'est [bien] trouvé dans sa pratique.

Le traité de la brûlure est peu intéressant. L'[Au]teur a donné dans son livre la formule d'un [grand] nombre de topiques, sans insister sur les cas [qui] indiquent ou contre-indiquent leur usage. Fabric[e rap]porte de nouveau dans ce chapitre l'observation [de la] rétraction des tendons de la main, & donne une [se]conde figure de l'instrument dont il s'est servi; [j'en] ai parlé plus haut.

Ses lettres roulent à-peu-près sur les mêm[es su]jets que nous avons traités en rendant comp[te de] ses observations. Je me dispense les analyser.

Fabrice de Hildan mérite de tenir un rang d[istin]gué parmi les Chirurgiens. Par ses lectures il [a] puisé de grandes connoissances; & avec un [esprit] droit, il a été à même d'observer un grand n[ombre] de faits importans qui avoient échappé à [ses pré]décesseurs. Un Chirurgien ne peut exercer [son art] sans avoir auparavant lu les ouvrages de [Fabrice] de Hildan; j'ai tâché de rapporter dans ce [précis] les traits les plus frappans, & je ne me flatt[e pas] d'avoir décrit tout ce que l'Auteur a de part[icu]lier: il est impossible de faire, dans un ouvr[age] de cette espèce, une analyse d'un livre d'observa[tions] bien écrites; j'espere seulement que ce que j'[ai dit] suffira pour déterminer plusieurs personnes à e[n faire] l'acquisition, & à étudier sérieusement les ouv[rages] de Fabrice de Hildan.

L'ouvrage que nous avons du même Auteur [sur] l'Anatomie, roule spécialement sur les os.

ET DE LA CHIRURGIE. 275

XVII. Siecle.
1606.
HILDAN.

donné plusieurs observations sur les maladies de ces parties. Il a indiqué le moyen de faire des squelettes.

Il a donné aussi une nouvelle description des veines du bras ; je l'ai lue avec soin ; mais je n'y ai rien trouvé qui méritât attention. Hildan n'a pas mieux connu les vaisseaux sanguins que ceux qui l'avoient précédé : je ne sais pourquoi il a intitulé son exposition anatomique, *Nouvelle description*, puisqu'elle ne contient rien qui ne soit dans les Auteurs qui l'ont devancé.

SEPTALIUS.

Septalius (Louis), appellé par quelques-uns *Septala*, & par quelques autres, *Settala*, Médecin célebre du College de Milan, naquit dans cette ville le 27 du mois de Février en 1550 de Pierre François Septalius & de Julie Ripa. Il fut élevé avec le plus grand soin, & il fit de si rapides progrès dans la Philosophie, qu'à l'âge de seize ans il soutint avec distinction des theses publiques en présence de Saint Charles Borromée. Il fut à Pavie pour étudier la Médecine ; il se distingua dans cet état par son savoir, & on le nomma Professeur ; il n'avoit que vingt trois ans lorsqu'il acquit ce titre, & il n'y avoit que trois ans qu'il étoit Médecin. Philippe III, Roi d'Espagne, le choisit peu de temps après pour son Historiographe. Ce titre ne lui plut pas ; il voulut vivre dans l'état qu'il avoit embrassé. Attaché aux devoirs de la Médecine, il se fit un bonheur de l'enseigner, & d'écrire différens ouvrages sur plusieurs de ses parties. Sa réputation s'accrut. Le Duc de Baviere, le Duc de Toscane, le Sénat de Venise, lui firent des offres fort avantageuses pour l'attirer. Ces propositions qui auroient rempli l'ambition de tout autre que de Septalius, ne l'ébranlerent pas : fidelement attaché à sa patrie, il crut devoir communiquer ses connoissances à ses concitoyens ; seulement dans diverses circonstances se permit-il d'aller voir des malades étrangers. Les plus grands Princes d'Italie l'appellerent. Le Roi d'Espagne, Philippe IV, pour lui donner une marque de son estime, le nomma en 1628 premier Physicien de l'Etat de Milan, l'année suivante la peste en assiégea

S iv

la Capitale, & notre Médecin en fut a[ttaqué]
il se guérit de cette maladie; mais il tomba [peu]
de temps après dans une apoplexie qui lui fit pe[rdre]
l'usage de la voix & de la moitié de ses membr[es].
Septalius tira de son art les plus grands avanta[ges],
il se délivra encore de cette maladie. Cependant [la]
mort ne perdit pas ses droits. A une santé langu[is]-
sante il survint une fievre ardente avec un flux [de]
ventre qui enleva notre célebre Médecin l'an 163[3]
le 12 Septembre, à l'âge de quatre-vingt deux a[ns].
Septalius s'étoit marié avec Ange Aroma, fille [noble]
de Milan, de laquelle il eut seize enfans: tr[eize]
vécurent. Il y avoit sept garçons & six filles; [ils]
furent établis avantageusement. Septalius fut ente[rré]
dans l'Eglise Saint Nazaire.

Voici les ouvrages d'Anatomie ou de Chirurgie q[ue]
nous avons de lui.

De nævis liber. Mediolani 1606, in-8°. 16[..]
in-8°. *Argentorati* 1629, in-12. *Patav.* 16[..]
in-8°.

*De morbis ex mucronata cartilagine evenientib[us]
liber unus. Opus novum & noviter cognitis morbis* [refer-]
tum. Mediolani 1632, in-8°.

L'Auteur fait venir de l'imagination frappé[e de]
la mere, la cause des taches ou tumeurs de na[is]-
sance. Il prétend qu'il y a une analogie entre l[es]
météores & les corps humains. La pluie lui paro[ît]
avoir de l'analogie avec les larmes (*a*), &c. C[es]
puérilités ont été débitées par André Dulaurens: j[']en
ai fait la critique; il est hors de propos de les fai[re]
revivre. Il tombe dans d'autres écarts non mo[ins]
répréhensibles; il prétend pouvoir déterminer, p[ar]
la position particuliere d'une tache au visage, [la]
position des autres taches dans les autres parties [du]
corps, supposé que quelqu'une existe: *ab illis* [enim]
*qui faciei inhærent reliquos qui per corporis part[es]
diffusi sunt, dependere, & velut regula certa mo[ns-]
trari posse experientiâ ipsâ manifestum facit* (*b*). [Une]
tache, dit-il, qui a son siege au front, en suppo[se une]
autre à la partie antérieure de la poitrine. Une tell[e]

(*a*) De nævis, pag. 40. édit. de Milan 1606.
(*b*) Pag. 21.

conséquence peut-elle être déduite par un grand homme? Nous sommes tous sujets à des préjugés; heureux celui qui a les moins grossiers, & les moins nombreux. Septalius s'étoit aussi imaginé pouvoir prédire à l'homme son bonheur ou ses calamités, & cela par la seule inspection des traits de son visage. Tous ces détails sont dans le traité que j'analyse. A la lecture d'un tel livre on ne peut reconnoître l'Auteur de plusieurs livres de Médecine pratique très intéressans.

Son ouvrage sur le renversement du cartilage xiphoïde renferme des connoissances plus positives & plus utiles. L'Auteur parle d'un dérangement opposé à celui dont Codronchius avoit déja parlé: il traite du renversement en avant du cartilage; il rapporte à ce sujet quelques observations; elles ne sont point assez nombreuses ni assez vraisemblables pour nous convaincre de l'existence de cette maladie.

Les deux livres sur les plaies renferment quelques préceptes utiles. L'Auteur blâme l'usage des écrits & des bourdonnets dans le traitement des plaies: *partem enim*, dit-il, *comprimunt ac distendunt, eidemque sunt oneri, unde & ad commovendam fluxionem sunt idonea* (a). Septalius veut qu'on réunisse les bords de la plaie, au lieu de les éloigner: ces réflexions sont judicieuses. Il vante l'usage des amers dans les ulcères baveux (b). Il s'est servi des travaux de Cæsar Magatus, & le cite avec honneur.

Tels sont les écrits de Chirurgie que nous avons de Septalius; ils sont au-dessous de ceux qu'il a donnés sur la Médecine: aussi n'est-ce pas par ceux que je viens d'analyser que cet Ecrivain s'est acquis une réputation éternelle.

Caius (Bernard), natif de Venise, a écrit un traité contre l'usage des vésicatoires, qui a pour titre:

De vesicantium usu. Venet. 1606, in-4°.

L'Auteur leur attribue tous les mauvais effets que les plus dangereux remedes réunis pourroient opérer. Dans le chapitre 17, page 26, il prétend qu'ils ne

(a) Pag. 31 édit. Patav. 1630.
(b) Page 94.

XVII. Siecle.
1606.
SEPTALIUS.

CAIUS.

peuvent être utiles dans aucun terme des mala[dies] *veſicantia nullo tempore morborum convenire*. Il le[ur] ſuppſé des qualités oppoſées à toutes celles que [les] Auteurs qui s'en étoient ſervis leur avoient attrib[uées.] Caius a peu conſulté la nature. Il critique dans [ſon] livre des remedes dont il devroit recommander [l'u-] ſage.

Nous avons de lui,

De alimentis quæ cuique naturæ conveniant. [...] *In quo de octimeſtri partu accuratiſſime diſp[utatur.]* Venet, 1608, 1610, in-4°.

Nuceſius (Alphonſus).

De pulſibus. Salmanticæ 1606, in-4°.

Roſcius (Abel).

De morſu canis rabidi epiſtola. Baſile[æ] in-8°. Francof. 1646. Elle est encore inſerée [dans le] recueil des obſervations de Fabrice de Hilda[n.]

CHAPITRE XX.

DES ANATOMISTES ET CHIRURGIENS QUI ONT VÉCU DEPUIS RIOLAN JUSQU'A GASPARD BARTHOLIN, ou depuis 1607 jusqu'à 1611.

RIOLAN (Jean), Médecin célèbre de la Faculté de Paris, naquit dans cette ville en 1577 de Jean Riolan, Médecin fameux dont nous avons parlé précédemment. Il fut reçu Docteur Regent dans la même Faculté, & élu au Doctorat quelques années après. En 1607 il publia quelques ouvrages d'Anatomie qui lui acquirent de la réputation : en 1611 on le nomma Professeur Royal d'Anatomie & de Botanique; en 1618 il publia son grand ouvrage d'Anatomie, qui lui mérita l'estime générale des Anatomistes; & il occupa dans la suite la place de premier Médecin de la Reine, Marie de Medicis; il en exerça les fonctions pendant l'espace de dix ans, au bout desquels la Reine mourut. Il eut occasion de la suivre dans ses voyages; il fut avec elle en Angleterre & y demeura l'espace de plusieurs années. C'est dans ce voyage qu'il eût occasion de voir le grand Harvée, & d'être témoin des expériences que faisoit cet homme immortel, pour établir sur des preuves solides le méchanisme de la circulation. Après la mort de Marie de Medicis, Riolan revint en France où son mérite étoit connu depuis longtems; il y reprit l'exercice de son état, & continua d'écrire plusieurs ouvrages dont le succès ne démentit pas la grande réputation. Il mourut à Paris au milieu de ses travaux, couvert de gloire & d'honneurs, le 19 Février 1657, âgé de 77 ans; il avoit souffert deux fois l'opération de la pierre (a).

Nous avons de lui un grand nombre d'ouvrages; voici ceux qui sont de notre objet:

(a) Pag. 751. Animad. in libr. ad Spigeli. édit. Paris 1540 in-fol.

XVII. Siecle.
1607.
RIOLAN.

Schola anatomica, novis & raris observationibus illustrata, cui adjuncta est accurata fœtûs humani historia. Paris 1607, 1609, in-8°. Genev. 1624, in-8°.

Osteologia ex veterum & recentiorum præceptis scripta. Parisiis 1614 in-8°.

Anatome corporis humani. Paris 1610, in-fol.

Anthropographia. Paris. 1618, in-8°. 1616, in-4° & 1649, in-fol.

Opera anatomica. Lutetiæ Parisiorum, 1650, in folio.

Opuscula anatomica. Parisiis 1652.

Enchiridium anatomicum & pathologicum. Paris 1648, 1658, in-12. Lagd. Batav. 1649. Jena 1674. Lugd. Batav. 1675. Francof. 1677. Lipsia 1675, imprimé sous le titre suivant.

Manuel anatomique & pathologique, ou abrégé de toute l'Anatomie. Paris 1653, 1661. Lyon 1681, in-8°.

Les ouvrages de Riolan sont remplis d'érudition, & écrits avec beaucoup d'éloquence, cependant un peu diffus; Riolan possédoit les Auteurs Grecs & Latins, principalement les Poëtes dont il avoit fait une étude des plus suivies; il a rapporté dans ses ouvrages différens lambeaux de ces Auteurs, & les a appliqués au sujet, de la maniere la plus convenable. On doit cependant lui reprocher d'avoir parlé avec trop de liberté des parties de la génération, & d'avoir produit au grand jour des réflexions indécentes; il n'a épargné dans ses écrits aucun état, il s'est taqué les moines comme les laïques, & il s'étoient montré ennemi juré des Anatomistes qui s'étoient établi une réputation brillante. Depuis Eustache jusqu'à Dulaurens, aucun n'a échappé à ses traits satyriques; il étoit sur-tout ennemi des Médecins de Montpellier, & il a critiqué tout ce qui venoit de cette Faculté : il n'a pas épargné Pecquet, quoiqu'il se montrât dans l'univers savant, par une découverte généralement admise; c'est un malheur pour l'humanité que les gens instruits comme il l'étoit, fassent un si mauvais usage de leurs talens.

Son anthropographie est divisée en sept livres; dans le premier Riolan fait un portrait de l'homme qu'il compare à la plupart des choses connues: tantôt les corps inanimés font l'objet de ses comparaisons, tantôt il fait le parallele de l'homme avec les différens animaux qui volent dans l'air, qui marchent sur la terre, ou qui nagent dans les eaux: ce sont les termes dont il se sert pour établir sa comparaison. Il trouve dans l'homme un certain degré de majesté, de savoir & de raisonnement qui l'éleve au-dessus de tous les êtres créés. Après ce léger portrait, Riolan passe à l'histoire de son art qu'il fait remonter aux premiers âges du monde; il fait un éloge des plus complets des anciens Anatomistes; il indique les principales connoissances que certains peuples avoient acquises. Riolan donne un tableau succint de ceux qui ont exercé l'Anatomie, ou qui ont écrit sur cette partie; il les loue, ou les critique suivant qu'il le trouve à propos, & l'éloge paroît rarement dans son ouvrage; il a cependant ramassé les principaux faits qui les concernent. Son livre sert aujourd'hui de baze à ceux qui écrivent sur l'histoire de la Médecine; je m'en suis servi avec le plus grand avantage. Il n'y a même que lui qui ait ramassé plusieurs notes historiques sur les Anatomistes du premier tems.

On trouve aussi dans cette premiere partie quelques réflexions qui lui appartiennent; dans un chapitre particulier, l'Auteur recherche à laquelle de ces trois parties, de la Physique, de la Médecine, ou de la Chirurgie, appartient l'Anatomie: il conclut qu'il y a deux especes d'Anatomie, une qui est du ressort de la Physique, & l'autre de la Médecine; il critique vivement Vidus Vidius d'en avoir voulu faire une branche de la Chirurgie. Riolan regarde l'Anatomie comme la baze de la Physiologie, de la Pathologie & de la Thérapeutique; il le prouve dans son chapitre 9.

En continuant l'histoire de son art, notre Auteur recherche si l'on peut disséquer des hommes vivans; il dit que dans quelques cas on peut suivre cette méthode, & il rapporte, pour prouver son sentiment, divers exemples qui la confirment; pour ne pas insister plus long-tems sur des faits historiques dont j'ai fait usage en diverses circonstances, je passe à l'examen des découvertes Anatomiques, ou exactes descriptions qu'on lit dans son Anthropologie; je dirai ensuite un mot des défauts de cet ouvrage, je suivrai le même ordre qu'il a suivi lui-même dans ses écrits.

Il a regardé le péritoine comme divisé en deux lames, l'extérieure qui fournit divers prolongements, & l'interne qui produit le mésentere; il dit que proche des reins il y a un plexus de nerfs fort considérable qui est placé entre les lames (a).

Sa description de l'épiploon est beaucoup plus exacte que celle qu'en avoient donnée les Auteurs précédens; Riolan savoit qu'il est composé de deux membranes qui viennent du péritoine, que ces membranes donnoient intérieurement quelques cloisons en formant des cellules qui contiennent la graisse; les adhérences de ce viscere au foie, à l'estomac & à la rate, sont indiquées dans le même ouvrage; cet Auteur n'ignoroit pas que le petit lobe est logé dans des productions de cette membrane. Pour donner une description méthodique, il a divisé l'épiploon en quatre parties; il nomme la premiere intestinale, la seconde de fateleuse, la troisieme hépatique, & la quatrieme mésentérique. Riolan a vu dans ce viscere des tumeurs adipeuses qu'on avoit prises extérieurement pour des tumeurs humorales; il a aussi observé ces tumeurs dans les cadavres des femmes mortes en couche qui étoient remplies de vent (b).

L'appendice cæcale lui a paru plus petit dans les enfans que dans l'adulte, & il a parlé de deux ligamens qui s'y terminent; on n'avoit rien dit de si exact avant lui, sa longueur lui a paru en général d'autant plus grande que l'intestin cœcum est petit, & d'autant plus petite que cet intestin est gros (c); cette remarque mérite réflexion.

Riolan a poussé plus loin ses recherches. Dans le bas-ventre, il a décrit les appendices adipeux du colon, & a fait observer qu'ils étoient en plus grand

(a) Anthropograph. édit. Paris 1649, pag. 91.
(b) Pag. 98.
(c) Pag. 106.

ET DE LA CHIRURGIE. 283

XVII. Siecle.
1607.
RIOLAN.

vers son insertion au rectum, peut-être, afin de lubréfier le passage aux matieres fécales qui coulent difficilement par rapport au conduit de cet intestin (a).

Le pancréas lui a paru par état de maladie être composé de différens grains avec un pédicule (b); il est assuré par le souffle que la veine-cave communiquoit avec la veine-porte, bien plus il ajoute qu'en soufflant dans la veine ombilicale, on souffle toutes les arteres & toutes les veines du corps; ce qui l'a fait conclure que les arteres s'anostomosent dans toutes les parties avec les veines, *nam insufflaris venam umbilicalem, manifestè videbis omnes venas & arterias corporis inflari & distendi: sed cùm arteriæ æque ac venæ inflentur, illa anostomosis non magis intercedit cùm ramis portæ & cavæ, quàm cum arteriis totius corporis, quoniam ubique per universum corpus venæ & arteriæ, per mutuas ramulorum anostomoses inter se communicant* (c).

Avant la découverte des vaisseaux d'Asellius, Riolan étoit persuadé que le sang couloit de la veine-porte dans la veine-cave; mais depuis cette découverte, cet Anatomiste avoue qu'il est embarrassé de donner une explication plausible des usages de la veine-porte.

Riolan avoit sur la structure de la vésicule du fiel des connoissances assez étendues; il a nié l'existence des fibres musculaires, & il a fait usage des réflexions de Jassolinus; il a avancé que la bile provenante du foie découloit continuellement dans l'intestin duodenum, & que celle de la vésicule du fiel n'y couloit que par surabondance dans certains tems de la digestion. Dans plusieurs sujets qu'il a disséqués, il a trouvé des calculs biliaires dans la vésicule du fiel: c'est lui qui a le premier parlé des vaisseaux hépatico-cystiques; il a nié l'existence des valvules, & a seulement admis quelque rugosité à l'extrémité de ces canaux.

Les testicules de l'homme lui paroissent formés

(a) Pag. 106.
(b) Pag. 110.
(c) Pag. 112.

d'un entrelacement de vaisseaux ; Riolan dit en avoir dévidé plusieurs aulnes (a) dans un sujet qui avoit [des] abcès dans ces parties. Il savoit que ces testicules [diffé]roient dans leur volume, mais il n'a pas déterminé quel étoit ou plus gros ou plus petit. Il connoissoit [le] ligament suspensoire de la verge ; il en a donné [une] description assez exacte, ainsi que des deux ligam[ens] latéraux. La cloison mitoyenne du scrotum ne [lui] étoit point inconnue, *septoque*, dit - il en par[lant] des testicules, *membraneo separantur* ; il a aussi déc[rit] avec beaucoup plus d'exactitude que ses prédéce[s]seurs, ou même que plusieurs Anatomistes qui [lui] ont succédé, la distribution des vaisseaux séminai[res]. y a, dit notre Auteur, dans l'uréthre à l'orifice [de] chaque vaisseau éjaculatoire, une caroncule [en] forme de valvule qui bouche l'un & l'autre de [ces] orifices, & qui empêche que l'urine qui coule de [la] vessie dans l'uréthre ne reflue dans les vaisseaux de [la] semence : ces caroncules ont encore l'usage de p[ré]venir un écoulement involontaire de semence. L[es] Chirurgiens ignorans, ajoute Riolan, prennent ce[tte] caroncule pour une carnosité ; ils se servent de caus[ti]tiques pour la corroder, & dès qu'ils sont parv[e]nus à leur objet, ils donnent lieu à une gonor[rhée] perpétuelle. Dans l'état naturel il y a proche [et] au-dessous de la caroncule trois ou quatre petit[es] ouvertures de chaque côté, par lesquelles la semen[ce] coule dans l'uréthre (b). Dans son exposition des p[ar]ties de la génération de la femme, Riolan s'est [per]mis plusieurs réflexions licencieuses ; il a fait u[sage] des vers les plus lascifs que les Poëtes eussent co[m]posés, & il s'est plus attaché à la diction qu'à [la] description Anatomique des parties. Il a fait un p[a]rallele des deux sexes, nous démontrerons, dit c[et] Anatomiste, que l'homme & la femme ne differe[nt] pas seulement par leurs parties externes, mais en[co]core par leurs parties intérieures : la premiere diffé[]rence qu'on peut observer dans le corps des deux sexes se trouve, dit Riolan, dans la densité des parties qui les composent. Dans l'homme elles so[nt]

(a) Pag. 160.
(b) Pag. 167.

fermes, solides & tendues; dans la femme elles sont molles, peu compactes, lâches & comme bouffies: on s'apperçoit de ces différences au tact. Les femmes sont encore plus grasses que les hommes, c'est une observation que Galien fit autrefois; c'est par rapport à ce surcroît de graisse, dit Riolan, d'après Marc, qu'on joignoit à dix cadavres d'hommes un cadavre de femme lorsqu'on vouloit les brûler. La femme est ordinairement plus petite que l'homme, elle lui céde tant par la hauteur que par la grosseur de son corps... La couleur des femmes est communément plus blanche que celle des hommes: elle est plutôt propre à concevoir que l'homme; mais l'homme peut-il engendrer beaucoup plus long-tems que la femme. Riolan prétend que les femmes ne parviennent pas à une aussi grande vieillesse que les hommes. Notre Auteur examine encore les facultés de l'ame; mais comme il est fort diffus, je me contenterai de faire observer qu'il donne des qualités supérieures à l'homme. Sans m'amuser davantage au moral, je passe au physique... Le col de la femme est plus rond proche du menton & proche les clavicules, que celui des hommes: on n'y apperçoit au-dehors aucune cavité sensible, la poitrine est plus élevée & plus large, le bas-ventre est plus grand, sur-tout vers la région hypogastrique, leurs fesses sont plus larges à cause de l'étendue des os ileum qui est plus grand chez les femmes que chez les hommes... Quoiqu'en ait dit Galien les parties de la génération de la femme n'ont point d'analogie avec celles de l'homme... les veines épigastriques s'anastomosent avec les mammaires. C'est aussi Riolan qui le premier a dit que les femmes manquoient plus fréquemment du muscle petit psoas que les hommes (a). Le bassin de la femme differe de celui de l'homme, en ce que les os qui le composent ont plus de mobilité par rapport aux cartilages qui sont chez elles beaucoup plus souples & plus pliants qu'ils ne le sont dans l'homme: le cartilage placé entre les pubis est plus épais & plus mou que les autres,

(a) Pag. 176.

Tome II. T

& il est percé dans son milieu pour recevoir [...]
veinule qui y porte du sang pour en relâcher le [...]
*Sed in pariente & puerperâ observabis ossibus [...]
interjectam cartilaginem molliorem magisque dilata[...]
& in medio perforatam ut venulam excipiat [...]
mectationem hujus loci* (a). Bertin a fait usage [...]
sentiment de Riolan, & l'a enrichi de ses réflexi[ons]

Riolan a admis l'existence de l'hymen, & il [...]
gardé les caroncules mirtyformes, comme les [...]
bris de cette cloison; il a aussi parlé des mus[cles]
clitoris, & s'en est sans raison attribué la décou[verte]
Selon le même Auteur, il y a une artere consi[dérable]
ble qui s'insinue dans l'utérus proche de son [...]
cette artere en donnant des ramifications collaté[rales]
va de bas en haut, se terminer vers le fond de [...]
térus. Ce viscere lui a paru avoir dans les enfan[ts]
structure & une figure différente de celle qu'il [...]
les adultes. Selon Riolan, dans les vierges [la ma]
trice est applatie en devant & en arriere, & [...]
femmes qui ont fait plusieurs enfans elle e[st]
épaisse (b).

Riolan a parlé d'un tubercule charnu pla[cé]
dessus du canal de l'uretre ; il attribue à [...]
bercule une structure différente de celle des [...]
cules (c). Riolan regardoit les veines lactées [me]
sentere, comme des prolongemens de la vein[e]
il a admis l'existence du conduit thorachique, [...]
pas voulu admettre les usages que Pecquet lui [...]
buoit.

L'histoire des mamelles est représentée dans [l'ou]
vrage de Riolan avec agrément, précision & [exac]
titude : par rapport à leur volume il en a admi[s]
trois especes, les tétins, tétons & téttasses. D[...]
saint Augustin, Riolan dit que les mamelles [...]
principal ornement des femmes, comme la [...]
fait celui des hommes; Riolan étoit si licen[cieux]
& en même tems doué d'un si grand génie & [...]
si profonde érudition, qu'en tronquant différem[ment]
sages, il trouvoit dans l'Ecriture Sainte des [...]

(a) Pag. 177.
(b) Pag. 198.
(c) Pag. 197.

ET DE LA CHIRURGIE. 287

XVII. Siecle.
1607.
RIOLAN.

Après la peau, dit Riolan en parlant des mamelles, se trouve une masse graisseuse, blanchâtre, au-dessous de laquelle est une forte membrane qui fixe le corps de la mamelle au corps du pectoral. Parmi la graisse on distingue quelques vaisseaux laiteux qui vont aboutir aux mamelles.... les veines qui se distribuent dans le corps de la mamelle communiquent avec les veines épigastriques.... & les nerfs viennent de l'intercostal (a).

Par ses recherches, Riolan s'est assuré de l'existence des valvules dans la veine azigos, qu'Amatus Lusitanus avoit décrites, & dont plusieurs Anatomistes qui lui avoient succédé avoient douté de l'existence. Plus clairvoyant & plus laborieux que tous les autres, « j'ai, dit Riolan, vu ce que les autres n'ont pu voir ; je suis le premier après Amatus Luzitanus » ; (l'Auteur devroit dire Cannanus, qui est de lui qu'Amatus Luzitanus dit tenir cette découverte ; nous l'avons vu précédemment), » qui ai découvert les valvules de la veine azigos ; je l'ai démontrée en public & en particulier ; j'ai encore vu plusieurs fois une valvule dans la veine intercostale. Parmi les témoins que j'avois & qui étoient au nombre de deux cents, je pourrois citer Daniel Bucretius, s'il vivoit encore, il me vit cette année 1628 disséquer en public deux cadavres, & en faire la démonstration anatomique à deux cents disciples ; je lui ai montré les deux valvules, afin qu'il pût instruire les Anatomistes & leur assurer que malgré le témoignage contraire de Bauhin, il y avoit deux valvules a l'entrée de la veine azigos (b).

Les usages que Riolan assignoit à ces valvules étoient bien différens de ceux que nous leur attribuons aujourd'hui ; il prétend qu'elles préviennent la trop grande plénitude des vaisseaux, & que dans les parties déclives & qui sont en mouvement, la

(a) Pag. 210.
(b) Pag. 222.

T ij

nature a placé ces valvules pour faire office de [...] gue & s'opposer à une trop prompte irruption [...] sang.

Riolan savoit, comme les Anatomistes qui [...] précédé, que la veine azigos aboutissoit à la [...] émulgente; mais de plus il a apperçu qu'il y a [...] quelquefois une petite ramification qui lui app[...] noit, & qui pénétroit la veine-cave au-desso[...] émulgentes.

Le nerf intercostal est mieux décrit dans l'ouv[...] ge de Riolan qu'on ne le croiroit, si on en ju[...] par le peu de connoissance que ses contempo[...] avoient de la structure de ce nerf; il savoit qu[...] nerf communique avec la sixieme paire (a), qu[...] deux ganglions, une à sa sortie du crâne (b) [...] l'autre vers les trois dernieres vertèbres cerv[...] il n'ignoroit pas non plus que ces nerfs vont a[...] tir au plexus rétiforme des nerfs placés au-d[...] des ventricules entre les reins ; c'est de ces [...] ajoute-il, qu'on peut déduire la cause des con[...] sions qui viennent à la suite des violentes [...] ques.

L'erreur se mêle toujours à la vérité dans les [...] vrages des plus grands hommes; Columbus, [...] homini & Bauhin disoient que le cœur recevo[...] petit nerf d'un plexus placé au-dessus. Riolan n'[...] trouvé à propos de l'admettre, & à l'entendre il [...] point de nerf qui aboutisse à ce viscere (c) [...] avoit une idée assez claire des voies de comm[...] cation qui existent dans le fœtus, entre l'artere [...] monaire & l'artere aorte, & entre les oreille[...] mais il s'étoit formé sur ces canaux une idée [...] rente de celle de Galien & de Botal; il préte[...] que le sang couloit de gauche à droite, de [...] veineuse dans la veine-cave (d). M. Meri a dans [...] suite proposé ce sentiment à l'Académie des Scien[...] il y avoit déja du tems que plusieurs Anatom[...] judicieux avoient nié l'existence des voies de [...]

(a) Voyez Eustache.
(b) Voyez Fallope.
(c) Pag. 227.
(d) Pag. 238.

entre le ventricule droit & le ventricule gauche (a). Riolan ne s'est point rendu à leurs témoignages, il a fait revivre le sentiment des anciens. L'erreur se perpétue dans les ouvrages des hommes, si jamais quelqu'un de judicieux découvre & proscrit la vérité, l'ignorance fait bientôt la proscrire. Riolan a attribué à Botal la découverte du trou ovale; il est surprenant qu'un homme érudit comme il étoit, ait fait une telle faute d'histoire; cependant cette erreur commise par un grand homme, & presque contemporain de Botal, a induit en erreur les Anatomistes qui lui ont succédé; le nom de Botal s'est perpétué dans leurs ouvrages, quoiqu'il n'eût jamais dû y trouver place.

L'histoire du cerveau, quoique traitée fort au long dans les ouvrages de Riolan, n'est rien moins qu'exacte; l'Auteur cite presque tous les Anatomistes qui ont fait dans ce viscere des découvertes intéressantes, sans en faire aucun usage: bien plus il critique Nicolas Massa d'avoir voulu substituer des nerfs à la place des éminences mamillaires. Le réseau admirable que les anciens Anatomistes avoient sans fondement admis & placé proche de l'os sphénoïde & l'apophyse pierreuse de l'os temporal, n'est point, dit Riolan, un être de raison: pour en constater l'existence, il se pare du témoignage de Nicolas Massa, Auteur qui avoit de nouveau introduit cette erreur dans l'Anatomie; quoique Carpi eut démontré quelques années auparavant que ce plexus étoit une chimere. Riolan a emprunté des anciens leurs erreurs & leurs pernicieuses maximes; il n'a point profité des bonnes descriptions qu'ils ont données du cerveau ou des parties qui le composent.

L'histoire des organes des sens n'est pas en général plus exacte dans les ouvrages de Riolan, que celle du cerveau. Ce Professeur a cependant eu une idée assez précise sur la glande lachrymale qu'il a distinguée de la caroncule; ses réflexions sur la position de la langue, sur la baze de l'os hyoïde, sont déduites de la nature même. Avant lui les Anatomistes disoient

(a) Voyez nos extraits sur Servet, Levasseur, Vésale, Colombus, &c.

que la langue étoit fixée à la partie postérieu[re de]
l'os hyoïde ; Riolan a démontré qu'il n'y [a à]
cette portion de la surface osseuse que l'épi[glotte]
& que la baze de la langue adhère à la face [supé-]
rieure du corps de cet os (a). Au même endro[it de]
son ouvrage, notre Anatomiste donne une de[scription]
particuliere de l'os hyoïde : il prétend « que [cet os]
» est composé de sept pieces osseuses, dont la [plus]
» grande forme la baze ; à ses côtés se trouve[nt des]
» osselets de grandeur inégale & joints entr'eu[x ;]
» y montent vers les apophises stiloïdes aux[quelles]
» ils sont fixés par le moyen des ligamens, [la]
» jonction de ces pieces latérales avec l'os hy[oïde]
» & vers le haut, se trouvent deux petites p[or-]
» tions osseuses qui s'implantent aux angles [supé-]
» rieurs du cartilage tyroïde ; c'est ainsi qu[e l'os]
» hyoïde est fixé d'une part aux apophises sti[loïdes]
» & de l'autre au cartilage tyroïde ; les mu[scles qui]
» s'implantent à cet os sont principalement d[estinés]
» à le mouvoir & non à le fixer (b) ».

En parlant des glandes salivaires, Riolan [dit que]
quand on coupe mal le frein de la langue, [il sur-]
vient un écoulement involontaire de salive [(c). Il a]
nié l'existence des muscles de l'épiglotte & a[dmis celle]
d'un ligament tendu de l'apophise stiloïde d[e l'os]
temporal à l'angle de la mâchoire inférieur[e (d). Il]
regardoit la luette comme l'expansion des [muscles]
qui la meuvent, & outre les muscles conn[us de]
son tems, il décrit deux ligamens. L'inser[tion du]
grand muscle trochléateur au bord interne du [trou]
optique & proche de l'os ethmoïde lui étoit [con-]
nue, ainsi que la gaîne qui revêt son tend[on (e),]
& il a divisé le muscle orbiculaire en plusie[urs par-]
ties ; il dit avoir fréquemment trouvé le muscl[e pyra-]
midale gauche du bas-ventre plus petit que l[e droit]
(f). Riolan a eu en général des notions asse[z claí-]
res sur la Myologie, & c'est lui qui a donn[é les]
noms particuliers à presque tous les muscles [.]

(a) Pag. 289.
(c) Pag. 290.
(d) Pag. 292.
(e) Pag. 309.
(f) Pag. 225.

à ceux qui meuvent la mâchoire inférieure, le larynx & le pharynx.

On trouve dans l'anthropologie de Riolan quelques réflexions Chirurgicales. Dans le traitement des hernies il blâme l'usage du point doré (a); il admet l'écartement des os pubis dans l'accouchement (b). Riolan a trouvé à l'ouverture du cadavre d'une femme morte d'un accouchement laborieux, un enfant contenu dans une des trompe de Fallope (c). Il est le premier qui ait fait trépaner l'apophise mastoïde.

Son parallèle du fœtus avec l'adulte contient quelques faits utiles à savoir. Les os les plus utiles sont les premiers développés, tels que les côtes, la mâchoire inférieure, les fémurs, les tibia qui sont presque solides dans le fœtus de huit mois ; Riolan y a joint sans raison l'os hyoïde, cet os ne s'ossifie que fort tard. Il savoit que les fœtus n'ont point de sinus, & il a adopté le sentiment d'Eustache sur la formation des dents. Les os temporaux n'ont point à cet âge d'apophise mammillaire ; ceux du carpe ne sont formés que d'un seul cartilage... La peau du fœtus est plus rouge que celle de l'adulte ; il coule souvent de leurs mamelons une liqueur laiteuse.... Les nerfs du cerveau sont à cet âge aussi gros que le sont ceux des adultes.... Les enfans ne voyent point en naissant... Les poumons du fœtus sont rouges & presque aussi solides que le parenchime du foie. Le foie a un volume prodigieux.... Le ventricule est toujours rempli d'une pituite muqueuse, & a la figure d'une cornemuse... Les intestins sont farcis de mœconium ; Riolan oppose son sentiment à celui de Varoli & de Bauhin, qui prétendoient qu'il n'y avoit que l'appendice cæcale qui en fût remplie. L'épiploon est à cet âge très petit & sans graisse : la graisse est en très petite quantité dans le bas-ventre, & celle qu'on trouve au-dehors est plus solide que celle de l'adulte... Les reins sont glanduleux, ils ont la figure d'une pomme de pin, & res-

XVI. Siecle.
1607.
RIOLAN.

(a) Pag. 91.
(b) Pag. 406.
(c) Pag. 180.

T iv

semblent aux reins de veau.... La veſſie du fœtus est, proportion gardée au volume du corps, beaucoup plus grande que celle de l'adulte; elle est toujours remplie d'urine dans le fœtus.

Ces réflexions anatomiques méritent à Riolan de plus grands éloges : elles ſont preſque toutes nouvelles. Il a été plus loin dans ſes Recherches ; donnant la description des fœtus de différens âges, il s'est apperçu que les teſticules étoient cachés dans le bas-ventre proche des aînes (a). *Latebant intra peritonæum teſticuli inguinibus proximi.*

Après la deſcription des parties, on trouve dans des articles ſéparés une expoſition des moyens qu'il faut employer dans les préparations anatomiques. Ce que Riolan dit à ce ſujet est du plus grand prix; on y reconnoît par-tout l'Anatomiſte Praticien. Ces préparations ſe trouvent encore mieux décrites dans ſon *Enchyridion Anatomicum.*

Cet ouvrage est diviſé en ſix livres : l'Auteur traite dans le premier des os & de leurs diverſes préparations ; le ſecond livre renferme quelques préceptes généraux aux parties molles, & une expoſition des viſceres du bas ventre ; le troiſieme décrit la poitrine, tant les parties contenantes que les parties contenues ; dans le quatrieme on trouve une deſcription de la tête ; dans le cinquieme celle de la plûpart des muſcles du corps humain, des veines, des arteres, & des nerfs qui ſe rencontrent dans les extrémités ; le livre ſixieme traite de l'oſtéologie fraîche. L'Auteur a donné une deſcription de toutes les parties molles qui ſont annexées aux os ; cette oſtéologie lui appartient, par la maniere utile dont il l'a traitée.

Cet ouvrage roule principalement ſur les préparations anatomiques : le texte l'annonce : Riolan y a joint dans des chapitres particuliers des réflexions relatives à l'Anatomie & à la Chirurgie ; il a blâmé l'uſage des corps & des maillots (b) ; il a parlé des déplacemens de la rate ainſi que de ceux des reins. « La rate, » dit-il, change quelquefois de place quand ſes ligamens ſont relâchés, ſoit que ſon propre poids l'attire

---

(a) Pag. 411.
(b) Voyez l'Hiſtoire de Charles Etienne.

en-bas, soit que ce qui la soutient étant rompu, elle tombe & descende jusques au bas-ventre. Ce que j'ai remarqué quatre fois, & qui peut être cause que les Médecins se trompent, principalement dans les femmes, où il semble que leur matrice soit squirrheuse & ait une extraordinaire dureté, ou qu'elle soit remplie d'une môle, se prenant aussi aux hommes pour une tumeur des glandes du mesentere en forme de stéatome.

L'on a vu quelquefois l'un des deux reins tomber de cette sorte, mais il est facile de distinguer l'un d'avec l'autre ; car quand le rein est tombé, la tumeur paroît ronde, étant beaucoup plus longue quand c'est la rate qui est chûte, & l'on reconnoît aussi en ce temps que l'endroit où elle doit être naturellement placée, se rencontre être vuide.

Que si cette tumeur est mobile, & change de place comme elle est au commencement du mal, l'on peut facilement remettre la rate ou le rein dans son lieu naturel duquel ils sont partis ; autrement si cela dure plus de six mois, ils s'attachent si fortement au péritoine en devant au fond de la vessie, & aux boyaux, & même à la matrice aux femmes, qu'il est nécessaire que ces parties se pourrissent en ce lieu ; ce qui arrivera bien plutôt, si l'on use de médicaments qui amolissent, ou pris par le dedans, ou appliqués au dehors ». Morgani a fait prix de ces observations, & les a rapportées avec les siennes dans son livre, *de sedibus & causis morborum* (a). On trouvera des réflexions ultérieures sur cet objet à l'article *Ruisch*.

Dans l'anatomie de l'animal vivant, on trouvera des détails nécessaires à savoir, lorsqu'on voudra faire des expériences de ce genre : Riolan s'est assuré sur plusieurs animaux vivans, auxquels il a emporté une portion du crâne, que le cerveau avoit un mouvement qui n'existe plus lorsqu'on ouvre un des ventricules, & qui renaît, si l'on rapproche la substance du cerveau & qu'on referme l'ouverture.

Riolan assure que si on lie à un chien les vais-

(a) Lib. III. epist. XXXIX. art. 43 & 44.

seaux principaux qui aboutissent au cœur, & qu[i] sépare ensuite le cœur par l'instrument tranchant [on] entend l'animal aboyer, & ce qui est encore [plus] étonnant on le voit marcher & courir.

On trouve à la fin de cet ouvrage, dans l'édi[tion] françoise, un traité de l'anatomie pneumatique[.] [À] la faveur du souffle, Riolan a connu l'abou[tissement] des principaux conduits ; » il recommande de [faire] » cette opération aux brutes, tandis que le sang [est] » encore chaud, & aux cadavres humains peu [de] » tems après qu'ils sont étranglés, d'autant que [les] » cavités ne sont pas encore abaissées ; je trou[ve] » encore, dit Riolan, en beaucoup d'endroits [le] » corps étant froid, deux ou trois jours après [la] » mort, pourvu qu'il n'y ait point de gelée qui [con]-» disse les parties (a) ».

En suivant cette méthode, Riolan a déco[uvert] plusieurs particularités intéressantes ; on s'est [assuré] de l'exactitude de ceux qui disoient avoir [trouvé] quelques nouvelles voies de communication. » [Si vous] » soufflez par la veine ombilicale d'un enfant [peu] » après ou pendant sa naissance même, vous [ver]-» rez que tout son corps s'enflera, & si vous [ou]-» vrez le bas-ventre & le thorax, vous trou[verez] » que tous les visceres, les poumons, le cœur, [le] » cerveau, les visceres nutritifs, les veines & [les ar]-» teres sont remplies de vent, ce qui vous fera [con]-» noître la communication mutuelle qu'il y a [entre] » tous les vaisseaux, & que l'esprit se répand [facile]-» ment par tout le corps ; car suivant la sent[ence] » d'Hippocrate, toutes les parties communi[quent] » conspirent & sympatisent ensemble (b) ».

Riolan s'est encore servi de ces moyens pour s'[as]-surer que la veine-porte communiquoit avec [la] veine-cave ; le ventricule avec la rate, à la fav[eur] des vaisseaux courts ; la veine émulgente avec l'[ure]-tere : » il faut souffler le conduit qui porte la [bile] » hépatique, pour voir son insertion dans le boy[au] » & soufflant dans la partie inférieure du mê[me] » canal, vous observerez le chemin qu'il fait,

(a) Man. Anat. Paris 1659, pag. 753.
(b) Pag. 753.

son étendue dans le foie, & s'il a communication avec la vessie du fiel. Ouvrant le fond de cette vessie du fiel, vous y soufflerez avec votre tuyau pour savoir si le vent monte au foie & descend à même tems au boyau par les conduits qui y portent la bile; car ce-ci vous fera connoître si la bile qui est contenue dedans la vessie est différente de celle qui coule par le conduit de la bile hépatique ».

Par sa méthode pneumatique, notre Auteur s'est assuré que le souffle poussé dans la trachée-artere entroit dans les deux ventricules du cœur en insinuant un tuyau à vent dans les arteres carotides; il veut qu'on essaye de pousser l'air dans les ventricules du cerveau. Riolan termine son traité par la description des instrumens propres a faire ses opérations: il dit, » que les expériences se doivent faire tandis que la saison est froide, crainte que quand il fait chaud elles ne blessent & ne nuisent aux Anatomistes qui les font, & aux autres spectateurs. Pour moi je les ferois encore volontiers en ma vieillesse, n'étoit que la foiblesse de mes poumons m'interdit cet ouvrage (b) ».

Son discours sur le mouvement du sang, fait un tort irréparable à sa réputation: Riolan a été un des plus forts antagonistes d'Harvée.

» Depuis 27 ans, dit-il, le sieur *Harveus*, Médecin & Anatomiste très savant, a mis au jour un livre, par lequel il montre assez subtilement & artificieusement que le mouvement du sang se fait autrement: il a trouvé des approbateurs & des défenseurs de son opinion, & d'autres qui la désaprouvent. Je me suis interposé entre les deux parties, suivant une opinion mitoyenne entre ceux qui l'affirment & les autres qui la nient. J'ai montré que véritablement il y a une circulation, mais je l'ai expliquée à mon sens, & voici mon avis touchant cette controverse (c) ». Riolan croyoit avec les anciens

(a) Pag. 755.
(b) Pag. 759.
(c) Pag. 704.

qu'une partie du sang passoit à travers le *septum medium* du cœur, que le mobile est le sang veineux que le cœur reçoit.... » le tems qui mesure le mouvement de la circulation du sang, est cet espace de tems durant lequel le sang passe au travers des ventricules du cœur ; & par fois à travers des poumons » ; il ajoute que le sang coule dans le cœur de gauche à droite, qu'il séjourne dans la veine-porte, ne revient point au cœur ; il a proposé aux partisans d'Harvée d'expliquer par leur système pourquoi l'artere étant liée, la veine qui s'y abouche continue à donner du sang. » Le sang artériel sort de ce centre, je veux dire du cœur, & se répandant jusqu'aux extrémités du corps, retourne par les veines au cœur, repassant des bouts des petites veines dedans le tronc de la veine-cave (a) ».

Le discours sur les ongles ne contient rien de notable en Anatomie. Riolan ne dit presque rien d'intéressant dans son discours sur les poils ; » chaque genre de poils, dit-il, a autour de sa racine une certaine humeur lente, qui aussi-tôt que les poils sont arrachés attire à soi les choses légeres... elle sert à mieux attacher & enraciner les poils (b). Ils sont ronds & longs, quoiqu'ils paroissent à plusieurs qu'ils soient triangulaires ».

Riolan dans son discours sur les veines s'oppose au sentiment d'Harvée, il ne croit point qu'elles ayent le même usage que celles du cœur ; mais qu'elles empêchent le sang qui coule dans les grosses veines de se porter avec trop de précipitation dans les petites ramifications ; cependant il n'étoit pas bien constant dans sa façon de penser, car dans son supplément (c) en parlant de l'artere splénique ; il dit que quoique elle soit naturellement destinée à porter le sang à la rate, il arrive quelquefois que ce vaisseau sert à le rapporter de la rate dans l'aorte ; il ajoute que ces valvules sont toujours au nombre de deux, qu'il y en a aux veines jugulaires, & qu'il en a vu aux

(a) Pag. 702.
(b) Pag. 745.
(c) Pag. 866.

émulgentes, dans les veines méfentériques, dans la veine crurale dont les deux premieres font au-deſſous de l'aîne; il en a auſſi trouvé dans la veine ſphene, &c. mais il n'a pu voir celles que Sylvius & Charles Etienne ont dit être placées dans la veine-cave proche du foie, & il n'en a pas pu découvrir dans la veine-porte; ces réfléxions méritent l'attention des Anatomiſtes.

XVII. Siecle.
1607.
RIOLAN.

Riolan n'avoit point parlé d'oſtéologie dans ſon anthropographie; pour completter ſon ouvrage, il a donné un commentaire ſur l'oſtéologie de Galien; il y a ajouté les principales connoiſſances que les Auteurs du ſeizieme ſiecle avoient répandues dans leurs ouvrages.... il a réfuté l'articulation trochoïde de Fallope (a), & a admis preſque toutes celles qu'on avoit inventées juſqu'à lui. La deſcription des os ſéſamoïdes eſt ce qu'il y a de plus exact dans ce commentaire, outre que l'Auteur a décrit ceux qu'on connoiſſoit avant lui; il a parlé d'un nouvel os de cette eſpece: » j'ai trouvé en 1610, » dit Riolan, en préparant pour le cours d'Anato- » mie la tête d'une femme diſſéquée, un oſſelet de » la figure d'une graine de citrouille, dans la cavité » du trou externe du conduit par où paſſe l'artere » carotide «. Cet oſſelet n'eſt point un être de raiſon; je l'ai trouvé & démontré trois fois; M. de Haller l'a vu auſſi (b).

Auſſi zélé pour Galien que l'étoient Euſtache, Fallope & Coiter, Riolan a comme eux donné une oſtéologie du ſinge pour faire voir les différences qu'il y a des os de cet animal à ceux de l'homme: il en a trouvé de fort grandes, & a conclu que Galien avoit conſulté les cadavres humains dans ſes diſſections.

Pénétré de reſpect & d'amour pour les peres de l'art, Riolan a donné une expoſition des connoiſſances qu'Hippocrate avoit ſur l'oſtéologie; je me ſuis étendu à ce ſujet en faiſant l'hiſtoire d'Hippo-

(a) Pag. 454. Opera omnia.
(b) Meth. ſtud. pag. 330.

De l'examen de l'ouvrage du Prince de la Médecine, Riolan procede à celui de l'histoire anatomique d'André Dulaurens, du théatre anatomique de Gaspard Bauhin, du livre anatomique de la fabrique du corps humain d'André Spigel (a), des institutions anatomiques de Gaspard Bartholin, de l'Anatomie de Gaspard Hoffman, de l'Anatomie de Jean Veslingius, & du traité du diaphragme d'Æmilius Parisanus. J'ai déja rendu compte de quelques-uns de ces ouvrages en faisant l'histoire de leurs Auteurs ; je parlerai des autres dans la suite.

Dans l'histoire des monstres, Riolan a donné une exposition des vices de conformation les plus rares dont on eût parlé avant lui ; deux monstres qui naquirent à Paris en 1605, lui donnerent lieu d'écrire sur cet objet : il a dédié sa dissertation à un Conseiller du Consistoire ; il lui dit dans son épitre dédicatoire, qu'on nomme monstre tout ce qui s'éloigne du bien & du beau ; que les criminels qu'il juge sont des monstres de la nature dont il purge la terre ; & qu'ainsi en jugeant par analogie, il convient que son nom soit à la tête de son ouvrage sur les monstres humains. Riolan emploie dans cette épitre les termes latins les plus choisis ; il les calque avec tant de goût, qu'elle peut passer pour un morceau d'éloquence achevé.

L'éponge alexitere contre Æmilius Parisanus est une critique des plus satiriques des ouvrages de cet Auteur, principalement d'une dissertation qu'il avoit donnée sur le diaphragme, & dans laquelle il avoit vivement combattu le sentiment de Riolan ; notre Anatomiste a répondu à Æmilius Parisanus sans aucun ménagement ; il a employé les traits de satyre les plus forts contre son adversaire.

On ne trouve point de planches dans tous

―――――――――
(a) C'est dans ses remarques sur cet Auteur qu'il donne une description assez exacte des cartilages sémilunaires du tibia ; il dit être le premier qui les ait découverts ; cependant Vésale & Fernel les avoient décrits : vous pouvez voir leurs ouvrages, ou notre histoire pag. 385 & 407 du Tome premier.

ET DE LA CHIRURGIE. 299

il n'en étoit pas non plus grand parti-
Duverney a blâmé Riolan d'avoir avancé que
pancréas suppléoit à la formation de la rate,
parcequ'il étoit fort gros lorsque la rate étoit petite,
fort petit lorsque la rate étoit fort grosse; » mais
cet Auteur, dit Duverney, n'a pas fait réflexion
que le pancréas ne peut devenir gros & skirrheux
qu'il ne comprime les vaisseaux qui vont à la
rate; il ne faut donc pas s'étonner si la rate se
flétrit faute de nourriture (b).

Le grand Morgagni (c) lui a reproché d'avoir,
fondement nié, l'existence des petites monti-
ou éminences mammelonées autour de l'ouver-
choledoque dans l'intestin jéjunum, ainsi que
valvule (d); d'avoir dit que le sinus du foie étoit
ample pour pouvoir loger la main (e); qu'il pou-
former des vers dans le cerveau (f): en effet,
Riolan dans son anthropographie (g), dit, vermis
generatur in cerebro & maniam inducit equo, an à
humoris, an ab apophysi vermiformi in ver-
degenerante, vercoquin gallis dicitur unde pro-
chacun a son vercoquin dans la tête, &c.
Riolan est tombé dans une autre méprise; il a dit
trouvé dans le cœur du cadavre d'un Polo-
grosse glande (h); de s'être persuadé que les
vers s'engendroient dans le cœur (i), & pouvoient
ulcérer; d'avoir cru que les grosses mamelles pouvoient rétrécir par leur poids la capacité de la poitrine & donner lieu à des difficultés de respirer (k).

XVII. Siecle.
1607.
RIOLAN.

(a) Pag. 452.
(b) Œuvres anatomiques, Tom. II. pag. 258.
(c) Epistola anat. 1. pag. 320.
(d) Antropo. pag. 126.
(e) Morgag. epistola 2. pag. 36.
(f) De causis & sedibus morbor. epistola. anat. med. 8.
(g) Pag. 259.
(h) Riolan antropeg. liv. 3. chap. 12. Morgagni, de morborum sedibus, liber 11. de morbis thoracis epist. anat. medic.
XXIV. art. 22. Morgagni, dans l'ouvrage cité, lib. 11. de morbis thoracis, epist. anat. medic. XXIV. art. 23. Riolan, Enchiridium, liv. 3. cap. 8.
(i) Morgagni, ouvrage cité, lib. III. epistol. anat. med.
XLV. art. 24. Riolan, Enchiridion anatom. lib. VI. chap. 14.
(k) Pag. 312.

Morgagni releve jusqu'aux fautes historiques de Riolan, qui blâme dans son anthropographie (a) tous les Anatomistes indistinctement, de n'avoir point connu l'attache du muscle coracoide à l'angle supérieur de l'omoplate : Morgagni (b) lui oppose Galien, Vesale, Valverda & Fuchsius, qui avoient remarqué cette insertion long-tems avant lui. Il lui reproche d'avoir recherché dans la structure des ligamens de l'aîne la cause des bubons (c).

Nous avons encore de Riolan.

Gigantomachie pour répondre à la gigantostologie, 1613, in-8°. *par un Escholier en Médecine.*

Riolan se déclara dans la suite l'Auteur de cet ouvrage; il y critique amèrement Habicot d'avoir cru que les ossemens trouvés en Dauphiné, appartenoient à Jean Theutobochus, Roi de Cimbres. Riolan prétend qu'il n'y a jamais eu de Géants. Il accuse Habicot de crédulité & d'ignorance. Il releve dans cet écrit plusieurs fautes anatomiques que Nicolas Habicot avoit commises dans sa gigantologie. Cet ouvrage est bien fait; il est écrit avec force & énergie : on reprochera seulement à l'Auteur d'avoir été un peu trop partial. » Habicot, dit » Riolan, me permettra, s'il aime la vérité, de » lui remonstrer les erreurs & faussetés qui sont » dans son escrit, remply autant de mensonges que » d'ignorance, qui contient autant d'inepties que de » mots; car outre le langage qui est mauvais fran- » çois, l'orthographe y est du tout ridicule.

» Le discours en l'Anatomie est tout à fait faux, » ce qui tesmoigne une grande ignorance de l'Anato- » mie. Galien nous avertit que ce qui est ridicule » & inept, doit être plustost méprisé que réfuté » par escrit : néanmoins il permet qu'on remonstre » les fautes à telles personnes, principalement quand » pensent sçavoir quelque chose par-dessus les autres.

» Je n'eusse jamais entrepris d'attaquer le sieur » Habicot, n'estoit qu'il a eu la réputation d'estre » un sçavant Chirurgien & bon Anatomiste,

(a) Pag. 312.
(b) Adverl. anat. 1. art. 27.
(c) Adverf. anat. IV. animad. 26. Riolan, Anthrop. p. 92.

ET DE LA CHIRURGIE. 301

eut fait paroistre par escrit son ignorance. Mais à ce coup je ferai connoistre qu'il est peu entendu & versé en l'Anatomie, quoyqu'il se qualifie Chirurgien juré en l'Université de Paris: titre nouveau qu'il adjouste à ses qualitez, que cette célèbre Université de Paris qui n'a jamais produit ny recogneu pour siens telles personnes, lui retranchera ; encore que son livre soit recommandable par les épigrammes de quelques Régens de l'Université, fort sçavans, lesquels eussent mieux faict de ne point soubscrire leurs noms, de peur qu'ils ne soient soupçonnez fréquenter la boutique d'un Chirurgien (a).

XVII. Siecle.
1607.
RIOLAN.

Riolan accuse ensuite Habicot d'avoir pillé l'ouvrage d'un Pere Jésuite, & d'avoir fait deux vers d'un seul vers de Virgile : c'est ce qui lui a fait déclare qu'il ne sait point le latin. » Vous escrivés, » aussi mal en latin qu'en françois, & feriés » beaucoup mieux pour vostre honneur de ne plus » contrefaire le Médecin, ny escrire vos receptes en » latin chés les Apothicaires, car les serviteurs s'en » moquent, & ne sçavent ce qu'ils doivent mettre, » sçachant que la mauvaise orthographe faict sou- » vent changer le sens des choses (b).

Nostre illustre Médecin use de sa supériorité contre Habicot ; il lui démontre qu'il s'est trompé jusques en l'énumération des os ; qu'il n'a point connu leur vraie division, & qu'il n'a eu aucune idée sur leur position & leur structure » qui est, dit - il, » l'Anatomiste qui a fait deux sphénoïdes, qui est » celui qui l'a rapporté à la maxille supérieure . . . » vous oubliés les os jugaux en vostre practique » que vous ajoutés en vostre table . . . . en vostre » table vous oubliés les os du palais, & mettez » deux jugaux, deux pomettes qui ne sont que les » mesmes os . . . vous mettez huict dents œillères » & quatre incisives, où avés - vous appris cela, » dictes, s'il vous plaist, huict incisives & quatre » canines, dont les deux de la maxille supérieure

(a) pag. 4.
(b) pag. 6.

Tome II. V

» font dittes œilleres, pour les raisons dictés p[ar]
» Charles Etienne qui est François, & que vo[us]
» devés avoir (a).

Riolan reléve un grand nombre de fautes pareil[les,]
ses remarques sont judicieuses ; il seroit à des[irer]
qu'il n'eût pas été plus loin, des faits il passe [aux]
mots : » vous corrigerés de votre practique ana[to-]
» mique l'éthimologie de trochanter, qui vient [du]
» mot grec τροχατειν, qui ne signifie pas trott[er,]
» mais tournoyer, & proprement en françois, [ce]
» a tourné : trochanteres vireurs (b).

Dans le feu de cette critique, Riolan apprend
à Habicot que la moëlle des os n'a point de m[em-]
brane qui l'enveloppe. Cette réflexion est juste. L[es]
anciens Anatomistes avoient admis une membr[ane]
sans fondement. Sans citer Riolan, Mrs Nesh[?]
& Bertin en ont nié l'existence, & s'en sont appr[o-]
prié la découverte. Naturellement porté à la [cri-]
tique, Riolan n'épargne pas même le chef des Ch[i-]
rurgiens françois : » mais d'autant que vous po[ur-]
» riez alléguer pour votre défence, que vous [vous]
» réglé sur l'Anatomie de Paré, qui est à tous [les]
» autres vostre patron & conducteur, je vous [a-]
» vertirai que Paré vous a trompé ; qu'il n'est [pas]
» meilleur Anatomiste que vous, encore qu'il [se]
» vante comme vous d'avoir souvent fait pr[euve]
» très suffisante de son sçavoir en l'Anatomie [des]
» Escholes de Médecine : c'est ce que vous d[ési-]
» rez aujourd'hui avec tant d'affectation & am[bi-]
» tion pour nous braver toujours, & reproch[er que]
» nous ne sçavons & ne tenons l'Anatomie [que]
» vous autres (d).

Notre célebre Auteur ne s'en tient pas aux mo[ts,]
il prouve par les faits les plus constatés, qu'A[m-]
broise Paré n'a eu aucune connoissance en An[ato-]
mie, principalement sur l'ostéologie qu'il renv[erse]
de fond en comble. Par l'inspection des os du [...]

(a) Pag. 12 & 13.
(b) Pag. 16.
(c) Pag. 18.
(d) Pag. 22.

du Géan, Riolan croit être en droit d'assurer qu'ils appartiennent plutôt à un animal d'un autre espece qu'à l'homme ; il fait part à Habicot de plusieurs autres réflexions qu'il seroit superflu de rapporter ici, & il conclut que les os trouvés en Dauphiné, appartiennent à l'éléphant.

On croiroit la question terminée à la conclusion de Riolan lorsqu'il fait une sortie des plus vives contre les Chirurgiens de Saint Côme : je rapporterai ses termes pour donner une idée du caractere & du zele que Riolan avoit pour son art : » voilà, dit-il, les principales fautes que j'ai remarquées en votre livret, lesquelles je supplie Messieurs les Médecins, & vos confreres Chirurgiens, considérer, & voir que les Médecins congnoissent, par l'ignorance du plus sçavant d'entre les Chirurgiens, quelle suffisance & doctrine peut avoir le reste en l'Anatomie. Pareillement les Chirurgiens verront & advoueront qu'il y a des Médecins plus sçavans qu'eux au faict de l'Anatomie, puisqu'un Escholier en Médecine faict la leçon au plus entendu & suffisant d'entr'eux, lequel, s'il est sage & prudent par ceste admonition, il baissera son orgueil & présomption, & ne desdaignera de venir apprendre avec les Escholiers en Médecine l'Anatomie que les Docteurs montrent publiquement : voilà est l'homme, *atas nimis sera ad discendum* ; tant que l'homme vit il apprend..... Comment pouves-vous accorder les Anatomistes ensemble ? vous qui n'entendés le latin & n'avés la cognoissance des autres Anatomistes (a).... Il seroit beau voir aux Escholes de Médecine un Chirurgien discourir & monstrer l'Anatomie & opérations de Chirurgie avec sa longue robe & bonnet quarré, ou bien en sa maison tenir eschole publique, enseigner les serviteurs de l'estat, contrefaire le Médecin, ordonner des receptes sur les malades, se qualifier Professeur de Chirurgie en l'Université de Paris : pensés-vous que cet habit augmente vostre science & vous rende meilleurs Chirurgiens ? Sçachés que

(a) Pag. 34. & 35.

V ij

» cet habit est indécent à vostre profession. Hip-
» pocrate recommande au Chirurgien que ses vêtemens
» soient courts, serrés, sans plis, avecque
» manches étroites (a)... mais baste pour l'ha-
» bit pourveu que chacun fasse son devoir; car l'ha-
» bit ne fait pas le Moine; *simia semper erit simia*,
» & les vrais Médecins seront toujours recognus ce
» qu'ils sont (b).
» Pour conclusion, M. Habicot, respectés do-
» navant les Médecins de Paris mieux que vous
» n'avez faict, recognoissez qu'ils sont vos Maîtres,
» non pas à vous seul, mais à tous ceux de vostre
» estat : cette soubmission vous ouvrira l'esprit pour
» discerner vos fautes, & pour estre cy-après plus
» discret à mettre quelque chose à la vue & à la
» face des Médecins de Paris ; car recognoissant
» vostre imbécillité, vous emprunterez le conseil &
» le secours d'un sçavant Médecin qui vous sera
» amy, comme ont faict tous ceux de vostre robe :
» corrigera vostre orthographe, changera les mots
» barbares, les impropriétés du langage françois, le
» latin escorché, & ostera les fautes que vous com-
» mettriez en la chose (c)... ne desdaignés point
» & vos confreres aussi, de venir assister aux Ana-
» tomies publiques qui se font aux Escholes de Mé-
» decine, vous y serés reçus gratis, & aurez feance
» honneste; vous apprendrez de Messieurs nos Maîtres
» très plusieurs beaux secrets en l'Anatomie que vous
» ne sçavés pas (d).

Ces lambeaux doivent être rapportés dans cette
histoire, parcequ'on connoît en les lisant en quel
état la Médecine & la Chirurgie se trouvoient pour
lors. Riolan est un grand Maître, il mérite d'être
écouté.

Habicot répondit à l'ouvrage de Riolan
d'une manière foible & lâche : il y eut de nouveaux
écrits qui parurent en faveur de l'Auteur de la
gigantomachie, & contre celui de la *Gigantoma-*

(a) Pag. 43.
(b) Pag. 44.
(c) Pag. 45.
(d) Pag. 46.

Habicot n'étoit point d'un caractere, à céder; il répondoit aux écrits qu'on publioit contre lui: c'est alors que Riolan se montra à découvert en publiant sous son nom une nouvelle critique. J'ai lu le pour & le contre avec soin, & j'ai vu que l'essentiel se réduisoit à ce que j'ai rapporté. On trouvera des détails ultérieurs sur cet objet à l'article d'Habicot.

Habicot répondit à l'Etudiant en Médecine & sans ménagement; Riolan en fut choqué, & lui répondit d'un ton pour le moins aussi assuré.

Son ouvrage a pour titre:

Gigantologie.

Discours sur la grandeur des géants, où il est démontré que de toute ancienneté les plus grands hommes & géants n'ont pas été plus hauts que ceux de ce tems.

Avec cette Epigraphe.

Quis autem vestrum assidue cogitans potest adjicere ad staturam suam cubitum unum? Matth. cap. ...

A Paris, M. DC. XVIII. in —

L'ouvrage est dédié à Monseigneur de Luynes, & Riolan a signé l'épître dédicatoire; il est rempli d'érudition, le style en est clair & précis. Riolan s'est servi des plus fortes preuves pour combattre le sentiment de son adversaire; tantôt il fait voir que les anciens avoient la manie de faire leurs portraits ou leurs statues plus hautes que leurs personnes, tantôt il recherche dans les Historiens qui ont écrit sur l'art militaire, la quantité d'étoffe qu'il leur falloit pour habiller leurs soldats; il évalue la quantité d'alimens dont ils faisoient usage. Riolan tire d'Hippocrate & des Auteurs qui lui ont succédé, de fortes preuves en faveur de son sentiment: aucun de ces Médecins, dit-il, n'a parlé de la race gigantesque; ils n'ont point varié dans les doses de leurs remedes, dans la quantité de la boisson ou du manger. L'Ecriture Sainte, les Poëtes, les Orateurs Profanes, lui fournissent des preuves solides: Riolan avec toutes ces citations donne un air de simplicité à cet écrit qui le fait lire avec plaisir; on est

V iij

indigné quand on a fait la lecture d'un tel ouvr[age] de la réponse qu'en fait Habicot, jamais on n'a p[u] mieux juger de la disproportion de deux comba[ts] que dans cette querelle ; Riolan a tout pour lui, raison, l'éloquence & l'érudition.

Schenckius (Jean George), fils de Jean Schenck[ius] Médecin célebre dont nous avons déja parlé, [né] de Graffenberg ; les Historiens ne nous appren[nent] rien de plus particulier sur l'histoire de la vi[e il] a beaucoup écrit. Voici les ouvrages qui ont du rap[-] port avec l'Anatomie ou la Chirurgie.

Lithogenesia, sive de microcosmi membris petrefa[ctis] & de calculis eidem microcosmo per varias mat[erias] innatis, &c. Francof. 1608, in-4°.

Cet ouvrage contient une histoire exacte des pier[res] qui se forment dans le corps humain ; l'Auteur [en] a distingué avec soin les différences, a indiqué [les] principaux symptômes qui les caractérisent, & s['est] sur-tout attaché à la recherche des causes. Com[me] il savoit la Chymie, il a donné l'analyse de plu[sieurs] pierres ; cet ouvrage mérite d'être lu.

Monstrorum historia memorabilis ; monstrosa h[uma-] norum partuum miracula, stupendis conformat[ionum] formulis ab utero materno enata, vivis exemplis, [obser-] vationibus & picturis referens. Francof. 1609, in-4[°.]

L'Auteur a indiqué fort au long dans cet ouv[rage] différentes espèces de monstres, dont la plupart [sont] décrits dans les ouvrages que nous avons déja ana[ly-] sés ; ce livre est peu digne de nos éloges.

On trouve encore quelques détails de Chir[urgie] dans l'ouvrage suivant.

Exotericorum experimentorum ad varios [...] *centuriæ 7. &c. Francof.* 1607.

Terillus (Dominique), Médecin célebre de V[e-] nise, dont nous avons deux ouvrages qui ont pa[ru] sous le titre suivant.

De causis mortis repentinæ distinctissima tracta[tio.] Venet. 1615.

On lit dans ce traité plusieurs histoires frappan[tes] de l'anévrisme. L'Auteur s'est étendu fort au lo[ng] sur les signes de la mort, & a donné une descr[ip-] tion fort expressive de la vie humaine.

De veſicantium recto uſu ac utilitatibus mirificiſque in praxi eorum fructibus. Venet. 1607.

1607.
TERILLUS.

Terillus fait grand cas des véſicatoires dans les maladies inflammatoires des parties internes ; il prétend que par leur moyen on attire au dehors la matiere morbifique qui ſurcharge les viſceres ; Terillus en faiſoit un uſage fréquent dans la goutte remontée : cet ouvrage eſt aſſez bien écrit & il mérite l'attention de tous ceux qui exercent la Médecine : il eſt fâcheux qu'il ne ſoit pas plus commun.

Latinus (Tancrede).

LATINUS.

De fame & ſiti. Venet. 1607, in-8°.

Cornacchinus (Thomas) d'Arezzo, Ville de la Toſcane, devint Profeſſeur & le premier Médecin de Piſe. Il s'acquit dans cette Ville une réputation des plus étendues par la pratique de la Médecine qu'il fit avec éclat, & par ſes écrits. Son traité de Médecine Pratique eſt intitulé :

CORNACCHINUS.

Medicina practica rationalis & empyrica, tabulis 162. comprehenſa. Venet. 1607, *in fol. Patav.* 1609, *in fol.*

On trouve dans cet ouvrage quelques deſcriptions anatomiques ; à la page 20 on y lit une expoſition de la tête ; à la page 86, celle du larynx, de la luette, & des amigdales ; à la page 96 on trouve une deſcription aſſez ample du poumon : l'Auteur n'a rien ajouté du ſien ; mais il a puiſé dans les bonnes ſources : il rend avec juſtice ce qu'il doit à un chacun ; quand on ſe ſert du bien d'autrui, du moins doit-on en faire hommage à qui il appartient. Les modernes imitent peu Cornacchini. Il y a dans le même ouvrage quelques détails phyſiologiques ſur le pouls (*a*) & ſur les urines (*b*) ; je ne parle pas de la partie de la Médecine, parcequ'elle n'eſt pas de mon objet ; je dirai ſeulement en paſſant que l'Auteur a décrit avec la plus grande exactitude les maladies dont il a traité.

Luchtenius (Adam) a donné un ouvrage ſur la graiſſe.

LUCHTENIUS

Quæſtio de adipe. Helmſtad. 1607, in-4°.

(*a*) Pag. 312.
(*b*) Pag. 328.

Quoique cet ouvrage soit extrêmement rare, [j'ai] eu occasion de le consulter. L'Auteur distingue [la] graisse de l'axonge & du suif; il s'étend fort [au] long sur la graisse du cœur; il croit que c'est [elle] qui favorise ses mouvemens.

Manget annonce quelques autres ouvrages [du] même Auteur; le suivant est du ressort de la Chirurgie.

Observatio de casu ab alto divi Christiani IV D[aniæ] Regis. On le trouve dans le second volume, [n.º] des actes de Coppenhague.

LIDDELIUS. Liddelius (-Duncan), Médecin Ecossois d'Ab[er-] dona, & Professeur dans l'Académie Julienne.

Ars Medica succinctè & perspicuè explicata. H[am]burg. 1607, in-8°. 1616, in-8°. 1628, in-8°.

On trouve dans cet écrit quelques détails d'A[nato]mie. Le chapitre IV traite de la structure & des di[ffé]rences des parties du corps humain; le cinqui[eme,] des esprits animaux; le septieme, de la nutri[tion;] le huitieme, des humeurs; le neuvieme, de la [gé]nération de l'homme; & le douzieme, des [sens.] Liddelius a fait une compilation assez informe [&] sans goût des Auteurs qui l'ont précédé, & n'[y a] ajouté que des inepties.

1608.
PARMA.
Parma (Hippolite), Médecin & Chirurgien [à] Padoue.

Praxis Chirurgica. In qua omnes operationes [ejus] artis, ad caput spectantes, dilucide & exquis[itè] ad mentem Hippocratis describuntur. Venet. 1608, in-8°.

Introductionis ad Chirurgiam libri duo. In qu[ibus] tum officia, tum morbi ad Chirurgum attinentes, [&] congrua præsidiorum chirurgorum administratio dilige[n]ter explicantur. Patav. 1612, in-4°.

Son traité de pratique chirurgicale présente [un] précis assez bien fait pour le temps. L'Auteur do[nne] en peu de mots une idée des principales opéra[tions] de Chirurgie, & insiste beaucoup sur les indica[tions] médicinales qui autorisent ou défendent une op[éra]tion, &c. Du reste je n'y ai rien trouvé de par[ti]culier qui méritât d'être rapporté.

Son introduction à la Chirurgie traite des devo[irs]

Chirurgien, des talens & des connoissances qui
sont nécessaires. L'Auteur lui en desire beaucoup. On y trouve un traité des tumeurs, des plaies,
des ulceres, des fractures, des luxations. Ses généralités ne sont pas mauvaises. L'Auteur est grand
partisan des sutures, & dit qu'on peut, par le moyen
des mains, réduire des luxations les plus difficiles
(a). Dans la seconde partie de cet ouvrage, Parma
parle très au long des vésicatoires, de la saignée
& des ventouses, &. Il croyoit beaucoup à la révulsion, & il prescrit une grande quantité de toniques auxquels il attribue une vertu sarcotique.

XVII. Siecle.
1608.
PARMA.

Knoblochius (Tobie), Médecin, qui étudia à
Boulogne sous Basianus Landi, prit son doctorat
en 1556. Il parcourut la même année les principales Universités de l'Italie. Quelque temps après
revenu en Allemagne sa patrie, il fut fait Professeur
à l'Académie de Wittemberg, & c'est là qu'il composa ses écrits.
Il a publié des ouvrages d'Anatomie qui ont pour
titre.

KNOBLO-
CHIUS.

*Disputationes Anatomicæ & Physiologicæ recens
scriptæ, & plurimis in locis locupletatæ, figuris æneis
variis, & novis illustratæ.* Onolzbachii 1608, in-4°.
De Lipsiæ 1612. Witteberga 1661, in-8°.
*De cerebri vulnere, & de schirro uteri in prægnante
epistola.* Ulmæ 1628. & se trouve dans le recueil
d'Horstius.

Dans tous ces écrits, Knoblochius se montre zélé
compilateur des ouvrages de Vesale. Le plus grand
nombre de figures anatomiques qu'il y a insérées
sont du même Auteur. Dans ses dissertations anatomiques & physiologiques, il a tâché de réunir
tous les objets qui sont du ressort de l'Anatomie.
Dans la premiere partie il traite de la dignité de
l'homme, & donne une description générale de ses
parties. Dans la seconde il traite des parties similaires
en général. Dans la troisieme on trouve une description du bas-ventre, tant des parties contenantes que
des parties contenues. Dans les cinq parties suivantes,
Knoblochius parle fort au long des parties qui ser-

(a) Pag. 92.

vent à la chylification, ou à la sanguification, est encore entré dans des détails sur les parties [de] la génération de l'un & de l'autre sexe. Le chap[itre] neuvieme contient l'histoire de la poitrine en g[éné]ral. Les dixieme, onzieme & douzieme roulent [sur] le cœur, les poumons & le col. Dans le treizie[me] & les deux autres chapitres suivans, Knobloch[ius] parle de la tête & de ses principaux organes. En[fin] l'Auteur termine son ouvrage d'Anatomie par [la] description des os, des humeurs & des esprits. P[eu] satisfait de ses expositions anatomiques, Notre Ec[rivain] vain s'est amusé à rechercher le siege de l'ame, [ses] principales affections, & ses effets dans la machi[ne] humaine.

Je n'ai point vu l'ouvrage de Knoblochius ; c'[est] d'après M. Goelike que je l'ai analysé. L'ex[trait] que cet Auteur en fait, & que je viens de fa[ire] après lui, est peu favorable à Knoblochius.

Sclanovius (Hector), Médecin Allemand, [dont] nous avons,

Diascepsis antomica de vasis umbilicalibus & se[cun]dinis, &c. Francof. 1608.

Goelike nous apprend à son ordinaire que cet ou[v]rage est divisé en huit chapitres; l'Auteur y tra[ite] fort au long du fœtus & de ses parties : tantôt il recherche pourquoi les vaisseaux ombilicaux [sont] contournés; pourquoi ils ont une si grande longueu[r] & enfin il se demande si ces contours favorisent o[u] retardent la marche du liquide. Si l'on en croi[t] Goelike, Sclanovius admet dans son septieme ch[a]pitre les cotyledons, & en recherche les usages. D[e] tels extraits sont peu instructifs. Goelike nous don[ne] plutôt une idée de l'ordre de l'ouvrage que de[s] matieres qui y sont contenues : cependant mon ob[jet] jet est d'indiquer les principaux détails anatomiques qui se trouvent dans un Auteur ; ainsi l'histoire de l'Anatomie de Goelike me devient inutile par cette raison. Doué d'un génie plus sublime & d'une science plus profonde, M. de Haller nous apprend, pour nous donner une idée de Sclanovius, qu'il regardoit l'ouraque comme un ligament, qu'il nioit l'existence de la membrane allantoïde:

j'ajouterai que cette réflexion n'est point propre à Sclanovius; le lecteur, pour s'en convaincre, n'a qu'à parcourir les extraits qui précedent celui-ci, notamment celui d'Arantius. On trouvera dans le même ouvrage que j'analyse une description d'un monstre à deux corps : je n'ai pu me procurer ce livre; ce n'est que d'après les écrits de Mrs Goelike & Haller que j'ai pu en donner cette légere notice.

SCLANOVIUS.

Tanckius (Joachin).

De phlegmone ex sententia Galeni. Lips. 1608, in-4°.

De observationibus quibusdam Anatomicis epistola. Elle se trouve avec le Livre IV des observations médicales de Grégoire Horstius. *Ulma* 1628, in-4°.

TANCKIUS.

L'histoire de Jean Heurnius appartient plus à la Médecine sur laquelle il a écrit plusieurs ouvrages, qu'à l'Anatomie ou à la Chirurgie; cependant comme dans ses écrits il y a quelques détails qui ont du rapport à ces deux parties, voici les principaux traits historiques sur sa vie.

Heurnius (Jean) naquit à Utrecht le 27 Janvier de l'an 1543 de Jean Otton, Marchand de vin. Il apprit avec peine les premiers élémens des sciences. Il avoit déja atteint la quinzieme année sans avoir encore pu apprendre les regles de la grammaire. Par un travail forcé, il développa les talens qu'il avoit reçus de la nature; il fit peu à peu des progrès dans la Philosophie, & lorsqu'il eut embrassé l'état de la Médecine, il avança sensiblement. Il étudia d'abord à Louvain, ensuite à Paris sous Jean Duret, d'où il fut à Padoue; il y étudia sous Capivaccio: il alla quelque temps après à Pavie, où il fut disciple de Mercurialis. De retour dans sa patrie, on lui proposa plusieurs charges éloignées de l'état de Médecin; il les refusa. L'an 1581 il fut choisi pour enseigner la Médecine dans l'Université de Leide, fondée depuis peu. Il occupa la chaire pendant long-temps. Ce grand homme mourut de la pierre Août en 1601, à l'âge de cinquante-deux ans.

HEURNIUS.

XVII. Siecle.

Les ouvrages suivans n'ont été publiés qu'après la mort de l'Auteur.

1608.
HEURNIUS.

De morbis oculorum, aurium, nasi, dentium, oris, liber. Lugd. Batav. 1602. Antuerp. 1608.

De morbis mulierum liber. De humana felicitate liber. Lugd. Batav. 1607.

On y trouve quelques détails sur la génération & l'accouchement.

Institutiones Medicinæ. Lugd. Batav. 1592, in-f. 1609, in-12. Hanoviæ 1595.

Cet ouvrage contient quelques descriptions anatomiques, mais en petit nombre.

BECKMAN.

Beckman (Christophe).

De barbigeniâ hominis mere maris. Gen. 1608, in-4°.

WEREMBERG.

Weremberg (Jacques).

De corporis humani fabrica, Disput. X. Witt. 1608, in-8°.

ROSSIUS.

Rossius (Mathieu), Médecin célebre d'Italie, a publié un ouvrage qui a pour titre :

Observationes medicæ, chirurgicæ & practicæ, est, de consultandi, sive ut vulgo dicitur, collegiandi arte, in morbis omnibus ac quibuslibet particularibus ad Chirurgiam pertinentibus, tractatus, &c. Franc. 1608. Francof. & Lipsiæ 1676, in-8°.

Cet ouvrage est un recueil d'observations, qui pour la plupart de la pratique de l'Auteur, sont en général intéressantes, sur-tout celles qui traitent des maladies des os. Rossius a distingué avec soin les symptômes essentiels des fractures d'avec ceux auxquels diverses circonstances peuvent donner lieu (a). Dans l'amputation il coupoit dans le mort; il ne vouloit point qu'on entreprît la cure d'un cancer occulte (b). Rossius a abusé de l'usage des topiques dans le traitement des plaies, &c.

BARONIUS.

Baronius (Théodore), natif de Cremone, Médecin & Philosophe célebre de cette Ville, a publié un ouvrage sur les maladies des voies urinaires, qui a pour titre :

(a) Pag. 169. édit. Francof. 1608.
(b) Pag. 145. Pars posterior.

De operationis mejendi triplici læsione & curatione, libri duo. In quibus morbi omnes renum, & vesicæ, quoad eorum cognitionem, prognosticum, & curationem, ex Galeni præsertim mente clare pertractantur, &c. Papiæ 1609, in-4°.

L'Auteur se flatte d'avoir extrait la plupart des objets qui composent son livre, des ouvrages de Galien : ce qui lui donne lieu de critiquer amèrement les Médecins qui lui ont survécu, de n'avoir point profité des travaux de ce grand homme. Ce qu'il y a de meilleur dans son ouvrage, qui soit relatif à notre objet, c'est d'avoir regardé l'usage des remedes internes comme inutiles lorsque la vessie ou les reins sont surchargés d'une grosse pierre (a) ; il n'en est pas de même lorsqu'il n'y a dans les voies de l'urine qu'une matiere visqueuse & gluante. Baronius veut qu'on recoure à un sirop de sa composition (b) ; ce sirop est composé du plus grand nombre des plantes apéritives que nous connoissions ; telles que l'éringium, la saxifrage, l'arete-bœuf, &c. Il critique vivement les Chirurgiens de son temps de ne savoir point faire l'opération de la taille. Il assure que tous ceux qui sont livrés entre leurs mains, ou sont morts pendant l'opération, ou ont été quelque temps attaqués du calcul. Pour donner plus de poids à sa critique sur l'opération de la taille, Baronius cite l'aphorisme d'Hippocrate, qui dit que toutes les plaies à la vessie sont mortelles : *hinc propterea*, ajoute-t-il, *ego dicere soleo, me numquam consilium daturum alicui, etiam meo inimico, ut iis carnificibus se subjiciat* (c). Cette façon de penser est indigne d'un homme qui a eu une certaine célébrité. Il raisonne un peu mieux lorsqu'il traite du cathétérisme ; il en détaille les dangers. Il a recommandé les bougies dans les cas de callosité dans l'uretre. Il a injecté une liqueur lithontriptique dans la vessie à la faveur d'un ulcere survenu au périné, & il recommande d'injecter dans l'uretre, par le moyen

(a) Pag. 141. édit. Papiæ 1609.
(b) Pag. 138.
(c) Pag. 144.

d'un siphon, une liqueur du même genre (a).

XVII. Siecle.
1609.
PIGRAY.

Pigray (Pierre) de Paris, Chirurgien ordinaire du Roi, fut Eleve & émule d'Ambroise Paré avec qui il fut réuni par l'amitié la plus étroite. Il vécut sous le regne de Henri IV & de Louis XIII. jouit de la plus grande réputation, & exerça la Chirurgie à Paris, à l'armée, & à la Cour. Son nom étoit dans la plus grande vénération. Les Grands & le peuple avoient en lui une extrême confiance. On le regardoit comme l'héritier des connoissances d'Ambroise Paré ; & en effet, Pigray avoit étudié pendant long-temps les préceptes de ce grand Maître. Ambroise Paré le conduisit dans la carriere des sciences & de la fortune, & Pigray fit fructifier ses soins. Il eut plusieurs charges dans son corps, & il étoit Doyen l'an 1613, qui fut celui de sa mort.

Nous avons de lui,

Chirurgia, cum aliis Medicinæ partibus conjuncta. Parisiis 1609, *in-*8°. *Epitome præceptorum Medicinæ Chirurgicæ, cum ampla singulis morbis convenientium remediorum expositione. Paris.* 1612. Ce livre fut traduit en françois sous le titre suivant.

Epitome des préceptes de Médecine & de Chirurgie, avec ample déclaration des remedes propres aux maladies. Rouen 1638, 1658. *Lyon* 1673, en flamand. *Amstel.* 1633.

Chirurgie mise en théorie & en pratique. Paris 1610, *in-*8°.

L'ouvrage de Pigray est un précis de celui d'Ambroise Paré, auquel il a ajouté quelques réflexions qui lui sont propres, & l'ordre qu'il suit est à-peu-près le même. Avant d'entrer en matiere il donne une légere idée de l'homme. Ce n'est pas de l'observation qu'il déduit ses détails. L'Anatomie ne l'a point éclairé de son flambeau. Pigray s'est abandonné dans ses préliminaires à des digressions historiques ou physiques qui ne lui font pas un honneur infini.

Le second livre traite des tumeurs. L'Auteur a d'abord parlé d'elles en général; il descend ensuite

(a) Page 141.

particulier; la pituite, la bile & la mélancholie, jouent un grand rôle dans la formationn de ces humeurs. Pigray paroît avoir puisé dans l'ouvrage de Saporta, Professeur à Montpellier; il en a pris quelques particularités intéressantes, & il en a omis plusieurs qui eussent dû trouver place dans son ouvrage. Ses réflexions sur l'anévrisme méritent de la considération; l'Auteur s'est sur-tout étendu sur celui qui vient au bras à la suite d'une saignée.

Il prescrit de faire l'amputation dans le vif, & de lier les vaisseaux sanguins pour arrêter l'hémorragie, pourvu qu'il n'y ait aucune altération dans le moignon, » & que facilement les vaisseaux se puissent prendre & lier sans les tirer de force : j'approuve fort cette ligature. Mais s'il y a difficulté, & qu'il les faille tirer du profond avec un bec de corbin qui le plus souvent prend le nerf avec la veine, qui cause de grandes & extrêmes douleurs, je n'approuve pas cette façon, & me semble plus périlleuse, & même plus douloureuse que ne seroit le fer chaud (a) ». D'après ces raisons, notre Auteur se croit en droit de recommander dans ces cas l'usage du cautere; il blâme l'usage de l'opium pris intérieurement, dans la vue d'assoupir les douleurs pendant l'opération. Il fait encore observer » qu'il y a certaines especes de gangrenes qui se desséchent, soit par nos remedes, soit par nature, ou que la cause n'en est si violente, laquelle, si on la considere bien, on trouvera que facilement elle se séparera d'avec le vif, & ne sera besoin de couper le membre en la chair, mais l'os seulement, au lieu de la séparation qui en aura esté faite par nature; ce que j'ai vu advenir par plusieurs fois.

» Et si la gangrene venoit à raison du vice de quelque partie noble, qui empeschât ou diminuât la puissance & vertu de l'esprit vital ou naturel à la partie malade, qui seroit cause de la mortification, lors il ne faudroit couper ny amputer le membre, car l'amputation seroit inutile, mais se

(a) Pag. 129. édit. Rouen 1638, in 8º.

XVII. Siècle.

1609.
PIGRAY.

» contenter feulement d'ufer des remedes palliatifs
» & confoler le malade. (a).

Ses réflexions font judicieufes ; on ne fauroit ne
les fuivre dans la pratique de la Chirurgie. Pigray
mérite d'être lû fur l'hydrocele ; il veut qu'on évacue les eaux par l'incifion au fcrotum, & qu'on la
faffe obliquement. » L'ouverture fe fera avec une lan-
» cette, affez profonde, en confervant néanmoins
» toujours les vaiffeaux fpermatiques & déférens ;
» puis mettre dans la plaie une tente affez longue,
» parcequ'elle eft fort fubjette à fe reprendre ; &
» fi l'ouverture eft faite obliquement, elle ne fe
» coalefce pas fi tôt que quand elle eft faite de
» long ; voir avant que la matiere foit du tout éva-
» cuée, jufqu'à ce qu'il y foit furvenue une petite
» inflammation, moyennant laquelle l'humeur en
» fuppure mieux, il ne fe fait pas fi tôt récidive du
» mal (b).

Son traité des plaies offre peu de particularités
intéreffantes. Pigray a été grand partifan des fures, il recommande, lorfque la plaie eft petite &
qu'il faut l'agrandir, d'y introduire quelques corps
étrangers qui en écartent les parois en fe gonflant.
» Pour dilater, quand nous penfons qu'il foit de-
» meuré quelque chofe d'eftrange dedans la plaie
» qui puiffe empefcher la confolidation, aux mor-
» fures de quelque animal que ce foit, pour en
» tirer & extraire le virus ; & fi c'étoit en lieu où
» il falluft plus fort dilater, on le feroit avec l'é-
» ponge, ou la racine de gentianne, & chofes fem-
» blables (c).

Du général, notre Auteur paffe au particulier, il
parle fort au long des plaies de la tête. Pigray s'op-
pofe au fentiment de ceux qui regardent la dure-mere
comme infenfible ; » il y en a, dit-il, qui ne veulent
» faire difficulté d'ufer des médicamens acres fur la
» dure-mere, parce, difent-ils, qu'elle n'eft fenfible ;
» en quoi ils s'abufent grandement, car c'eft l'une des
» parties de notre corps qui a le fentiment auffi aigu

(a) Pag. 131.
(a) Pag. 279.
(c) Pag. 313.

s'ils disent qu'ils l'ont piquée avec la lancette sans y trouver aucun sentiment ni douleur, cela est bien vrai qu'elle n'en a aucun, quand l'esprit n'y reluit plus, tout ainsi que les autres parties nerveuses n'ont point de sentiment, si l'esprit n'y est porté. Il ne faut point de grandes raisons pour prouver cela, car de soy-mesme il est assez cogneu & remarqué par ceux qui ont de grandes & extrêmes douleurs de teste, qui ne pensent estre en la substance du cerveau, mais en ses membranes qui sont nerveuses & sensibles (a).

De telles réflexions méritent les plus grands éloges; elles devoient être connues de la plupart de nos Praticiens modernes qui s'occupent depuis long-temps de cet objet.

Les ulceres font le sujet du cinquieme livre; l'Auteur n'y a rien ajouté de particulier. Le sixieme livre contient l'histoire des luxations & des fractures; il est pour la plupart extrait des ouvrages d'Ambroise Paré. Les livres suivans ne sont pas plus intéressans; l'Auteur n'y a ajouté du sien que quelques observations tirées de sa pratique, & qui s'accordent avec les principes de son Maître Paré. L'ouvrage que je viens d'analyser succintement offre peu de réflexions originales; mais il forme un très bon précis de la Chirurgie du temps de l'Auteur. Pigray n'a pas été simple compilateur, il a ajouté ses réflexions à celles des Ecrivains qu'il a consultés: l'observation lui a communément servi de base; & si quelquefois il s'est écarté de ce plan, c'est un mal qu'il a commis avec la plupart des Auteurs de son siecle.

Chacon (Denis Daza), son histoire est aussi inconnue que l'ouvrage qu'il a donné, à peine les Historiographes en annoncent-ils le titre: *De Chirurgiâ theoriâ & paxi. Villadoli 1609*, aurii 1626, in-fol. Cet ouvrage forme deux volumes in-folio, il a été imprimé en Espagnol & en Latin à Valladolid. M. de Haller l'annonce sous le titre suivant:

XVII. Siecle.
1609.
PIGRAY.

CHACON.

(a) Pag. 365.
Tome II. X

Prattica y theorica di chirurgia en Romance [?] Latin.

XVII. Siecle.

1609.
GELLO.

Gello (Jean-Baptiste de), de Florence & de [l'A]cademie de cette ville, mourut en 1568.

De naturâ humanâ fabricâ, dialogi decem. [Nurem]berga 1609, in-12.

Cet ouvrage avoit été autrefois publié à Flor[ence] en Italien : Wolphœus le mit en Latin & y aj[outa] quelques remarques.

HUCHER.

Hucher (Jean), Chancelier de la Faculté de M[ont]pellier après Laurent Joubert, à qui il succéda [en] 1581 suivant Moreri, & 1583 suivant M. Astruc[. Il] étoit de Beauvais en Picardie, d'une famille dist[inguée] par sa noblesse : son pere Hucher d'Autneuil étoi[t Ca]pitaine au service de la France ; il comptoit [plu]sieurs de ses ancêtres qui s'étoient distingués [dans] l'Art Militaire : il eut un soin extrême des prem[ières] études de son fils, & lorsqu'il s'occupoit le pl[us à] donner une éducation brillante & digne de son [fils] la mort l'enleva au milieu de ses projets ; il fu[t tué] à la bataille de Saint Quentin en 1557. M. A[struc] nous dit « que notre jeune Hucher perdit à [la mort] » de son pere ses biens, & même les preuves [de sa] » noblesse qu'il constata par une Enquête faite [en] » 1570, à la tête de laquelle on voit le Maréch[al de] » Damville comme témoin ». Jean Hucher, [livré] pour ainsi dire à lui-même, continua ses études [après] la mort de son pere : naturellement né pour les [Scien]ces, aucun obstacle ne put l'en détourner ; il fut [à] Montpellier pour y étudier en Médecine ; il fut [reçu] Bachelier en 1566, sous la Présidence de L. Jou[bert] & Docteur en 1567, sous la Présidence de Fran[çois] Feynes. Orné de ce grade il cultiva la Méde[cine à] Montpellier & s'y distingua ; en 1570 il fut nom[mé] à la Régence d'Honoré Castelan. Doué d'un pro[fond] savoir & d'un génie sublime, Hucher s'acqui[t de] jour en jour une nouvelle réputation, il parvi[nt à] tous les grades de la Faculté. M. d'Egrefeuille [nous] dit qu'il fut choisi en 1598 pour Médecin ordin[aire] de Henri IV. M. Astruc ne nous a point fait pa[rt de] cette époque. Il mourut en 1603 comme on le [voit] l'inscription que Ranchin a fait mettre en son ...eur sur la façade des Ecoles, & qu'on trouve ...ore dans son *sacrum apollinare*.

Joannis HUCHERII Bellovaci, salutis publicæ conservato- ...rofessoris Regii, & Cancellarii, qui postquam cœlum ...m medicum dignissimè diù sustentavit atlas, defunctus ... hoc Montepelio. ann. D. M. DC. III.

Notre illustre Médecin a laissé à Montpellier une ...rité des plus brillantes, qui a occupé les princi- ...places de la Magistrature : elle subsiste encore ...personne de M. Huchet, Procureur Général ... Chambre des Comptes, Aydes & Finances. Ce ...descendant de Jean Hucher réunit en lui les ...brillantes qualités ; la Cour à laquelle il appar- ...doit savoir gré à la Médecine de lui avoir fourni ...mbre si distingué.

...n Hucher a publié plusieurs ouvrages sur la ...cine ; voici ceux qui nous intéressent.

...sterilitate utriusque sexûs. Geneva 1609, in-8°.
...Allobr. 1610. in-8°.
...ratio habita in promotionis & actûs fine, an cibi ...coctiles sint quoque magis salubres.
...eses medicæ triduum disputandæ.

...n trouve dans ces écrits des remarques judicieu- ... l'Anatomie & la Chirurgie. Le traité de la stéri- ...erme plusieurs descriptions qui sont exactes : ...des testicules (a) mérite nos éloges. Hucher a ...des vaisseaux dont ils sont composés : l'ordre ...prescrit l'a obligé d'entrer dans quelques ...ions sur les accouchemens (b) ; il connoissoit ...nement la matiere, il avoit lu les principaux ...rs qui ont écrit sur cette partie de la Chirur- ...& il a rapporté dans son livre ce qu'il y avoit ...plus intéressant dans chacun d'eux. Ses connois- ...ces sur les vésicules séminales étoient fort éten- ...il paroît à la description qu'il en donne, qu'il ...autant versé dans la pratique de l'Anatomie que

(a) Pag. 39. Edit. 1610.
(b) Pag. 574.

X ij

XVI. Siecle.
1609.

HUCHER.

dans la lecture des livres qu'on a écrits sur [...] partie.

Dans son livre sur la digestion, Hucher est [en]tré dans quelques détails physiologiques, cependant ce n'est pas le meilleur de ses écrits. On trouve aussi quelque chose de relatif à notre objet [dans] ses theses de Médecine. Au reste Hucher n'a [fait] aucune découverte frappante : il avoit beaucoup lu & beaucoup réfléchi ; ses ouvrages sont [écrits] avec assez d'ordre & de précision, la lecture [n'en] peut être que très profitable.

MUNDINUS.

Mundinus (Mundinius), Vicentin.

Disputatio in tres partes divisa, in quâ ea qu[ae de] semine sunt controversa inter Peripateticos, [inter] medicos, & doctissimos quosdam neotericos, [accura]tissimè discutiuntur. Tarvis. 1609. Venet. an. [eod.] formâ. ead.

De geniturâ, pro Galenicis adversùs Peripate[ticos] & nostræ ætatis philosophos ac medicos, disput[atio] &c. Venet. 1622, in-4°.

Ad disputationem de genitura additamentum [apolo]geticum contra Æmilium Parisianum. Venet. 16[..]

Je n'ai rien trouvé de particulier dans ces é[crits:] ils sont remplis d'une théorie fade & insipide p[uisée] dans les anciens Auteurs les plus mauvais.

MARQUE.

Marque (Jacques de), & non Lamarque, co[mme] on l'a laissé glisser par erreur dans un Diction[naire] de Médecine très récent, naquit à Paris en [1]569. Son pere étoit originaire d'un bourg [de] Gascogne, nommé Ousse, éloigné de deux l[ieues] de la ville de Tartas, dans laquelle la famil[le de] Marque est allée depuis faire sa résidence. Des [lettres] écrites de Paris par Jacques de Marque, Chirurg[ien] & quelque envoi d'argent (reste de légitime) [fait] au même Jacques, d'Ousse à Paris, démontrent [le] fait que nous avançons, & qui est d'ailleurs app[uyé] sur la tradition de cette famille. Jacques de M[arque] avoit un oncle à Nantes, qui exerçoit la même [pro]fession que lui, & cet oncle & le père de Jacq[ues] étoient des cadets qui avoient laissé leur aîné à [Ousse.] La famille de Marque est alliée d'ancienne [date] du Broca & de Batz, aussi résidentes à Tartas, qui sont des plus distinguées de cette Ville. Il reste aujourd'hui d'autre Marque que la Dame & M. Jacques de Marque, Docteur en Médecine, dont on a beaucoup à attendre par son zele & ses talens pour la Médecine.

Jacques de Marque mourut le 22 Mai de l'année ... Il y a à présumer par les écrits de cet Auteur qu'il jouit d'une réputation distinguée ; on ne peut en lui refuser la qualité de bon Logicien, qui si rare pour lors parmi les personnes de sa profession ; il avoit l'esprit fort judicieux, & étoit versé dans les écrits d'Hippocrate, de Galien, & autres Auteurs qui ont écrit sur la Chirurgie. Jacques de Marque a profité dans ses écrits des travaux de tous ces grands hommes ; il faisoit un cas extrême de la Médecine & de ceux qui la professoient ; c'est ce qui lui a mérité une estime des plus grandes ; ses confreres en faisoient le plus grand cas. Les Auteurs des recherches sur l'origine de la Chirurgie en France, en ont parlé fort avantageusement ; je souhaiterois qu'ils eussent loué en lui les qualités de son cœur, ses sentimens de reconnoissance envers les Médecins qu'il appelle souvent ses Maîtres.

Nous avons de Jacques de Marque les traités suivans.

Paradoxe ou traité médullaire, auquel est amplement prouvé contre l'opinion & vulgaire, que la moëlle n'est pas la nourriture des os. Paris 1609.

Introduction méthodique à la Chirurgie. Paris 1652, 1675, in-8°.

Traité des bandages de Chirurgie. 1618, 1631, in-8°.

Pour prouver que la moëlle n'est pas la nourriture des os, Jacques de Marque se sert du raisonnement & de l'expérience. Cet ouvrage, quoique peu connu, contient plusieurs objets intéressans relatifs à la nutrition des os & à leurs maladies. L'Auteur établit que les os ont moins besoin de nourriture que les autres parties du corps, & cela parcequ'ils sont plus denses & plus solides. De [...] que assure que les os n'ont pas une si grande q[uan]tité de vaisseaux sanguins que les parties m[...]. Dans le sang sont contenus tous les principes [qui] servent à la nutrition des parties; ceux qui n[ou]rissent les os s'y trouvent aussi: quelque altér[ation] que la moëlle subisse, elle ne peut jamais s'ép[aissir] assez pour acquérir la consistance osseuse, au [lieu] que dans le sang on trouve une lymphe qui [ac]quiert le degré de solidité qu'on trouve dan[s les] os (a): si la moëlle servoit à la nourriture, [dit] Marque, tous les os qui se nourrissent abond[eroient] en moëlle, au lieu qu'il y en a plusieurs q[ui n'en] ont point: cette preuve n'est pas la meilleur[e qu'il] ait alléguée (b). Mais ce qui montre plus [claire]ment que les os se nourrissent par une matière [toute] différente de la moëlle, c'est que la nutrition [se fait] également dans tous les os, quoique leur m[oëlle] soit presque toujours d'une nature différente [...]

Pour que la moëlle servît à la nourriture des [os], il faudroit qu'elle pût se disperser entre leurs l[ames], ce qui ne se fait pas, puisqu'elle est renfermé[e dans] des cavités particulieres qui n'ont aucune com[muni]cation avec les interstices des plaques osseuses [...] si l'on jette les yeux sur les os de plusieurs an[imaux], on trouvera des différences manifestes dans la [quan]tité de la moëlle par rapport à la masse osseuse[...] est des animaux qui ont de grands os & peu [de] moëlle; il en est qui ont au contraire beauc[oup] de moëlle dans des os très petits. De Marque [tire] de ces réflexions de fortes preuves pour son [senti]ment (c).

Il en tire une autre bien plus puissante de la [ma]niere dont l'ossification se fait. Le cal, selon [ce] Chirurgien, ne se fait pas plutôt à la partie [in]terne qu'à la partie extérieure des os; cependan[t...]

(a) Chapitre III.
(b) Chapitre IV.
(c) Chapitre V.
(d) Chapitre VI.
(e) Chapitre VII.

ET DE LA CHIRURGIE. 323

elle est placée dans l'intérieur, & l'ossification
ne peut commencer le plus proche d'elle si elle étoit
la cause immédiate de la nutrition; c'est le sang qui
fournit la matiere nourriciere des os: les enfans ont
dans les os une grande quantité de vaisseaux sanguins; les vieillards en ont très peu: ainsi d'après
ces principes, dit notre habile Chirurgien, il faut
que les os des enfans se soudent avec plus de facilité que les os de l'adulte. L'expérience a confirmé
cette proposition; personne n'ignore que la matiere
calleuse se forme plus promptement chez les enfans que
chez les vieillards.

La maniere dont on traite ceux qui ont quelque
fracture, prouve encore que c'est le sang & non
la moelle qui nourrit les os: on leur fait prendre
du fruit de bon bouillon, des alimens gras &
visqueux: or, dit Jacques de Marque, tous ces alimens sont propres à former du sang & non de la
moelle; Galien leur a donné autrefois cette qualité;
& l'autorité de ce savant, dit notre Chirurgien,
est du plus grand poids.

Notre Auteur trouve dans les anciens plusieurs
preuves qui autorisent sa façon de penser; il dit
qu'Avicenne a avancé que les os étoient nourris d'un
sang mélancholique » à raison que celui-là approche
» le plus près à leur nature terrestre, &c.

Cet ouvrage renferme plusieurs réflexions judicieuses sur l'ossification & sur la formation du cal.
On peut seulement reprocher à l'Auteur de n'avoir
pas été clair dans sa façon de s'énoncer, & d'avoir
séparé des matieres qui devoient être réunies, &
réuni certains points qui devoient être séparés: on
lit dans le même traité, des remarques intéressantes
sur la formation des chairs; il y est prouvé que les
chairs se forment immédiatement par-dessus les os.
» Les Auteurs, dit-il, qui nous ont donné la ma-
» niere de curer la carie & altération des os, nous
» commandent de les perforer en plusieurs endroits
» de la vermolure, & appliquer dedans les petits
» trous qui auront esté faits, des cauteres actuels
» qui soient en forme de poinçons, afin que l'os

X iv

» estant desséché, il soit plutost séparé; [...]
» on voit une chair qui s'est incarnée sur la [...]
» substance de l'os, par-dessous la piece qui [...]
» estre exfoliée, laquelle chasse dehors ce qui [...]
» estre séparé (a).

» Vous voyez bien par tous ces passages que [...]
» chose véritable, que la chair renaist & prend [...]
» cine & fondement des os, & que ce n'est [...]
» des parties charnues & voisines de l'os ble[ssé...]

L'introduction à la Chirurgie est divisée en [...] parties; la premiere contient quelques géné[ralités] essentielles à savoir quand on exerce la Chirurg[ie].

La seconde partie est plus intéressante, elle [roule] sur la pratique; je vais en donner un extrait. L'[au]teur, après avoir défini l'opération de la Chir[urgie] un mouvement de la main guidée par la ra[ison] & assurée par l'expérience, combat le sentim[ent de] ceux qui n'en admettoient que trois especes, [savoir] la synthese, la diérese & l'exérese; il en [admet] une quatrieme, qui est la prothese, par des [raisons] très décisives, & prouve également qu'on ne [peut] pas la ranger sous la synthese, à moins de [vouloir] confondre aussi l'exérese avec la diérese, attendu [que] pour ôter hors du corps une chose qui lui est [inu]tile ou étrangere, l'on pratique autant la di[vision] que la réunion ou l'assemblage, quand on lui [ap]plique une partie qui lui manque. Il rejette le [...] dont Paré faisoit une cinquieme espece d'opér[ation] & le réduit avec Gourmelin sous la synthese [parti]culiere qui joint les parties charnues sans faire [lé]sion. Cette façon de procéder est opposée à celle [des] Chirurgiens de son temps, qui croyoient aveug[lé]ment tout ce que Paré avoit dit.

La synthese est une opération de Chirurgie qu[i] réunit & contient les parties divisées ou séparées contre nature; elle se nomme en général liaison. La synthese particuliere est de deux sortes; l'une s'occupe des parties dures, & l'autre des partie[s] molles ou charnues. La premiere espece, ou réuni[on]

(a) Pag. 182.
(b) Pag. 183.

ET DE LA CHIRURGIE. 325

XVI. Siecle
1656.
MARQUE.

... fracturés, & se nomme synthétisme, ou elle ... les os luxés en leur place, & s'appelle arthrem-... La seconde espece de synthese particuliere se ... sans division, comme dans les hernies des ... , les descentes de la matrice, & est nommée ... ou avec division, en réunissant par décou-... les parties charnues séparées d'entr'elles : celle-... distingue en épagogue & en raphé ; l'épagogue ... les parties mutilées ou trop courtes ; le ra-... réunit par le point d'aiguille enfilée les parties ... divisées & encore sanglantes. Ces objets ... présentés avec assez de clarté, & notre Auteur ... quelque chose d'original.

De toutes les opérations de Chirurgie, la plus dé-... est la diérese ; elle est divisée en entamure, ... , arrachement & brûlure : les especes d'en-... qui se pratiquent aux parties molles, sont ... lotomie, le catachasmos, la périérese, l'hypos-... , le périscythisme, l'encopé, l'angéiologie ... litotomie : celles qui se pratiquent aux parties ... sont la perforation, la raclure, la sciure, la ... & la coupure. La piquure, ou seconde espece ... diérese, se pratique avec l'aiguille, la lancette, ... par le moyen des sangsues : l'arrachement a lieu ... l'égard des parties molles & des parties dures : ... brûlure ou cautérisation se pratique avec un feu ... , ou autre matiere enflammée, ou qui ait ... faculté de brûler : enfin la diérese se pratique pour ... la quantité du sang & des humeurs, ou ... changer leur cours, pour découvrir quelque mal ... caché, pour appliquer plus commodément les mé-... amens, comme quand on fait des contr'ouver-... aux plaies & aux ulceres profonds & caver-... , ou pour extraire quelque corps étranger, ou ... quelque chose de nuisible & de superflu.

Si l'on doit estimer les choses par le besoin in-... dispensable qu'on en a, & par la difficulté qu'il y a ... souvent de les obtenir, l'exérese doit tenir le premier ... rang parmi les opérations de Chirurgie. De Marque ... prouve sa proposition par divers exemples ; c'est, ... dit-il, ce que semble avoir témoigné Hippocrate,

en difant que ce n'eſt pas peu de choſe de pou[voir]
découvrir un trait ou quelqu'autre corps étran[ger]
caché dans les chairs. L'exéreſe eſt de deux eſpe[ces]
l'une ôte du corps les choſes qui s'y ſont infi[nuées]
du dehors; l'autre extrait celles qui s'y ſont enge[n]-
drées contre nature: on doit, dit de Marque, c[on]-
ſulter ſur la première Celſe, Paul Eginette, [...]
Albucaſis, Guy de Chauliac, Tagault & Paré: l'aut[re]
ſe diſtingue embrulcie & en cathétériſme; on p[eut]
réduire ſous le cathétériſme l'extraction du pus, [de]
quelque partie du corps qu'elle ſe faſſe.

La protheſe eſt la dernière eſpèce d'opération q[ui]
applique au corps un inſtrument externe pour ſu[p]-
pléer au défaut de quelqu'une de ſes parties: ell[e]
ſe pratique pour quatre raiſons différentes. Ces raiſons ſe trouvent dans tous les livres; mais Jacq[ues]
de Marque les préſente ſous un ordre nouveau.

Pour opérer ſûrement, il ne faut omettre auc[un]
des ſecours que l'art offre; il faut, de ſon c[ôté]
faire tous ſes efforts, mitiger le mal, ou pro[cu]-
rer une cure palliative quand on ne peut pas en obtenir une radicale; prendre garde ſur-tout de nui[re]
au malade au lieu de le ſoulager; enfin il faut [au]-
tant qu'il eſt poſſible ſe mettre en garde contre [la]
récidive, &c. &c. Jacques de Marque fait un portrait ſuivi des talens d'un Chirurgien inſtruit: pl[u]-
ſieurs modernes l'ont copié dans ces détails, [ils]
l'ont auſſi copié dans beaucoup d'autres points. [Je]
m'étends dans cet extrait afin qu'un chacun puiſſe découvrir les plagiaires.

Il y a trois ſortes d'indications ou de moyens propres pour bien diriger le Chirurgien dans la pra[tique]
des opérations. La première ſe prend de la natu[re]
de la choſe, & comprend la connoiſſance de la ſan[té],
celle des maladies, ſoit ſimples, compoſées ou compliquées, & la manière de s'y gouverner. La ſeconde
indication fournit les moyens de connoître ſi ce que
la première enſeigne peut ou ne peut pas s'accom-
plir; elle roule ſur l'expérience & en général ſu[r]
la connoiſſance de la partie offenſée. La troiſième
indication eſt la plus néceſſaire de toutes; elle re[...]

deux objets ; savoir, les remedes & les instrumens propres pour parvenir à sa fin, & l'usage convenable qu'on doit en faire. Le Chirurgien doit avoir sur lui quelques emplâtres, onguens & poudres pour s'en servir selon l'exigence des cas. Les instrumens chirurgicaux sont communs ou propres ; les communs sont les bandes, les lacqs, les échelles, les pieces de bois, chaises, escabeaux, portes, pieux, toits, lits, &c. Les instrumens propres sont ceux qui ne conviennent qu'à certaines parties, comme le trépan, lequel ne convient qu'aux os. Tous ces instrumens, tant médicinaux que chirurgicaux, ont des usages particuliers. Les uns réunissent les parties divisées ; tels sont les bandages, compresses, pelles, aiguilles, canules & plusieurs lacqs, machines & instrumens décrits par Hippocrate & par Oribase ; d'autres servent à couper ou diviser, comme les lancettes, les rasoirs, les bistouris, la scie, la lime, les racloirs, &c. l'expérience sert à régler l'usage de ces remedes.

Pour bien exécuter les opérations de Chirurgie, il est nécessaire d'observer certaines conditions dont les unes regardent le Chirurgien, les autres le malade, d'autres les assistans & les Aides, & les dernieres, les choses extérieures. Le Chirurgien doit être doué des bonnes qualités de la nature ; il doit avoir une parfaite connoissance de son art, & de l'usage ou de l'expérience.

Je ne dois pas omettre de dire que cet ouvrage a eu plusieurs éditions, entr'autres deux ou trois qu'un Médecin de Paris donna avec un commentaire. L'ordre dans lequel les matieres y sont rangées, & la maniere dont elles sont présentées, devroient faire souhaiter qu'on le réimprimât avec quelques corrections & additions : je ne doute pas que les jeunes gens n'y trouvassent de quoi se former le jugement, & de quoi s'instruire des premieres & plus belles maximes de l'art.

Je ne puis me dispenser d'ajouter que le *Maître en Chirurgie*, *de Verduc*, & quelques autres ouvrages de cette espece, semblent s'être formés principalement de celui dont on vient de donner le précis, qu'il soit cité dans aucun.

Le traité des bandages, qui est fort estimé des connoisseurs, a servi de baze aux Auteurs modernes, quoiqu'ils ne l'ayent point avoué ; j'entrerai dans quelques détails afin de mettre le lecteur à même de découvrir le plagiat, & par rapport à l'utilité de la matiere, cet ouvrage est divisé en deux livres ; le premier traite des bandages en général, & le second des bandages en particulier.

La bande, dit l'Auteur, est un lien long & large, c'est par cette derniere qualité qu'elle diffère du lacq qui est fait de fil, de corde & de ficelle, ou du ruban, & ne s'emploie guere seul ; il ne peut d'ailleurs jamais faire l'office de bande, au lieu que celle-ci peut faire l'office de lacq : on ne se sert guere plus de bandes de cuir que pour les cauteres aux bras, aux jambes & à la tête, ou pour les brayers qui ont besoin de faire une forte compression : les bandes de laine ou de coton échauffent & s'imbibent facilement des matieres qui découlent des plaies & des ulceres ; elles sont d'une trop grande dépense pour les pauvres, difficiles à blanchir & dégoutantes dans l'usage : les bandes de linge sont les plus commodes à tous égards, & celles dont on se sert ordinairement. Les bandes sont plus ou moins longues & plus ou moins larges ; il y en a qui sont fendues & découpées ; d'autres sont composées ; le corps de la bande est sa partie la plus large, principalement destiné à couvrir ou envelopper la partie affectée : il y a quatre extrémités dans une bande, quelque simple qu'elle soit ; quand ces extrémités ne sont point fendues, les bandes se nomment égales ou simples, & on les nomme composées quand leurs extrémités sont découpées, ou qu'on y rapporte quelque piece.

Les bandes doivent être unies, molles, déliées & légeres ; on ne doit point les appliquer à sec dans les grandes plaies ou abcès ; elles doivent être coupées de droit fil ; les coutures ne doivent s'y que dans les cas indispensables. Il faut, pour que le bandage soit bien fait, que les extrémités de la bande, dans ses différentes circonvolutions, soient à niveau les unes des autres, ou qu'elles ne débordent point, ensorte que le bandage semble n'être fait que d'une bande double.

Le bandage simple est celui qui se fait avec une seule bande, & qui n'est point découpée; il est égal ou inégal. Il semble que Galien ne reconnoisse que deux sortes de bandage, le simple & l'inégal; Courmelen en ajoute une troisieme espece. La pratique journaliere veut qu'on en établisse quatre; savoir, le doloire, le moussé, le rampant & le renversé; le doloire biaise tant soit peu, en quoi il differe du simple égal; le moussé biaise davantage; le rampant forme plusieurs circuits distincts à la maniere d'un serpent entortillé; Galien (a) dit que ce bandage est propre à faire sortir les matieres contenues dans les sinuosités: ce que je ne puis approuver; je crois qu'il convient beaucoup mieux dans les inflammations, en ce qu'il ne charge pas la partie par ses circonvolutions, & qu'il suffit de contenir doucement les remedes. Les bandages des fractures simples, la plupart de ceux qui se pratiquent à la tête, quelques-uns des yeux, du nez, & plusieurs autres, & généralement tous les bandages simples, se commencent par un des bouts de la bande en finissant par l'autre bout; mais si la bande est roulée à deux chefs, on doit commencer par son milieu: il y a aussi des bandages où l'on laisse pendante une portion du premier bout de la bande pour le joindre avec l'autre bout: cela a lieu dans les bandages de la tête, nommés régium, héaulme, scapha, &c. & dans ceux qu'on pratique pour la saignée du bras & du pied. Le bandage se commence, ou sur la partie affectée, ou sur sa voisine, ou sur le côté opposé à l'endroit offensé: Tels sont les préceptes exposés dans tous nos Auteurs qui auroient dû citer Jacques de Marque ou Galien, dans lequel ce-

___

(a) Liv. des Bandes Chap. 120.

lui-ci avoit puisé quelques points de cette doctrine les Historiens de la Médecine on fait très peu d'attention à cette partie de la Chirurgie, ce qui a pour ainsi dire autorisé le plagiat.

Les bandages des fractures simples sont doubles, le premier appliqué se nomme sous-bandage, qui est composé de deux bandes: la premiere, qui est la plus courte, s'applique immédiatement sur le mal d'où on la conduit en tournoyant, en maniere de vis, vers la partie supérieure du membre fracturé où elle doit finir, ayant l'attention de moins serrer à mesure qu'on monte: la seconde bande doit être de moitié plus longue que la premiere: après l'avoir aussi appliquée sur la fracture, & avoir fait seulement un tour, on la dirige d'abord vers la partie inférieure du membre, & de là vers la supérieure, où on l'arrête à l'endroit de la premiere bande: elle doit être moins serrée que la premiere. Paul Eginette (a) veut que cette bande fasse le même nombre de tours que la premiere: mais cette pratique seroit mauvaise; ils doivent être plus distans entr'eux pour que la bande puisse aller joindre la premiere: quelques-uns emploient une troisieme bande dans le sous-bandage; mais elle est superflue. Guy de Chauliac (b) s'est abusé en disant qu'Hippocrate conseille l'usage de cette troisieme bande; il n'y a rien de semblable dans le texte d'Hippocrate qu'il cite, & jamais Auteur, que je sache, ne l'y a trouvé.

Quand une fracture est compliquée & accompagnée de douleur & d'autres symptomes fâcheux, on doit, pour calmer les douleurs & prévenir les progès de l'inflammation, appliquer immédiatement sur la fracture des linges trempés dans de l'huile rosat, ou sur lesquels on a étendu le cérat de Galien, des blancs d'œufs, &c. & on met le bandage par-dessus, sans beaucoup serrer, sinon un peu sur la fracture: cette méthode est généralement observée dans les fractures de l'espece dont nous par-

(a) Liv. 6. Chap. 99.
(b) Traité 5. Doctr. 1. chap. 1.

mais si la fracture est simple & exempte de mauvais accidens, on doit appliquer immédiatement sur la partie le sous-bandage, sans interposer des plumaceaux, ou des compresses: on pourra seulement mettre un linge simple trempé dans quelque liqueur appropriée. Par-là se vuide le différend de ceux qui prétendent qu'on doit appliquer les bandes immédiatement sur la fracture, & de ceux qui au contraire veulent qu'on assoie le sous-bandage sur des compresses.

Le sus-bandage est aussi composé de deux bandes; il sert aussi à affermir le sous-bandage qui ne suffiroit pas seul, principalement quand la fracture est dans un gros membre.

Il y en a qui font le sus-bandage avec un seule bande roulée à deux chefs : cette pratique n'est point mauvaise ; mais il est plus sûr de le faire avec deux bandes.

Guy (a) ne veut qu'une bande pour les fractures; Celse (b) en conseille six : pour en bien régler le nombre, on doit avoir égard à la nature de la fracture, & à la forme de la partie affectée : la fracture qui est avec plaie, exige un plus grand nombre de bandes que celle qui est simple, parcequ'il faut moins serrer, & que la partie doit être bien défendue de l'impression des attelles: quand la fracture occupe une partie inégale, comme sont les clavicules, & qu'on ne peut y appliquer des attelles, il faut nécessairement user de plusieurs bandes : c'est une loi constante, que dans toutes les fractures il vaut mieux faire plusieurs révolutions que trop serrer. Le bandage nommé rhomboïde est fait d'une bande roulée à un ou deux chefs ; on l'emploie dans les grandes douleurs & les grandes inflammations ; mais il faut qu'il soit lâchement appliqué : il m'a souvent réussi, appliqué de cette maniere, non seulement dans les inflammations & les érésipeles de grande étendue, mais aussi dans les grandes brûlures.

Le bandage fenestré peut produire beaucoup de

(a) Ibid.
(b) L. 8. chap. 10.

maux ; si Paul Eginette & Guy en ont recomm[andé]
l'usage, il ne faut pas les imiter en cela ; Hipp[o]crate qui étoit leur maître, le défend.

Des Auteurs ont avancé qu'Hippocrate entend[oit]
bander les fractures avec plaie, de même que cel[les]
qui sont sans plaie : ils ne seroient pas tombés da[ns]
cette erreur s'ils avoient bien lu & bien retenu [ce]
que cet Auteur, ainsi que Galien, ont écrit sur [ce]
sujet. (Voy. Gal. sur la cent. 2 du liv. 3 des fra[ctures,]
Hippocr. sent. 8 & 17 du même liv. &c.

Dans une fracture avec plaie, faite par un in[s]trument tranchant, après avoir pansé la plaie, [&]
y avoir fait des points d'aiguille s'il en est beso[in,]
on assure la partie malade, & on la maintient [en]
bonne situation par des compresses, des cartons,
des caisses, &c. on panse ensuite la plaie & la f[rac]ture tout ensemble, tous les jours ou tous les de[ux]
jours. L'Auteur confirme cette méthode de trait[e]ment par l'exemple suivant. Un jeune homme pa[ssant]
dans la forêt de Compiegne, un paysan, voleu[r,]
lui donna un coup de serpe sur le bras gauch[e,]
quatre doigts au dessus de l'articulation du cou[de ;]
les muscles extenseurs de l'articulation furent c[ou]pés obliquement, & l'humérus le fut entiéreme[nt.]
Je fis des points d'aiguille assez profondément, [ex]cepté dans la partie la plus basse de la plaie, a[fin]
de laisser une issue à la matiere purulente ; [après]
avoir appliqué les médicamens convenables, je b[an]dois la partie, la couvrant entiérement par mes ban]dages, & sans y laisser de fenêtre ; j'assurois de tou[tes]
parts l'incision avec des compresses, attelles, ca[r]tons, & je renouvellois l'appareil tous les jours un[e]
fois. Le malade fut parfaitement guéri au bout d[e]
quarante jours, sans que pendant ce temps il su[r]vînt le moindre accident. Cet exemple fait voir q[ue]
Guy (a) n'a pas la meilleure raison de se servir d[u]
bandage rhomboïde, & du fenestré, dans les plai[es]
avec incision d'os.

Dans une fracture avec plaie, faite par un instru[-]

(a) Traité 3. Doctor. 1. ch. 5.

ET DE LA CHIRURGIE. 533

XVII. siécle.
1609.
MARQUE.

contundant, si la fracture & la contusion ne sont pas bien considérables, il n'y a pas de danger, après avoir appliqué les remedes convenables, de bander la partie comme si on avoit à faire à une plaie simple, quand même les os seroient sortis de leur place, pourvu qu'ils eussent été réduits le même jour ou le lendemain, avant d'avoir été altérés par l'air. Le linge du bandage doit être fort doux, les bandes plus larges, moins serrées, & l'appareil plus souvent renouvellé, que s'il n'y avoit pas de plaie.

Le bandage fenestré est plus nuisible qu'utile dans les grandes fractures avec plaie, la bandelete que quelques-uns appliquent avant toutes choses sur la plaie, ne le rend gueres meilleur; c'est ce que l'expérience a démontré. Le vrai bandage qui convient dans ces cas, doit être fait de cette maniere : on prendra de grandes compresses pliées en trois ou quatre doubles, elles seront cousues ensemble par le milieu & ouvertes par leurs bords; on les fendra sur les côtés en des pieces de la largeur d'une bande, on renversera sur la partie ces pieces les unes après les autres, & on les arrêtera chacune par un point d'aiguille : quant on veut changer la compresse, on en cout une blanche avec la sale, de maniere qu'en retirant la sale, la blanche suit & prend sa place.

Guy de Chauliac & plusieurs autres, d'après Avicenne, (a) ont adopté la distinction des bandages, en agglutinatifs, en expulsifs & en rétentifs, prise de la fin qu'on se propose en les appliquant : mais cette division est fautive; puisque les bandages qui ont pour objet de diviser & d'attirer, n'y sont pas compris. Chaque bandage peut en particulier remplir plusieurs usages, ainsi le bandage agglutinatif ou incarnatif ne sert pas seulement à unir, mais aussi à expulser.

Les meilleurs agglutinatifs des fractures, sont les sousbandages & les susbandages, dont la forme a déjà été décrite : ils ont un peu moins d'éfficacité dans

(a) Liv. 4. Fen. 4.
Tome II. Y

les fractures compliquées avec plaie ; cependant en sont le remede le plus assuré ; ce n'est pas être privé de vertu que d'en avoir un peu moins.

Galien (a), en parlant du bandage rhomboïde, qu'il est propre pour resserrer les sutures de la tête quand elles sont béantes ; mais je ne saurois être de l'avis de cet Auteur : le meilleur bandage dans ce cas est celui qui enveloppe toute la tête & la comprime partout également ; tel est celui qu'on nomme la capeline, quand il est bien fait.

Je ne propose pas, dit notre Auteur, des bandages contre la séparation des os pubis que quelques-uns disent se faire dans l'enfantement ; plusieurs recherches m'ont rendu certain qu'elle n'a pas lieu.

Dans la rue de Beaurepaire, dit de Marque, on me fit voir un enfant âgé de dix à douze mois, qu'avoit les deux trous du nez tellement bouchés, qu'aucun excrément, pas même l'air, n'y pouvoient passer ; il ne pouvoit téter, pour être privé d'air par l'application des levres sur le mamelon ; il manquoit par conséquent de nourriture : il ne dormoit que la bouche béante. Ce vice du nez provenoit de la petite vérole qui ayant ulcéré l'intérieur des deux narines, avoit occasionné le collement des deux aîles avec leur septum. Aussi ne vois, continue-t-il, jamais vu ni lu dans aucun Auteur un pareil fait, ni n'en avois jamais entendu parler. l'enfant m'ayant été confié, je fis l'ouverture des deux conduits par une incision assez profonde, & je mis dans chacun une canule attachée à une bandelete, que je faisois passer d'abord sous l'oreille, & dirigeois ensuite au tour du front. L'enfant guéri, les canules étant ôtées, l'adhérence se forma de nouveau ; ce qui m'obligea de faire la même opération & de remettre les canules, lesquelles l'enfant est maintenant obligé de porter jour & nuit.

Autre observation importante ; j'ai vu, dit Jacques de Marque, un enfant nouveau né dont les levres étoient collées l'une à l'autre, il n'y avoit qu'un trou au milieu, de la grandeur d'un pois ; il fut nourri quelque-tems du lait qu'on lui faisoit prendre par

(a) Liv. des Bandes, ch. 6.

ou qu'on lui versoit de la mamelle dans la bouche : mais enfin on fut contraint d'en venir à l'opération ; l'enfant fut très bien guéri dans l'espace de dix jours. J'ai vu pareille cohérence des levres dans une femme, à qui une brûlure l'avoit causée ; il n'étoit resté qu'une petite ouverture au milieu. On remédie à cet accident par l'incision que l'on fait avec des ciseaux bien tranchans, prenant bien garde qu'il ne demeure des breches en haut ou en bas, & que l'incision soit de la grandeur qui convient ; on applique ensuite les linges, les emplâtres & le bandage, lequel sera décrit ci-après.

Dans un mendiant, le bras étoit collé tout le long des côtes, accident que le feu du tonerre, disoit-il, lui avoit causé : j'avois toutes les envies d'en faire l'opération, mais ce gueux n'y voulut jamais consentir ; car il gagnoit plus d'argent en montrant seulement son bras, que six autres en travaillant.

Dans les ulceres sinueux, le bandage doit varier suivant que le sinus est ou droit ou oblique ; les ulceres dont les sinus sont obliques, se bandent & se pansent plus difficilement : je n'approuve donc point l'avis de Galien (a), de Gui de Chauliac (b) & de Fagault (c), qui disent indistinctement, que le bandage doit commencer à la partie basse ou inférieure du sinus.

A l'égard des varices, il n'y a que celles qui occupent les jambes ou les cuisses, où le bandage convienne. Dans l'anévrisme, le bandage est le remede le plus certain pour la guérison de cette maladie & le mieux avéré ; il est inutile dans les anévrismes des gros vaisseaux, dans ceux des aisselles, des aînes, &c.

Marque est étonné que personne n'ait parlé du bandage propre contre la morsure des animaux, tandis qu'on s'est occupé des sujets bien moins importans ; cependant les Egyptiens avoient, outre leurs compositions aléxipharmaques, des bandages destinés au mê-

(a) Comment. Juv. sur la Sent. 27. du Liv. 2. de Offic.
(b) Traité 3. Doctr. 1. ch. 1.
(c) Instit. Chirurg. Liv. 3. ch. 17.

Y ij

me usage ; c'est ce que Dioscoride (liv. 6, chap. 4[.]) nous apprend. On aura une bande d'une longueur [&] d'une largeur relatives à l'étendue de la partie [traitée] & au nombre de circuits qu'il sera nécessaire de faire: on en appliquera l'extrémité au haut du membre, [en] serrant autant qu'il sera besoin ; on serrera moins [&] sensiblement en descendant, de maniere que la ban[de] soit lâche quand elle sera parvenue au lieu de la ble[s]sure. Ce même bandage peut convenir dans les [hu]meurs pestilentielles, moyennant quelques regles p[ar]ticulieres qu'il faut observer. Ceux qui excluent [les] bandages qui serrent la poitrine, dans la pers[ua]sion qu'ils nuisent à la respiration, se trompent: [car] toutes les especes de bandages conviennent à cette p[ar]tie, ainsi qu'au sternum, aux clavicules, aux om[o]plates, aux côtes, pourvu qu'ils soient appli[qués] comme il convient.

Il y a des Auteurs qui prétendent qu'Hippocra[te a] rejetté les bandages de tous les cas où l'applica[tion] de quelque emplâtre n'est pas nécessaire. Mais [se]roit-il possible qu'Hippocrate eût méconnu la né[ces]sité d'employer ce moyen dans l'usage des aut[res] remedes, des embrocations, des linimens, ongue[ns] &c. ? Non, & c'est ce que prouvent un grand no[m]bre de passages de cet Auteur, répandus dans so[n li]vre des ulceres. (Sentences 8, 11, 20, 35, 36, [41,] 42, 44, &c. &c.

Les parties molles ne sont pas susceptibles du m[ême] dégré de compression que les parties dures. Les y[eux] dit Marque, d'après Galien (a), tomberent à une p[er]sonne à qui l'Apothicaire avoit bandé la tête & le [vi]sage trop fort : cet accident arriva, non par la [trop] forte compression qu'avoient essuyé les os du crâ[ne] & de la face, mais par celle qu'avoient souffert [les] vaisseaux sanguins, les nerfs & les muscles de c[es] parties.

Pour bien asseoir un bandage, il faut avant que [de] l'appliquer, tenir la partie dans la situation qu'elle do[it] garder après son application ; ainsi on doit bande[r]

(a) Préface du Liv. des Bandages.

...mbe en figure droite, & le bras étant plié. L'inobservation de cette regle peut causer de très grands maux. (Voy. Hipp. part. 12 & 13 du liv. 1. des frac. sent. 60. du liv. 2. Gal. sur la sent. 13 & 60 du liv. des fract.).

XVII. Siecle.
1609.
MARQUE

La configuration des parties, de même que les maladies, font beaucoup varier l'application des bandages.

Pour savoir si un bandage est appliqué comme il convient, il faut observer les cris du malade & ses souffrances. Cette regle n'est pourtant pas toujours certaine, ajoute Jacques de Marque; car il y a des personnes d'une si grande constance, que les douleurs les plus vives, ne leur arrachent pas la moindre plainte; d'autres supportent ces douleurs, parcequ'ils les croient nécessaires; d'autres parcequ'ils sont endurcis aux travaux : les femmes & les enfans n'endurent gueres de mal sans le faire beaucoup savoir. S'il survient le jour où le lendemain de l'application du bandage, une petite tumeur molle, c'est une preuve qu'il est bien fait. (Voyez Hipp. liv. 1. des fract. sent. 37. & liv. 3. de affect. sent. 26. Gal. comment. sur la sent. 37. du liv. 1. des fract.).

Il est fort difficile pour ne pas dire impossible de déterminer au juste le tems de lever l'appareil des bandages. Hippocrate (*a*) & Galien (*b*) conseillent de ne lever l'appareil des fractures que de trois en trois jours ; mais il y a des fractures simples qui permettent de différer jusqu'au septieme jour ou plus, tandis qu'il y en a de compliquées, où il faut défaire le bandage jusqu'à deux ou trois fois par jour. On peut toucher plus souvent à l'appareil des dislocations qu'à celui des fractures ; parceque les conséquences en sont moins dangereuses. Les plaies pénétrantes de la tête & celles du thorax doivent être tenues bien couvertes : il en est tout autrement des bandages des yeux & de la matrice, qui demandent d'être souvent rafraîchis. La complexion & l'âge du malade doivent aussi regler le tems de lever l'appareil.

(*a*) Liv. 1. des Fract. Sent. 29, &c.
(*b*) Comment. sur les lieux citées d'Hipp.

Un quatrieme ouvrage de l'Auteur, est, comme il le dit lui-même (a), *un petit traité du périscythisme & de l'hypospathisme*, qu'il nous a été impossible de découvrir; il y a grand lieu de croire qu'il s'est perdu dans le cahos du tems.

Bourgeois (Louise), connue de son tems sous le nom de Boursier, Sage-Femme de Paris, qui avoit une grande réputation vers l'an 1609, publia un traité sur les accouchemens; elle regarde l'accouchement naturel celui où l'enfant présente la tête la premiere (b); elle commençoit l'accouchement par la tête ou par le pied suivant qu'ils étoient plus ou moins éloignés; & saisissoit le pied lorsqu'il se présentoit à l'orifice, ou la tête si elle y étoit engagée (c). Louise Bourgeois parle de plusieurs espèces d'accouchemens tirées de la maniere dont l'enfant se présente; elle a parlé de quelques femmes enceintes qui ont rendu leurs eaux long-tems avant l'accouchement; elle n'a pas oublié de parler des fausses couches, & ce qu'elle dit à ce sujet est intéressant. Les signes de la grossesse sont exposés avec beaucoup de précision. Cet ouvrage peut être consulté avec fruit, relativement aux accouchemens. On y trouvera aussi quelques détails Anatomiques; elle a parlé des œufs humains.

Observations diverses sur la stérilité, perte de fruits, fécondité, accouchemens & maladies des femmes & enfans nouveaux nés. Paris 1609, 1626, 1642, & le second livre ibid. 1642. Livre troisième 1644. Secrets de la même 1635, in-8°.

Nous avons encore de Louise Bourgeois un livre qui a pour titre: *Apologie contre le rapport des Médecins*. Paris 1627, in-8°. Francfort 1628, in-4°. Il a été imprimé en Allemand, *Hebammen Buch*, & en Flamand 1658, Delft; dans cet ouvrage il y a peu de nouveau sur les accouchemens, & il n'y a rien d'Anatomie, &c. &c.

Goclenius (Rodolphe), Professeur en Médecine

(a) Traité des Bandages, pag. 617.
(b) Pag. 44. édit. Paris 1609.
(c) Pag. 45.

ET DE LA CHIRURGIE. 329

XVII. Siecle.
1609.
GOELENIUS.

, a écrit plusieurs ouvrages dont voici le

Tractatus de magnetica curatione vulnerum citra dolorem, & remedii applicationem, &c. Marpurg. 1609, in-12. Francof. 1613, in-8°.

Synarthrosis magnetica, opposita infausta Anatome Johannis Roberti, Jesuita, pro defensione tractatus de magnetica vulnerum curatione. Marpurgi 1617, in-8°.

Curationis magnetica & unguenti armarii ruina. Laxemburgi 1618, in-8°. Nuremberg. 1662.

Physiologia crepitus ventris & risus, &c. Francof. 1607.

Chiromantica & physiognomica specialis, cum experimentis memorabilibus. Marpurgi 1621, in-8°. Hamburgi 1661, in 8°.

Ces ouvrages sont singuliers, & par le titre & par la façon avec laquelle ils sont composés ; dans le premier livre l'Auteur croit qu'on peut guérir par des fêtes particuliers, ou par des enchantemens les plus & plusieurs altérations dans les organes ; tantôt il ordonne de prononcer quelques mots tirés de l'Ecriture Profane, & tantôt une Sentence extraite de livres Saints : avec ce secours il se flatte de guérir les maladies les plus opiniâtres. Un ouvrage si singulier lui attira beaucoup de critiques. Goelenius y répondit, mais d'une maniere peu satisfaisante, puisqu'il voulut soutenir les paradoxes qu'il avoit avancés. Dans un de ses écrits, il recommande contre la mort subite, contre la puissance des démons, & en général contre les malheurs qui peuvent arriver ; de faire fondre de l'or le plus pur, d'en former un cachet de figure ronde, & de prononcer en faisant ce cachet, *Exurge Domine in statere, & exaudi vocem meam*, & dire le Pseaume, *Dominus illuminatio mea*, &c. ces paroles doivent être récitées, & cette manœuvre doit être faite lorsque le Soleil entre dans la balance, & lorsque la Lune est dans le capricorne. L'on gravera d'une part la figure d'un homme tenant une balance à la main en forme de croix ; on doit graver le Soleil au milieu de la balance à la circonférence duquel on mettra l'ins-

Y iv

340 HISTOIRE DE L'ANATOMIE

XVII. Siècle.
1609.
GOCLENIUS.

» cription suivante ; *Heli, Heli, lama sabac[tani]*
» *consummatum est* : de l'autre côté du cachet [à la]
» circonférence on écrira, *Jesus Nazarenus Rex [Ju-]*
» *daeorum*, & au milieu, *Michael, ioth, Ma[tha-]*
» *van*, ce sacré signe donne à celui qui le porte [la]
» force de résister aux démons sur terre & sur me[r,]
» il préserve de mort subite : celui qui le porte [est]
» doux, miséricordieux, sage, honnête, il est p[rê-]
» pre à donner un conseil, & il fait ordinaire[ment]
» de grands profits dans son commerce. (a)

Voilà les préceptes Chirurgicaux que Gocle[nius]
donne pour traiter les plaies ; un sentiment si ri[di-]
cule n'a pas besoin d'être réfuté ; je l'ai rapporté
pour que le lecteur vît jusqu'à quel point les préjug[és]
ont eu de pouvoir sur les hommes.

1610.
HABICOT.

Les Chirurgiens François comptent avec satis[fac-]
tion parmi leurs confreres Nicolas Habicot, &[en]
effet il fait honneur à son Corps par ses connois[san-]
ces en Anatomie. Il naquit à Bonny en Gatinois, [vint]
à Paris pour y étudier son art, & y passa maî[tre en]
Chirurgie. Il fut Chirurgien de l'Hôtel-Dieu de P[aris]
durant les guerres civiles, & fut employé en dif[fé-]
rentes reprises dans les armées ; il s'acquit dans c[ette]
capitale une grande réputation, tant par les op[é-]
rations Chirurgicales qu'il pratiqua avec succès, [que]
par ses démonstrations Anatomiques que suivoi[t un]
nombre prodigieux d'Eleves. Habicot fut aimé [&]
chéri des Grands. Les demi-savans sont vains & [or-]
gueilleux ; Habicot fut toujours honnête & humble,
disant du bien de ses confreres, étant presque s[ûr]
qu'on n'en diroit pas autant de lui ; la Reine Mere
qui l'honoroit de son estime, lui demanda un jour
devant la Duchesse de Nemours, quel étoit le meil[-]
leur Chirurgien de Paris, Habicot de peur de nuire [à]
quelques-uns de ses confreres en élevant l'autre, ré[-]
pondit qu'il n'y en avoit qu'un au monde, savoir c[elui]
lui qu'on affectionnoit. Il mourut en 1624, le [ ]
Juin, regretté de tous ceux qui l'avoient connu.

Voici le titre d'un ouvrage excellent sorti de la pl[u-]
me de notre Chirurgien.

(a) *Morosophia Johannis Roberti*, &c. *Aradolp. Gocke[nii]*
pag. 144.

Semaine ou pratique Anatomique. Paris 1610, in-8°. Elle fut traduite en Langue Flamande sous le titre suivant. *Anatomycke wecke door welke, Lessen het middelom des partyen de mensche-lichaams van een te scheiden angeweezen wert. Hage.* 1629. in-8°.

Paradoxe myologiste, par lequel est démontré contre l'opinion vulgaire, tant ancienne que moderne, que le Diaphragme n'est pas un seul muscle. Paris 1610.

Problèmes médicinaux & Chirurgicaux, ibid. 1617.

Habicot publia aussi en 1620 un traité sur la *Bronchotomie*.

La Semaine Anatomique est divisée en 16 leçons ; on dit que l'Auteur a donné dans cet ouvrage un extrait de ses cours d'Anatomie, & qu'il a suivi dans son livre le même ordre qu'il suivoit en parlant en public. Du tems d'Habicot on démontroit presque toute l'Anatomie sur un seul cadavre, les Anatomistes étoient par conséquent obligés de se hâter dans leurs leçons ; ils avoient coutume de faire deux leçons par jour. Habicot a donné aussi dans ses journées Anatomiques l'exposition de deux leçons. L'Anatomie d'Habicot contient une exacte description des muscles interosseux. §Après Riolan & Guillemeau, c'est lui qui a le premier dit que le doigt du milieu avoit ses deux muscles interosseux placés en-dehors de la main, dont l'un situé entre le premier & le second os du métacarpe procure l'abduction, l'autre placé entre le second & le troisieme os du métacarpe exécute l'adduction (*a*) : » Les » deux, trois & quatriemes sont les entrosseux ex- » ternes, qui tous prennent leur origine de la par- » tie supérieure & extérieure des trois espaces des » quatre os du carpe, se terminant aux doigts di- » versement : car le premier qui est l'entrosseux su- » périeur & extérieur sort de la partie supérieure & » extérieure des deux premiers os qui font la pre- » miere espace du métacarpe, se jettant de son » corps entre le premier entrosseux interne, & s'en » va de son tendon par la partie latérale dudict

(*a*) Pag. 263. édit. Paris 1619.

» médius; la part qui regarde le doigt index à la
» partie inférieure & extérieure du doict médius,
» deuxieme est l'entrosseux externe moyen qui sort
» de la partie supérieure de la deuxieme espasse faite
» du deuxieme & du troisieme os du métacarpe, &
» s'en va de son tendon par la partie latérale du
» dict médius; la part qui regarde le doigt annu-
» laire part avec son compagnon parvenus à la par-
» tie inférieure & extérieure extendre l'extrémité du
» dict médius. Le troisieme est l'entrosseux externe
» inférieur qui sort de la partie supérieure & ex-
» térieure de la troisieme espasse faicte du trois & du
» quatrieme os du métacarpe, & s'en va par la par-
» tie supérieure & latérale du doigt annulaire; la
» part qui regarde le doigt aticulaire, partant il ap-
» pert que le doigt médius a deux tendons des mus-
» cles entrosseux externes, & l'annulaire un : & que
» l'index & l'auriculaire n'en ont point (a) ».

Les Anatomistes firent peu d'attention à la nouvelle description des muscles interosseux que donne
Habicot; son ouvrage eût le même sort que celui de
Guillemeau; personne ne le lut, & la découverte de
Riolan fut inconnue à l'univers savant. Ce n'a été que
plus de cent ans après la publication de l'ouvrage
d'Habicot, qu'on a connu la fidélité de cette exposition Anatomique. M. Winslow, connoissant le
peu d'exactitude des Auteurs qu'il avoit consultés, regarda la description des muscles interosseux comme
un objet digne de ses travaux. Il consulta le cadavre & fit une abondante moisson de découvertes; il
les croyoit nouvelles, & il les avoit déja décrites dans
un mémoire qu'il se proposoit de donner à l'Académie des sciences, lorsque l'idée lui vint de consulter les ouvrages d'Habicot; il y trouva une exposition aussi exacte des muscles interosseux, que celle
qu'il avoit composée lui-même, & qu'il croyoit lui
appartenir: M. Winslow rendit à Habicot la justice
qu'il lui devoit; il lut son mémoire à l'Académie des
sciences, & avoua franchement (a) qu'il avoit été prévenu dans ses recherches par Nicolas Habicot.

(a) Pag. 363. & suiv.
(a) Mém. de l'Acad. des Scien. an. 1722.

ET DE LA CHIRURGIE. 343

XVII. Siecle.
1601.
HABICOT.

...trait fait honneur à Habicot & à Winslow. ...cette époque, Habicot seroit resté dans l'oubli ...l'avoient condamnée l'ignorance & la paresse ...Anatomistes qui lui avoient succédés.

...témoignage en faveur d'Habicot a donné ...stre à un ouvrage inconnu; les confreres de ..., d'après la décision d'un Médecin, ont at... à Habicot l'honneur de la découverte : Je la ...me pour un autre qui en est plus digne, le ...Riolan, Médecin, & Professeur au Collège ...de France en est l'Auteur ; Habicot l'a usur... Guillemeau son confrere & son ami l'a expo... dans son traité des muscles, & c'est de Riolan ...dit tenir sa description (a).

...Habicot s'est rendu recommandable par d'autres ...couvertes ; il a connu la vraie attache inférieure ...muscle coraco-hidien (b) ; il a vu l'insertion du ...stilo-pharingien au muscle scutiforme (c). Le ...angulaire de l'omoplate lui a paru double (d) ; ...lui qui a donné le premier une bonne méthode

» C'est l'opinion tant des anciens que des modernes tou-
» chant les muscles interosseux ; mais ils se sont trompez ;
» à leur origine qu'à leur insertion : je les descriray
» comme Monsieur RIOLAN, Médecin du Roy, me les a
» plusieurs fois montrez sur le subject.
» Des INTEROSSEUX, les uns sont internes, les autres sont
» externes. Le premier des internes va s'inserer au premier
» de l'index intérieurement.
» Le second prend son origine du MÉTACARPE & s'en va
» avec le vermiculaire s'attacher au doigt annulaire, ne fai-
» sant tous deux qu'un mesme tendon. Le troisiesme nais-
» sant de la troisiesme intervale du métacarpe, va se ter-
» miner au petit doigt du milieu, afin de l'estendre.
» Vous remarquerez qu'il n'y a que l'index, l'annulaire &
» le petit doigt qui ont obtenu des muscles interosseux in-
» ternes, & que le doigt du milieu n'en a point. Mais en
» récompense il en a deux des externes, & l'annulaire un,
» l'index n'en a point ; mais au lieu d'iceux il y en a deux,
» lesquels sont couchez sur le premier & quatrieme os du
» métacarpe, l'un desquels est appellé hippotenar ».

Guillemeau Œuvres de Chirurgie. Histoire des muscles, chap.
IX. édit. Paris 1612, in fol.
(a) son Anatomie avoit été imprimée en 1598 ; in-fol pag. 134.
(b) Pag. 94.
(c) Pag. 191.
(d) Pag. 241.

XVII. Siecle.
1610.
HABICOT.

de disséquer les muscles de l'anus (a); il a [...] deux releveurs, & a nié l'existence des muscles presseurs. On admettoit avant lui des muscles par[ticul]iers entre les cartilages des côtes; Habicot a [prouvé] d'après Fallope, que ces muscles étoient les m[êmes] que les intercostaux; il a donné aussi une exa[cte des]cription du muscle triangulaire du sternum (b).

Sa description des muscles du pharynx pré[sente] aussi quelques particularités intéressantes; Habi[cot a] distingué les muscles en droits & en gauches; il a [dé]crit le muscle constricteur, & a parlé des mu[scles] palatins; il a admis deux diaphragmes, un dro[it &] un gauche: » il est, dit-il, en parlant de ce mu[scle] » revêtu du péritoine seulement: je ferai voir en » lieu comment les fibres musculeux de chacun » phragme se terminent en sa partie moyenne, [ainsi] » que les muscles de l'épigastre à la ligne b[lan]» che (c).

L'Auteur admet dix muscles moteurs des lèvres[; il] y en a plusieurs qui sont extrêmement bien déc[rits,] tel que le muscle buccinateur, les muscles zigo[mati]ques & les triangulaires.

En décrivant l'œsophage, Habicot dit que ce[lui-ci] parvenu » à la cinquieme vertèbre du thorax, [se] » détourne au côté droit pour faire place à la g[rosse] » artere, puis descendant environ la dixieme [verte]» bre (au-dessus du diaphragme), il passe au c[ôté] » gauche par-dessus la grosse artere descendan[te,] » sur-tout du thorax par le diaphragme senestre [(d).] La direction qu'Habicot attribue à ce canal alim[en]taire est déduite de la nature même: notre Auteur [l'a] consultée avec plus de fruit que les Anatomistes [qui] lui ont succédé, ceux-ci ont tous regardé la di[rec]tion de l'œsophage comme perpendiculaire: En[fin il] avoit autrefois observé qu'une partie supérieure [de ce] canal étoit placée plus à côté.

(a) Pag. 88.
(b) Pag. 96.
(c) Pag. 195.
(d) Pag. 97.
(e) Pag. 199.

la vraie poſition des inteſtins ne lui a point été connue, preſque tous les Auteurs qui l'avoient précédé & notamment Guy de Chauliac, avoient dit que les inteſtins grêles étoient placés au haut du ventre, & que les gros ſe trouvoient tous à la partie inférieure de cette même cavité. Habicot a diſſipé ce préjugé en donnant une deſcription des inteſtins en place; il en tire une concluſion judicieuſe, relative aux diagnoſtics des plaies du bas ventre. La deſcription des reins comprend le plus grand nombres d'objets qu'Euſtache avoit indiqués (a).

Il a parlé de trois ligamens de la veſſie, « à ſavoir, un antérieur qui l'attache à l'os pubis, un postérieur qui l'affermit vers le rectum inteſtinum, & un ſupérieur qui la tient étendue par ſon fond, la ſéparant de la capacité de l'abdomen en l'hypogaſtre (b) »; il a auſſi connu l'éminence moyenne (c), & donné une deſcription du veru-montanum (d). Habicot admet entre les lames du médiaſtin un eſpace triangulaire vuide naturellement, il ne veut même pas qu'il y ait de l'air. « J'ai traité, dit-il, « pour prouver ſon aſſertion, un Gentil-homme qui « reçut un coup d'arquebuzade à trois doigts au- « deſſus du xyphoïde avec fracture d'icelui & intro- « duction de la balle en icelle cavité ſans ſortir au- « cun vent, bienque l'ouverture fuſt ſi grande que « l'on voyoit le mouvement du cœur au travers du « médiaſtin, ainſi l'air ne ſort de la poitrine (ex- « cepté des conduits naturels) ſi les plevres ne ſont « percées (e) ».

Habicot a encore parlé dans ſa quatrieme journée, du cœur & de ſes vaiſſeaux voiſins: il a connu le canal artériel & le trou ovale, & en a donné une deſcription. Il prétend que le canal artériel s'ef- face bientôt après la naiſſance: il rapporte à ce ſu-

(a) Pag. 65.
(b) Pag. 72.
(c) Pag. 85.
(d) Pag. 75.
(e) Pag. 99 & 100.

XVIIe Siecle.
1610.
RIOLAN.

jet plusieurs observations qui prouvent que le [trou] ovale peut rester ouvert jusqu'à un âge fort av[ancé]. Habicot dit l'avoir trouvé dans cet état dans des [su]jets de vingt-quatre à trente ans. Ses idées [sur la] circulation étoient conformes à celles de Co[lom]bus.

Ses remarques sur l'organe de l'ouïe se trou[vent] pour la plûpart dans les ouvrages de Fallope; [Ha]bicot a seulement ajouté qu'il y avoit quatre li[ga]mens: « les ligamens, dit-il, sont quatre, [sa]voir » deux qui lient le marteau & l'étrier, & deux [qui] » lient les deux pieds de l'enclume (a) ». [Cette] description des ligamens est vicieuse, ces lig[amens] [ne] sont point disposés de la maniere qu'Habicot le d[it;] & quand ils existeroient, cette façon de s'expli[quer] seroit fort obscure; on croiroit à l'entendre q[ue le] marteau est placé sur l'étrier.

Les muscles moteurs des yeux, notamment le g[rand] oblique, sont mieux décrits dans les ouvrages [que] j'analyse, qu'ils ne le sont dans ceux dont j'ai [déjà] donné l'extrait; l'Auteur semble avoir combin[é dans] ses écrits ce que Fallope avoit dit de leur inse[rtion] au globe, & ce qu'Arantius avoit avancé de [leurs] attaches à l'orbite (b).

L'histoire des vaisseaux sanguins est aussi b[eau]coup plus exacte dans les ouvrages d'Habicot, qu['elle] ne l'étoit dans ceux des Anatomistes qui l'av[oient] précédé: Habicot a fait observer que l'artere p[ul]monaire, à son origine au cœur, est placée dev[ant] l'artere-aorte; qu'elle devenoit ensuite posté[rieure] (c), qu'elle passe par dessus la bronche gauche; [il a] connu les principales ramifications qu'elle fou[rnit,] ainsi que l'épiploïque droite & gauche; il a ava[ncé] que l'artere phrénique gauche communiquoit a[vec] un des vaisseaux courts du même côté (d); il a pa[rlé] d'une artere cæcale. Les arteres cystiques & les m[é]sentériques sont aussi indiquées dans le même ouvr[a]ge, &c.

(a) Pag. 144.
(b) Pag. 150 & suiv.
(c) Pag. 118.
(d) Pag. 44.

les nerfs de la poitrine sont moins grossierement décrits dans les ouvrages d'Habicot, qu'ils ne le sont dans ceux des Anatomistes précédens; l'Auteur a bien distingué l'intercostale de la huitieme paire: il a parlé des nerfs du cœur, & il en a admis un assez grand nombre; il distingue avec peu d'ordre les especes de ses ramifications, mais il ne s'explique pas bien clairement sur leur origine; on ne sait point en lisant son ouvrage, s'il les fait venir de la huitieme paire, ou de l'intercostale (a).

Cependant si Habicot mérite nos éloges sur son exactitude à décrire ces différentes parties; il est digne de la critique la plus amere sur plusieurs autres points d'Anatomie qu'il n'a point sus & qu'il auroit dû savoir: la membrane allantoïde que plusieurs Anatomistes, & notamment Fallope, avoient regardée comme un être de raison, ne paroît rien moins que douteuse à Nicolas Habicot; il se sert de ses découvertes dans la brebis pour les appliquer à l'homme. C'est en suivant cette méthode vicieuse qu'il a admis dans la matrice les cotiledons qu'Arantius avoit si victorieusement réfutés. Il n'a point connu la premiere paire des nerfs dont plusieurs Auteurs avoient déja donné une description complette; il a aussi dit que la luette n'avoit point de muscles particuliers pour la mouvoir (b), qu'il n'y avoit qu'un seul canal séminaire qui traversât la glande prostate (c), qu'il n'étoit qu'un seul urethre quoiqu'il y eut deux vessies (d), qu'il y avoit trois nimphes (e).

L'ouvrage que je viens d'analyser avec toutes ces imperfections est le meilleur qui soit sorti de la plume d'Habicot. *Sa gigantologie* roule sur un objet chimérique. Voici le sujet qui lui a donné lieu d'écrire (f).

» En cette année 1613, M. de Langon, Gentilhomme Dauphinois, faisant bâtir près de son châ-

XVII. Siecle.
1610.
HABICOT.

(a) Pag. 110. & suiv.
(b) Pag. 201.
(c) Pag. 75.
(d) Leçon V.
(e) Pag. 77.
(f) L'extrait de cet ouvrage & des critiques qui parurent à son sujet, se trouve très au long dans les recherches sur l'histoire de la Chirurgie en France.

» teau, autrefois nommé Chaumont, présent[é...]
» Langon, entre les villes de Montrigaut, de [...]
» & de Saint Antoine ». Les Maçons qui fouill[...]
la terre pour tirer du sable, trouverent envir[on]
dix-sept ou dix-huit pieds en terre une tomb[e de]
brique, longue de trente pieds, large de do[uze,]
haute de huit, sur laquelle tombe étoit attaché[e une]
pierre fort dure, ressemblant à du marbre, [...]
avec cette inscription en lettres romaines, [Teuto-]
bochus Rex. Dans cette tombe étoient des os [d'une]
grandeur énorme, avec des médailles d'argent. [Plu-]
sieurs de ces os furent apportés à Paris par un [chi-]
rurgien de Beaurepaire, nommé Pierre Masuyer[...]
la découverte en fut annoncée dans une petite [bro-]
chure de quinze pages, ayant pour titre : H[istoire]
véritable du Géant Teutobochus, Roi des Teut[ons,]
Cimbres & Ambrosins, défait par Marius, [Consul]
Romain, cent cinquante ans avant la venue de [notre]
Sauveur, lequel fut enterré auprès du château de C[hau-]
mont, maintenant Langon, proche la ville de R[omans]
en Dauphiné. L'Auteur, qui se nomme Jacques Ti[ssot,]
tâche de soutenir tout ce qu'annonce son titre[: d'a-]
bord par des preuves générales, il assure qu'il y [a eu]
des Géans, non seulement dans le style figuré, [mais]
des Géans, dit-il, qui ont eu des hommes pour [pro-]
géniture ; ensuite, par des raisons propres au fa[it par-]
ticulier, il veut appuyer la découverte du G[éant]
Teutobochus : les principales sont, que de tout[e an-]
cienneté, le lieu où avoit été trouvé cette tomb[e (a)]
s'appelloit le terroir du Géant ; que le nom de T[eu-]
tobochus s'est trouvé sur la tombe, & que Florus, [dans]
son histoire, donne celle de Teutobochus, Roi d[es]
Cimbres, Teutons & Tigurins, qui, l'an 642 [de la]
fondation de Rome, & cent cinquante ans avant [la]
naissance de J. C. vinrent attaquer le camp de Ma[rius]
non loin de la jonction du Rhône & de l'Isere, & fu[rent]
défaits ; enfin quand on n'auroit pas la preuve qu['ils]
auroient été défaits près de Chaumont en Dauph[iné,]

(a) Le lieu où l'on trouve cette tombe étoit nommé d'anci[en-]
neté le terroir du Géant, tiré d'une copie de l'ouvrage qu[e M.]
Morand m'a communiquée.

ET DE LA CHIRURGIE.

XVI. Siecle.
1610.
HABICOT.

démontré, selon l'Auteur, par les médailles dans la tombe, que le corps de Teutobochus y a été porté, parceque les lettres gravées sur ces médailles désignoient le nom de Marius, & que ces médailles ressembloient à celles de l'amphithéâtre d'Orange, anciennement nommé de Marius. Les principaux apportés à Paris faisoient juger par leur grandeur que le corps entier avoit vingt-cinq pieds de long, l'os de la cuisse & de la jambe joints ensemble, & sans le pied, ayant neuf pieds de long, chaque vertebre ayant plus d'un tiers d'un pied d'épaisseur.

Jacques Tissot, pour donner de nouvelles preuves de son sentiment, fait une histoire suivie des Géans dont les anciens ont parlé; il s'étend aussi sur quelques ossemens qu'on conservoit à Valence : s'il vivoit aujourd'hui il pourroit parler d'un os monstrueux que M. Imbert, Chancelier de l'Université de Médecine de Montpellier, conserve avec soin.

L'ouvrage de Tissot ne fut pas universellement approuvé; plusieurs au contraire s'éleverent vivement contre cet écrit, prétendant qu'il n'avoit jamais existé de Géans.

Habicot entreprit la défense de Pierre Masuyer & de Jacques Tissot, & publia sa gigantostéologie de soixante pages, qu'il dédia à Louis XIII, & qui fut présentée par Heroard son premier Médecin. Dans cette dissertation, Habicot assure que les os trouvés en Dauphiné appartiennent réellement au Géant Theutobochus. Habicot y donne une description des os du Géant qu'il compare avec ceux d'un homme d'une stature ordinaire; il y trouve à-peu-près son compte; les os du Géant, selon Habicot, ne different que par leur volume, ceux du pied du Géant étoient ressemblans avec ceux de l'homme, » ce qui me fait conclure, par la substance & conformité de ces deux os du pied, & les autres os être vraiment des os humains; d'autant que nul animal en possede de tels.

(a) Recherches historiques & critiques sur l'origine & les progrès de la Chirurgie en France, page 359 & suiv.

Tome II.   Z

Habicot prouve ensuite, que les os gigantes[ques] qu'on a trouvés en Dauphiné, appartiennent au [Roi] Teutobochus; » l'autorité, la raison & [l'expé]» rience nous le doit faire croire.... Habicot [em]prunte de l'histoire diverses preuves; il exa[mine] toutes les circonstances qui se sont présentées [lors] de la découverte; il assure que Marius défit le [Roi] Teutobochus, & qu'il lui fit donner la sépulture [dans] le camp, & qu'il fit graver en lettres rom[aines] sur une pierre, *Rex Teutobochus*, & qu'il m[it] dans la tombe plusieurs médailles.

Le sentiment d'Habicot fut contredit par no[mbre] d'écrits; la même année 1613 de la publicat[ion de] sa gigantostéologie parut une critique de ce[t ou]vrage, sous le titre *de Gigantomachie pour r[épondre] à la Gigantostéologie*, par un Ecolier en Méd[ecine.] L'Auteur combat d'abord l'existence des Géan[s,] rend ensuite la découverte de la tombe suspecte, [ac]cuse même Masuyer de mauvaise foi, lui imp[ute] d'avoir fabriqué ou fait fabriquer l'inscription [L'E]colier en Médecine assure que les os qui ont [été vus] à Paris, appartiennent à un éléphant & non [à un] homme. Jusqu'ici la dispute ne passe point les b[ornes] que la politesse prescrit dans de pareils ouvrages [la] contestation roule sur Habicot personnellement; enfuite l'Auteur, par une digression assez inc[onsé]quente, passe aux Chirurgiens de robe long[ue,] les attaque sur leur vêtement; il ne veut pas [qu'ils] se couvrent d'une robe longue, & il appui[e son] sentiment sur un précepte d'Hippocrate, *qui v[eut que] les vêtemens des Chirurgiens soient courts, [sans] sans plis, & avec manches étroites*: un tel [habille]ment, ajoute Hippocrate, convient au Chir[urgien] pour qu'il ne le gêne point dans les opérati[ons.]

Habicot eut l'année d'après à essuyer une [autre] critique; elle fut imprimée sous ce titre: *[Im]posture découverte des os humains supposés & f[ausse]ment attribués au Roi Teutobochus*, imprim[ée en] 1614.

L'Auteur de cette dissertation est d'un parti [diffé]rent de celui d'Habicot, & de l'Auteur ano[nyme] de la critique qui avoit déja paru: il prétend

os font foffiles, & pour le prouver il allegue des exemples d'offifications pareilles, trouvées dans les entrailles de la terre en différentes parties du monde: ce fentiment eft le plus vraifemblable, mais il demandoit une plume plus favante & moins fuperftitieufe.

Dans toutes les difputes il s'éleve des conciliateurs qui font également défavoués des deux parties, parcequ'ils ont plus à cœur leur intérêt perfonnel que celui des parties qu'ils feignent défendre. En 1615 il parut une differtation intitulée *Difcours Apologétique touchant la vérité des Géans*, contre la *Gigantomachie d'un foi-difant Ecolier en Médecine*. Quoique l'Auteur gardât l'anonyme, on crut y reconnoître la plume de Guillemeau, Chirurgien ordinaire du Roi. Quoi qu'il en foit, l'Auteur de cet ouvrage croit à l'exiftence des Géans; pour la prouver, il rapporte plufieurs exemples extraits des Livres faints, & des Auteurs profanes les plus dignes de foi; il critique vivement Habicot d'avoir attaqué les Médecins (a), le traité d'Ecolier en Chirurgie. Habicot fut fenfible à cet outrage, & lui répondit en badinant dans une petite brochure qui a pour titre: *Jugement des ombres d'Heraclite & de Démocrite fur la réponfe d'Habicot au difcours attribué à Guillemeau*.

Il ne m'a pas été poffible de trouver cet ouvrage

___

(a) « Qu'aucun de noftre College ne defire s'émanciper de l'hommage qu'il doit & prêtera toujours volontairement à cette illuftre Faculté de Médecine, exercée dans Paris par autant d'Efculapes irrépréhenfibles de vie & de favoir, par autant d'Hippocrates réfufcités au commun bonheur de la patrie. A tels enfants légitimes d'Appollon, gloire de la France, ne prétend s'attacher (ce qui feroit une efpece de blafphême) noftre Efcholier en Chirurgie lorfqu'il parle de la Faculté d'ignorance ». Pag. 4 & 5 du Difcours Apologétique touchant la vérité des Géans.

« L'Efcholier poffédé de ce mauvais démon reffemble à ces jardiniers qui fous ombre d'une branche gaftée voudroient couper un excellent arbre fruitier jufques à la racine, ne regarde que l'efprit des hommes ne fe manie comme une piece de drap, que l'on juge par l'efchantillon ». Pag. 25 du même.

Z ij

dans les meilleures sources : le même publi[...]
sujet un traité qui a pour titre :

*Réponse à un discours apologétique touchant [...]
rité des Géans, par Nicolas Habicot.*

L'Auteur critique vivement Guillemeau ; [...]
porte même jusqu'aux invectives : » mais quoi[...]
» avez bien de la peine à reprendre autr[...]
» pouvant faire mieux, & n'estes pas de m[...]
» farine que ce Docteur hermaphrodite & son [...]
» lier, qui pour gagner quelque peu d'honneur [...]
» ils sont assez mal pourveuz) se sont voul[...]
» ner le bruit d'avoir attaqué Habicot (*a*).

On attendoit impatiemment la fin de ce[...]
pute littéraire, lorsqu'on la vit prendre de [...]
velles forces au lieu de la voir cesser. Le [...]
Jean Riolan, contre l'attente du public qui [...]
voit présumer que la querelle de deux simple[...]
ticuliers pût toucher un si grand Anatomi[...]
lui, écrivit vivement contre l'existence des Géa[...]
ouvrage parut en 1618 ; on en trouve le titre [...]
Riolan ; je dirai seulement ici, afin d'en v[...]
solution de la querelle, que Riolan nie [...]
tence des Géans ; qu'il prétend que les os qu'on [...]
dans la terre, quoiqu'ils aient la figure [...]
d'homme, sont fossiles, ou appartiennent à [...]
animal monstrueux, tels que l'éléphant ou [...]
leine : Riolan nie qu'on ait trouvé en Dau[...]
squelete du Roi Teutobochus, & accuse d'im[...]
ceux qui ont osé débiter cette nouvelle : [...]
que les os qu'on a trouvés ne sont point [...]
ce qu'ils devroient être s'ils étoient humai[...]
os d'homme blanchissent à proportion qu'ils [...]
lissent ; & ceux-ci, continue notre savant [...]
auroient dû d'autant plus acquérir cette [...]
qu'ils étoient enfouis dans du sable. Habicot [...]
dit à ce grand maître par une petite disser[...]
titulée *Anti-gigantologie*, ou contre-discours [...]
grandeur des Géans, 1618. Habicot assure [...]
os qu'on a trouvés sont humains ; & pour [...]

_____
(*a*) Pag. 8. Discours Apologétique d'Habicot.

preuve qu'ils appartenoient au Géant Teutobochus, il fit imprimer la copie d'une lettre qu'il avoit reçue de M. de Langon, Seigneur du lieu où on avoit fait la découverte; cette lettre porte qu'on avoit trouvé dans le tombeau une inscription qui disoit que c'étoit là le squelete du Roi Teutobochus; M. Langon ajoutoit que la plupart des Médecins instruits de Montpellier s'étoient transportés sur les lieux, & qu'ils avoient déclaré que les os étoient humains; que les Médecins & Chirurgiens de Grenoble les avoient aussi reconnus pour tels.

Quant à l'objection que Riolan avoit faite à Habicot sur la couleur des os qui dénotent qu'ils n'étoient point humains, Habicot lui répond vivement qu'ils auroient été blancs »s'ils eussent été dans le sablon d'Etampes; mais en Dauphiné, où il est d'autre couleur, cela ne devoit pas être »; Habicot répondit dans le même ouvrage sur le même ton aux objections que son adversaire lui avoit faites.

Les Auteurs des recherches sur l'origine de la Chirurgie en France, disent qu'en même temps qu'Habicot publia l'ouvrage dont je viens de parler, il parut une petite brochure intitulée *Touche chirurgicale*. On lui répondit par une autre plaisanterie; la réponse portoit ce titre: *Correction fraternelle sur la vie d'Habicot, où l'on fait en passant la critique de ses ouvrages, & notamment de sa giganteostéologie.* Cet ouvrage est rempli d'invectives; ceux qui se plaisent plutôt à l'étude de la critique qu'à celle des faits intéressans, peuvent le consulter; ils y trouveront de quoi satisfaire leur goût & leur curiosité.

Ces discussions littéraires ne détournerent pas Habicot de la pratique de son art; au milieu des malades qui accouroient en foule pour le consulter, ou qu'il alloit lui-même voir & soulager dans leurs infirmités, il trouva le temps de composer un recueil de problêmes médicinaux & chirurgicaux. Ces problêmes sont au nombre de douze; l'Auteur les a dédiés à autant de gens célebres par leur mérite & par leur profond savoir: la cabale ne lui faisoit faire

aucune fausse démarche; toujours sûr dans [sa fa...]
de penser, & clairvoyant sur ses devoirs qu'il é[...]
curieux de remplir, il chercha les occasions de s[...]
acquitter. Il mit à la tête de ces douze que[...]
le nom de gens d'un état tout différent, pour [...]
il devoit de la reconnoissance ; le nom des Juris[...]
sultes s'y trouve ; on y voit celui des Médecins & c[...]
des Chirurgiens ; mais comme l'Auteur étoit [...]
parti, qu'il estimoit les choses par ce qu'elles val[...]
il ne manqua pas de mettre à la tête de ses pr[...]
blêmes les noms d'Heroard, pour lors premier M[...]
decin du Roi, de Seguin, Avocat général, ava[...]
ceux des Médecins, & ceux-ci avant ceux des Ch[...]
rurgiens ses confreres les plus chéris. Un gra[...]
homme accorde à un chacun ce qu'il lui doit, [...]
ne garde pour lui que ce qui lui appartient. Hab[...]
cot qu'on a voulu opposer aux Médecins les plus [...]
commandables, a eu pour eux le respect & l'estim[...]
qu'il leur devoit, & il n'auroit pas osé faire le p[...]
rallele : on ne trouve dans ses écrits aucun mo[...]
injurieux à la Médecine ; il s'est défendu contre [...]
agresseurs en leur répondant directement, & en re[...]
pectant l'art qu'ils professoient : en suivant cette ma[...]
xime, Habicot s'est acquis de grandes connoissances [...]
ce n'est pas dans le trouble & dans l'agitation qu'o[...]
trouve son instruction.

Habicot continua ses travaux jusqu'aux dernieres
années de sa mort : en 1620 il publia une petit[e]
dissertation sur la bronchotomie : il se montre par[...]
tisan de cette opération ; pour en autoriser l'usage,
il rapporte plusieurs observations de plaies à la tra[...]
chée-artere, qui se sont facilement cicatrisées.

Il est encore l'Auteur d'une dissertation sur le
diaphragme, qui a pour titre : *Paradoxe myologiq[ue]*,
par lequel est démontré, contre l'opinion vulgair[e],
tant ancienne que moderne, que le diaphragme [n'est]
pas un seul muscle.

Cet ouvrage est dédié au célebre Duret, Médecin de
la Faculté de Paris. Les Savans de ce siecle, quoique
d'une profession différente, se rendoient par de pareils
hommages, des témoignages publics de leur estim[e].
Cet ouvrage d'Habicot répond à son titre : l'Auteu[r]

que les deux muscles sont réunis entr'eux ceux du bas-ventre : il croit pouvoir conjecturer d'après quelques observations pathologiques, que le muscle d'un des côtés peut tomber en paralysie quoique l'autre reste sain. Je ne parlerai pas de l'ouvrage qu'Habicot a publié sur la peste ; il n'est point de notre objet.

ARNISŒUS (Henningius), célèbre Médecin qui se distingua principalement en Dannemarck, naquit à Halberstad. Il fut Professeur en Médecine dans l'Académie d'Helmstad. Avant d'obtenir ce grade, il avoit voyagé en France & en Angleterre, & avoit professé dans l'Académie de Francfort sur l'Oder. On croit de dire qu'il a été Professeur à Hiene. Il jouissoit d'une grande réputation : ce qui le fit appeler en Dannemarck, où il fut Médecin & Conseiller du Roi. Il laissa avant de partir sa bibliotheque à l'Académie d'Hiene. On a conservé pendant long-temps un recueil de planches d'Anatomie, in-folio. Il mourut en 1635.

Ses ouvrages d'Anatomie & de Chirurgie, sont,

Observationes aliquot Anatomicæ, ex quibus controversæ multæ medicæ & physicæ breviter deciduntur. Francof. 1610, in-4°.

De observationibus quibusdam Anatomicis epistola. Extat cum Gregorii Horstii observ. medicinal. singular. lib. 4 prioribus. Ulmæ 1628, in-4°. page 450. Opusc. Bohemii 1619, in-4°.

Disquisitiones de partûs humani legitimis terminis, ejusdemque observationes & controversiæ Anatomicæ. Francof. 1641, 1642, in-12.

Dans ses controverses anatomiques, l'Auteur propose plutôt de nouvelles explications sur les parties que des descriptions particulieres ; ce qu'il y a de plus notable, c'est qu'il admet pendant l'accouchement l'écartement des os pubis, & ceux des os des îles d'avec l'os sacrum (a). Il explique assez clairement les mouvemens de la tête sur la colomne vertébrale ; il prétend que lorsque la tête s'incline ou se renverse, ses mouvemens se font par les con-

(a) Pag. 283. édit. 1641.

dyles de l'os occipital, qui roulent dans les cav[...] de la premiere vertebre cervicale; il affure au c[on]traire que dans les mouvemens de rotation [de la] tête, c'est la premiere vertebre qui se meut fur [la] seconde (a). Il a connu la vraie position de la vé[si]ficule du fiel & des intestins grêles. Il a réfuté [le] sentiment de ceux qui prétendoient que la véfic[ule] du fiel étoit placée au-dessous de l'ombilic; q[ue] les gros intestins étoient placés à la partie inféri[eure] du bas-ventre (b). Il a cru pouvoir expliquer l'é[va]cuation du pus par les narines, par la vei[ne] azigos (c); il savoit aussi que la moëlle épinie[re] (d) se terminoit à la premiere vertebre des lombes.

Ses observations anatomiques sont au nombre [de] six. Dans la premiere il donne une description [des] ventricules du cerveau, & il en recherche les usages; il n'en admet que deux; savoir, les grands ven[t]ricules; il regarde les deux autres comme des ca[]naux particuliers, &c. la plupart de ces objets sont extraits des ouvrages de Varole. Dans la seconde il assure que les nerfs viennent pour la plupart [de] la moëlle allongée, &c. Dans la troisieme il [re]cherche la structure de l'ouraque; il le regar[de] comme un ligament: il nie formellement qu'il [y] ait aucune cavité (e). Dans la quatrieme il s'occup[e] des usages de la bile; il prétend que la jaune vien[t] du foie, & la noire de la véficule du fiel: c'est [une] vieille explication qu'Arnisœus fait revivre. La ra[te] lui paroît destinée à la formation du sang: c'est l'ob[]jet de sa cinquieme observation. Dans la sixieme enfin il parle de nouveau de l'écartement des os pubis pendant l'accouchement.

Son ouvrage sur les termes de l'accouchement e[st] rempli d'une fade érudition; l'Auteur prétend que le di[]xieme mois est le terme le plus naturel de l'acco[u]chement (f); que l'enfant venu à l'âge de sept mois,

(a) Pag. 184.
(b) Pag. 289.
(c) Pag. 90.
(d) Pag. 91.
(e) Pag. 59.
(f) Pag. 17.

ET DE LA CHIRURGIE. 357

le nez & les oreilles bouchées pendant l'espace de quelques jours, après lequel la nature se forme même les ouvertures convenables (a) : il admet les naissances de huit mois; mais il prétend que les enfans sont foibles (b).

Il est assez difficile de déterminer en quel temps Martius Galeotus florissoit ; selon Justus, dans son livre sur la chronologie des Médecins, Galeotus vivoit vers l'an 1535; selon plusieurs autres Ecrivains, il vivoit vers l'an 1490 ; M. de Haller parle d'une édition de 1517. Quoi qu'il en soit, ce Médecin étoit Italien ; Narni étoit sa patrie, & il eut de grandes connoissances en Anatomie. Nous avons de lui un ouvrage sur cette partie de la Médecine. *De homine libri duo Georgii Merula in Galleotum annotationes. Oppenhemii* 1610, in-8°. *Basil*. 1617, in-4°. Jessennius y ajouta deux traités, un sur la génération, & l'autre sur le période de la vie humaine. *Basle* 1617, in-4°. *Francfort* 1619, in-8°. On trouve dans les écrits de Galeotus beaucoup de théorie & peu de faits ; George Merula ni Jean Jessennius n'y ont rien ajouté qui soit digne de remarque.

Petræus (Henri) de Smalkade, ville d'Allemagne dans la Franconie, fut Professeur de Médecine à Marpurg. Il naquit en 1589, & prit le degré de Docteur en Médecine en 1612, & fut à-peu-près dans le même temps nommé Professeur public d'Anatomie, de Botanique & de Chirurgie ; on dit qu'il étoit naturellement mélancholique, & que par une attaque un peu forte de cette maladie, il se jetta par une des fenêtres de sa maison le 19 Mai 1620 ; il se cassa la cuisse, & mourut le 11 du mois d'Août de la même année ; il emporta avec lui les regrets de tous les habitans de Marpurg, auxquels il avoit rendu les plus grands services. Naturellement attaché aux devoirs de sa profession, il en aimoit beaucoup l'exercice ; il voyoit avec autant de plaisir le pauvre que le riche. Il est l'Auteur de plusieurs ouvrages de Médecine, & ces écrits ne sont point

XVII. Siècle.
1610.
ARNISŒUS.

MARTIUS.

PETRÆUS.

(a) Pag. 71.
(b) Pag. 123.

de pure spéculation. On reconnoît le praticien & l'érudit dans tous les détails; il avoit aussi de grandes connoissances en Anatomie, & l'on voit avec plaisir qu'il s'en servoit pour découvrir le siege & les effets des maladies. Il a écrit un ouvrage *ex professo* sur cette partie.

Λογος εγκωμιαστικος *studii Anatomici laudes, utilitates varias breviter complectens. Marpurgi* 1610, in-4°.

L'ouvrage répond au titre; l'Auteur a fait en peu de mots l'éloge de l'Anatomie, il en montre l'ancienneté, les progrès, & l'utilité dans la pratique de la Médecine.

CORTILLO. Cortillo (Sebastien), Italien d'origine, a écrit un ouvrage sur la Chirurgie.

Libri quinque institutionum Chirurgicarum, cum practicâ Chirurgicâ ejusdem libros quatuor continente, se trouve avec la pratique de Jean Marquard, imprimé à Francfort en 1610.

Cet ouvrage n'est qu'un extrait de la Chirurgie de Fabrice d'Aquapendente.

HERLICIUS. Herlicius (David), Médecin allemand, fameux par son zele pour l'astrologie judiciaire, naquit à Zeits, ville de Misnie, le 28 Décembre 1557; ses parens étoient pauvres & de basse extraction; ils firent cependant de leur mieux pour lui faire suivre ses premieres études; il fut d'abord envoyé à Wittemberg; il alla ensuite à Leipsik & de-là à Rostock. Le Duc de Méckelbourg, connoissant du talent dans Herlicius, lui donna la sous-principalité du Collège de Gustrow, qu'il n'occupa que l'espace de deux ans, pendant lesquels il se livra sérieusement à la Philosophie & à l'étude de la Médecine; il s'amusoit à faire des horoscopes. L'ignorance & la crédulité de ses concitoyens le favorisoient dans ses prédictions : ce que nous regardons aujourd'hui comme humiliant pour l'esprit humain, étoit du temps d'Herlicius, dans le pays du moins où il vivoit, regardé comme production honorable au génie de l'homme. Herlicius avoit été contraint de jouer jusques-là plusieurs rôles différens pour pourvoir à ses besoins; il faisoit le facétieux, il composoit des chantons afin d'être invité chez ses amis, & souvent chez des étrangers. En vieillissant il sentit le ridicule de ses procédés, & il changea de conduite à certains égards; il ne renonça pas à l'astrologie. De Rostock il passa à Primislaw, dans la Marche de Brandebourg; il y fut nommé Professeur public de Physique; en 1583 il alla à Anclam, y enseigna la Physique, & y pratiqua la Médecine; en 1584 il publia un almanach qui eut un très grand succès; Herlicius en fut si flatté, qu'il s'adonna à de pareils travaux pendant l'espace de vingt-cinq ans: sa réputation de Mathématicien, d'Astronome & d'Astrologue, s'étoit répandue dans toute l'Allemagne; les Universités se disputerent l'honneur de l'avoir; en 1585 il alla à Gripswald pour y professer les Mathématiques; il conserva sa chaire l'espace de treize ans; il y prit pendant cet espace de temps un goût décidé pour la Médecine; il s'y fit recevoir Docteur en Médecine en 1597; & étoit âgé de quarante ans. On lui donna en 1598 une place de Professeur de Physique à Stutgard, ville de la Poméranie. Herlicius étoit naturellement fort inconstant; il ne resta qu'un an dans cette ville, & alla en 1606 à Lübeck, & y exerça le même emploi; mais il n'y fit pas un long séjour; il revint à Stutgard, où il professa la Médecine jusqu'à sa mort qui arriva le 15 Août 1636; il étoit âgé de soixante & dix-neuf ans: il fut marié deux fois, & ne laissa point d'enfans. Quoiqu'il eût été fort inconstant, qu'il eût soutenu toute sa vie des paradoxes singuliers, il jouit d'une grande réputation.

Nous avons de lui,

Unterrichtung von den schwangern Frauen und kindbetterinnen gryfphiswald 1597, in-8°. & *Stetin* 1618, in-8°.

Suivant la traduction latine que M. Douglas en a faite, Herlicius a donné une description de la matrice (a), du fœtus & des parties qui le composent; il est aussi entré dans quelques détails sur la nutrition (b).

(a) Chap. I. pag. 1.
(b) Chap. VI. pag. 17.

XVII. Siècle.
1610.
CHIFLET.

Chiflet (Jean Jacques) naquit à Besançon le 11 Janvier 1588 de Jean Chiflet; il étoit neveu de Laurent Chiflet dans la république des Lettres. On eut beaucoup de soin de ses premieres études. Entraîné par goût à l'étude de la Médecine, on l'envoya à Montpellier, où il étudia sous Jean Varendé; il fut de-là à Padoue; il y écouta les célebres Fabrice d'Aquapendente, Jean Thomas Minadoüs, Eustache Rudius; il parcourut plusieurs autres royaumes, & comme il étoit fort exact à observer ce que la nature offroit de particulier dans chaque contrée, & qu'il avoit d'ailleurs profité des leçons des grands hommes qui avoit écouté, il acquit dans peu de temps les plus vastes connoissances. Il revint dans sa patrie porter le fruit de ses travaux. Cependant son pere, accablé d'années & d'infirmités, mourut & laissa vacante la place de Médecin de la Ville. On le nomma à sa succession en 1614. Sa patrie l'honora de toutes les marques de distinction. On le députa vers l'Archiduchesse Isabelle Claire Eugenie pour des affaires importantes. Chiflet fut très heureux dans sa commission; la Princesse fut si satisfaite de lui, qu'elle le retint pour son premier Médecin. Le mérite est tôt ou tard récompensé. Comme Chiflet n'avoit pas obtenu cette place par la cabale & par la brigue, il n'eut point de peine à s'y maintenir; au contraire, il vit accroître tous les jours sa réputation; il mérita si fort l'estime de l'Archiduchesse, qu'elle le fit nommer premier Médecin de Philippe IV, Roi d'Espagne. Notre Médecin trouvoit des amis & des protecteurs par-tout où il portoit ses pas. Le Roi d'Espagne l'aima autant que l'Archiduchesse; il le chargea d'écrire l'histoire de la Toison d'Or: Chiflet entreprit l'ouvrage & le remplit dignement. Cependant la patrie de notre Médecin ne perdit pas ses droits; il ne put s'accoutumer en Espagne; c'est pourquoi il revint en France auprès de l'Archiduchesse sa protectrice. Il la perdit en 1633. La mort l'enleva dans le temps que ses Etats en avoient le plus besoin. Chiflet fut ensuite premier Médecin du Cardinal Ferdinand, Gouverneur des Pays-Bas; il occupa long-temps cette place,

& mourut en 1660, âgé de soixante & douze ans, couvert de gloire, d'honneurs & de richesses. Il est l'Auteur d'un nombre prodigieux d'ouvrages sur l'histoire. L'Espagne, l'Allemagne & la France doivent beaucoup à ses recherches. Voici le titre des ouvrages qui nous intéressent.

Asitiæ in puella Helvetica mirabilis physica exstasis. Vesont. 1610, in-8°.

Singulares tam ex curationibus, quam cadaverum sectionibus, observationes. Paris. 1612, in-8°.

Ses observations sur les maladies de la tête contiennent quelque chose de particulier.

Acia Cornelii Celsi, propria significatione restituta: Alphonsus Nunnesius, regius archiater deffensus. Antuerpiæ 1633, in-4°.

Chiflet y a ajouté quelques observations chirurgicales; il recommande l'opération de l'empyême lorsqu'il y a épanchement de pus dans la poitrine. Cet ouvrage mérite d'être lu.

ZWINGER (Theodore), Médecin célebre de Basle, qui naquit dans cette Ville en 1533 de Leonard Corroyeur, & de Chrétienne, sœur de Jean Oporin, Imprimeur connu dans la littérature. Il quitta la maison paternelle dès ses premieres années, alla à Lyon où il travailla à l'Imprimerie, y demeura trois ans. Pendant l'intervalle des exercices de cette profession, il s'adonnoit à l'étude des sciences: il vint à Paris & étudia les Mathématiques sous Ramus, célebre Professeur du College royal; il y fit de rapides progrès, & il avoit déja de grandes connoissances dans cette partie lorsqu'il alla à Padoue pour y apprendre la Médecine; il y étudia sous Cappivaccio, sous Bellacatus, sous Gabriel Fallope, sous Basianus Landi, sous Trincavelli, & sous Fracasanus. Il fit sous ces grands hommes les plus grands progrès dans la Médecine; il séjourna six ans dans cette ville, & retourna à Basle & y enseigna la langue grecque, puis la morale, la politique, & la Médecine. Ce savant mourut le 6 Mars 1588, à l'âge de cinquante-quatre ans.

Nous avons de lui,

Physiologia medica Theophrasti Paracelsi dogmatibus illustrata. Basil. 1610, in-8°.

L'Auteur croyoit si fort à la Chymie, qu'il s'en est servi dans la plupart de ses explications. On trouve aussi quelques détails anatomiques, physiologiques & chirurgicaux dans les deux ouvrages suivans.

Consilia & epistolæ quædam medica, imprimée avec les ouvrages de Schulzius, à Francfort en 1598, in-fol.

Petri de Bayro, de medendis humani corporis malis.

In artem medicinalem Galeni tabulæ & commentarii, &c. &c. Basil. 1561, in-fol.

Nous parlerons dans la suite d'un autre Théodore Zwinger.

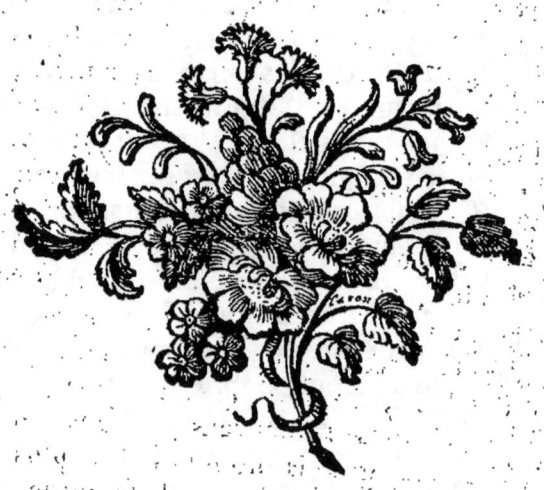

CHAPITRE XXI.

Des Anatomistes et Chirurgiens qui ont vécu depuis Gaspard Bartholin jusqu'à Harvée.

1611.
BARTHOLIN

BARTHOLIN (Gaspard), célebre Médecin, naquit le 12 Février en 1585 à Malmuyen, petite Ville dans le pays de Schonen, de Barthole Gaspar Bartholin, Ministre Luthérien, qui prit un soin extrême de son éducation: ses soins ne furent point inutiles; à peine avoit-il atteint l'âge d'onze ans, qu'il prononça des harangues grecques & latines en vers & en prose. Rostock & Wittemberg furent les lieux où Bartholin fit ses premieres études. Il donna dans toutes ses classes des marques d'un esprit le plus pénétrant, & il avoit un zele infatigable pour le travail. Il se destina à la Médecine, & ne négligea rien pour y parvenir. Il fut entendre les Médecins les plus fameux de l'Europe; & comme il n'étoit pas riche, il fit à pied la plupart de ses voyages. L'amour de l'étude fait vaincre tous les obstacles. Un esprit vraiment droit arrive à la vérité, quelques causes qui s'y opposent. Il voyagea en Allemagne, en Italie & en France. Il a été disciple de Plater, de Fabrice d'Aquapendente, de Julius Jassolinus, de Jessennius, de Pierre Paw & de Pineau, &c. Dans ses ouvrages il leur rend témoignage de la plupart de ses connoissances. En 1607 il étoit à Basle; en 1608 il passa en Italie. On lui offrit à Naples une chaire d'anatomie, qu'il refusa. Il vint en France peu de temps après; il s'y fit connoître par son mérite, & on lui proposa une chaire de Professeur en grec à Sedan; il la refusa de nouveau. Il revint à Basle, & il reçut en 1610 le bonnet de Docteur en Médecine. Bartholin étoit depuis long-temps accoutumé à voyager; il ne put fixer dans cette ville le terme de ses courses. quelques offres avantageuses qu'on lui fît. Il se rendit à Wittemberg & dans le Holstein : il se proposoit de recommencer ses courses lorsqu'on lui offrit à Coppenhague [la] chaire de Professeur en langue latine ; cette proposition lui plut. Bartholin fut s'établir à Coppenhague, il y exerça la Médecine avec célébrité, & s'acquit une grande réputation. On lui donna en 1613 [la] chaire de Professeur de Médecine ; il en remplit les devoirs avec éclat pendant l'espace d'onze années, au bout duquel temps, venant à être attaqué d'une maladie dangereuse, il fit vœu d'employer le reste de sa vie à l'étude de la Théologie : après sa convalescence il ne changea point de façon de penser, il s'adonna sérieusement à l'étude de cette science. Il fut fait Professeur de Théologie le 12 de Mars 1624. A la sollicitation du Roi, il composa avant de mourir quelques abregés à l'usage des Colleges, & il fut nommé à un canonicat à Roschild, il n'en jouit peu de temps ; ce grand homme mourut le 13 Juillet 1629, à l'âge de quarante-quatre ans, il étoit à Soras où il avoit été conduire son [fils] aîné (a).

Nous avons de lui,

Anatomicæ institutiones, corporis humani utriusque sexûs historiam & declarationem exhibentes, plurimis novis observationibus, opinionibus, necnon [il]lustriorum, quæ in antropologiâ occurrunt controversiarum decisionibus. Albiæ 1611, in-8°. Argentorati 1626, in-12. Goslariæ 1632, in-8°. Oxonii 16[..]

(a) Il a laissé plusieurs enfans, nous en connoissons [cinq] qui se sont distingués dans la république des Lettres. L'aîné Barthole Bartholin, fut antiquaire de Frédéric III, Roi de Dannemarck. Thomas Bartholin, son deuxieme fils, s'est acquis une grande réputation parmi les Anatomistes ; nous en parlerons dans la suite. Erasme Bartholin fut Professeur en Géométrie & en Médecine à Roschild sa patrie. Albert Bartholin, quatrieme fils de Gaspard, fut Recteur du College de Friedrichsbourg en Zéelande. Le cinquieme fils fut Jacques Bartholin, [il] étoit très versé dans les Langues Orientales ; il étoit Professeur à Sora. On pourroit trouver ces détails un peu éloignés de mon objet, mais je n'ai pu passer sous silence la famille d'un Anatomiste, qui s'est rendu si célèbre, tant par les places qu'elle a occupées dans l'univers savant, que par les ouvrages qu'elle a publiés.

ET DE LA CHIRURGIE.

en allemand. *Hafniæ* 1648, in-8°.

Thomas Bartholin son fils a fait plusieurs notes sur cet ouvrage, & en a donné différentes éditions. Il a séparé ses additions du texte, de maniere qu'on distingue aisément ce qui appartient à Gaspard Bartholin pere d'avec ce qui est à Thomas Bartholin fils. Je me suis servi pour mon extrait, d'une édition de ce genre, donnée à Leide en 1641, in-8°. Cette édition, qui est inconnue à plusieurs Bibliographes, est très bien exécutée; le caractere & le papier en sont fort beaux; il y a très peu de fautes typographiques.

Controversiæ anatomicæ & affines nobiliores ac rariores. Goslariæ 1631, in-8°.

Dans ses institutions d'Anatomie, Gaspard Bartholin a prétendu donner un extrait des connoissances qu'on avoit sur l'Anatomie; il n'a point rempli son but. Son ouvrage contient peu de remarques utiles, & fourmille d'erreurs. Voyons ce qu'il y a de bon, nous verrons ensuite en peu de mots ce qu'il y a de répréhensible dans cet ouvrage. L'épiploon est, selon lui, composé de deux membranes; la premiere, qui est attachée à la partie inférieure de l'estomac; la seconde, & qui est postérieure, est attachée au colon (a)....

En fouillant dans l'intérieur des glandes sur rénales, il s'est assuré qu'il y avoit une cavité remplie d'une humeur noirâtre. Bartholin a cru entrevoir dans cette humeur le caractere de l'atrabile; ce qui lui a fait donner à ces glandes le nom de capsules atrabilaires. Il est le premier qui se soit servi de cette dénomination (b)....

Il prétend que l'ouraque n'a aucune cavité, & cite à ce sujet plusieurs grands hommes qui avoient un sentiment pareil (c).

Le cerveau lui a été en général mieux connu que les autres parties du corps. Il a fait usage des découvertes de Varole, soutenant, contre le sentiment de plusieurs Médecins de son temps, que le

(a) Institut. Anat. édit. Lugd. Batav. 1641, in 8°. pag. 43.
(b) Pag. 110.
(c) Pag. 177.

Tome II.

XVII Siècle.
1611.
BARTHOLIN.

cerveau avoit un mouvement particulier (a)[...] décrit mieux qu'on n'avoit fait avant lui, les [...] nences qu'on observe à la partie supérieure [...] moëlle épinière (b) ; il a ajouté à ce sujet une p[...] originale, & qui n'est pas mal faite. Mais [...] y a de meilleur dans son ouvrage, c'est la d[...] tion des nerfs olfactifs, ou de ceux de la p[...] paire : les anciens Anatomistes en avoient [...] lé ; voyez à ce sujet l'article de Gabriel de Zer[...] de quelques autres Anatomistes dont j'ai déjà [...] l'histoire. Du temps de Bartholin, & même a[...] les plus fameux Anatomistes ne classoient p[...] nerfs olfactifs parmi les autres nerfs du co[...] mains : notre Auteur a cependant trouvé [...] prolongemens médullaires la même figure, [...] structure que dans les autres nerfs du corps [...] *vorum enim nomen ideo eis detrahi non deb[...] extra calvariam non egrediantur & crassam [...] eaque postea non investiantur : alioquin omn[...] nervi quamdiu intra cranium sunt non esse[...] cendi, quod absurdum* (c). Bartholin a co[...] marche & leur distribution dans l'organe [...] rat : il a encore parlé du trou qu'on trouv[...] quefois au milieu du sternum (d) : la vraie [...] du fémur lui étoit aussi connue ; il savoit [...] extrémités supérieures étoient plus écartée[...] inférieures ; il ajoute qu'il faut que les Chi[...] fassent dans le traitement des maladies des [...] extrême attention à la direction naturelle de [...] os.

Voilà à-peu-près le bon qui est contenu [...] ouvrage ; le mauvais y prédomine : comme [...] teur est fameux, je vais relever quelques [...]

Dans sa description du tissu cellulaire, qu[...] mauvaise, l'Auteur parle des fibres muscul[...] admet le panniculé charnu (e) : il a critiqué [...] d'avoir avancé que le péritoine n'étoit point [...]

(a) Pag. 247.
(b) Pag. 276.
(c) Pag. 413.
(d) Pag. 480.
(e) Pag. 21.

…in entreprend la défense de Galien : c'est ainsi … l'autorité d'un homme savant, l'erreur se … d'âge en âge (a). Quoique plusieurs Ana-… eussent, très peu de temps avant la publi-… de son ouvrage, nié l'existence des glandes … épiploon, Bartholin en a donné une très lon-… cription (b) : quand on a adopté un systême, … souvent ce qui n'existe pas.
… tendoit que les intestins avoient leurs fibres … res dirigées en tout sens ; que non seule-… y avoit des fibres transversales & de lon-… les, mais qu'il y en avoit encore d'obliques, … *habent non tantum transversas uti vulgo puta-… omnis generis* (c). Il croyoit que le canal … que étoit directement tendu vers l'intestin …il s'est servi, pour mieux le donner à … d'une planche de Vesale (d). Jassolinus … relevé cette erreur, & avoit, dans une planche … représenté la courbure naturelle que … canal. Arantius avoit réfuté l'existence des … dans la matrice de la femme ; Bartholin … sans aucun doute (e) : mais voici une … erreur qu'il convient de relever. Bartholin … que le septum des ventricules du cœur étoit … critique ceux qui ont osé soutenir un sen-… contraire, & propose à ce sujet des raisons … ables (f). Ce trait prouve que Bartholin n'a … suivi Vesale de point en point, comme des … érudits l'ont avancé ; il a multiplié sans … les muscles du nez (g), & Riolan a com-… cette faute (h) ; ce même Auteur l'a relevé d'un … nombre d'autres erreurs. J'y renvoie le lec-… pour ne pas sortir des bornes que je me suis …

… ne parle pas ici des remarques anatomiques

(a) Pag. 39.
(b) Pag. 43.
(c) Pag. 62.
(d) Pag. 89.
(e) Pag. 172.
(f) Pag. 212.
(g) Pag. 299.
(h) Animad. in Gaspari Bartholini Anatomen.

que Thomas Bartholin a ajoutées aux ouvrages [de] Gaspard; j'entrerai dans de plus grands détai[ls en] faisant son histoire; j'y renvoye le lecteur curie[ux de] s'instruire.

Son abregé de la Chirurgie médicale contient [plu]sieurs objets intéressans : l'Auteur y défend vi[vement] l'usage des cauteres actuels ou potentiels, [il] a donné plusieurs formules ; on y trouve sur[tout] une longue description des pierres infernales. Il [veut] qu'on applique les setons dans les interstices [des] muscles, dans l'espace qui est rempli par le [tissu] cellulaire, & il recommande de s'éloigner des vaisseaux.

L'énoncé des autres ouvrages fait leur anal[yse;] celui de Chirurgie a pour titre :

Syntagma Medicum & Chirurgicum de cauteriis, [pra]sertim potestate agentibus, seu ruptoriis. H[afniæ] 1624, 1642, in-4°.

Fontaine (Jacques), Conseiller & Méde[cin or]dinaire du Roi, & premier Régent de l'Uni[versité] de Médecine d'Aix, a composé un ouvrage [sur la] structure & les usages du diaphragme, dans le[quel] il prétend que ce muscle se contracte pendant [l'ins]piration ; il critique vivement Habicot d'avo[ir dit] qu'il y avoit deux diaphragmes ; Fontaine r[egarde] le diaphragme comme un muscle daigstrique. So[n ou]vrage n'a que 42 pages, & est dédié à M. Hero[ard,] premier Médecin du Roi.

Discours problématique de la nature, usage & [ac]tion du diaphragme. A Aix 1611. Il se trouve [à la] bibliotheque du Roi, dans un recueil de diff[érens] Anatomistes.

Labadie (Jean Emanuel).

Conseils de Chirurgie. Toulouse 1611, in-8°.

Ce livre manque à la bibliotheque du Roi, [&] je n'ai pû me le procurer d'ailleurs.

Kalt (André), Auteur, dont l'histoire nous [est] totalement inconnue, a écrit un ouvrage.

De mola, ejus causâ, signis, curatione. Con[stantiæ] 1611, in-8°.

Il n'y a parmi les Historiographes que M.

ET DE LA CHIRURGIE. 369

qui ait parlé de cet ouvrage; il en a trouvé [XVII. siecle. 1610.]
... dans le catalogue de M. Platner.
... (Janus de), Hongrois, a écrit deux ou- BURGO.
... sur la Chirurgie.

... admirandâ fragilitate ossium epistola, & se trouve
... Chirurgie de Hildan, cent. II. *Genevæ* 1611,
... page 256.

... répond à son titre; il renferme plu-
... observations intéressantes sur la fragilité des
... on doit le lire quand on veut connoître les ma-
... qui attaquent la charpente osseuse.

...vatio de percutione capitis, & se trouve dans
... ouvrage de Hildan, cent. IV. *Oppenhe-*
... 1619, in-4°. page 9.

... décrit avec clarté les principaux symptomes
... la suite des fractures du crâne : il parle
... opération du trépan faite deux mois après
... ...sion au crâne, qui sauva le malade des
... de la mort.

... faut point le confondre avec Jean de Burgos, BURGOS.
... célebre d'Espagne, qui s'est distingué par
... ...fond savoir dans la Philosophie.

...pilla oculi, in-8°.

... annonce cet ouvrage sans nous apprendre
... temps il est imprimé : j'ai placé Burgos après
... par rapport à la conformité des noms, &
... pas passer sous silence un Auteur qui appar-
... à la classe des Anatomistes.

...llaumet (Thevenin), Chirurgien juré de Nismes, GUILLAU-
... plusieurs ouvrages de Chirurgie. MET.

... *xenodochal*, c'est-à-dire, hospitalier, &c.
... 1611, in-8°.

... *...té des ouvertures, trous & ulceres spontanés*.
... 1611, in-8°.

... Auteur a donné dans ces ouvrages une descrip-
... des plaies & ulceres ; il les a remplis de for-
... ... & a blâmé les Chirurgiens de se servir trop
... ...emment dans les hôpitaux des corrosifs & pu-
... ...tifs (a).

(a) Libre Xenod. pag. 38.

Dans le traité des ouvertures & des trous [il se] moque de ceux qui attribuent à la bile ou à la mélancholie la cause de toutes les maladies; « celui, dit-il, qui vit jamais bile, qui vit [mélan]cholies ? Nul certes. Nous disons ce qui [est ou] n'est pas bile ; ce qui est blanc n'est pas [phlegme,] ni ce qui est noir n'est pas mélancholique [, car] les couleurs ne font pas la substance en [telle,] & par le moyen d'icelle les accidens subsistent. » Cet ouvrage est dédié aux Chirurgiens de Tou[louse.] Guillaumet a donné une description de diff[érentes] especes de plaies : je n'y ai rien trouvé de [remarquable].

Il est encore l'Auteur d'un traité sur la [véro]line, ou mal vénérien : Guillaumet croit que [cette] maladie est venue au siege de Naples à q[uelques] soldats qui avoient mangé de la chair hu[maine.] Il avance que tous les animaux qui mangent [leurs] semblables, sont sujets à cette maladie ; pour [assu]rer de la vérité, il dit avoir nourri un p[ourceau] de la viande d'un semblable animal à qui ce[tte ma]ladie survint. Cet ouvrage est rempli de p[réjugés] & de préjugés insoutenables, & je ne l'ai an[noncé] que parcequ'il est très singulier en son gen[re. Le] traité de la vérole appartient à l'histoire de l[a Mé]decine plutôt qu'à celle de la Chirurgie.

Sennert doit plutôt être regardé comme u[n Mé]decin praticien que comme un Anatomist[e ou] Chirurgien ; il a eu dans ces deux parties des [con]noissances suffisantes pour exercer savamment [l'art] de la Médecine dans lequel il s'est rendu re[com]mandable par ses écrits ; cependant comme il y a [dans ses écrits] quelques détails d'Anatomie ou de Chirurgie, il [trou]vera place dans cette histoire.

Sennert (Daniel) étoit de Breslau, où il n[aquit] le 21 Novembre 1572 de Nicolas Sennert, [cor]donnier, & de Catherine Helman, qui, quoi[que] d'une basse extraction, eurent un soin extrême [de] son éducation ; on lui fit faire ses premieres [études] à Breslau ; on l'envoya ensuite à Wittemberg p[our]

(a) Traité des ouvertures, pag. 5.

la Philosophie; Sennert s'adonna avec zele à cette étude pendant l'espace de quatre ans, & ses progrès furent proportionnés à son travail, à son esprit qui étoit des plus pénétrans, & à son jugement qui étoit très solide. En 1597 il prit le grade de Maître ès Arts; il étudia ensuite en Médecine: comme il avoit de grandes connoissances dans la nature, il s'y perfectionna dans peu de temps; cependant Sennert crut devoir aller dans quelques autres Universités pour y acquérir un surcroît de lumiere: il passa à Leipsic, à Hiene & à Francfort sur l'Oder: en 1601 il fut à Berlin pour apprendre la pratique de la Médecine, d'où il revint à Wittemberg. Peu de temps après son arrivée dans cette Ville, il prit le grade de Docteur qui le conduisit bientôt à une chaire de Professeur: Jessen se démit en sa faveur. Sennert fut installé le 15 Septembre 1602. C'est lui qui a le premier introduit dans cette Université le goût des cours de Chymie, il s'occupa avec soin à cette partie, sans cependant négliger la pratique de la Médecine dans laquelle il a excellé. En 1612 il guérit l'Electeur de Saxe d'une grande maladie scorbutique: il fut mis au nombre de ses Médecins ordinaires, & on lui permit de demeurer à Wittemberg. Cette méthode est salutaire aux Princes; les Médecins se perfectionnent en voyant des malades: on ne sauroit trop multiplier les occasions d'obser-

Pendant le cours de sa pratique, Sennert eut occasion de rendre les plus grands services à ses concitoyens. La peste désola sept fois sa patrie: ces malheurs ne l'effrayerent point; il porta du secours à tous ceux qui en eurent besoin. Mais il fut mal récompensé de ses services, car il trouva la mort lorsqu'il vouloit donner la vie aux autres; la peste le saisit, & il en mourut le 21 Juillet 1637, la soixante-cinquieme année de son âge, & la trente-cinquieme de son professorat: il avoit été six fois Recteur de l'Université; & avoit été marié trois fois: d'abord il épousa le 25 Février 1603 Marguerite Schaton, fille d'Antoine Schaton, Docteur & Professeur de Médecine de Wittemberg; il en eut sept enfans,

A a iv

cinq garçons & deux filles ; il n'y en eut que [...] qui survécurent, André qui s'est rendu célèbre [...] les Belles-Lettres, Michel, Médecin, Marg[...] qui épousa Laurent Babts, Médecin de l'Elect[...] Saxe; Sennert prit sa seconde épouse le 22 Août 1[...] Helene Baver, fille de Grégoire Bayer, Do[...] en Médecine, & veuve de Jerome Trostius, [...] geois de Dresde ; en 1633 il épousa Marg[...] Cramer. On doit faire part de tout ce que [...] nous a transmis d'un Médecin si fameux. Voici les [...] vrages qui contiennent quelques détails d'Anato[...]

Institutionum Medicinæ libri quinque. Witt[...] 1611, in-4°. 1620, 1631, in-4°.

Epitome institutionum medicarum, disputatio[...] 18. comprehensa. Witteberga 1631, in-12. 1643 [...] 1645.

Practicæ Medicinæ liber 5 de tumoribus, ulcer[...] *cutaneis vitiis, vulneribus, fracturis & luxati*[...] Witteberga 1634, in-4°.

De fungis læsarum partium corporis humani ob[...] *vatio,* & se trouve dans le recueil des obser[...] chirurgicales de Fabrice de Hildan. A Genève 1[...] in-8°. page 127.

Sennert s'est plus rendu recommandable par [...] écrits sur la Médecine pratique que par ses re[...] ques sur la Chirugie ou sur l'Anatomie ; ces d[...] sont secondaires aux maladies médicinales qu'il [...] cependant il a donné dans ses ouvrages un précis [...] la Chirurgie de son tems, qu'il est nécessaire [...] Médecin de savoir : il forme le cinquieme livre [...] pratique médicinale Sennert y traite d'abord des [...] meurs, ensuite des ulceres ; les maladies de la p[...] lui ont paru un objet digne de ses recherches ; au[...] a-t-il parlé très au long d'elles ; il s'est enc[...] étendu sur les plaies, les fractures, & sur les l[...] xations.

On doit en général regarder Sennert plutôt com[...] un compilateur judicieux & érudit que comme un [...] teur original ; il a très peu donné du sien [...] ce qui lui appartient n'est-il pas digne d'être ra[...] porté. Sennert étoit fort superstitieux ; il a cru au[...] contes & aux fables que les gens crédules & ig[...]

lui avoient racontées : il s'imaginoit que les démons pouvoient produire par leur malignité diverses maladies : les sorciers, les devins, les enchanteurs & magiciens ont, selon lui, des pouvoirs sur nos corps, & ils peuvent à leur gré nous donner une maladie, ou nous en délivrer : il a aussi sans fondement grossi son volume par des recettes & des formules chirurgicales qui ne sauroient être d'aucune utilité : la barbe lui paroît dans l'homme une partie vénérable & respectable ; Sennert donne fort au long les moyens de se la procurer par art quand la nature n'est pas assez forte pour la produire elle-même ; tantôt c'est une huile, tantôt un liniment qu'il recommande. Il étoit plus heureux dans la description des maladies internes ; je me tairai cependant sur cet objet, c'est aux Historiens de la Médecine de l'analyser & de l'apprécier.

XVII. Siecle.
1611.
SENNERT.

Wormius (Olaus) naquit à Aarhus en Jutlande le 7 Mai 1588 ; on ne négligea rien pour son éducation ; ses parens l'envoyerent à l'âge d'onze ans au Collège de Lunnebourg, où il apprit le grec & le latin ; il y séjourna l'espace de six ans, de-là il passa à Marpurg & ensuite à Giessen, pour y apprendre la Théologie & la Philosophie. Orné de ces connoissances, Wormius alla à Strasbourg pour y étudier en Médecine ; mais il fut peu satisfait de la maniere dont on enseignoit cette science dans cette ville ; il partit pour Basle trois mois après son arrivée : c'est là que Linden le fait passer Médecin, & hors de propos, puisqu'il reçut ce grade dans la Faculté de Montpellier : M. Astruc nous apprend ce fait, & c'est des régistres même de cette Faculté qu'il l'a tiré. Après un assez long séjour à Basle, Wormius étudia sous Plater ; il alla en Italie ; il séjourna quelque temps à Padoue, où il connut Aquapendente. D'Italie il vint en France ; il s'arrêta quelque temps à Montpellier, & c'est-là, selon M. Astruc, qu'il passa Docteur ; il vint aussi à Paris où il lia une étroite amitié avec Riolan ; en 1610 il retourna en Hollande d'où il alla à Copenhague : accoutumé à voyager, il ne put s'y fixer long-temps ; il revint à Bale ; Wormius passa ensuite en Angleterre, d'où il re-

WORMIUS.

XIV. Siecle.
1611.
WORMIUS.

vint à Copenhague en 1613. Comme il avoit des connoissances très étendues sur la langue grecque, on lui donna la chaire de Professeur en grec de cette ville; deux ans après il obtint celle de Physique; & en 1624 celle de Médecine que Gaspard Bartholin venoit d'occuper. Christierne IV, Roi de Dannemarck, l'honora de sa protection : Wormius lui fit un cabinet d'histoire naturelle, & un cabinet fort riche d'antiquités danoises : en récompense de ses travaux y le fut nommé Chanoine de Lunden. Christierne V le prit pour son Médecin; il obtint les différens grades de sa Faculté ; il étoit Recteur de l'Académie en 1654 le 7 Septembre qui fut le dernier jour de sa vie. Il s'étoit marié trois fois, & il fut pere de dix-huit enfans. Wormius s'est rendu recommandable par divers ouvrages sur l'histoire ; voici ceux qu'il a donnés, qui ont du rapport à notre objet.

Selecta controversiarum medic. centuria. Basil. 1611, in-4°.

Controversiarum medicarum exercitationes 18.
De aureo eorum eduditorum judicia. Patav. 1645.

Ses ouvrages contiennent peu de détails anatomiques.

Wormius s'est rendu plus célebre en Anatomie qu'il ne devoit l'être ; c'est à tort qu'on lui accorde la découverte des os du crâne placés entre les pariétaires & l'occipital, & qu'on les nomme *os vormiens* ; les anciens Anatomistes les ont connus ; & les dernach en a donné une exacte description, & les Médecins de la plus haute antiquité en ont ordonné la poudre dans plusieurs maladies de la tête.

RODRIGUEZ. Rodriguez (Gundisalvus) de Cabreira en Portugal, a publié un ouvrage sur la Chirurgie, qui a pour titre :

Compendio de varios remedios de Chirurgia recopilado del tesoro de pobres. A Lisbonne 1611 ou 1614. Voyez Manget (a) ; le même Auteur croit qu'il a écrit un autre ouvrage intitulé : *Tesoro de pobres.*

Manget croit que cet ouvrage contenoit un interprétation du trésor des pauvres de Maître Julian,

(a) D'après Nicol. Anat. Bibl. Hisp. Tom. I. pag. 427.

avoit été imprimé en catalan à Alcala de He-

Urstisius (Emanuel), Auteur allemand, a écrit un traité sur les plaies de la tête en particulier, & sur les autres en général. Il est entré dans quelques détails sur la cause de la putréfaction des cadavres; il assure que ceux des personnes qui ont péri d'une mort subite, se corrompent plutôt que les cadavres de ceux qui ont souffert une maladie chronique: le même Auteur rapporte l'histoire d'une personne à qui il survint un nombre prodigieux de cornes. Cet ouvrage se trouve dans celui de Fabrice de Hildan. *Observ. chirurg. cent. II.* Geneve 1611, in-8°. pag. 99.

Saltzman (Jean Rodolphe), Médecin célèbre de Strasbourg, est l'Auteur de plusieurs ouvrages d'Anatomie ou de Chirurgie.

De dieta fractorum ossium epistola. Imprimée avec les observations Chirurgicales de Hildan. Oppenheim 1611, in-8°. pag. 312.

De anatomicis quibusdam observationibus epistola, se trouve dans le recueil d'observations médicinales par Horstius.

Varia observata anatomica hactenus inedita. Edente Theodoro Wynonts. Amstelodami 1669, in-12.

Saltzman donne dans cet ouvrage quelques descriptions assez exactes; il a parlé pertinemment des tubercules, des valvules du cœur; il est encore l'Auteur d'une observation sur une ophthalmie. Elle est insérée dans le même recueil d'observations d'Horstius.

Ophthalmia contumax ephemera sublata.

Saltzman a fait cette observation sur son propre fils; il étoit attaqué depuis près de six mois d'une ophthalmie si opiniâtre, qu'elle avoit résisté aux remédes les plus efficaces; il survint une fievre éphemere avec un phlegmon au pied droit, & l'ophthalmie fut guérie dans trois jours, &c. On trouvera dans la même lettre l'histoire d'une carie aux os, guérie par la diarrhée.

Pistoris (Jean) étoit de Nismes & fut reçu Doc-

XVII. Siecle.
1611.
URSTISIUS.

SALTZMAN.

1612.
PISTORIS.

teur en Médecine dans l'Université de Montpellier vers l'an 1600.

1612.
PISTORIS.

Microcosmus, seu liber cephale Anatomicus de portione utriusque mundi, in cujus calce revivisit Pelops. Lugd. 1612 in-8°.

C'est d'après M. Douglas qu'on connoît cet Auteur; j'ai eu cet ouvrage, quoique rare: Pistoris donne une description assez claire du cerveau; il a fait un usage fréquent des écrits de Dulaurens; & a aussi profité des travaux de Varoli, mais ne l'a pas cité aussi avantageusement qu'il auroit dû: le même Auteur a écrit un ouvrage sur la goutte, qui est inconnu à M. Astruc quoiqu'il ait cité Pistoris dans son histoire de la Faculté de Montpellier: je n'en parlerai pas; il n'est pas de mon objet.

PUTEO.

Puteo (Zacharie de), natif de Feltrie, ville dans l'état de Venise, a écrit un ouvrage sur la Chirurgie, dans lequel il a parlé fort au long de la stranguric, des maladies cutanées, & notamment des dartres; il appliquoit extérieurement les répercussifs les plus forts.

Clavis medica rationalis, spagyrica, & chirurgica, quæ in tractatu consultorio de stranguria, pruritu, & herpete exedente, varia ac selectissima recludit remedia, cui additur (circa prædictos affectus) consultatio responsiva Hieronymi Venerosii Januensis. Venet. 1612, in-4°.

BALDUTIUS.

Baldutius (Valere).

Tumorum omnium præter naturalium methodus, &c. Venet. 1612 in-4°.

Baldutius parle succinctement des tumeurs: il me paroît avoir fait usage des ouvrages de Fallope & de Paré: il a grossi son livre de réflexions sur les fievres putrides.

LICETI.

Liceti (Joseph), Médecin de Gênes, étoit de Reco dans l'état de Gênes, il y exerça son art pendant quelque-tems; il passa ensuite à Rapallo. La réputation qu'il s'y acquit lui mérita l'estime des habitans de cette Ville, & son nom parvint dans les Pays voisins; il fut plusieurs fois appelé à Gênes,

ET DE LA CHIRURGIE. 577

XVII. Siecle.
1612.
LICETI.

enfin s'y établit : il y mourut l'an 1590, deux ans avant l'arrivée de son fils Fortunius Licetus, qui venoit d'étudier en Médecine à Boulogne. Nous avons de Joseph Licetus deux ouvrages à annoncer.

La nobilità de principali membri dell' huomo, dialogo. In Bologna 1590, in-8°.

Cet ouvrage est rempli d'explications physiologiques, il y a quelques détails d'Anatomie, mais ils sont très négligés ; ce qu'il y a de plus intéressant est sur l'origine des nerfs : Liceti prétend qu'ils viennent tous du cervelet ou de la moëlle épinière. *Nervi nascono dal cervello, e dalla spinal midolla* (a). Notre Auteur croyoit au fluide nerveux, il s'est assuré par l'expérience qu'en liant un nerf on occasionnoit la paralysie du membre auquel il se distribue (b). &c.

Il ceva overo dell' eccellenza, & uso de genitali, dialogo. In Bologna 1598, in-8°.

Dans cet ouvrage Licetus parle fort au long des parties de la génération ; je n'y ai rien trouvé d'intéressant.

DUVAL.

Duval (Jacques), Médecin d'Evreux, qui jouissoit au commencement du dix-septième siècle d'une réputation des plus brillantes ; elle étoit fondée sur les heureux effets de sa pratique, & sur les bons ouvrages de Médecine qu'il avoit donnés ; il avoit quelques connoissances en Chirurgie & en Anatomie. Nous avons de lui :

Traité des hermaphrodites & accouchemens des femmes, l'an 1612.

C'est de Moreri que j'ai tiré la vie de l'Auteur & le titre d'un ouvrage que je n'ai pu me procurer.

LICETI.

Liceti ou Liceto, vulgairement appellé *Fortunius Licetus*, naquit à Rapallo dans l'Etat de Gênes, le 3 Octobre 1577, de Joseph Liceti, Médecin, né à Reco dans le même Etat. C'est à tort que Manget le dit de Gênes. Liceti vint au monde avant le septième mois de la grossesse de sa mere, dont l'accouchement fut avancé par l'agitation de la mer, lorsqu'elle passa de Reco à Rapallo, c'est ce qui lui fit

(a) Pag. 47.
(b) Pag. 49.

donner le nom de *Fortunius*. On le mit pour le conserver dans une boîte avec du coton, & heureusement pour ses parens & pour lui que le voyage se termina à bon port ; parvenus à Rapallo son père ne négligea rien de ce qui pouvoit contribuer à la conservation de son fils. Lorsqu'il eut atteint un âge un peu plus avancé ce pere se servit de tous les moyens pour l'éduquer ; il fut lui-même son premier précepteur ; il lui enseignea les Belles-Lettres, son éleve en fit dans la suite un bel usage. On envoya en suite Licetus à Boulogne pour y étudier la Philosophie & la Médecine ; il y séjourna l'espace de quatre ans, c'est-à-dire depuis 1595 jusqu'à 1599, son pere sur ces entrefaites avoit été exercer la Médecine à Gênes. Fortunius Licetus fit un voyage pour l'y voir, le succès ne répondit point à son attente ; son pere étoit mort depuis deux jours lorsqu'il y arriva. Il ne fit pas un long séjour à Gênes, il alla à Pise où il professa la Médecine ; c'est-là qu'il composa un ouvrage sur l'origine de l'ame, intitulé : *Gonopsychantropologia*. Le public peu juste dans ses jugemens l'attribua à autrui ; on ne pensoit pas que Licetus fût en état de produire un tel ouvrage. Cette injustice chagrina Licetus, qui en donna une seconde édition & changea le titre, pour lui substituer celui de *Ortu animæ humanæ*. Sa réputation qui croissoit tous les jours l'attira à Padoue en 1605 ; il y enseigna jusqu'en 1631 qu'il quitta cette ville pour aller à Boulogne, mécontent de ce qu'on lui avoit refusé la Chaire vacante par la mort de Cremonini, pour la donner à Thomas Zilliolo. La République de Venise connut l'injustice faite à ce Savant, elle le nomma en 1645 à une des Chaires de l'Université de Boulogne ; il l'occupa pendant dix ans. Cet homme célébre mourut en 1656, la soixante & dix-neuvieme de son âge. L'univers savant fut affligé de cette perte. La réputation de Licetus étoit parvenue dans les Pays les plus éloignés. Licetus est un des Auteurs qui a le plus écrit, & ses ouvrages méritent en général l'approbation des gens instruits : voici ceux qui sont de notre objet, ou dans lesquels on trouve ques détails analogues au sujet que je traite.

De his quæ diu vivunt sine alimento, libri quatuor. Patavii 1612, in-4°.

De ortu animæ humanæ, libri tres. Genuæ 1602.

De vita, libri tres. Genuæ 1607, in-4°. Venetiis 1607, in-4°.

De perfectâ constitutione hominum in utero, liber in quo causæ omnes fœtum constituentes, &c. Patavii 1616, in-4°.

De animarum cœxtensione corpori, libri duo. Patavii 1616, in-4°.

De spontaneo viventium ortu, libri quatuor. Vicentiæ 1618, in-fol.

De lucernis antiquorum reconditis, libri quatuor. Venetiis 1621, in-4°.

De intellectu agente, libri quinque. Patavii 1623, in-fol.

Scholium de camelo bulla. Patavii 1627, in-fol.

De immortalitate animæ rationalis ex Aristotele, libri quatuor. Patavii 1629, in-fol.

De anima subjecto corpori nil tribuente deque sensitivâ vitâ, & efficientiâ primariâ in formatione fœtûs, liber unus. Patavii 1631, in-4°.

De monstrorum causis, naturâ & differentiis, libri duo. Patavii 1616, ibid. 1634, in-4°. Amstelod. 1665, in-4°.

De motu sanguinis: origine nervorum è cerebro seu corde, æstum, imaginationis viribus. Utrini 1647.

L'ouvrage de Licetus sur les longues abstinences est extrêmement diffus; l'Auteur a fait dans cet écrit un mélange bizarre de toutes les sciences que les hommes cultivoient; il a abusé des connoissances superficielles qu'il avoit de chacune d'elles: voici ce qu'on y trouve de plus singulier, & qui a du rapport à l'objet que je traite. Il prétend que le fœtus peut se nourrir par la bouche, & pour appuyer son sentiment il dit avoir disséqué à Pise un jeune chevreuil qui avoit le ventricule rempli d'une liqueur visqueuse qui étoit le résidu de l'aliment dont l'animal se nourrissoit (a): selon lui le cœur est la source du sang, & c'est dans ce viscere qu'il est formé, cor

(a) *De his qui diù vivunt sine alimento*, pag. 113.

XVII. Siecle.
1612.
LICETI.

fons & officina sanguinis (a). Licetus avoit des connoissances étendues sur sa structure; cependant il n'a eu aucune notion de la circulation, quoiqu'il fût Eleve de Fabrice d'Aquapendente; le sang est source de la chaleur, & on attire le froid dans les parties à proportion qu'on évacue ce liquide (b).

L'odorat n'a pas seulement son siege dans le nez; la bouche & l'arriere-bouche en sont les organes; le siege du goût n'est pas aussi limité à la langue. Fortunius Licetus a vu un sujet qui jouissoit du goût le plus exquis, quoiqu'il eut le palais de la bouche & la langue rongés par un ulcere (c). Tous les animaux vivants, selon notre Auteur, sont doués de cet organe (d), & ce n'est que par accident qu'ils en sont dépourvus; Aristote l'avoit avancé, Licetus le confirme : dans tous les tems de la vie nous respirons, & pour remplir cette importante fonction nous sommes environnés d'un air élastique qui pénètre nos poumons & sort alternativement. Notre Professeur s'étend beaucoup sur les accidens qui surviennent lorsque l'air est trop rare (e); l'épiploon entretient la chaleur de l'estomac, & par-là favorise la digestion. L'autruche, suivant Licetus, avale du fer pour exciter son apétit, & pour aider à la digestion des alimens qu'elle prend (f).

Notre Professeur ne se rend point au témoignage de ceux qui prétendent que certains animaux dorment cinq mois de l'année, il assure qu'ils ne sont simplement qu'engourdis (g); il a disséqué divers animaux, & principalement les poissons dont il donne dans son livre des descriptions très exactes. Par l'usage on peut s'accoutumer aux poisons les plus violens, Licetus rapporte plusieurs exemples qui confirment sa remarque. On trouvera dans le même écrit un nombre prodigieux d'observations de personnes qui ont vécu plusieurs années sans pren-

(a) Pag. 42. col. 2.
(b) Pag. 145.
(c) Pag. 33.
(d) Pag. 93.
(e) Pag. 91.
(f) Pag. 96.
(g) Pag. 12.

ET DE LA CHIRURGIE. 381

XVII. Siecle.
1612.
LICETI

aucun aliment, soit solide, soit liquide. Licetus avoit eu cet objet en vue en composant son ouvrage, mais il l'a oublié. Ces faits sont noyés dans un torrent de paroles inutiles, & il est très difficile de dévoiler la vérité à travers le nuage épais qui la couvre.

Je ne rendrai pas un témoignage plus avantageux de l'ouvrage de Licetus sur l'origine des corps vivans; il croyoit, d'après les anciens Philosophes, que la pourriture pouvoit engendrer les animaux; tantôt c'est un végétal pourri qui les engendre, tantôt c'est d'un animal qui tombe en dissolution par la pourriture, qu'ils sont formés. Cet ouvrage est indigne d'un homme qui a eu une grande célébrité.

Son traité des monstres est le chef-d'œuvre de la crédulité, d'une ignorance crasse, & d'une aveugle crédulité. Licetus a ramassé toutes les fables que les anciens avoient rapportées à ce sujet, tout ce que les contemporains avoient écrit, & il y a joint tout ce que l'imagination a pu lui suggérer; il les a distribués en différentes classes. Il n'y a point de figure bizarre dont il n'ait fait usage, tantôt on voit un homme qui a la tête d'un sanglier, tantôt un sanglier qui a celle d'un homme. Quelquefois une vache accouche d'un homme, & quelquefois une femme accouche d'un taureau. Certains hommes ressemblent à des pyramides, & d'autres à des cylindres. Rien n'est si ordinaire que de voir des enfans à deux têtes, à quatre jambes, & à trois bras, &c. Licetus croit que l'auteur de la nature produit de tels monstres pour avertir les vivans des maux qui les menacent, *ego quidem*, dit-il, *posse Deum optimum & omnia monstrorum genera mirabiliter procreare & iis creatis uti admonendis homines de futuris ac imminentibus ærumnis* (a). C'est la maniere dont parle un Auteur qui a joui de la plus grande réputation. Ce qu'il a dit de meilleur, c'est que les enfans venus au terme de huit mois peuvent vivre. *Octimestres partus vivere posse*

(a) Pag. 7.

Tome II.   B b

XVII. Siecle.
1612.
LICETI.

(b); il croyoit à la méthode de Taliacot, [...] avoir été témoin de son opération & de son [succès].

Son meilleur ouvrage est celui qu'il a [écrit sur] les lampes funéraires dont les anciens éclai[roient] leurs tombeaux. Liceti prétend qu'ils avoient le [secret] de faire une huile qui ne se consumoit point, [& de] disposer ces lampes d'une telle manière qu'à [me-] sure qu'elles brûloient la fumée se conden[soit] sensiblement, & se réduisoit en huile par un ch[ange-] ment perpétuel; il disoit que la mèche étoit [une] sorte de lin qui ne se consumoit point. Pour [don-] ner de l'autenticité à son sentiment, Licetus ra[pporte] différentes histoires extraites des meilleurs Au[teurs,] & la manière dont il les raconte est assez [agréable.] Sous le Pontificat de Paul III, dit-il, qui fut [élevé] à la Papauté l'an 1534, on ouvrit à Rome un [tom-] beau, où l'on trouva un corps tout entier do[nt les] cheveux étoient noués d'un fil d'or; le [tombeau] étoit encore éclairé par une lampe autour [de la-] quelle il y avoit cette inscription, *Tullio[la filia] mea*, ce qui semble prouver que c'étoit la [fille de] Cicéron. La lampe s'éteignit dès qu'elle fût [exposée] à l'air libre, & le corps tomba en poussière. [L'ouvrage] de Licetus est beaucoup mieux écrit que les [autres,] il est plus éloquent en traitant des fables que [lorsqu'il] s'agit d'exposer les vérités les plus reconnues.

Son ouvrage sur la vie humaine ne conti[ent au-] cune remarque propre à l'Auteur.

Je n'ai pu me procurer son traité sur le sang, [& sur] l'origine des nerfs. Dans son livre sur la for[mation de] l'homme, Licetus dit qu'il se forme par la se[mence] de l'homme & par le sang menstruel de la mere.

On peut conclure d'après cet extrait, que [Lice-] tus a joui d'une réputation peu méritée; les [éloges] que les Historiens lui donnent désignent un [grand] homme qu'on ne reconnoît plus lorsqu'on [lit ses] écrits.

ŒLHAFEN.
ŒElhafen (Joachin).
De partibus abdomine contentis. Gedan. 1613.

COURTIN.
Courtin (Germain), Docteur Régent de la [Faculté]

(a) Pag. 69.

Paris, qui fleuriſſoit vers le milieu du ſeizieme […] profeſſa publiquement la Chirurgie depuis 1578 juſqu'à l'année 1587 (a) ; il dicta à ſes […] pluſieurs traités de Chirurgie.

[…]llemeau publia ceux *des plaies de la tête & de la* […] *de l'homme.*

[…] fut l'éditeur de ſon grand ouvrage qui a pour […] *Leçons Anatomiques & Chirugicales de feu M*e. […] COURTIN, *Docteur Régent en la Faculté* […] *Médecine à Paris, dictées à ſes Eſcoliers eſtudians* […] *Chirurgie depuis l'année 1578 juſqu'à 1587. Re-* […] *colligées & corrigées par Eſtienne Binet,* […] *Juré à Paris. Paris* 1612, in-fol.

[…] n'eſt qu'une compilation mal faite & mal di[…] dans cet ouvrage les plus anciens Médecins […] cités ſans ceſſe & ſans aucune néceſſité, & l'Au[…] terminé aucune queſtion, quelque légere […] que d'après ſes maîtres, & ce qu'il y a […], c'eſt qu'il a ſouvent cité les Ecrivains […] rapſodies, & qu'il a paſſé ſous ſilence les […]reſſans dont ils ſont les Auteurs ; c'eſt ce […]ppellé faire un mauvais choix. Courtin ne […] pas excuſable d'avoir mis au jour un tel ou[…] n'avoit vraiſemblablement compoſé ſes […] que pour ſes Cours, & il y a à préſumer […] Meſſieurs Guillemeau & Binet ont été au-delà […] vues en les faiſant imprimer ; d'ailleurs Rio[…] nous apprend que les Chirurgiens de ſon tems […]ſoient à ſe tranſmettre mutuellement des co[…] cours que M. Courtin avoit faits à Paris, […] accuſe de les avoir tronqués. » Vous avez, […] des leçons de M. Courtin, excellent Mé[…] de Paris, remplies de fauſſes allégations […], bien qu'elles ſoient ſorties d'un grand […] elles ont eſté dépravées & gaſtées eſtant […]mbées entre vos mains, une nouvelle édition des […]uvres de M. Courtin rabaiſſera fort votre ca[…] (a) ».

[…]iolan attribue à Courtin de grandes connoiſ-

(a) Préface.
(b) Gigantomachie, pag. 35.

384 HISTOIRE DE L'ANATOMIE

XVII. siecle. sances en Anatomie; il prétend que c'est lui
1612. a formé les plus grands Chirurgiens de son [temps]
COURTIN. C'est à Courtin que la Faculté est redevable [d'un]
Arrêt qui leur donnoit le pouvoir de faire seuls [l'A-]
natomie (a) ».

1613. Lemaitre (Rodolphe), connu chez les Au[teurs]
LEMAITRE. Latins sous le nom de *Magister*, étoit de To[ul]
en Champagne; il fut d'abord Médecin de [feu]
Duc d'Orléans, & devint ensuite premier Mé[decin]
des enfans de France.

*Doctrina Hippocratis in quâ de limitibus h[umani]
partûs. Paris 1613, in-12.*

L'Auteur admet les naissances tardives & p[ré-]
ces, & il a donné une succinte descripti[on des]
parties de la génération, avec quelques détails [phy-]
siologiques qui se ressentent de la physique du [temps]
auquel vivoit cet Auteur.

PERLINUS. Perlinus (Jérôme).

*Bina historia physiologica, pathologica, & [thera-]
peutica quâ corpora muliebria, & temperament[a in]
morbos spectant. Hanov. 1613, in-4°.*

*Institutiones medico-physiologicæ, pathologic[æ &]
therapeuticæ. ibid. eâd. formâ, & anno eod[em].*

HOFFMAN. Hoffman (Gaspard), naquit à Gotha d[ans la]
Thuringe en 1572, dans le mois de Novemb[re de]
Jean Hoffman, citoyen de Gotha, & d'Anne [Cus-]
fera; il eut pour parrain Gaspard Munckius; [il a]
dit son pere dès la plus tendre enfance, [....]

» (a) Les Médecins de Paris curieux de conserver to[ut le]
» droit & l'usage de l'Anatomie par devers eux, obtin[rent en]
» mil cinq cent quarante un Arrest signalé, par lequel [il est]
» défendu au Lieutenant Criminel, aux Maîtres de [l'Hôtel-]
» Dieu d'accorder & bailler des corps, tant aux Eco[liers en]
» Médecine que Chirurgie, pour faire Anatomie, sinon [à la]
» Requeste des Doyen & Docteur en Medecine, scelle du [sceau]
» de ladite École. Pareillement défend aux Chirurgiens & [Bar-]
» biers de faire aucune Anatomie, sinon en la maison & [en]
» présence d'un Docteur en Médecine. Conformément, [....]
» en la réformation de l'Université, ordonne que les Mé[decins]
» seront fournis de corps pour faire l'Anatomie, avant q[u'il n'en]
» soit délivré aucun aux Chirurgiens: Voilà l'ordre que [l'on]
» veut être observé ». Riolan, dans le livre qui a pour [titre]
l'imposture descouverte des &c. pag. 81, édit. Paris [....]
in-8°.

...ternel eut soin de son éducation. On l'en-
... d'abord aux écoles du pays d'où il fut à Leipsick
... modique pension : sa santé étoit délicate,
... qui l'obligea de retourner bientôt dans sa
... où il fut menacé d'une hydropisie. Au bout
... certain tems il alla à Strasbourg, de-là à Nurem-
... où il fit connoissance avec Mathias Schilher,
... de cette Ville, qui avoit naturellement du
... pour les Sciences. Cet homme dont le nom
... de passer à la postérité la plus reculée, con-
... les talens de Gaspard Hoffman, & le peu
... dont il jouissoit, l'envoya à Altorf
... entretint à ses dépens pendant l'espace de
... ans. C'est-là que Hoffman eut occasion d'en-
... les leçons de Nicolas Taurellus, & de Philippe
... Médecins célèbres, qui professoient dans
... Ville ; il se comporta si bien avec ses maîtres,
... si grands progrès dans la Médecine, qu'il
... pour voyager, une pension que la Faculté
... avoit accoutumé d'accorder à un Etu-
... distingué par ses talens. Hoffman passa en
... il étudia quelque-tems à Padoue sous Fabrice
... pendente ; il puisa sous ce grand maître les
... grandes connoissances en Anatomie & en Chirur-
... De Padoue il alla à Bâle où il fut reçu Docteur
... Médecine en 1605 ; cependant un an après sa
... la peste faisant des ravages dans la Norwe-
... se crut obligé de porter du secours aux ha-
... de ce pays ; on lui accorda à Altorf la
... de Médecin de la peste, *Medicus pestilentia-*
... rendit à cette Ville les plus grands services,
... reconnoissance on lui accorda une place de Pro-
... de Médecine ; il l'occupa pendant l'espace de
... huit ans, à la plus grande satisfaction du
... fournissant des Eleves à toute l'Allemagne, &
... ouvrages nombreux à l'Univers savant. Il mourut
... à l'âge de soixante & dix-huit ans.

De usu lienis secundùm Aristotelem. Altdorf. 1613,
... Lipsf. 1615, in-8°. Léid. 1639, in-12.
De usu cerebri secundùm Aristotelem diatriba. Lipsiæ

De usu lienis, cerebri, & de ichoribus. Lugd. 1639, in-12.

Commentarii in Galeni, de usu partium humani, libr. 17. cum variis lectionibus. 1625.

De thorace, ejusque partibus, commentarius partitus. In quo describuntur præcipuè, quæ inter totelem & Galenum controversa sunt. Francof. 16[..]

De generatione hominis, libri quatuor, contra dinum Mundinium, &c. *Francof.* 1629.

Nota perpetuæ in Galeni de ossibus ad [ti]brum. Francofurti 1629, in-folio.

Institutionum medicarum, libri sex. Lugduni [16..] in-4°.

Institutionum suarum medicarum epitome, libros digesta, ex ipsius autoris autographo [p..] edita, Parisiis 1648, in-12. *Francof.* 1670, Heidelb. 1672, in-12.

Digressio ad circulationem sanguinis in Ang[li]tam. Extat cum Joh. Riolani opusculo. Lutetia risi. 1647, in-4°.

De calido innato & spiritibus syntagma, &c. *cof.* 1667, in-4°.

De partibus similaribus humani corporis lib[..] gularis. Norimb. 1625, in-4°.

Pro veritate: quo tractatu continentur opella [..]
I. *Andrastea Galeni.*
II. *Exercitationes juveniles contra Parisan[um]*
III. *Contra Fernelium disputatio de principa[..] tium corporis & de sede facultatum principium,* &c. *Lutetiæ Paris.* 1647.

Hoffman a peu avancé l'Anatomie par ses [tra]vaux ; il a été plus érudit que bon observ[ateur] je crois même en général qu'il a fort peu fouillé [dans] le cadavre. Ce n'est pas pour épouser le sentime[nt de] notre compatriote Riolan que je tiens ce lang[age] mais c'est d'après une lecture suivie & réfléchie de [ses] écrits.

On trouve dans les institutions de Médecine [un] précis d'Anatomie ; il est incomplet par sa trop gr[ande] de brieveté : l'Auteur s'est contenté d'indiquer

ET DE LA CHIRURGIE.

XVII. Siecle.
1613.
HOFFMAN.

au lieu de les décrire : c'est plutôt une ta-
raisonnée qu'une exposition Anatomique. Hof-
divise le corps en cavités & extrémités, &
[des]criptions des visceres sont aussi incomplet-
que celles des autres parties. Il a admis le
[senti]ment de Columbus sur la circulation du sang
le poumon. Malgré l'autorité de plusieurs de
contemporains, il a dit que le cœur étoit placé
[unique]ment dans la cavité gauche de la poitrine. Les
[rô]les des oreillettes & des ventricules favorisent
[la cir]culation ; Hoffman en a indiqué le jeu & le mé-
[canis]me.

L'histoire du cerveau est tronquée : Hoffman est si
[court] dans ses descriptions qu'on ne peut avoir à
[la lec]ture de son ouvrage aucune idée de ce viscere ;
[ce qu']il y a de meilleur roule sur les cornes d'Am-
[mon] Hoffman en a parlé, mais sans citer Aran-
[tius] : cette omission est blâmable dans un Auteur qui
[a tra]vaillé d'érudition.

[Ce] qu'il y a de meilleur dans cet ouvrage roule
[sur] la position des fémurs ; Hoffman a indiqué avec
[pré]cision leur obliquité & leur courbure ; il n'a ce-
[pen]dant point cité Fernel, & en cela il est répréhen-
[sible.]

Hoffman n'est pas plus exact dans ses autres ou-
[vra]ges d'Anatomie, ils ne répondent nullement à
[leur] titre : ce sont des détails de physiologie plutôt
[que] des descriptions anatomiques ; Hoffman est
[plus] verbeux que Dulaurens, il a même renchéri sur
[ses] explications.

Son livre sur l'usage de la rate, d'après Aristote,
[est] fastidieux à lire ; tantôt c'est Galien qui expli-
[que] quelque passage de ce Philosophe ; tantôt c'est
[Hof]fman qui explique Galien : quelquefois Hof-
[fman] se commente lui-même en se faisant des ob-
[jec]tions qu'il tâche de résoudre de son mieux : enfin
[Hof]fman fait concluire à Aristote que la rate sert de
[ré]servoir au sang.

Dans tous ses écrits Hoffman se montre ennemi
[dé]claré de Galien, tantôt il le décompose par les ou-
[vra]ges d'Aristote, & tantôt par ceux de Vesale ; ra-

Bb iv

rement le loue-t-il : les grands hommes peuvent avoir de tels préjugés.

Il n'est pas plus heureux dans ses commentaires d'Aristote sur le cerveau : même érudition, même style, mais point d'observations. Hoffman attribue au cerveau la propriété de séparer un fluide vital qui circule dans les nerfs, & qui porte le mouvement & la sensation aux parties, on le savoit avant lui.

Je ne parlerai pas de ses commentaires sur les usages des parties par Galien ; Hoffman n'y a mis aucune description intéressante. Il n'a non plus dit de particulier dans sa description de la poitrine, ce qu'il y a de meilleur, dit Riolan, c'est la conciliation qu'il a voulu faire de Galien avec Aristote.

Dans son traité de la génération, Hoffman soutient différens paradoxes : tantôt il veut prouver que la semence de l'homme est plus chaude que celle de la femme, tantôt il avance que la femme est plus propre à engendrer que l'homme, comme s'il étoit facile de résoudre cette question. Il cherche quelles sont les parties génératrices, où elles sont produites, *genita & genitrices*. Le cœur est, selon Hoffman, la partie la premiere produite, la premiere animée, & celle qui périt la derniere ; le foie est produit après le cœur, & le cerveau après celui-ci.

Ces faits sont trop puériles, & les raisons sur lesquelles Hoffman les appuye trop futiles pour que je m'amuse à les réfuter.

Le livre *de calido innato*, & celui *de partibus similaribus* valent aussi peu que ceux dont je viens de parler : Hoffman étoit à mon avis un très médiocre Anatomiste ; Riolan lui a fait plus d'honneur en le critiquant qu'il ne méritoit. C'est cette critique qui l'a fait connoître comme Anatomiste ; Hoffman n'eût jamais sans cela acquis une réputation en ce genre. Une invective qu'il avoit faite à Riolan pere lui attira la satire de Riolan fils : Hoffman après avoir vivement critiqué Fernel, donna à Riolan pere l'épithete de *Simia Fernelii* ; Riolan fils se crut obligé de venger l'affront qu'on faisoit à moire de son pere, & fit une critique des plus précis d'Anatomie qu'Hoffman a mis à la fin de ses institutions de Médecine.

XVII. Siecle.
1614.
SANCTORIUS

Sanctorius (Santorius), Médecin célèbre, naquit à Capo-d'Istria en 1561 ; il étudia dans l'Université de Padoue, & y prit le grade de Docteur ; il alla ensuite à Venise pour y pratiquer la Médecine, & s'y acquit une réputation des plus étendues ; il joignit la pratique à la théorie de son art ; c'est-là qu'il publia son ouvrage de *methodo vitandorum errorum*. Après la mort d'Horace Augenius, il fut nommé premier Professeur de Médecine théorique dans l'Université de Padoue. Il y fut suivi par un nombre prodigieux d'étudians ; il y professa environ l'espace de treize ans, & comme il étoit fréquemment appellé à Venise, il résolut de retourner dans cette Ville & d'y fixer son séjour. On lui accorda les mêmes émolumens & les mêmes honneurs dans l'Université que s'il eût été présent ; il y avoit déja sept ans qu'il étoit dans cette Ville, & il étoit âgé de soixante-quinze, lorsque la mort l'enleva en 1636. Sanctorius est l'Auteur de deux ouvrages célébres : sa Médecine statique est celui qui lui a acquis le plus de réputation. Ses commentaires sur Avicenne n'ont pas fait tant de bruit. Ses ouvrages ont paru sous le titre suivant :

Ars de statica medicina aphorismorum sectionibus septem comprehensa. Venetiis 1614, in-12. 1634, in-16. 1660, in-4°. 1664, 1743, Lugd. Batav. 1642, in-12. 1713, in-8°. Hagæ comitis 1650, 1657, in-12. Lipsiæ 1670, in-12. en Italien par Baglivi, à Rome 1704, in-12. Paris 1722. En François par M. Lebreton, ibid. 1725, in-12. par Noguez, avec les remarques de Messieurs Dodard & Keil ; en Allemand par Jean Temius, à Breme en 1736, in-8°. Padoue 1713, in-12. avec les remarques de Lister & de Baglivi. Londini 1700, avec les commentaires de Martin Lister. Il a été réimprimé avec les notes de Lister dans la même Ville en 1716 ; elle est correcte. Jean Quincy traduisit cet ouvrage en Anglois, & y ajouta des remarques ; l'ouvrage parut à Londres en 1678 & 1712, in-8°. 1723.

Commentaria in primam, seu primi libri canonis Avicennæ. Venetiis 1625, in-fol. *ibid.* 1646, in-4°.

Sanctorius est l'Auteur d'un troisieme ouvrage qui n'est pas universellement connu.

De lithotomia, seu calculi vesicæ sectione consultatione. Extat cum Johan. Beverovicii lib. de calculo. Lugd. Batav. 1638.

Dans sa Médecine statique Sanctorius démontre que la transpiration est d'une nécessité absolue, que la quantité de matiere qui a été évacuée par cette voie est plus abondante que toutes les évacuations sensibles ensemble (*a*). Que cette transpiration insensible se fait, ou par les pores de la peau, ou par la transpiration qui exhale en un jour environ le poids d'une demie-livre de vapeurs (*b*); si ce qu'on boit & mange pese huit livres, Sanctorius dit qu'on en dissipe pour l'ordinaire environ cinq livres par la transpiration insensible (*c*). Mais ce Médecin nous avertit que cette évacuation doit changer suivant le tempérament, le pays, la saison, l'âge, les maladies, les alimens, & les autres choses non-naturelles (*d*). Pour s'assurer de toutes ces vérités, il veut qu'on se serve d'une balance, & qu'on se pese le matin, avant & après l'évacuation sensible (*e*).

C'est en suivant cette méthode que ce grand homme est parvenu à des connoissances positives; il fit faire une balance de son invention dans laquelle il se mettoit avant & après le repas, souvent même lorsqu'il le prenoit; il faisoit usage de cette balance le soir & le matin, &c. & il a continué ce genre de travail pendant trente ans. Si l'on vient, dit-il, à peser plus que de coutume sans avoir fait aucun excès dans le boire & le manger, ou sans aucune diminution dans les évacuations sensibles, on doit l'attribuer à un défaut de transpiration (*f*); le corps se conserve dans le même dégré de santé tant qu'il a le même dégré de pésanteur, & que

(*a*) Aphorique, IV.
(*b*) Aph. V.
(*c*) Aphor. VI.
(*d*) Aphor. VII.
(*e*) Aphor. VIII.
(*f*) Aphor. IX.

évacuations sont sensibles; mais la santé commence à s'altérer lorsque l'ordre ou cette proportion sont altérés: l'on porte une double cause de maladie s'il y a une diminution dans les évacuations sensibles, & insensibles.

XVII. Siècle
1614.
SANCTORIUS

Sanctorius observe que tous les couloirs se suppléent ordinairement les uns aux autres; ainsi il a dit que les urines deviennent plus abondantes lorsque la transpiration est supprimée, ou à son tour que l'urine est diminuée lorsque la transpiration est plus abondante. Notre Auteur explique par de nouveaux aphorismes ceux que je viens simplement d'énoncer. Il indique les changemens qui arrivent dans les différens âges, dans les différentes saisons, dans les différens tempéramens, & dans les différentes affections dans lesquelles l'homme se trouve; pendant le sommeil ou pendant la veille, pendant l'exercice ou le repos; quand il est à jeun, ou quand il a mangé. Puis Sanctorius passe de l'état sain à celui de maladie, & cet état n'est plus de notre objet.

L'ouvrage de Sanctorius est digne des plus grands éloges, on ne peut faire la médecine sans le savoir à fonds. Les plus grands Médecins persuadés de cette vérité en ont fait une étude suivie, les Professeurs l'ont recommandé à leurs Eleves; & comme la langue dans laquelle cet ouvrage a été composé n'étoit pas universellement entendue, on en a donné différentes traductions; quelques Savans y ont ajouté leurs réflexions. La transpiration variant dans les différens pays, M. *Dodard* a fait en France des expériences suivies pour établir la quantité de la transpiration. M. *Keil* a suivi en Angleterre des pareils travaux, M. *Gorter* en Allemagne. Ainsi par les soins, l'application & le zele de trois Savans dévoués à leur patrie, nous avons eu des connoissances positives sur les différences de la matiere de la transpiration que l'on perd en Italie, en France, en Angleterre ou en Allemagne, &c. &c. C'est à Sanctorius que nous devons les connoissances que nous avons sur cette partie de la physiologie; il l'a avancée par lui-même, & a fixé l'attention des Médecins qui ont cultivé avec distinction cette branche de l'art de guérir; cependant Sanctorius ne doit pas être regardé comme le premier Auteur qui ait écrit sur cette matiere : elle avoit mérité l'attention des plus anciens Médecins, & *Nicolas de Cusa*, Cardinal, avoit soutenu la même opinion dans un traité intitulé : *staticis experimentis*, imprimé à Bâle en 1565. Cet Auteur avoit employé de l'esprit de vin composé pour faciliter la transpiration des humeurs (*a*). Sanctorius a peu profité de ces travaux, quoique Julius, Astrologue Italien, l'ait accusé de plagiat. Sanctorius se justifie lui-même dans ses commentaires sur Avicenne.

Ses remarques Chirurgicales sur le premier sen (*b*) du premier livre du canon d'Avicenne, sont moins dignes de louanges que l'ouvrage que je viens d'annoncer; la diction est si différente qu'on n'y reconnoît plus l'Auteur de la Statique. Sanctorius est diffus & obscur; il y a cependant quelques inventions, & quelques remarques utiles noyées dans ce grand ouvrage. Il a décrit des pinces de son invention pour extraire le calcul de la vessie (*c*); l'opération de la bronchotomie lui a paru nécessaire lorsque il y a un obstacle placé au-dessus du larynx qui empêche l'air de pénétrer dans les poumons, &c. *Dum modo materia suffocans sit à larynge supra*, *vel supra perforationem*, & il ajoute, *quia si infra, vel in ipso pulmone sit, vana redditur perforatio* (*d*). Il a inventé un troiscart particulier avec sa canule, & a décrit assez au long l'opération. Il étoit partisan de la paracenthese dans l'hydropisie ascite; il se servoit pour cette opération du même troiscart dont il faisoit usage pour faire la bronchotomie. L'ombilic étoit le lieu où il faisoit communément la ponction; & cet Auteur recommande de n'évacuer l'eau que peu à peu; ce précepte remonte à la plus haute antiquité, j'en ai déja parlé plusieurs fois. Pour donner de l'autorité à cette pratique, il dit que si on tire beaucoup d'eau à la fois, le foie se précipite dans l'eau

(*a*) Mémoires du tems.
(*b*) Commentaria in primam sen primi libri Avicennæ.
(*c*) Pag. 301.
(*d*) Pag. 383.

vuide, & attire avec lui le diaphragme avec lequel il est lié par des ligamens, ce qui trouble la respiration, & peut produire une suffocation.

Sanctorius se servoit d'un *speculum* de la matrice, qui est de son invention, pour faire des injections dans ce viscere. A un dilatatoire il a adapté une seringue à la faveur de laquelle il poussoit le liquide dans la matrice (a).

On trouvera dans le même ouvrage une machine particuliere pour prendre le bain, c'est une espece d'outre dans lequel le malade s'enfonce jusqu'au col; à la faveur d'un entonnoir un aide verse continuellement de l'eau, & par le moyen d'un tuyau placé à une autre extrémité de l'outre, l'eau s'écoule par un jet continu; le malade peut prendre le bain dans son lit par le moyen de cette machine, & l'eau coule sur la surface du corps comme feroit l'eau vive d'un ruisseau (b).

Sanctorius est entré dans ce même ouvrage dans de longs détails sur la transpiration; il y a fait peindre la machine dont il se servoit pour se peser (c); je n'entrerai pas dans des discussions ultérieures, pour ne pas me répéter à ce sujet.

Il a inventé un instrument particulier pour se donner des lavemens soi-même, c'est un sac de peau à une des extrémités duquel il a adapté une canule percée par ses deux côtés, & non par l'extrémité supérieure, qui pénètre dans le rectum (d). Son imagination féconde en invention lui a fournis un lit nouveau pour les blessés (e); il s'oppose au sentiment de ceux qui veulent l'application du cautere sur la fontanelle, &c.

Ses connoissances sur la structure des muscles & des tendons étoient exactes; il prétendoit (f) que les alimens étoient attirés dans les intestins par le vuide qui se forme dans ce canal, ainsi qu'on le produit

(a) Pag. 435.
(b) Pag. 439.
(c) Pag. 439.
(d) Pag. 557.
(e) Pag. 596.
(f) Pag. 636.

par le moyen d'une pompe en éloignant le pisto[n]
la canule (a). Il comparoit la formation du [...]
l'évaporation de l'eau-de-vie qui se fait dans [...]
vessie adaptée dans un vaisseau de verre qui ne [...]
tient de cette eau qu'une très petite quantité [...]
qu'on fait chauffer ce vaisseau, l'eau-de-vie s[...]
pore & pénétre dans la vessie, qui de flasque qu[...]
étoit auparavant devient tendue comme un b[...]
(b).

Sanctorius avoit des connoissances fort étend[ues]
sur l'optique; il a nié à ses contemporains que [...]
cristallin fût l'organe immédiat de la vue. C'est [...]
rétine, selon lui, qui a cette prérogative. Pour [...]
prouver notre habile Physicien a fait l'expérien[ce ...]
la chambre obscure, & en a tiré les conclusions [...]
plus ingénieuses & les plus savantes (c). Il po[...]
ses observations jusqu'au scrupule; il a im[...]
plusieurs thermométres pour connoître les deg[rés ...]
la chaleurs des malades, & un *pulsiloge* pour m[...]
la durée des batemens des arteres: je ne parle [...]
de plusieurs autres instrumens de physique q[...]
appartiennent (d). Je ne releverai pas non p[lus ...]
erreurs qui se trouvent dans cet écrit, elles sont [...]
nombreuses.

Dans le traité de la taille Sanctorius, décrit [...]
au long les tenettes dont j'ai déja parlé. M. [...]
Haller en a dans les suites donné une plus [...]
description: Sanctorius admet la méthode [...]
de Romanis; il recommande l'opération [...]
taille quoiqu'il en trouve le succès fort dou[teux ...]
Il rapporte l'exemple d'un Avocat qui fut [...]
de la pierre quelque-tems après avoir souffert [...]
pération de la taille; il croyoit qu'on avoit l[aissé ...]
dans la vessie une portion du calcul qui a grossi,

(a) Pag. 680.
(b) Sit aqua vitæ in vasculo, cui alligata sit flaccida [...]
sica: calefiat vasculum saltem lumine lucernæ statim [...]
bis vesicam dilatari & valde tumidam reddi: inde ex [...]
plo intelliges ex una hemina aquæ non decem sed long[...]
res gigni posse: pari modo in utero à calore vivifico [...]
elevatur spiritus, & tres vesiculæ efformantur, pag. [...]
(c) Pag. 760.
(d) Pag. 21, 22, 78.

ce qui lui a fait conclure que le calcul grossit XVII. Siecle.
peu de tems lorsqu'il est parvenu dans la vessie.

Pandolphinus (Joseph), du Mont Martiano, a 1614.
un ouvrage sur la Chirurgie. PANDOLPHI-
NUS.

*Tractatus de ventositate spinæ, sævissimo morbo.
anno 1614. Revisus & annotationibus novisque observationibus illustratus à G. A. Merclino.*

Cet ouvrage est rempli d'une théorie fade & ridicule; l'Auteur y attribue la plûpart des maladies aux vents; les réflexions que Merclin y a ajoutées sont d'un plus grand prix. Tel est le jugement que M. de Haller porte sur cet écrit; nous n'avons pû nous le procurer.

Pincierus (Jean), Médecin Allemand, naquit en PINCIERUS.
1576 à Witter, de Pierre Théophile Pincier, Docteur en Médecine de Bâle, & Professeur public de Physique, & fit sa principale résidence à Marpurg. Il s'occupa plus à la poësie qu'à la Médecine; il mourut en 1660. Nous avons de lui un ouvrage qui a été imprimé après sa mort, dans lequel on trouve quelques détails d'Anatomie, mais peu importans.

Otium Marpurgense in VI. libros digestum, quibus corporis humani Fabrica describitur. Herbornæ, 1614, in-8°.

L'histoire de Gaspard Paffius nous est aussi inconnue PAFFIUS.
que son ouvrage, les Historiens ne nous ont donné aucun détail sur sa vie, & les meilleures bibliothèques sont dépourvues de ses écrits.

De homine. Lipsiæ 1614, in-4°.

Obicius (Hippolite), Médecin de Ferrare, mé- OBICIUS.
rite de trouver une place distinguée dans cet ouvrage, par les livres qu'il a donnés sur l'usage des vésicatoires, contre Bernard Caius, qui leur attribuoit de mauvais effets; notre Médecin s'éleve avec raison contre les destructeurs des remèdes si utiles à la Médecine.

Adversus vesicantia decem decisiones, & responsiones ad singula capita disputationis Bernardini Caii. Vicentiæ 1618, in-4°.

Voilà le bon de cet Auteur, Obicus seroit à l'abri de nos reproches s'il n'avoit écrit que cet ouvrage;

XVII. Siecle.
1614.

mais comme il avoit quelques teintures d'Astro[...]mie, il a voulu en faire une application à la M[édé]cine.

OBICIUS. *Staticomastia: sive statica medicinæ demoli[...] Lipsiæ* 1614, in-12. Cette édition est extrême[ment] rare, il en parut une autre en 1670, imprimée [dans] la même Ville; on y a ajouté la Statique de San[cto]rius, contre laquelle Obicius a fait plusieurs obj[ec]tions; Sanctorius lui a répondu en peu de mots, [et] comme il avoit la vérité de son parti, il n'a pas [eu] de la peine à vaincre son adversaire.

Iatrostronomicon, varios tractatus medicos & a[stro]nomicos ad rectum medendi usum pernecessarios co[m]plectens, &c. *Vicentiæ* 1618, in-4°.

Je n'ai point vu ce livre n'ayant pu me le procu[rer.]

ROMANUS. Romanus (Egide), naquit à Louvain en 1[561]; il se fit une réputation par ses connoissances en Mé[de]cine & en Mathématiques: sa réputation lui at[ti]ra la considération publique: l'Evêque de V[urz]bourg le choisit pour son premier Médecin en 1[...] il fut fait dans cette Ville Professeur de Mathé[ma]tique & de Médecine. Il ne fixa pas son séjour d[ans] cette Ville; il se rendit aux propositions qu'on [lui] fit en Pologne, il y fut pour y remplir la plac[e de] Mathématicien du Roi. On le nomma Chevalier [de] la Toison d'Or, & il jouissoit d'une réputation [des] plus étendues lorsqu'il fut attaqué d'une mala[die] qui l'obligea à aller en Flandres aux eaux de Spa; [il] ne finit pas sa route car il mourut à Mayence e[n] 1615, la cinquante-quatrième année de son âge. Douglas & Manget, & M. Haller lui attribuent l'ouvra[ge] suivant:

De formatione corporis humani in utero. Parisiis 1615, in-4°. *Venet.* 1623, in-4°.

M. Eloi attribue à Romanus plusieurs ouvrages [...] de Littérature qui ne sont pas de notre objet. Le tra[i]té de la formation du fœtus manque dans la bibl[io]théque du Roi.

1615.
PAAW.

Paaw (Pierre), connu en latin sous le nom d[e] *Pavius*, naquit à Amsterdam en 1564; il s'appliq[ua] dès sa plus tendre enfance à l'étude des Belles-Lettres; en 1680 il fut à Leide, où il prit ses premiers élé[mens] de Médecine sous Bontius, sous Jean Heur- & Rembert Dodoneus; quatre ans après il vint [en] France pour étudier la Médecine; il fit un sé[jour] assez long à Paris & à Orléans, d'où il passa [en] Dannemarck; il fut à Rostoch en 1587: à l'âge [de] vingt-trois ans, il y prit le grade de Docteur [en] Médecine, & commença à y enseigner publiquement l'Anatomie. Cependant persuadé qu'il avoit [encore] beaucoup de choses à apprendre dans cet état, [il fit] un voyage à Padoue; il y écouta les leçons [de] Fabrice d'Aquapendente, & le suivit dans ses [dis]sections pendant l'espace de trois mois. La mort [de] son pere l'obligea de retourner dans sa patrie dans [un] temps qu'il s'y attendoit le moins: il revint à [Lei]de où il exerça la pratique de la Médecine pendant quelque temps; en 1589 il y fit des cours [d'Ana]tomie & de Botanique; il s'adonna alternativement à ces emplois pendant l'espace de vingt-huit [ans]. Il est un des premiers qui aient cultivé ces [deux] sciences avec zele dans l'Académie de Leide: [il] étoit ingénieux & infatigable: les connoissances [qu'il] avoit de plusieurs langues lui donnerent une [gran]de facilité pour lire & étudier les livres étran[gers]: c'est lui qui a fait bâtir l'amphithéâtre pu[blic] d'Anatomie qui subsiste encore dans cette bril[lante] Université; il y a préparé un nombre prodi[gieux] de squeletes qui ont fait pendant long-temps [l'ad]miration des étrangers. Paaw, pendant l'espace [de] vingt-deux ans qu'il fut seul intendant de cet am[phithéâtre], donna à ses cours l'ordre le plus ré[gulier]: on les a suivi pendant l'ong-temps. Il remplis[soit] les devoirs de Professeur, & il étoit occupé à di[vers] ouvrages lorsque la mort mit fin à ses travaux. [Cet] homme célebre mourut en 1617 la cinquan[tième] année de son âge Everard Vorstius prononça [la] même année l'oraison funebre de ce savant; elle [est] en latin, & a été imprimée à Leide in-4°.

Primitiæ Anatomicæ de humani corporis ossibus. Batav. 1615, in-4°. *ibid.* 1638. Amstelod. [16]33, in-4°.

Andreæ Vesalii epitome Anatomica, opus redivi-

Tome II. Cc

ET DE LA CHIRURGIE. 397

XVII. Siecle.
1615.
PAAW.

vum cui accessere notæ ac commentarii Petri P[aaw].
Amstelod. 1616, in-4°. *ibid.* 1633.

Succentarius Anatomicus, continens comm[entaria]
in Hippocratem de capitis vulneribus. Addita [sunt]
quot capita libri 8 Cornelii Celsi de positu & fr[acturis]
ossium, explicationes. Lugd. Batav. 1616, [in-4°.]

De valvula intestini epistola duæ, extant c[um cent.]
Guil. Fabr. Hildani. Oppenheimi 1619, in-4[°.]

Observationes anatomicæ selectiores, edit[æ a]
Bartholino; extant cum ejusdem Thom. Bartholini [his-]
toriarum anatomicarum & medicarum rariorum [cen-]
turia III & IV. Hafniæ 1657.

Methodus anatomica. Extat mss. in clariss[imi]
D. Francisci de Vick Med. Amstelredamensis [biblio-]
theca.

Les connoissances que Paaw avoit de l'ostéolog[ie]
étoient fort étendues; l'ouvrage (a) qu'il a écri[t sur]
cette matiere est très bien fait, & renferme [plu-]
sieurs particularités intéressantes. Notre Auteur [pro-]
cede du général au particulier; il examine d'[abord]
la structure, la connexion, la forme extérieure [&]
intérieure, & procede ensuite à la description de [cha-]
cun des os: il a joint à ses descriptions anatomi[ques]
quelques observations médicinales & chirurgi[cales]
qui rendent la lecture du livre agréable & [utile;]
cette méthode a été suivie dans le temps par [plu-]
sieurs Auteurs.

Les os dont communément on attribue la déc[ou-]
verte à Wormius, étoient connus à Paaw; non [seu-]
lement il les a décrits (b), mais encore il en a [donné]
une figure fort exacte dans la planche, où il [a voulu]
représenter la calote du crâne; il ne leur a p[oint]
donné de nom particulier; il s'est servi d'une [pé-]
riphrase pour les désigner: *particula ossea, p[lu-]*
ribus circumscripta suturis (c).

Les réflexions de Paaw sur les variétés des sutures,
les différences dans la largeur, l'épaisseur & la d[ensi-]
té des os du crâne, méritent nos éloges; nous [de-]
vons encore le louer des sages conclusions médi[cinales]

(a) *Primitiæ anatomicæ de ossibus.*
(b) Pag. 31. édit. Amstel. 1633.
(c) Pag. 33.

XVII. Siecle.
1615.
PAAW.

il en a tirées. Paaw est un des Auteurs du dix-septieme siecle, qui a le moins & le mieux raisonné sur les os; ce n'est pas qu'il ne soit tombé dans quelques inconvéniens; mais ils sont moins fréquens, & les fautes qu'il a commises sont moins grossieres & moins nombreuses, que celles qu'ont commises le plus grand nombre des Auteurs qui l'ont précédé de quelques années, ou qui ont été ses contemporains. Il a donné une nouvelle idée des fractures du crâne par le contre-coup, dont plusieurs Chirurgiens nient l'existence, lui paroît démontré par l'observation; il en a même vu une espece particuliere: *accidere interdum præ ictu in caput incidente, eam quæ externam dico tabulam, manere illæsam, fissâ interdum & fractâ, idque avulso fragmento); qui ægri infelices*; j'en ai, dit-il, vu un triste exemple: à la suite d'un coup il survint une apoplexie qui enleva le malade dans peu; Paw l'ouvrit, il trouva la lame extérieure de l'os qui avoit été frappée dans un état parfait d'intégrité, & l'interne fracturée en plusieurs endroits, & hérissée d'esquilles (*a*).

Les premiers peres de l'Anatomie connoissoient les sinus frontaux; mais aucun Anatomiste n'en avoit donné une description aussi exacte & une figure aussi juste que Paaw l'a fait (*b*); il en a indiqué leurs usages & a parlé de quelques-unes de leurs maladies.

Quoique la trompe de l'oreille eût été décrite par Eustache, peu d'Auteurs la connoissoient du temps de Paaw; cependant elle n'a point échappé à ses recherches; il l'a décrite avec beaucoup de justesse (*c*); mais ce qui lui mérite le plus de louange, c'est d'avoir décrit le sinus maxillaire, & de l'avoir fait représenter dans son ouvrage. Il a été aussi exact dans les descriptions des os qui forment la poitrine; les côtes sont dépeintes au naturel: Paw a été d'un sentiment différent de ses contemporains au sujet de l'écartement des os du bassin pendant l'accouchement; non seulement il ne l'a point admis, mais encore

(*a*) Pag. 34.
(*b*) Pag. 36.
(*c*) Pag. 3..

C c ij

il en a formellement nié l'existence ; leurs articulations lui paroissent trop fermes pour qu'un tel écartement puisse avoir lieu ; d'ailleurs quand les liens qui réunissent ces pieces osseuses seroient plus lâches, quelle seroit la puissance qui produiroit cet écartement ? Telles sont les objections que Paw fait à ceux qui admettent l'écartement des pieces osseuses dont le bassin est composé ; elles sont spécieuses, mais ne sont point insolubles ; on pourroit lui répondre s'il en étoit question.

Les capacités lui paroissent divisées en deux parties presque égales ; les hémispheres du cerveau sont séparés par une duplicature de la duere-mere ; les narines, par un septum osseux & cartilagineux ; la langue a une ligne qui sépare la partie droite de la partie gauche : la poitrine est divisée en deux cavités par le médiastin, & le bas-ventre par une ligne blanche qui distingue les muscles en droits & en gauches (a).

Nous terminerons l'analyse de cet ouvrage par les réflexions que Paw fait sur les cartilages ; il les a vu ossifiés pour la plupart ; l'épiglote & les cartilages des côtes de plusieurs vieillards lui ont fourni un pareil exemple d'ossification (b). Les cartilages intermédiaires aux vertebres lui ont paru avoir une structure différente des autres ; ils se rapprochent plus de la nature des ligamens : *singulis enim vertebris, eâ quâ corpora sua ostendunt parte, peculiarem interjecit substantiam albicantem, viscidam quidem ac in modum cartilaginis lubricam, tenacem tamen firmamque. Ligamentum cartilagineum non obscure vocaveris* (c).

Les planches qui sont dans cet ouvrage sont pour la plupart extraites de celui de Vesale ou de Bauhin ; peu sont originales.

Il a ajouté à l'abregé anatomique de Vesale.

Les autres remarques sont contenues pour la plupart dans l'ostéologie que j'ai analysée ; je puis en dire autant des réflexions qu'il a insérées dans

(a) Pag. 57.
(b) Pag. 22.
(c) Pag. 84.

mmentaire d'Hippocrate sur les fractures du crâne; a cependant quelques planches sur les os, mais qui font les mêmes que celles qu'on voit dans son Ostéologie.

XVII. Siecle.
1615.
PAAW.

Dans sa dissertation sur la valvule du colon, il en nie formellement l'existence.

Les observations anatomiques qui sont imprimées avec celles de Bartholin, sont bien faites; il a vu & décrit avec clarté plusieurs objets nouveaux: par exemple, il prétend que la moëlle de l'épine se meut dans son canal comme le cerveau dans le crâne; Paw tire ce doute d'après l'inspection d'un vuide qu'il a toujours trouvé entre la moëlle & la paroi interne du canal spinal (a): en disséquant un des nerfs du bassin, il s'est convaincu qu'ils sont composés d'un nombre prodigieux de filets (b): il a trouvé deux conduits excréteurs à la vésicule du fiel, l'un qui s'ouvroit dans l'intestin jéjunum, & l'autre dans l'intestin colon (c): il a aussi observé dans un nouveau né une hernie du cerveau vers la région temporale (d); dans un autre sujet il a vu une hernie du cervelet à travers l'os occipital; le même sujet avoit les testicules cachés dans le bas-ventre: Paw a trouvé ce fait extraordinaire; l'ouraque du même sujet lui a paru un vrai ligament: *revera*, dit-il, *nil nisi ligamentum existit quo vesica fœtus ab abdomine pendula sustinetur; etiam vesica mirum in modum distenta* (e).

En 1598, en disséquant le cadavre d'un homme, il trouva le grand muscle pectoral divisé en deux parties par un tendon; il observa plusieurs autres variétés dans le même sujet, mais qui n'ont rien d'extraordinaire (f).

Un Chirurgien a donné il n'y a pas long-temps à l'Académie des Sciences comme une découverte, la description d'une pareille division qu'il observa dans le muscle grand pectoral.

(a) Obser. IX.
(b) Obser. XI.
(c) Obser. XII.
(d) Obser. XXIII.
(e) Obser. XIX.
(f) Obser. XXVI.

On trouvera dans ce même ouvrage de [...] plusieurs autres faits importans; la lecture n'en [...] être que très avantageuse.

CROOKE. Crooke (Helkifas), Médecin anglois, disciple [de] Pierre Paaw, dont nous venons de parler, fut [Mé]decin de Jacques, Roi d'Angleterre; il a écrit [en] anglois,

Microcosmographia. A description of the body [of] man; together with the controversies and figures [the]reto belonging. London 1615, 1631, fol.

Suivant M. Douglas, ce n'est qu'une compila[tion] des écrits de Bauhin, de Dulaurens, de Cas[serius] & de Paw; les planches sont tirées des ouvrages [de] Vesale, de Plater & de Casserius. L'Anatomie n[e é]toit pas encore cultivée en Angleterre lorsque Croo[ke] publia son ouvrage: il déplore dans sa préface [le] malheur qu'il a de n'avoir pu profiter des sec[ours] nécessaires, & il prie le lecteur de l'excuser de do[nner] une description & des figures des parties de la g[é]nération. Nous ne sommes pas heureusement s[i scru]puleux dans ce siecle.

SCHALLIN-GIUS. Schallingius (Jacques) a écrit les ouvrages [sui]vans.

De natura oculorum. Giessæ 1615, in-fol.

Ophtalmia sive disquisitio hermetico-galenica de [na]tura oculorum eorumque visibilibus characteribus, [mor]bis, & remediis. Erfortdiæ 1615, in-fol. Cet o[u]vrage a été traduit en allemand.

Cet Auteur superstitieux croyoit que pour gu[érir] les violentes ophtalmies, il falloit recourir à l[a] magie: la plupart des remedes qu'il a conseillé[s] se trouvent dans les ouvrages de Paracelse. On trouv[e] dans le même livre une description imparfaite d[e] l'œil; il y a aussi quelques figures grossieres.

SPACHERUS. Spacherus (Etienne Michel) a publié un ouv[rage] d'Anatomie, qui a pour titre:

Pinax microcosmographicus, hoc est, admira[nda] partium hominis universarum fabricæ historia bre[vis] ac perspicua enarratio. Ann. 1615.

On n'y trouve point le nom du lieu où il a [été] imprimé. Michel Spacher l'a fait imprimer à ses d[épens]

ET DE LA CHIRURGIE.   403

...il dit l'avoir reçu d'un Docteur en philoso- XVII. Siecle.
phie & en Médecine: Douglas soupçonne que c'est 1619.
Commelini. Nous entrerons dans des détails ultérieurs à ce sujet en faisant l'histoire de cet Anatomiste.

Amabilis Sisinius (Jean). AMABILIS.
De naturâ fœtus disputatio. Romæ 1615 in-8°.

Merindolus (Antoine), natif d'Aix en Provence. MERINDO-
De callido innato & humido primigenio. Lugd. LUS.
Londini 1655, in-8°.

Cet ouvrage est inconnu dans ce pays-ci, du moins il manque dans les meilleures bibliotheques que j'ai consultées.

Steinmez (Jean). STEINMEZ.
Oratio utrum fæmina in sexum masculi mutari
&c. *Jen.* 1615, in-4°.

Collado, que quelques-uns nomment Theodore, COLLADO.
d'autres Thomas, étoit de Bourges, & a écrit l'ouvrage suivant.

Adversaria, seu commentarii medicinales critici, dialectici, epanorthotici, &c. Genevæ 1615, 1617, 1678 & 1680, in-8°.

Duval (Jean) de Pontoise, ville de l'Isle de DUVAL.
France.

Aristocratia humani corporis. Paris. 1615.

L'Auteur donne dans cet ouvrage une légere description du corps humain.

Tidicæus (François) de Dantzic en Prusse, fut TIDICÆUS.
Médecin ordinaire de la République de Thorn.

Microcosmus, hoc est, descriptio hominis, & mundi parallelus, &c. Lipsiæ 1615, in 4°.

L'Auteur prétend que Dieu a composé l'homme à son image : il fait un parallele des principaux objets connus & répandus dans l'univers avec les par-
ties dont le corps est composé; il croit les y trouver toutes; & c'est d'après cela, dit-il, que les anciens se sont servis du mot *microcosmus* pour désigner le corps humain, comme si l'on eût dit le petit monde. Tidicæus donne dans le reste de l'ouvrage les descriptions de quelques autres parties ; mais elles sont peu exactes.

Cc iv

Robert (Jean), Jésuite, vivoit dans les Ardennes vers le commencement du dix-septieme siecle; été un des plus grands antagonistes de Goclenius qui croyoit qu'on pouvoit guérir les ulceres & plaies par la magie. Je me suis déja étendu sur sujet en faisant l'histoire de ce Médecin. Robert plus instruit que lui, nie tout pouvoir magique le traitement des plaies : il attribue à la superstition & à une aveugle crédulité les paroles que quelques uns proferent dans l'intention de guérir certaines maladies. Pour établir ces vérités, Robert a composé plusieurs ouvrages. Goclenius étoit si attaché à la magie, qu'il ne rougit point de lui répondre plusieurs fois. Voici les ouvrages que Robert a publiés.

Tractatus novi de magnetica vulnerum curatione, authore Rodolph. Goclenio, brevis anatome. Lovanii, in-8°. & *Treviris* 1615. *Norimberg.* 1662, in-4°.

Guillemeau (Charles), Médecin de la Faculté de Paris, étoit fils de Jacques Guillemeau, Chirurgien dont nous avons déja parlé ; il se fit connoître par quelques critiques contre l'Université de Montpellier, & notamment contre Courtaud qui en étoit le Chancelier : il donna à la Faculté de Paris la prééminence sur celle de Montpellier. Riolan avoit déja avancé cette assertion, Guillemeau en fut un zélé défenseur. René Moreau & Gui Patin, ont eu à cœur le même objet. Antoine Magdelains & Isaac Carquet, écrivirent contre les Médecins de Paris ; l'envie & la jalousie ont plus de part dans ces écrits que la raison. Je n'entrerai pas dans de plus grands détails à ce sujet, de telles contestations appartiennent plutôt à l'histoire de la Médecine qu'à celle de l'Anatomie ou de la Chirurgie. Voici le titre des ouvrages qui sont sortis de la plume de Guillemeau, ils sont remplis d'injures & d'invectives grossieres ; je rougirois d'en faire l'extrait.

Ostomyologie ou discours des os & des muscles. Paris 1615, in-8°.

Canini juro, sive, curto fustis, hoc est, responsio pro se ipso ad alteram apologiam imprudentissimi & importunissimi curti Monspel. Canis cellarii,

Joh. Courtaud Medicum Monspeliensem. Lutetiæ 1614, in-4°.

Defensio altera adversus impias, impuras, impudentes, tum in se, tum in principem Medicinæ Scholam Parisiensem, anonymi Copreæ (nominatim Joh. Courtaud Medici Monspeliensis) calumnias ac contumelias. ibid. 1655, in-4°.

Dornovius (Gaspard), a publié les ouvrages suivans :

Menenius Aggrippa, hoc est, corporis humani cum republicâ perpetua comparatio, &c. Hanoviæ 1615, in-4°.

Epistola, de luxatione brachii, & se trouve avec les ouvrages de Hildan, Cent. I. *Oppenheimi* 1619, in-4°. Tom. pag. 279. *Francof.* 1646, in-fol.

Peccettius (François), Médecin italien, qui a écrit un ouvrage très étendu sur la Chirurgie.

Chirurgia in 4 *libros digesta; de tumoribus, de vulneribus, de ulceribus, & fracturis. Florent.* 1616. *Francof.* 1619, in-8°. 2 vol. *Ticin.* 1697, in-fol.

Cet ouvrage n'est qu'une compilation informe de ce qu'on avoit écrit en Chirurgie avant l'Auteur. Peccettius a beaucoup puisé dans les livres de Fabrice d'Aquapendente ; il en a suivi l'ordre en beaucoup d'endroits ; en d'autres il l'a défiguré par des citations superflues ; il a épuisé tous les Auteurs qui ont écrit sur la matiere médicale. Son livre est rempli de formules très longues & fort mal faites, tell qu'on les trouve dans les livres des anciens ; il en a copié plusieurs de Jean de Vigo pour le traitement des ulceres, & il a suivi de très près Alphonse Ferri dans son traité des plaies d'armes à feu. M. de Haller a caractérisé ce livre en peu de mots: *collectio, dit-il, ex veteribus, cum plurimis medicamentis, & exiguâ utilitate* (a).

Baldesius (Antoine) de Florence, a écrit l'ouvrage suivant.

Quæstio de gangrenâ & sphacelli diversâ curatione. Collecta & recognita per Joh. Castellarnum. Venet. 1616, in-8°.

_____
(a) Haller, meth. stud. pag. 733.

XVII. Siecle.

1615.
GUILLEMEAU.

DORNOVIUS.

1616.
PECCETTIUS.

BALDESIUS.

Je n'ai pu me procurer cet ouvrage.

Magatus (César) naquit en 1579 à Scandia[no] [de] George Magatus & de Claude Matacoda, citoy[ens] honnêtes de cette ville, & qui jouissoient d['une] moyenne fortune. Il eut trois freres, Jean-Bap[tiste] Magatus qui prit le parti de la Médecine, & [qui s'y] distingua; César Magatus qui embrassa une pro[fession] différente de la Médecine; & Laurent Magatus qu[i] mourut à la fleur de sa jeunesse; il n'eut qu'u[ne] sœur qui fut mariée au savant Wallisneri : c'[est de] ce mariage que naquit Joseph Wallisneri, [na]turaliste qui s'est acquis par ses travaux une [répu]tation immortelle. Dès sa jeunesse, César Maga[tus] se distingua de ses freres; & par son zele pour [l'é]tude, & par la pénétration de son génie, il donn[oit] tous les jours dans ses basses classes des preuves [de] la plus juste conception. Il devança tous se[s con]disciples, & il étoit encore enfant, qu'il avoit fai[t] sa Philosophie : on l'avoit envoyé à Boulogne po[ur] y étudier cette science; il y soutint des theses p[u]bliques : ce qui lui fit beaucoup d'honneur. Il ét[u]dia en Médecine dans la même ville, & il fut rec[u] Docteur en Médecine le 5 Avril en 1597 à l'âge [de] dix-sept ans. Il y exerça pendant quelques anné[es] la pratique de la Médecine sous le célebre Flamini[us] Rota, Jules César Claudinus, & Jean-Baptiste Co[r]tesius. De Boulogne, César Magatus fut à Rom[e.] Il connoissoit l'utilité qu'il y a de fréquenter [les] grands hommes. C'est dans cette ville qu'il s'occup[a] particuliérement à la pratique de l'Anatomie & de la Chirurgie. Les Professeurs de cette Université cé[lebre] suivoient & traitoient les plaies d'une [nou]velle maniere; il les suivit avec soin, & bientôt il devança ses maîtres. Fatigué de mener une vi[e] errante, César Magatus résolut de fixer son séjour; il choisit sa patrie : c'est-là qu'il commença à exer[]cer la Médecine sur des malades dont il avoit une entiere direction : par ses travaux & par ses succè[s] il s'acquit l'estime de ses citoyens, & son nom p[ar]vint dans toutes les villes voisines. Le Marquis de Bentivoglio l'emmena à Ferrare où il vit augmente[r] sa réputation.

XVII. Siecle.
1616.
MACATUS.

L'histoire nous apprend qu'il étoit dans le traitement des plaies beaucoup plus heureux que ses confreres qui suivoient une méthode opposée à la sienne. Les vieux Professeurs de cette ville en furent jaloux; ils vouloient lui interdire l'exercice de l'art (qu'il professoit mieux qu'eux), on le traitoit de charlatan, sous prétexte qu'il n'étoit pas Docteur de leur Faculté; ils changerent bientôt de langage. Par la protection du Marquis Bentivoglio, César Magatus obtint en 1613 une chaire de Médecine dans l'Université de cette ville. Les Ecoliers vinrent de toutes parts pour l'entendre; il leur dicta un traité sur les plaies, qui lui a mérité une réputation des plus brillantes & des mieux acquises. Au bout de quelques années il fut atteint d'une dangereuse maladie dont il revint. Pour mener une vie plus tranquille & plus sainte, notre Médecin entra dans l'ordre des RR. PP. Capucins: cependant bien loin d'y jouir de la tranquillité qu'il espéroit trouver dans cet état, les grands & le peuple continuerent de réclamer son secours dans les maladies qui les affligeoient. L'Ordre lui octroya une *obédience*, à la faveur de laquelle il alla dans les principales villes d'Italie. Il parut sous ce nouvel habit à Mantoue, à Modene & à Milan, &c. Quoique dans l'Ordre des Capucins, on fut peu accoutumé à voir des savans, on permit cependant à César Magatus de professer & d'écrire sur son art, ce qu'il trouveroit à propos. Il aida son frere Jean-Baptiste à composer un ouvrage de Médecine. César Magatus étoit parvenu à sa soixante-huitieme année lorsqu'il fut atteint d'une colique néphrétique produite par une pierre qui parvint dans la vessie: les douleurs cesserent, mais pour un temps: la pierre s'accrut, & notre illustre Auteur fut obligé de souffrir l'opération de la taille; elle n'eut pas un succès heureux; l'inflammation & la gangrene survinrent, & César Magatus finit ainsi sa vie, lui qui avoit taillé avec succès un nombre prodigieux de calculeux. Sa mort arriva en 1647, la soixante-huitieme de son âge.

Nous avons de lui,

De rara medicatione vulnerum, seu de vulneribus

rarò tractandis, libri duo in quibus nova tradit methodus quâ fœlicissimè, ac citiùs quàm alio quovis modo sanantur vulnera. Quæcunque præterea ad veram & perfectam eorum curationem attinent, diligenter excutiuntur, permultaque explicantur Galeni & Hippocratis loca eò spectantia, &c. &c. Venet. 1616. in-fol. 1676, in-fol. & en allemand en 1733, in-4°.

Voici le premier Auteur qui travaille à simplifier la Chirurgie.

César Magatus s'apperçut dans sa pratique que le contact de l'air étoit extrêmement nuisible aux plaies; le contact de l'air, dit-il, est de grande importance, & mérite une extrême attention; le mal qu'il fait aux plaies est plus considérable qu'on ne sauroit penser; l'air est chargé de miasmes qui infectent les parties qu'ils touchent. Jettons les yeux, dit notre illustre Auteur, sur les œufs qui prennent un prompt degré de putréfaction; s'il y a à la coque une fente qui donne passage à l'air, l'incubation du poulet est pour lors suspendue, &c.... Ces mauvais effets de l'air sur les plaies n'ont point été inconnus à Paracelse; César Magatus le cite avantageusement (a). Cet Auteur emprunte de sa pratique de la Chirurgie divers exemples qui prouvent tous les mauvais effets de l'air sur les plaies.

César Magatus met le mouvement de la partie blessée parmi les causes les plus fréquentes qui s'opposent à leur réunion; il prescrit à la partie un repos parfait: pour donner une preuve de son sentiment, il dit que les arteres, à cause de leur battement continuel, ne se cicatrisent jamais que lorsqu'on en a suspendu les oscillations (b).

La coalition des bords de la plaie est, suivant lui, l'ouvrage de la nature & non celui de l'art; *imò*, dit-il, *adeo sollicita est natura de unione solutarum partium, ut ejus gratiâ non raro de propriæ partis alimento substrahat* (c). La liqueur qui suinte à travers les bords de la plaie, se change en chair;

(a) Pag. 15. édit. Venetiis 1616. in-fol.
(b) Page 22.
(c) Pag. 48.

colle ainsi en s'épaississant les bords de la plaie. Cette réflexion conduit notre Auteur à blâmer la pratique de ceux qui troublent l'ouvrage de la nature par les traitemens trop répétés.

XVII. Siecle.
1616.
MAGATUS.

Notre Docteur veut qu'on attende la suppuration d'une plaie pour en extraire un corps étranger qui résisteroit auparavant à son extraction. La nature, dit-il, se débarrasse avec le pus, tantôt plutôt, tantôt plus tard, des corps étrangers qui la surchargent (a). Dans son trente-deuxieme chapitre, César Magatus déclame avec force contre la méthode de ceux qui pansoient fréquemment les plaies: il prétend qu'il n'est rien de plus désavantageux à leur traitement; il assure au contraire qu'il ne faut délier la plaie que lorsqu'un cas pressant y oblige: *nos contra*, dit-il, *asserimus longe felicius hosce scopos emingi, si quam rarissime vulnera solvantur ac detegantur; nisi superveniens aliquod malum ad solutionem nos cogat* (b).

Pour que la suppuration se fasse, il faut entretenir la plaie dans un degré de chaleur: or, il n'est rien qui la concentre davantage que l'appareil qui recouvre la plaie: sous ce tégument artificiel, la nature, dit-il, prend de nouvelles forces, au lieu qu'elle les perd lorsqu'on laisse la plaie à découvert: ainsi plus nous pansons les plaies, & plus nous nuisons aux blessés. Les topiques, quelques indiqués qu'ils soient, deviennent dangereux lorsqu'on en renouvelle trop fréquemment l'usage: la surabondance du pus n'oblige pas même à panser les plaies; César Magatus le prouve dans un très long chapitre. Tous les symptomes fâcheux qui surviennent exigent qu'on délie l'appareil.

L'usage des tentes, des plumaceaux, qu'on a coutume d'introduire dans la plaie, ne peut être que très dangereux. César Magatus appuie son sentiment sur des preuves tirées de l'observation: *vulneris repletionem turundis ac linamentis violenter prohibentes, in longius tempus curationem protrahunt* (c). On ne

(a) Pag. 49.
(b) Pag. 56.
(c) Page 71.

XVI. Siecle.
1616.
MAGATUS.

doit introduire les tentes ou les plumaceaux dans les plaies, que lorsqu'il s'agit d'en extraire les corps étrangers, ou qu'il faut retarder la cicatrice d'une plaie ancienne, ou qui sert d'égout à quelque humeur morbifique (*a*). Avant de terminer ses objections contre les partisans des tentes & des plumaceaux, notre Auteur dit, *omitto quod turundæ ac linamenta curationem protrahunt, quoniam hoc aliquibus placet; mira turundarum virtus, vulnus replent cui adhibentur, & crumenam exhauriunt quam nec tangunt* (*b*). Il n'y a rien, ajoute-t-il, de plus mal vu que ces corps étrangers. On a en vue dans le traitement des plaies de réunir leur bord, & on les écarte: on n'est non plus fondé à nétoyer, à déterger si fréquemment les plaies qu'on a coutume de le faire; le pus est la matiere qui produit la cicatrice: comment cette admirable production de la nature pourra-t-elle s'opérer, si on lui en ôte les moyens?

Telles sont les réflexions judicieuses que César Magatus faisoit au commencement du dix-septieme siecle: elles ont été négligées pendant l'espace de plus de cent ans: il n'y a pas long-temps que les Chirurgiens judicieux en ont senti le prix. Notre Auteur n'agit pas en aveugle dans ses opérations; tandis qu'il dirige ses vues vers le traitement externe, il ne néglige point de prescrire les médicamens internes qui sont nécessaires au traitement; il reprend aussi les Chirurgiens qui serrent trop fortement le bandage qui revêt la partie blessée (*c*), ou qui unissent les bords de la plaie dans toute leur étendue par les moyens des sutures: il veut qu'on laisse un vuide par lequel le pus excédent puisse s'évacuer, & il recommande de tenir toujours la partie couverte d'un linge pour empêcher l'air de s'y insinuer, &c. &c. Tous ces détails méritent une extrême attention; nos Auteurs modernes les proposent comme des nouveautés; qu'ils lisent César Magatus, ils les trouveront mieux détaillées qu'ils ne les circonstancient.

(*a*) Pag. 83.
(*b*) Pag. 84.
(*c*) Pag. 85.

Du traitement local, César Magatus passe aux médicamens qu'il convient d'employer; il veut que l'on saigne les sujets plethoriques, vigoureux & en état adulte (a). Partisan de la révulsion, il souhaite qu'on saigne les veines éloignées de la plaie (b). S'il y a quelque signe de putridité dans les premieres voies, César Magatus recommande de purger avant de recourir à la saignée (c): lorsque le malade est foible, qu'il est trop jeune ou trop vieux, il veut qu'on recoure aux sangsues, aux ventouses & aux scarifications: il leur attribue la propriété d'opérer la révulsion & la dérivation, suivant l'endroit où on les applique (d). Si les symptomes de la pléthore continuent, il faut recourir plusieurs fois à la saignée, & purger les malades de temps en temps: notre Auteur prétend que les purgations sont résolutives, & il assure que les lavemens & les clysteres peuvent produire par cette raison de très heureux effets: il décrit fort au long les ingrédiens qu'il faut choisir; il donne à ce sujet une espece de matiere médicale. Magatus entre ensuite dans des détails sur le régime qu'il convient d'observer, sur l'air qui est le plus propre à ceux qui ont quelques blessures (e). Il décrit fort au long la suture dont il vante les effets; il indique ses especes, les aiguilles, le fil, qu'il convient d'employer (f).

Mais ce ne sont pas là les seuls objets qui aient fixé l'attention de César Magatus. Cet Auteur clairvoyant prévient tous les fâcheux symptomes qui peuvent survenir dans le traitement des plaies. Le Lecteur trouvera dans son ouvrage de quoi s'instruire à ce sujet; il y reconnoîtra un très habile Médecin, & un Chirurgien très expérimenté. Ces deux talens réunis ont mis César Magatus en état d'écrire pertinemment sur les objets qu'il a embrassés. Jusqu'ici notre Auteur n'a parlé que des plaies

(a) Pag. 86.
(b) Pag. 89.
(c) Pag. 89.
(d) Pag. 94.
(e) Pag. 96.
(f) Pag. 110.
(g) Pag. 113 & suiv.

en général. Il change sa façon de procéder; il applique ses principes aux plaies en particulier, & dans tous ses chapitres il sait joindre l'utile au savant: il a admis l'usage du trépan, même dans le cas d'une fracture douteuse: il compte peu sur l'efficacité des topiques dans les coups violens portés à la tête (a).

Dans son chapitre des plaies à la poitrine, il détaille les signes qui caractérisent les blessures des différentes parties: il ne veut pas qu'on fasse de ligature aux plaies de la trachée-artere; s'il n'y a qu'une simple solution, la plaie se cicatrisera par le moyen d'un emplâtre aglutinatif qui en rejoindra les bords (b); si la plaie pénetre dans la cavité de la poitrine, il veut qu'on l'entretienne ouverte, afin de donner issue aux liqueurs épanchées: il prescrit de l'ouvrir, de l'agrandir si elle est trop étroite, & il vante l'usage des injections, &c.

Dans les plaies au bas-ventre, il fait un usage outré des sutures: par rapport aux plaies d'armes à feu, il en attribue les accidens à la contusion: il blâme ceux qui les avoient attribuées à la brûlure, ou à la qualité vénimeuse de la poudre.

On voit par cet extrait que César Magatus avoit des connoissances sur la nature des plaies, & que le traitement qu'il a proposé est déduit de l'observation & du raisonnement le plus solide. On peut cependant lui reprocher d'avoir été diffus, obscur, & très long dans la façon de s'exprimer: il eût pu renfermer en un volume des plus petits ce qu'il dit dans un gros volume in-folio: il est beaucoup plus court dans son traité d'armes à feu qu'il ne l'est dans les autres traités: cependant cet article est un des meilleurs qui se trouve dans cet ouvrage de Magatus.

La méthode de traiter les plaies que Magatus propose, n'a pas été universellement reçue; Sennert l'a vivement blâmée dans ses écrits: cette critique donna lieu à une réponse sous le titre de,

(a) Pag. 68. Liber secundus.
(b) Pag. 92.

Tractatus quo rara vulnerum curatio deffenditur contra Sennertum.

XVII. Siecle.
1616.
MAGATUS.

Ce traité se trouve dans le livre des conseils de Jean-Baptiste Magatus, qui fut imprimé à Boulogne en 1637, in-4°. & qui parut encore à Venise l'an 1676, in-folio; il a paru aussi en allemand. Denis Pancassan (a) attribue à César Magatus la réponse à Sennert: il est probable que César Magatus, qui étoit déja entré dans l'Ordre des Capucins lorsque cet ouvrage parut, n'osa y mettre son nom, & qu'il mit celui de son frere.

MANELPHI.

Manelphi (Jean), Médecin célebre, qui vivoit à Rome vers le commencement du dix-septieme siecle, étoit Professeur en Médecine: sa réputation lui avoit attiré cette place; Urbain VIII lui accorda spécialement sa protection. Il étoit originaire de Monte-Rotundo, dans le pays des Sabins. Ce savant a beaucoup écrit sur la Médecine, mais peu en Anatomie.

De fletu & lacrymis. Romæ 1617, 1618.

CLAUDINU.

Claudinus (Jules César) de Boulogne, Docteur en Médecine, & Professeur dans la même ville, florissoit vers l'an 1694; il mourut le 2 Février 1618 dans l'Ordre des Capucins; il a été enterré dans leur Eglise.

Quæstio de sede facultatum principum. Basil. 1617, *in-4°. Paris.* 1647.

On trouve aussi plusieurs détails d'Anatomie dans d'autres ouvrages de Médecine. Comme il n'y a rien de nouveau ni de particulier, je les passerai sous silence.

CASTELANI.

Castelan (Pierre) naquit à Gramon en Flandre en 1585; il étudia à Mons, d'où il fut à Douai; persuadé de l'utilité des voyages, il vint à Orléans où il étudia quelque temps en Médecine; il passa ensuite à Louvain c'est-là qu'il prit le bonnet de Docteur en 1618. Outre qu'il avoit de grandes connoissances en Médecine, il étoit très versé dans les langues étrangeres; il mourut en 1632 à l'âge de quarante-

(a) *Dilucidazion*, pag. 163.

Tome II. Dd

sept ans. Il a composé un ouvrage sur l'histoire [des] Médecins ; comme on y trouve celle de plusieurs Auteurs qui ont écrit en Anatomie ou en Chirurgie, il aura place dans cet ouvrage.

Vita illustrium medicorum qui toto orbe ad hæc usque tempora floruerunt. Antuerp. 1618, in-8°.

LOISEAU. Loiseau (Guillaume), Auteur François, qui [est] inconnu des plus savans Bibliographes, & dont l'ouvrage manque dans les meilleures Bibliothèques. [Je] n'ai pu me le procurer. M. Astruc, qui en a parlé dans son traité des maladies vénériennes, dit que cet Auteur a guéri plusieurs excroissances à l'urethre.

De internorum & externorum morborum curandorum libellus, cum historiis notatu dignissimis. Berger. 1618, in-8°. *Bourdeaux* 1620, in-8°.

1618.
RYLANDUS. Rylandus (Valentin), Suédois, a écrit le [traité] suivant :

De procreatione hominis & procreantis matris purgatione disputatio. Extat. decad. primâ disput. quas collegit & edidit Joh. Genathius. Basil. 1618, *III. Tomes.*

FOLLINUS. Follinus (Herman).

De cauteriis. Antwerp. 1618, in-8°.

ALSARO. Alsaro (Henri).

Proposicion chirurgica, y censura judiciosa en las [dos] vias curativas de heridas de Cabeça ; y otra, [de la] patria de Avicena. Hispali 1618, *IV. Tom.*

LAUREM-
BERG. Lauremberg (Pierre), Médecin de Rostoch, [né] de cette ville, professa l'Anatomie & la Philosophie avec distinction, & mourut en 1639. Il a publié divers ouvrages qui ont eu dans leur temps une certaine vogue ; il n'y eut que Riolan qui les censura vivement ; il lui reprocha, principalement, d'avoir critiqué sans fondement les plus célèbres Anatomistes. Lauremberg avoit donné à Bartholin fils l'épithète d'*umbraticus*, voulant dire qu'il n'[a] voit appris son Anatomie que sur les planches. Riolan s'est servi de la même épithete contre lui : *sed nullus*, dit-il, *anatomen in humanis cadaveribus exercuit & manus operi admovit, ideoque ambo, Bartholinus & Laurembergius anatomici umbratici meritò*

(a). Ce trait de satyre lancé par Riolan sur Lauremberg, fit du tort à l'Anatomiste Allemand. Ses ouvrages qui avoient eu une réputation, perdirent peu à peu leur crédit. Riolan accuse Lauremberg d'avoir pillé plusieurs faits dans ses ouvrages. Ce reproche n'est pas sans fondement. Lauremberg a prétendu que le son étoit produit dans la glote non par la collision, mais par le choc de l'air sur les bords de l'orifice de cet organe. Dans son college anatomique, Lauremberg a décrit la circulation avec assez d'exactitude ; mais sans citer en aucune maniere les Auteurs qui l'ont précédé, &c.

Le *Procestria anatomica* contient une vive critique des ouvrages de Dulaurent : il promet de démontrer deux mille fautes grossieres ; mais il ne tient pas sa parole dans le cours de l'ouvrage, car il oublie la question de vue. Riolan n'a point approuvé cet écrit de Lauremberg ; il l'a blâmé d'avoir critiqué un Anatomiste de loin, lui qui n'avoit dissequé que quelques bœufs de son pays.

Schoklin (Jean Théodore), Médecin, qui a travaillé une dissertation sur l'urine.

Discursus de visus nobilitate & conservandi modo, d'André Dulaurens, traduit du françois en latin.

Albertini (Hannibal) de Cesene, ville de la Romagne, a publié un ouvrage sur les maladies du cœur ; il est intitulé :

De affectionibus cordis libri tres in quibus habetur problema de membrorum principatu. *Venet.* 1618, in-4°. *Genuæ* 1648, in 8°.

Cet ouvrage est inconnu à la plupart des Bibliographes ; ils l'annoncent d'après Douglas. Le premier livre traite des affections naturelles du cœur ; le second & troisieme livres, des parties naturelles : c'est là qu'il traite des paipitations, de la syncope ; il indique leurs causes, leurs symptomes & leur traitement. Albertini a répandu dans son ouvrage diverses questions étrangeres ; il y ré-

(a) *Opera Anatom.* Paris. 1644. pag. 688.

Dd ij

cherche quelle est la plus noble ou la plus essentielle à la vie ; quel est le siège de l'ame, &c. On trouve à la fin une dissertation sur la peste : Albertini commande un usage fréquent de la saignée ; il décrit différentes especes. M. de Senac, dans [son] excellent traité du cœur, a fait usage des observations d'Albertini ; elles lui ont paru judicieuses ; ainsi cet Auteur, aussi réservé que juste dans [ses] éloges & dans ses critiques, a loué l'Anatomiste [qui] les lui avoit fournies.

Mullerus (Jacques) naquit à Torgau en 1594 [de] Fabien Muller, Sénateur de la même ville : en 16[..] il fut nommé Professeur en Mathématique dans [l'U]niversité de Giessen, & peu de temps après il [fut] reçu Docteur en Médecine : en 1625 il passa à M[arbourg] pourg où il enseigna les Mathématiques, & en 16[..] il suivit l'armée du Hesse Langrave en qualité [de] son premier Médecin, & de l'armée qu'il commandoit ; cependant il fut surpris au milieu de ses [travaux] vaux par une fievre ardente qui l'enleva en 16[..] à l'âge de quarante-trois ans ; il fut enterré d[ans] sa patrie avec pompe.

De coalitu partium genitalium epistola, & se trouve dans les observations de Grégoire Horstius, [en] 1618, in-4°. page 517. Mullerus parle dans [cet] ouvrage d'une femme qui accoucha malgré l'oblitération presque totale des parties de la génération qui disparut pendant l'accouchement.

De natura motus animalis & voluntarii exercitatio singularis, ex principiis physicis, medicis, geometricis & architectonicis deducta, & se trouve dans le recueil d'observations par Horstius, page 521.

Glandorp (Mathias Louis), Médecin célèbre, naquit à Cologne en 1695 de Louis Glandorp, Chirurgien distingué de cette ville, & qui étoit originaire de Brême. Il ne négligea rien pour l'éducation de son fils, & celui-ci répondit aux soins que son pere prenoit pour son instruction. Il fit ses basses classes & sa Philosophie à Cologne ; il étudia [en]suite en Médecine dans l'Université de cette ville sous Holtzemus, savant Professeur (a) : c'est à son inst[itution]

(a) *De polypo, in epistola dedicat.*

que Glandorp obtint de son pere d'aller faire de nouvelles études sous les maîtres qui y professoient : il y étudia sous Fabrice d'Aquapendente, sous Spigellius (b), & sous Sanctorius ; il reçut le degré de Docteur dans la même Ville. Dès qu'il eut acquis ce grade, il parcourut les principales villes de l'Italie pour y écouter les grans Médecins qui y professoient. Il revint dans sa patrie en 1618. Il avoit atteint l'âge de vingt-six ans, & il fut s'établir à Brême, où ses ancêtres avoient autrefois professé avec éclat. Il ne déchut pas de la réputation de ses peres, car il y exerça la Médecine & la Chirurgie avec distinction, L'Archevêque le choisit en 1628 pour son premier Médecin. Il devint Physicien de la république ; titre honorable qu'on n'accordoit qu'aux plus grands hommes. Les Historiens ne nous apprennent point en quel temps ce savant mourut.

Nous avons de lui les ouvrages suivans.

Speculum Chirurgicum, in quo quid in uno quoque vulnere faciendum, quidve omittendum, præmissâ parium affectæ anatomicâ explicatione, observationibusque cuique quoque vulnus pertinentibus adjunctis, constanter ac pertractatur. Bremæ 1619, in-8°.

Tractatus de polypo narium, affectu gravissimo, observationibus illustratus. Bremæ 1628, in-4°.

Methodus medendi paronychiæ. Bremæ 1623, in-8°.

Gazophylacium polyphesium fonticulorum & setonum reseratum. 1632 & 1633, in-4°.

Opera omnia. Londini 1729, in-4°.

Le *Speculum chirurgorum* roule principalement sur les plaies. L'Auteur a renfermé dans ce traité un grand nombre d'observations curieuses que sa pratique lui a fournies : il a joint à l'exposition de la plaie la description anatomique de la partie blessée. Ces expositions ne contiennent en général rien de particulier : les observations sont plus intéressantes.

Dans sa préface, Glandorp fait une sortie contre

(b) Eadem paginâ.

XVII. Siecle.
1619.
GLANDORP.

les Chirurgiens de son temps; il les accuse d[...]
péritie & d'ignorance; il dit que la plupart d[...]
se croient savans pour avoir vu ouvrir un coch[...]
ou quelqu'autre animal de cette espece; bien p[...]
il dit que le plus grand nombre ne sait pas lir[...]
que cependant ils s'avisent de critiquer les Maît[...]
plus célebres: *imò vix litteram à litterâ distinguere*
que legere, neque scribere valeant, & tamen do[...]
methodicas curas, libros, scripta ac monumenta [...]
ritati relicta, contemnant, vituperent, increpent
&c. Cette façon de s'exprimer contre une secte i[...]
rante & orgueilleuse, sied elle dans la bouche d[...]
Savant? Ami de l'humanité, Glandorp attaque [...]
vement les vices de son siecle: on ne sauroit le bl[...]
de cette conduite.

Son exposé des plaies de la tête est assez ex[...]
Glandorp vante les effets du trépan: il cite une ob[...]
tion de Spigelius (*a*) qui appliqua sept fois le [...]
pan sur le même sujet qui fut rendu à la vie [...]
ces opérations réitérées. A la suite d'un coup [...]
tête, il a vu la paralysie survenir au côté op[...]
à celui qui avoit été frappé: le sujet mourut[...]
dorp trouva une fracture au crâne à la partie op[...]
où le coup avoit été appliqué (*b*). Cette intéres[...]
observation mérite d'être connue des Chirurgi[...]
a vu une plaie au foie, très profonde, & avec [...]
perdition de substance, qui n'a point eu de [...]
fâcheuses (*c*). Il a également vu après des plaie[...]
scrotum avec déperdition considérable de substan[...]
les chairs se régénérer, & un second scrotum succ[...]
au premier (*d*). Le même Auteur parle d'une fem[...]
qui emporta le scrotum à son mari pour se veng[...]
de quelques insultes & coups qu'elle en avoit reçu[...]
Il a vu la mort survenir à la suite d'une suture f[...]
aux tendons de la cuisse (*f*), & il a blâmé [...]

(*a*) Pag. 46. édit. Brux. 1619.
(*b*) Pag. 74.
(*c*) Pag. 167.
(*d*) Pag. 180.
(*e*) Pag. 183.
(*f*) Pag. 209.

ET DE LA CHIRURGIE. 419

des attelles d'après les mauvais effets qu'il leur vu opérer (a). Ses réflexions sur les plaies d'armes à feu sont judicieuses ; il en attribue les fâcheux effets à la contusion. Il a imaginé une boëte de bois blanc assez commode pour placer les membres fracturés.

XVII. Siecle.
1619.
GLANDORP.

Le traité des polypes est exact & fort détaillé. L'Auteur a examiné dans des chapitres particuliers les différentes especes, les signes qui les caractérisent, & les causes qui les produisent : il en a différencié le traitement ; il veut qu'on fasse usage des médicamens incisifs, atténuants, apéritifs ; il recommande la ligature lorsque le polype est placé à la partie antérieure des narines ; mais dans toutes les circonstances il veut qu'on examine avec attention si le polype est dans un état cancéreux ; il défend pour lors toute espece d'opération, & il prescrit un liniment fait avec le solanum, &c. &c. &c.

A la fin de cet ouvrage on trouve quelques observations sur le même sujet. Glandorp y prouve qu'on peut guérir les polypes qui sont trop enfoncés pour qu'on puisse en faire la ligature, par les remedes intérieurs, tels que les sudorifiques, & par l'application des véscicatoires.

Dans le traité du panaris, Glandorp s'étend beaucoup sur celui dans lequel le périoste de l'os est attaqué ; il y a joint dix observations très érudites ; il loue pour cette maladie l'alysson à feuille de Poligoni.

On trouvera dans le traité des fonticules & des setons la description de plusieurs especes de ces secours chirurgicaux qui sont particuliers à la tête. Cet ouvrage est assez bien écrit, & on y trouve de l'érudition.

Scheiner (Christophe) étoit de Mundelhein en Souabe ; il se fit Jésuite à l'âge de vingt ans ; il fit ses quatre vœux en 1600 ; il mourut à Nice en 1650 à un âge extrêmement avancé ; son nom étoit connu dans toutes les parties de l'Europe. Scheiner passoit pour le plus grand Astronome de son temps.

SCHEINER.

(a) Pag. 227.

D d iv

Il a publié divers ouvrages en ce genre; nous avons un qu'il nous importe de faire connoître.

Oculus, hoc est, fundamentum opticum. Oenip. 1619, in 4°. Friburg. 1621.

L'Auteur donne dans cet ouvrage une description assez exacte de l'œil; il a puisé ses principaux détails d'Anatomie des écrits de Vesale; il est tombé avec son maître dans plusieurs erreurs; mais il l'a surpassé en quelques points : c'est lui qui a le premier parlé avec précision de l'obliquité avec laquelle les nerfs optiques pénetrent le globe de l'œil; il s'est aussi convaincu par ses recherches, que ces nerfs ne s'inséroient pas au milieu du globe, ou à la partie directement opposée à l'uvée, mais plus proche en dedans (a). *Opticus enim*, dit-il.... *non jacet in axe optico, sed sinistrorsum vergit in oculo dextro, dextrorsus in sinistro* (b). C'est sur les animaux de différentes especes que Scheiner a fait cette importante observation; la direction de ces nerfs est telle, ajoute ce Physicien, qu'elle s'accommode à la position du trou optique qui n'est point au milieu de l'orbite, mais plus proche du nez : notre Physicien fait par conjecture l'application de cette découverte à l'homme; il juge par analogie que la disposition des parties doit être la même : cependant, dit-il, dans une pareille étude il faut plus s'en rapporter à l'inspection qu'au raisonnement : *sensus hic magis consulendus quàm sola ratio, oculi enim humani exempti copia mihi necdum est facta.*

Cette remarque historique est importante; elle a échappé à nos savans Anatomistes qui non seulement n'en ont point fait honneur à Scheiner, mais qui ont ignoré la véritable position du nerf optique.

L'uvée jouit d'un mouvement manifeste; tantôt elle se dilate, tantôt elle se resserre. Pour expliquer ses différens mouvemens, notre Auteur a admis dans cette duplicature membraneuse des fibres musculaires.

Il a regardé la rétine comme le siege de la vue : Scheiner prétend que l'objet visuel se peint sur elle (a)

(a) Pag. 97. édit. 1652.
(b) Pag. 18.

ET DE LA CHIRURGIE. 421

expliqué fort savament les réflexions & les réfractions des rayons lumineux dans l'œil ; mais il décrit avec exactitude les quantités & densités des humeurs ; la cataracte ne lui étoit point inconnue ; il en a attribué la cause à un épaississement de la membrane qui recouvre le crystallin. Son sentiment sur ce vice a quelque rapport à celui que M. *** de l'Académie royale des Sciences a écrit dans les mémoires des savans étrangers : pour donner une preuve plus authentique à son sentiment, notre Auteur a fait diverses expériences ; elles sont d'autant plus curieuses, que Scheiner avoit des connoissances antérieures en optique, &c.

XVII. Siecle.
1619.
SCHEINER.

Lauremberg (Guillaume), Médecin de Copenhague, né en 1546, a publié une dissertation sur les moyens de dissoudre la pierre contenue dans la vessie.

LAUREM-
BERG.

Epistolica dissertatio continens curationem calculi. Lugd. Batav. 1619 & 1629, in-8°. Witteberg. 1623, in-12.

Lauremberg donne dans cette dissertation une description succincte du calcul, de ses symptomes & des principales méthodes curatives employées de son temps ; il fait lui-même le sujet de son ouvrage : en 1609 il ressentit de vives douleurs au rein gauche avec tous les signes qui annoncent le calcul ; après quelques jours de souffrance, il passa dans la vessie ; les symptomes se dissiperent ; mais pour un temps ; ils reparurent avec plus de force dans la suite. Leonard Kempen sonda notre Docteur, & trouva un calcul dans la vessie qu'il jugea être du volume d'une noix muscade. Avant de recourir à l'opération de la taille, Lauremberg trouva à propos de faire usage des remedes internes à qui on attribuoit une vertu litontriptique : il avoit déja employé tous ceux que les Médecins les plus experts lui avoient conseillés, mais sans soulagement : le hasard lui fit découvrir un Jésuite qui traitoit les calculeux avec le plus grand succès : Lauremberg usa de son remede, en changeant cependant quelques ingrédiens ; il s'en trouva si bien, que dans l'espace de peu de jours

il fut radicalement guéri de son calcul.
Voici la formule du remede.

Recip. Asellorum præparatorum uncias duas, pil[...] poris præparati, sanguinis hirci præparati, spongi[...] vestris, seminum violarum purpurearum, singul[...] unam unciam, specierum lithontribi drag. duas. [...] mixtis factum est antidotum.

L'Auteur prenoit le matin à jeun deux drag[...] de ce bol, & buvoit par-dessus un apozeme do[...] voici la formule.

Recip. Decocti diuretici uncias decem, spiritûs ju[...] peri drachmas duas.

Ce fait est singulier (a), s'il est vrai que la pier[...] dont Lauremberg étoit attaqué, étoit de la gros[...] d'une noix muscade. Lauremberg écrivit cette di[...] sertation dix ans après son événement : ce qui prou[...] qu'il n'a point été sujet à la récidive, du moins de long-temps.

Duval (Guillaume), Médecin François, étoit de [...] Pontoise ; il reçut une éducation précoce & avec des talens prématurés, il fit de rapides progrès dans la carriere des sciences. Il n'avoit que vingt-deux [...] lorsqu'il commença à professer la Philosophie [...] College de Calvy ; peu de temps après il passa à celui de Lisieux, où il professa la même science. Comme il étoit savant, qu'il parloit avec beaucoup d'ordre & de facilité, il eut un grand nombre d'a[...] diteurs. Sa réputation lui mérita une place au Col[...] lege royal. Il fut nommé en 1606 Lecteur & Pro[...] fesseur ordinaire en Philosophie grecque & latine [...] la place de Vincent Raffar mort depuis peu. Ses provisions lui furent octroyées par Henri IV : en 1613, Louis XIII réunit en sa faveur la chaire de Marius, décédé depuis deux ans. Cependant Duval quoique parvenu à un âge avancé, résolut de co[...] tinuer ses études de Médecine qu'il avoit suspendu[...] depuis long-temps. Il fut reçu Docteur en 161[...] La Faculté de Médecine l'honora de son estime & lui en donna une preuve en l'élisant Doyen : [...] aussi celui des Lecteurs & Professeurs royaux.

(a) Je l'ai tiré de la dissertation imprimée à Léide en 16[...] édition fort rare.

avoir assez étendu, Duval joignit un zele infatigable pour l'étude des Lettres, & pour l'exercice de sa religion: c'est lui qui a composé un ouvrage sur la vie & la mort des Saints & Saintes qui ont exercé la Médecine. La seconde édition de cet ouvrage fut dédiée à Michel Lemasle, Abbé des Roches, Chantre de Notre-Dame de Paris, qui avoit fait présent de trente mille livres à la Faculté pour y fonder de nouvelles Ecoles. C'est encore Duval qui a introduit aux Ecoles de Médecine, pendant son décanat, l'usage de réciter tous les samedis les Litanies la Sainte Vierge & celles des Saints & Saintes qui ont exercé la Médecine: elles ne sont pas bien longues. Il a aussi composé un livre sur l'histoire du College royal de France: j'en a tiré quelques anecdotes, & je m'en suis servi plusieurs fois dans cet ouvrage. Duval donne dans ce livre l'histoire de tous les Professeurs de ce College: son article est plus long que celui de tous les autres. A ce trait d'amour propre, on ne reconnoît plus le compositeur des Litanies des Saints & Saintes qui ont exercé la Médecine. Je passe à l'ouvrage qui a plus de rapport à mon objet.

Synopsis analitica doctrinæ peripateticæ. Parif. 1619, 1639, en quatre volumes in-folio. Il y a onze traités qui ne sont point dans les autres éditions; Duval en avoit composé un douzieme sous le titre *Auctuarium ad synopsim notas exponens selectiores*; mais Duval nous apprend qu'il fut omis par la négligence des Libraires.

Duval dédia à Louis XIII la premiere édition de cet ouvrage, & la lui présenta le 4 Janvier 1619. Ce Roi lui donna en reconnoissance le titre de son Conseiller & Médecin ordinaire. On trouve dans cet ouvrage une description assez exacte des ovaires: Duval prétend qu'ils contiennent un nombre prodigieux de vésicules. Mathæus de Gradibus & Vesale s'étoient expliqués d'une maniere à-peu-près conforme: Stenon les a copiés dans la suite, & a passé pour l'Auteur de la découverte.

Helbinus (Jules César).

De oculi structura, & se trouve dans l'ouvrage de

Fabrice de Hildan, cent. I. *Epist. CD. Oppenheimii* 1619, in-4°.

GUIGONIUS. Guigonius (Jean Sardus), Professeur d'Anatomie & de Chirurgie dans l'Académie de Turin.

Autopsiomma : cum ejusdem oculi actionibus & utilitatibus. Monachii 1619. *Taurini* 1629, in-4°.

REMELINUS. Remelinus (Jean) Médecin Suédois, est l'Auteur d'un ouvrage d'Anatomie, dans lequel on trouve le plus grand nombre des planches de Vesale; cependant on en voit quelques-unes de particulières : pour mieux connoître les parties, il s'est servi d'une machine d'optique de son invention, qui les grossissoit.

Catoptrum microcosmicum suis æri incisis visionibus splendens, cum historia & pinace. Augustæ Vindelicorum 1619, page 27. fol. mag. *Ulmæ Suevorum* 1639, in-fol. reg. page 28.

Les figures qui sont dans cet ouvrage, sont disposées suivant l'ordre avec lequel les parties se présentent dans la dissection : on y trouve une succinte description des parties du corps. Il a été traduit du latin en italien par Clopton Havers; Michel Spacher y a ajouté quelques planches.

A survey of the microcosme : or, the Anatomy of the bodies of man and woman : wherein all the viscera, are accurately delineated, and so disposed by pasting, as that all the parts of the said bodies are exactly represented in their proper site, by Michael Spaher of Tirol and Remelinus corrected, by Clopton Havers. Londini 1702, in-fol.

Cet ouvrage a paru ensuite en latin sous le titre suivant.

Catoptron microcosmicum, absolutam admirandæ partium hominis creaturarum divinarum præstantissimi fabricæ eximio artificio sculptam structuram revidendam exhibens, &c. &c. 1613, in-fol.

Quoique ce soit le même livre que le précédent, on n'y trouve point le nom de Remelinus : ce Michel Spacher publia l'année d'après,

Elucidarius, tabulis synopticis, microcosmi laminis incisi æneis, admirandam partium hominis creaturarum divinarum præstantissimi universarum fabricam

XVII. Siecle.
1619.
REMELINUS.

presentantis catoptri, litteras & characteres explications, nunc primùm luci publicæ datus, divulgatusque à Stephano Michel Spachero. Tirolensi 1614, in-4°.

Pinax microcosmographicus, hoc est, admiranda partium hominis creaturarum divinarum præstantissimi universarum fabricæ, historia brevis ac prespicua enarratio, microcosmico tabulis sculpto æneis catoptro lucidissimo explicationis vice addita impensisque maximis Stephani Michel Spacheri divulgata. 1615, in-4°.

Michel Spacher avoue que ces ouvrages appartiennent à un Médecin qui les lui a remis pour les faire imprimer, sans cependant citer son nom: il étoit à présumer que c'étoit de Remelinus dont il les tenoit, puisqu'il y a fait graver son portrait; mais on en a été convaincu deux ans après: Remelinus fit imprimer lui-même ses écrits sous ce titre:

Johannis Remelini Suevo-Ulmensis, Philosophiæ & Medicinæ Doctoris catoptrum microcosmicum suis ex incisis visionibus splendens, cum historia & pinace: de novo prodit. Augustæ Vindelicorum 1619.

Cet ouvrage a encore paru sous ce titre.

Pinax microcosmographicus, in quo certissimum anatomiæ compendium proponitur. Auctore Stephano Michaele Spachero Tirolensi, in usum medicorum, chirurgorum ac pharmacopeorum conscriptus, & nunc in maternam nostram linguam translatus, & artificiose sculptus à Cornelio Danckero sculptore. Amstelod. 1645, in-fol.

Voilà donc un Médecin & un Peintre qui se sont disputé un livre d'Anatomie. L'objet n'en valoit pas la peine, car l'ouvrage ne contient rien d'intéressant; les principales descriptions anatomiques qu'on y lit, sont tirées des œuvres anatomiques de Dulaurens; & les planches qu'on y a insérées, qui appartiennent à Vesale, sont tronquées, & par conséquent peu correctes. . . . . L'ouvrage est divisé en huit livres. Dans le premier, Remelinus a décrit la peau & les autres parties qui se trouvent à la surface du corps; dans le second, on trouve une description des parties similaires environnantes; dans le troisieme, celle des parties similaires nourrissantes;

dans le quatrieme, les dissimilaires contenues dans le bas-ventre; dans le septieme livre on lit une description de la tête & de ses parties; dans le huitieme on trouve quelques détails physiologiques sur les organes des sens.

Bartholetus. Bartholetus (Fabrice), Médecin de Boulogne qui a professé publiquement la Logique, la Médecine & l'Anatomie dans cette ville; alla ensuite professer la Médecine à Pise & ensuite à Mantoue. Il est le premier qui ait enseigné dans cette Université. Il naquit en 1588, & mourut en 1630, à l'âge de quarante-deux ans.

Anatomica humani microcosmi descriptio, per theses disposita, in amphitheatro Pisano proposita. Bononia 1619, in-fol.

De respirationibus, libri IV. Bonon. 1633, in-4°.

Il y a plusieurs objets omis dans cet ouvrage; il y en a d'autres répétés, & plusieurs sont mal décrits.

Bartholetus nous a encore donné,

Anatomia grande, con figure. Teurnoni 1609, in-8°.

Mrs Douglas & Haller n'ont pu se procurer cet ouvrage, & je n'ai pas été plus heureux qu'eux.

Tarduin. Tarduin (Jean), Médecin françois, domicilié à Tournon.

Disquisitio physiologica de pilis. Turnoni 1619, in-8°.

Fernandez. Fernandez (François Mathieu).

De facultatibus naturalibus, disputationes medicæ & philosophicæ. Granatæ 1619, in-4°.

Funccius. Funccius (Christophe) de Silesie.

De sterilitate muliebri, disputatio. Extat de ade disput. quas collegit & edidit Basileæ Joh. Jac. Genthius 1619, in-4°.

Robinus. Robinus (Pierre).

De lingua ulcere, observatio rara, insérée dans les observations chirurgicales de Fabrice de Hildan, cent. IV. *Oppenheimii* 1619, in-4°. page 44.

1620.
Planiscampi. Planiscampi (David de), Chirurgien, a composé un ouvrage qui a pour titre:

Discours de la phlébotomie, avec un traité des crises, dédié à la Reine mere du Roi. *A Paris* 1620, in-8°.

La petite Chirurgie-chimique médicale. A Paris, 1620, in-8°.

L'Auteur décrit plusieurs préparations d'antimoine pour la plupart des maladies chirurgicales. Dans certaines circonstances il a recours à l'or potable, &c. L'ouvrage est écrit avec beaucoup d'emphase ; la diction se ressent du Charlatanisme.

Dans son traité de la saignée, Campi recommande beaucoup l'étude de l'Astrologie ; aussi y donne-t-il la description des principales constellations : chacune, dit-il, des influences sur l'homme, que le Chirurgien ne doit pas ignorer ; & quiconque est dépourvu de ces connoissances, ne doit point embrasser l'art de guérir. Cette esquisse suffira, je crois, pour détourner tout Chirurgien de faire l'acquisition de cet ouvrage.

Caserta (Jean Antoine) de Naples.
De naturâ & symptomatibus motus animalis. Neap. 1620.

Bonet (Pablo), Auteur Espagnol, qui a écrit un ouvrage sur les moyens de faire parler les muets : Pontius, dont Valesius a parlé, avoit déjà écrit sur cette matiere avant que Bonet publiât son ouvrage.

Reduccion de las letteres y arte para ensennau a los mudos. Madrit 1620, in-4°.

Corbens (Herman).
De vulneribus lethalibus & sanabilibus oratio. Francof. 1620, in-8°.

Corbens prononça ce discours dans l'Académie de Marpurg. Il nous apprend que les plaies des gros vaisseaux sont mortelles : on le savoit avant lui.

Galbani (Dominique), Médecin Italien.
De fontanellis. Patav. 1620, in-4°.

L'Auteur donne dans cet ouvrage une description des principaux cauteres dont on se servoit pour pratiquer les fonticules ; il indique les endroits où il faut les appliquer dans différentes especes de maladies, &c. en général il a copié Fienne & Fabrice d'Aquapendente.

XVII. Siecle
1620.

PLANISCAMPI.

CASERTA.

BONET.

CORBENS.

GALBANI.

XVII. Siecle.
1620.

MINDERER.
ILLEFONSE.

VARANDA.

Minderer (Raymond), Médecin.
Medicina militaris. Aug. Vind. 1620, in-8°.
Illefonse (Gabriel).
De viri & fœmina com paranda fœcunditate. [Abraxinæ] 1620, in-4°.

Il n'y a rien de particulier dans cet ouvrage, beaucoup de systêmes, peu de faits, & la diction obscure.

Varanda (Jean), que quelques-uns nomment Varandal ou Varandæus, étoit de Nîsmes; il fut Bachelier dans la Faculté de Montpellier en [1585] le 3 Juin, sous la présidence de Jean Saporta; Docteur sous le même le 11 Avril 1587. En [1597] il fut nommé Professeur en Médecine de la chaire de Dortoman, vacante par sa mort. Il mérita l'estime de ses confreres par son exactitude à remplir les devoirs de sa charge, & par son profond savoir. Sa réputation parvint dans les climats les plus éloignés: il eut l'estime de tous les Savans, même celle de Gui Patin; Varanda en fut récompensé par le choix honorable qu'on fit de lui en le nommant Vice-Chancelier à la place de Dulaurens, Chancelier, qui étoit premier Médecin de Henri IV. En 1609 il devint Doyen de l'Université.

Parmi différens ouvrages de Médecine pratique, Varanda a composé les suivans sur l'Anatomie & sur la Chirurgie; ils ont été publiés par ses Etudians. Non seulement Varanda n'avoit point d'amour propre, mais il étoit naturellement si timide, & il craignoit si fort la censure du public, qu'il n'avoit jamais osé produire ses œuvres au grand jour.

Physiologia pathologia, quibus accesserunt tractatus prognosticus, Monspessuli 1620, in-8°.

Il n'y a rien dans cet écrit de particulier sur l'Anatomie; les explications physiologiques se ressentent du goût du siecle gâté par Dulaurens. Notre Auteur a été un de ses grands adulateurs: ce qui n'a pas peu contribué à donner du lustre à un homme qui en étoit indigne.

De elephantiasi seu lepra, item de lue venerea & hepatitis.

ET DE LA CHIRURGIE. 429

seu hepatis ἀτονία. Genevæ 1620.

XVII. Siecle.
1620.
VARANDA.

Varanda distingue plusieurs especes de lepres ; il de celle des Grecs, des Arabes & des Juifs. Cet ouvrage n'est rien moins que bon. Il a donné autre ouvrage sur le mal vénérien, sous ce ti-

De natura hominis, & se trouve dans son grand publié par Henri Legros son disciple.

Joannis Varandæi opera omnia ; ad fidem codicum autoris manuscriptorum recognita & emendata hac editione, istis tractatibus numquam autem auctiora. Lugd. 1658.

Astruc croit que cette édition est la meilleure : nous a aussi paru la plus correcte.

On trouve dans le même recueil un commentaire Varanda sur le livre d'Hippocrate, *De natura*

1621.
ZACCHIAS.

Zacchias (Paul) étoit de Rome où il fut Médecin du Pape Innocent X. Il s'est distingué par ses & par ses rares connoissances dans la plupart sciences & arts. Il professoit avec éclat la Philosophie, la Médecine, la Théologie & la Jurisprudence. On vantoit beaucoup son goût & son savoir pour pour la musique & pour la peinture ; il en ce genre des ouvrages qui ont mérité des plus grands connoisseurs : on l'a surnommé le premier des Médecins, le Mercure des Consultes, l'Hermes Italien, &c. Cependant la qui ne respecte ni le savoir ni les titres, l'enleva au milieu des honneurs & des richesses en 1659, âgé de soixante & quinze ans. Quoique Zacchias soit Auteur de plusieurs ouvrages de Médecine, il n'y a que le suivant qui nous intéresse.

Quæstiones medico legales, in quibus omnes eæ materiæ medicæ, quæ ad legales facultates videntur spectare, proponuntur, pertractantur, resolvuntur. Romæ 1621, *in*-4°. *Lipsiæ* 1630, *in*-8°. *Francof.* 1666, *in*-fol. 3 vol. par les soins de Jean de Horne & de George Francus.

Ce corps d'ouvrage renferme neuf livres, dont le premier avoit été imprimé à Rome en 1621.

Tome II. E e

in-4°. *Avignon* 1660, in-fol. le second, à R...
1625; le troisieme & quatrieme *ibid.* 1628; le...
quieme *ibid.* 1630; le sixieme, en 1634;...
tieme, 1635; le tout a été imprimé *Lugduni*...
3 vol. in-fol. 1726, in-fol. &c.

C'est un des meilleurs ouvrages que les Mé...
Italiens aient publiés, & cette nation peut se fla...
d'avoir produit sur la Médecine les meilleurs...
que nous ayons. Zacchias a composé son livre...
faveur des Jurisconsultes qui sont destinés à ju...
des questions *medico-legales*, & en faveur de M...
decins qui sont, par état, obligés de faire...
rapports en Justice. Il s'est fort étendu sur les di...
rentes plaies & fractures : il a déterminé celles...
sont mortelles par elles-mêmes, ou celles qui...
le sont que par accident. Observateur exact &...
dicieux, Zacchias a savament exposé les cas d'...
puissance qui peuvent faire dissoudre un mari...
Comme il avoit de profondes connoissances en A...
tomie, il ne lui a pas été difficile de raisonner c...
séquemment sur les signes qui indiquent la mo...
l'enfant dans le ventre de sa mere, ou qui anno...
qu'il a été étouffé, & il s'est convaincu que le pou...
de l'enfant mort avant de respirer, s'enfonçoit d...
l'eau, au lieu qu'il a vu surnager, celui d'un...
mort après avoir respiré.

Quoique cet ouvrage roule sur la Médec...
barreau, Zacchias y a répandu plusieurs des...
tions anatomiques très intéressantes : les plus...
rieuses ont pour objet les parties de la géné...
On ne peut se passer de cet ouvrage dans l'exe...
de la Médecine; j'invite ceux qui ne l'ont point...
faire l'acquisition : il seroit à souhaiter qu'on...
quât dans les différentes Facultés du Royaume...
y ajoutant quelques particularités relatives aux...
du pays, l'on auroit un corps parfait de Méd...
légale.

Colle (Jean), Médecin, naquit à Belluno dans...
tat de Venise en 1558. Il étudia la Médecine à Pad...
sous Jerome Capivaccio, Albert Botoni & Æmil...
Campolongo: Il passa Docteur en 1583. De Padou...
fut s'établir à Venise, où il exerça la Méd...

ET DE LA CHIRURGIE. 431

...dant quinze ans avec éclat. Son nom parvint
...les contrées les plus éloignées de l'Italie. Fran-
...Marie, II de ce nom, Duc d'Urbin, le prit
...son premier Médecin, dont il remplit les fonc-
...pendant vingt-trois ans; il lui donna 500
... de pension. Colle le quitta pour aller rem-
... premiere chaire de Médecine dans l'Univer-
... de Padoue. Il succéda à Roderic Fonseca.
...mplit si bien les devoirs de sa place, qu'il s'at-
... l'estime & l'admiration des plus grands Méde-
... non seulement il se rendit utile au public par
...leçons qui étoient tres instructives, mais encore
...es écrits sur différentes parties de la Médecine.
...grand homme mourut à Boulogne en 1631,
... de soixante & douze ans.
...oici les ouvrages qu'il nous importe de con-

...*cidarium anatomicum & chirurgicum, ex græcis*
...*& latinis selectum : unà cum commentariis*
...*...arti lib. Avicennæ sen tertiam, inserti sunt*
...*...atus de vulneribus, ulceribus, tumoribus, frac-*
...*...ue gallicâ, luxationibus. Venet. 1621, in-*

...n'est qu'une compilation des Anatomistes qui
... vécu avant l'Auteur; Dulaurens y paroît
...que en entier; Colle faisoit grand cas de ses
...ations physiologiques. Le traité des plaies,
... tumeurs, fractures, vérole & luxations, ne
...rien de bien particulier. Ce Médecin a fait
...grand usage de l'ouvrage d'Ingrassias sur les ma-
... des os. On trouve encore quelques détails
...tomie sur la structure des poils, dans l'ou-
... qui a pour titre :
...*...thodus facile parandi jucunda, tuta, & nova*
...*...amenta, &c. Venet. 1628, in-4°.*

...*...bisius* (Christophe), que M. de Haller nom-
...
...*...brica corporis humani octo disputationibus in*
...*Academia Lipsiensi comprehensa. Lipsiæ 1621,*
...*...ller* (George).
...*...a hominis. Lipsiæ 1621.*

XVII. siecle.
1621.
COLLE.

PREIBISIUS

MYLLER

E e ij

432 HISTOIRE DE L'ANATOMIE

XVII. Siecle.

1621.
Isla (Salvator Ardevines).
Fabrica universal y composicion del mundo [mayor] y minor. Mad. 1621.

ISLA.

1622.
Spinæus (François).
De hominis procreatione. Macerata 1622, [in-...]

SPINÆUS.

BLOSSIUS.
Blossius (Sébastien) d'Ulmes, étoit Professeur [de] Médecine dans l'Académie de Tubinge, sous la [pré]sidence duquel Daniel Retzer, soutint une [thèse] qui a pour titre :
Disquisitio totius scepseos anatomicæ. Tubingæ 16[..]

BURGOWE-RUS.
Burgowerus (Jean).
De corporis humani partibus disputationes. B[asle] 1622, in-4°. Elles ont été publiées par Jean Jac[ques] Genathius.
De ruminatione humanâ. Extat decade [septima] earumdem disput. impressarum. 1631, in-4°.
De necessitate turundarum post extractionem [...] exposita, & se trouve dans le recueil d'observa[tions] de Hildan, imprimé à Basle en 1628, in-4[°].

HORNUGUS.
Hornugus (Jean), Allemand.
Chirurgischer Bericht von Brandschaden. Nure[mberg] 1622, in-8°.
On trouve plusieurs autres ouvrages dans le [...] recueil d'observations d'Horstius : nous en ren[drons] compte dans la suite.

FLUDD.
Fludd (Robert), connu de quelques-uns sous [le] nom de *Fluctibus*, étoit originaire de Salop en [An]gleterre : il s'occupa les premieres années de [sa vie] à l'exercice des armes, il s'y distingua ; cepen[dant] il résolut de quitter l'état militaire pour embr[asser] celui des sciences. Il alla étudier en Méde[cine à] Oxfort : il se fit recevoir dans la suite dans [le] College de Médecine de Londres : c'est dans [cette] ville qu'il se rendit célebre. Sa réputation pa[ssa] dans les Provinces les plus éloignées de ce Roy[aume.] Il avoit le plus grand crédit lorsque la mor[t sus]pendit ses travaux & ses projets : il mourut en [...] à l'âge de soixante-trois ans. Il a écrit divers [ou]vrages de Médecine ; en voici quelques-uns d'[Ana]tomie : nous n'avons pu nous les procurer. M[...] Haller titre l'Auteur de fanatique & de sup[ersti]tieux.

ET DE LA CHIRURGIE. 433

De anatomia triplici, in partes tres divisa, qua- priori panis elementa discutiuntur. In duabus se- quibus, homo sectione anatomiæ bifariâ, vid vel vulgari, seu visibili, seu mysticâ, seu invisibili divi- Francof. 1623, in-fol.

XVII. Siecle.
1623.

FLUDD.

Anatomiæ amphitheatrum, effigie triplici, more & æditione varia, designatum, authore Roberto Fludd, alias Fluctibus. Francof. 1623, in fol.

Discursus de unguenta armario. Extat. sympathe- audio. Norimbergæ 1662, in-4°.

La plupart des ouvrages que nous venons d'an- noncer, ont été en premier lieu indiqués par Dou- glas. Les Historiens n'ont fait que se répéter à ce sujet. J'ai marché sur leurs traces, n'ayant pu me les procurer.

CALANDER.

Calander (Etienne).

Brevissima chirurgicæ facultatis compendiaria. Sal- viliani 1623, in-12.

L'Auteur a donné dans cet ouvrage un précis de Chirurgie du temps auquel il vivoit. Il attribuoit aux topiques de grands effets : c'est ce qui lui en fait grossir le nombre dans son ouvrage. Les for- mules y sont multipliées.

BACON.

Bacon (François), vulgairement dit de *Verulam*, naquit auprès de Londres, dans le Palais d'Yorck, le 22 Janvier 1560, de Nicolas Bacon, Chancelier & Garde du grand Sceau d'Angleterre. A peine avoit- il atteint l'âge de seize ans, qu'il donna des marques d'un profond savoir en Philosophie. Il fit toutes ses études dans l'Université de Cambridge au College de la Trinité. Il jouit sous Jacques I de la premiere considération dans le Royaume, & on le regardoit comme un véritable Philosophe lorsqu'il fut con- vaincu de s'être laissé corrompre par des présents ; il en fit lui-même l'aveu ; en conséquence il fut dé- pouillé de la dignité de Chancelier, avec confisca- tion de ses biens, & déclaré indigne d'avoir jamais séance dans la Chambre des Seigneurs : on l'obligea de se retirer dans une maison du Comte d'Arundel, près de Londres. C'est au loisir des dernieres années de sa vie, & peut-être à l'adversité, qu'on doit la plupart des ouvrages que nous avons de lui : quel-

E e iij

ques-uns ont été publiés séparément, d'autres n'ont [vu] le jour que long-temps après sa mort ; Westein les recueillis en Hollande sur la fin du dernier siècle, des mains duquel ils sont passés dans le magasin de Huguestan, d'où ils ne sont sortis qu'en 1730. Cet ouvrage auroit plutôt vu le jour si la mort n'eût surpris Bacon au milieu de ses travaux. Cet homme célèbre par sa science, par ses places & par ses malheurs, mourut à l'âge de soixante-six ans le 9 Avril 1626. C'est aux Philosophes & aux politiques à donner plus au long l'histoire de ce savant. Il trouve place dans mon ouvrage pour avoir publié de son vivant un livre qui a pour titre :

Historia vitæ & mortis. Londini 1623, in-8°. *Lugd. Batav.* 1637, in-16.

L'Auteur attribue la vie à la présence d'un fluide vital qu'il nomme esprit ; il le croit plus ténu que l'air & plus actif que le feu ; il croit que lorsque nous mourons ce fluide s'envole, parceque les liens de cohésion sont rompus : il pense qu'on peut retarder l'évaporation du fluide vital en diminuant l'impétuosité du cours du sang par l'opium, les purgatifs, les rafraîchissans, & sur-tout par le nitre. Il s'est expliqué très savament sur les différens périodes de la vie humaine. Ce même Auteur a donné un ouvrage de Médecine qui contient quelques détails anatomiques. On en trouvera aussi, en très petit nombre à la vérité, dans l'histoire expérimentale des vents.

Partitio doctrinæ circa corporis humani in medicinam & voluptuariam, &c. Londini 1623, in-fol. *Parif.* 1624, in-4°. Argentorati 1635, in-fol. &c.

Historia naturalis & experimentalis de ventis. Lugd. Batav. 1638, in-16. Amstelod. 1662, in-12.

PARISANUS. Parisanus (Æmilius), natif de Rome, étudia la Médecine à Padoue sous Fabrice d'Aquapendente ; il fut ensuite s'établir à Venise où il s'acquit une réputation des plus brillantes pour la pratique de la Médecine, & pour l'Anatomie dans laquelle il fut très peu versé : Riolan l'a accusé de n'avoir disséqué aucun cadavre. On se rend aisément au sentiment de ce Juge des Anatomistes, quand on a lu les d'Æmilius Parisanus, ils ont paru sous ce

XVII. Siecle.
1623.
PARISANUS.

Nobilium exercitationum libri duodecim, de subtilitate microcosmica accessit par & sanius judicium de seminis à toto proventu, ac de stigmatibus. Venet. 1623, in-fol.

Nobilium exercitationum de subtilitate pars altera. Lapis lydius de diaphragmate, ad Johannem Riolanum Juniorem, anatomicum Parisiensem medicum. De seminis à toto proventu ac de stigmati-, &c. Venet. 1635.

Nobilium exercitationum de subtilitate pars tertia: de seminis à toto proventu: de principiis generationis, singularis certaminis lapis lydius, ad Johannem Gallego de la Serna, &c. de visione, ad Andream Laurentium, olim Henrici IV Regis medicum, nec non ad Johannem Riolanum medicum, &c. Venet. 1638, in-fol.

L'amour propre paroît dans tous ces écrits: Æmilius Parisanus en étoit pétri; au lieu de descriptions anatomiques, il profere mille invectives contre les Anatomistes de son temps: il a été ennemi juré de Riolan, & l'a critiqué jusqu'à le tourner en ridicule; il a prodigué contre lui les mots les plus grossiers & les épithetes les plus indécentes: il a fait l'anagramme du mot *Riolanum* en celui de *merdam*; mais celui-ci lui répliqua: *sit honos auribus, nec odor in naribus qualis est ejus cacata charta* (a). Æmilius Parisanus, par esprit de contradiction, a adopté les systêmes les plus bizarres. Dans son grand ouvrage sur le diaphragme, il soutient que ce muscle se contracte lorsqu'il se voute, ou pendant l'expiration, & qu'il est dans un état de relâchement lorsqu'il s'applatit, ou pendant l'inspiration: plusieurs Anatomistes qui l'avoient précédé, avoient avancé ce paradoxe; mais aucun ne l'avoit soutenu avec tant d'acharnement. Cet Auteur fait les reproches les plus vifs aux Anatomistes qui ont avancé le contraire; & dans tous ses détails anatomiques & ses digressions philosophiques, il ramene tout à Riolan pour tour-

(a) Anthrop. pag. 846.

ner en ridicule les points de doctrine qu'il a établi, & qui lui on mérité l'approbation de tous les Savans. Æmilius Parisanus étoit fort embarrassé pour assigner une cause capable de produire l'élevation du diaphragme; il a cru la trouver dans le médiastin: il attribue à cette cloison membraneuse une force contractive qui détermine le diaphragme à se porter vers la poitrine: Riolan a critiqué avec supériorité cette bizarre doctrine: les Anatomistes ne peuvent que s'instruire en lisant sa critique intitulée *Spongia alexiteria adversus Æmilium Parisanum*.

Ce que j'ai trouvé de meilleur dans le traité de Parisanus sur le diaphragme, c'est d'avoir avancé que le diaphragme, dans ses mouvemens, produisoit une légere compression sur l'aorte qui devoit faire refluer le sang vers le haut & vers le bas. Cette réflexion, apparemment hasardée par Æmilius Parisanus qui ne paroît pas avoir consulté l'animal vivant, mérite l'attention des Physiologistes par sa vraisemblance. Avant de finir cet extrait, il faut que je relève une erreur physiologique qu'Æmilius Parisanus a commise, & que plusieurs Anatomistes modernes commettent encore aujourd'hui : il prétend que dans l'inspiration le centre du diaphragme descend aussi bien que ses parties latérales : l'expérience (cela soit dit en passant) démontre le contraire.

SARPI. Sarpi ou Fra-Paolo, que quelques-uns nomment Paul de Venise, naquit dans cette ville le 14 Août 1555 de François Sarpi & d'Isabelle Morelli : un de ses oncles, Ambroise Morelli, connu dans la république des lettres, lui apprit les Humanités, dans lesquelles le jeune Sarpi fit de rapides progrès; il entra pour lors dans l'Ordre des Servites, où il étudia la Philosophie & la Théologie sous Jean Marie Capella : il se distingua bientôt dans ces sciences; ce qui lui mérita la protection des grands Princes d'Italie, & l'amitié & l'estime des Savans de cette nation. Chacun s'empressa de lui apprendre ce qu'il avoit de plus précieux, ou ce qu'il avoit découvert ou inventé : le célebre Vincent Pinelli & l'illustre Fabrice d'Aquapendente se disputerent l'honneur de l'instruire.

ses talents supérieurs & son profond savoir furent récompensés par les plus brillans postes de son état: à l'âge de vingt-sept ans il étoit Provincial: c'est en 1579 qu'il fut élu à cette charge; on le nomma peu de temps après à celle de Procureur général. La République de Venise, toujours attentive à récompenser les Savans de tout état, crut devoir donner à Sarpi une marque de son estime; elle le nomma aux places de Théologien & de Conseiller de la République: Sarpi fut reconnoissant aux bienfaits de ses concitoyens; il écrivit divers ouvrages en faveur de la République qui étoit en litige avec la Cour de Rome: les Grands & le peuple lui en eurent en général une obligation infinie: cependant cinq particuliers, jaloux de la réputation de Sarpi, & scrupuleusement attachés aux intérêts du Pape, l'assassinerent, & lui donnerent trois coups dont il guérit: il vécut jusqu'au 14 Janvier 1623: il avoit atteint la soixante & onzieme année de son âge. Le peuple fit des vœux sur son tombeau comme sur celui d'un Saint; mais le Pape Urbain VIII le défendit, sous peine d'excommunication.

Il a paru divers manuscrits qu'on a attribués à Sarpi, & il y a un traité sur le Concile de Trente qu'il a fait imprimer: les Théologiens prétendent que Paolo Sarpi s'y est montré zélé Calviniste; mais cet objet n'a aucun rapport au sujet de mon histoire: Antoine de Dominis a fait imprimer ce traité à Londres, sous le nom de Pierre Soave Polano.

Ces ouvrages sont bien éloignés de l'Anatomie; ce n'est pas aussi ce qui le fait entrer dans notre histoire. On lui a attribué par ignorance ou par jalousie, la découverte des valvules des veines & de la circulation: quelques-uns plus complaisans encore, ont avancé que Paul Sarpi étoit le premier qui eût distingué avec soin la dilatation & la constriction de la pupille. Ces découvertes sont chimériques: nous allons le parcourir successivement, afin de les réfuter. Fabrice d'Aquapendente qui a enseigné l'Anatomie à Paul Sarpi, décrivit les valvules des vei-

nes en 1574, & s'en appropria la découv[erte]
dans le temps, que notre Moine jouissoit à Ven[ise]
de la plus haute réputation : pourquoi celui-ci [ne]
la revendiqua-t-il point ? Peut-être, dira-t-on, q[ue]
c'est par un acte d'humilité. Cette qualité ne se trou[ve]
guere dans les Auteurs & chez les jeunes gens [de]
l'âge de Sarpi qui n'avoit pas encore atteint sa vi[ngt-]
deuxieme année ; mais je puis tirer un témoign[age]
plus authentique de ma proposition, des disciples [de]
Fabrice d'Aquapendente, qui lui accordent d'[une]
voix unanime la découverte des valvules des vein[es]
des extrémités (a).

On n'a pas été plus juste lorsqu'on a attribu[é à]
Sarpi la découverte de la circulation ; il n'y a q[ue]
les jaloux de la gloire d'Harvée qui aient pu ava[ncer]
un tel paradoxe : on a allégué en faveur de Sarp[i]
qu'il avoit une varice sur la main, qu'en la preffant [il]
avoit observé que le sang ne pouvoit remonter v[ers]
le doigt ; sur ce fait, dit M. de Senac (b), qui n['est]
fondé que sur une tradition incertaine, on a dit har[di-]
diment qu'il avoit reconnu la nécessité d'une circ[ula-]
tion : cette connoissance fut, ajoute-t-on, une co[n-]
noissance secrete ; elle ne fut confiée qu'à Aqua[pen-]
dente, qui découvrit à Harvée ce mystere de la nat[ure]
il y a, continue ce même Historien, des Ecrivains [qui]
n'ont pas fait difficulté d'adopter cette fable. Leoni[ce-]
nus qui la rapporte ne donne pour garant que sa cré[du-]
lité. Ce fait est d'autant plus suspect, que le nom [de]
Leonicenus est un nom emprunté. Quelques-uns att[ri-]
buent son *métamorphosis Esculapii*, à Pecchlin, & d'[au-]
tres à Drelincourt.

Quoi qu'il en soit, cet Auteur prétend que Sarp[i]
avoit eu une longue conversation avec Harvée, [&]
que ce Moine communiqua sa découverte sur la [cir-]
culation au Médecin Anglois.

On a été plus loin ; Thomas Cornelis assure q[ue]
Sarpi n'osa dévoiler le mystere de la circulation [par]
crainte de passer pour inventeur, comme il lui é[toit]

(a) Nous ne parlons pas ici de la valvule de la veine [azygos]
dont Amatus nous a donné une exacte description, & de [plu-]
sieurs autres que Sylvius, &c. avoient connues.

(b) Traité du cœur, pag. 22. Tom. II.

en publiant son traité sur l'histoire du Concile de Trente: il ajoute qu'il se contenta de communiquer son secret à Fabrice d'Aquapendente; qu'il préta un cahier qui s'est dans les suites retrouvé à la bibliotheque du Pere Sarpi, qu'un Libraire de Saint Marc conservoit encore de son temps. Cornelio conduit plus loin sa fiction. Fabrice d'Aquapendente, ajoute-t-il, ne fut pas plus hardi que notre moine; il se contenta de découvrir à Harvée le méchanisme de la circulation du sang.

Ces fables ont été adoptées par d'autres grands Médecins. Ulmus, Walæus & Bartholin attribuent la découverte de la circulation au Frere Paolo. La vérité est altérée dans leurs écrits. Le Pere Fulgence, frere de Sarpi, qui en a publié la vie, ne lui attribue en aucune maniere la découverte de la circulation, quoiqu'il réclame celle des valvules des veines.

Ceux qui ont attribué la découverte de la circulation au Pere *Fabri*, à *Helvitius*, ou à *Dietericus*, ne sont pas plus véridiques: c'est sur la propre parole de ces Auteurs, & non sur aucun fondement solide qu'ils ont appuyé leur sentiment. Rien de plus sage, quand on adjuge une découverte, que de s'en tenir à la publication des ouvrages; sans cette attention, l'on tombe sans cesse dans l'erreur, & l'on est souvent en contradiction avec soi-même. Quelques Ecrivains, qui ont accordé au Pere Fabri toute l'honneur de la découverte de la circulation, ne connoissent pas l'édition de l'ouvrage d'Harvée sur cette importante fonction, qui a paru en 1628. Plus la découverte de la circulation est brillante & utile à l'humanité, plus on a tâché d'en frustrer le véritable Auteur. Harvée, dit l'illustre Ecrivain du traité du cœur, essuya d'abord les contradictions qui s'éleveyoient de toutes parts: dès que la vérité se fut montrée à lui, eut percé, on refusa de le reconnoître comme la source des lumieres: ce ne fut plus un inventeur, mais un plagiaire. On prodigua la découverte de la circulation à des Moines, à un Apothicaire & à un Chirurgien: Wanderlinden l'attribue à Thomas Harriot; Mrs Lafaye & Matengeot, à un Chirurgien Suisse: je n'entrerai pas dans des détails ultérieurs à ce sujet; je me déja étendu en faisant l'histoire de plusieurs Auteu & je rapporterai d'autres notes historiques en p lant des Ecrivains qui ont vécu dans des temps rieurs.

CARANTA. Caranta (Jacques), Médecin de Piémont, a do né les ouvrages suivans:

Decadum physico-medicarum libri duo de canis rabidi. Saviliani 1623, in-4°.

Liber unicus de natura visionis. ibid. ead form

Dans le premier, l'Auteur parle fort au long la rage spontanée, il rapporte l'exemple d'un hom me qui en fut saisi lorsqu'il jouissoit de la meille re santé, & qui mourut hydrophobe environ tro mois après: Caranta jugeant par analogie, pen que plusieurs animaux sont sujets à cette maladie. Notre Auteur savoit que le virus hydro phobique se communique aisément par la salive (a) c'est pour cette raison que ceux qui sont attaqu de la rage ont l'eau en aversion. *Præterea rab per salivam contrahitur, non itaque mirum si aqua liquida omnia salivæ conformia pertimescant.* Ces ra sons sont puériles.

Caranta n'a pas eu des idées bien claires sur méchanisme de la vision; il prétendoit qu'elle faisoit par émission, & non par acception des rayons lumineux: plusieurs Médecins avoient avancé ce p radoxe, & notamment Dulaurens dans l'histoire d quel je me suis fort étendu sur cette matière. C ranta ajoute aux raisons proposées par les fauteu de ce système, plusieurs explications fastidieuse Après en avoir rapporté un grand nombre il s'écrit *Adde quod mulieres menstruatæ specula solo visu co taminant; ergo negari non potest aliquid extra m ob oculis* (b). On juge d'après une telle raison q cet ouvrage est indigne d'être lu.

CASMAK. Casmak (François Guillaume).

Relaçam Chirurgica de suem caso grave a que cedere mortificarsa, suem bravo, e cortarse con bon cesso. Liboa 1623, in-4°.

(a) Pag. 214. édit. 1623.
(b) De visionis, pag. 257.

Sebisch (Melchior), vulgairement connu sous le nom de Sebizius, naquit à Strasbourg le 19 Juillet 1578 de Melchior Sebizius, Docteur en Médecine, fameux par les places qu'il a occupées dans cet état, ou dans d'autres d'un genre différent. Il prit un soin extrême de l'éducation de son fils ; il lui enseigna les premiers élémens de la Médecine : il joignit ses soins à ceux de Spachius son ami, fameux Professeur en Médecine de Strasbourg. Sebisch soutint publiquement sous ce dernier deux Thèses de Médecine qui lui firent beaucoup d'honneur. Bien différent de ces Médecins qui croient tout savoir par eux-mêmes, Sebisch pere se défia de ses propres forces pour éduquer son fils. Il avoit étudié dans un grand nombre d'Universités différentes, & connoissoit l'utilité des voyages. Il l'envoya à Balle en 1600, & il y étudia sous Plater, sous Stupanus & sous Gaspar Bauhin. Dès qu'il eut puisé un fond de connoissance suffisant pour entendre les Professeurs fameux de l'Europe, il en parcourut les principales Provinces. En 1610 il revint à Balle & y prit le grade de Docteur : deux ans après il obtint la place de Professeur en Médecine à Strasbourg que son pere occupoit depuis quelques années : Moltri nous a dit qu'il se maria en 1613 ; & Douglas nous apprend qu'il fut nommé cette année Chanoine du Chapitre Saint Thomas ; en 1625 ; il fut nommé Médecin de la ville de Strasbourg à la place de son pere. L'Empereur Ferdinand II le nomma Comte Palatin à la Diete de Ratisbonne. Sebisch créa, dit-on, en cette qualité, quarante-sept Notaires impériaux. Ce nouveau titre ne l'éloigna point des devoirs de son état de Médecin ; il le remplit avec le plus grand soin & avec un zele inexprimable, tant que ses forces le lui permirent ; il joignit à l'exercice de la pratique le travail du cabinet & celui que lui imposoit son état de Professeur. En 1657 il fut fait Doyen du Chapitre Saint Thomas & Prévôt en 1658. Il mourut le 25 de Janvier 1673 à l'âge de 95 ans à Strasbourg. Il fut dix fois Recteur de l'Université & trente fois Doyen de la Faculté.

XVII. Siecle.
1624.
SEBISCH.

Il a publié un grand nombre d'ouvrages de médecine, parmi lesquels on en compte plusieurs d'Anatomie & de Chirurgie.

Exercitationes medicæ in almâ Argentoratensi Academia propositæ. Argentorati 1624, 1631, 1651, 1674, in-4°. Quibus accesserunt dissertationes de crimine corporis virilis & muliebris; item de viginitatis. Hæc quoque extant cum Severini Pinæi opusculis.

Discursus medico-philosophicus de casu adolescentis cujusdam, &c. Bertramum 1618, in-4°. 1644. 1660, in-4°.

De serpentibus in humano corpore, epistola. 1628. in-4°.

Historia memorabilis de fœminâ quadam Argentoratensi quæ ventrem supra modum tumidum gestavit ultra decennium, & tum hydrope uterino, cum molis carnosis 76. fuit conflictata, &c. Argentinæ 1627, in-8°.

Libri sex Galeni de morborum differentiis & causis, &c. Argentorati 1635, 1638, in-4°.

Prodromi examinis vulnerum: pars prima & secunda, &c. 1636, in-4°.

Examen vulnerum partium similarium. Argentorati 1635, in-4°.

Examen vulnerum partium dissimilarium: partes 4. ibid. 1636 & 1637, in-4°.

Problemata phlebotomica; ibid, 1631, in-4°.

De urinatoribus, & arte urinandi. Argentorati 1700.

Examen vulnerum singularium humani corporis partium; quatenus, lethalia sunt, vel incurabilia, vel ratione eventus salutaria, & sanabilia. Argentorati 1638, 1639, in-4°.

Commentarius in Galeni libellos de curandi ratione per sanguinis missionem; hirudinibus; revulsione; curbitulis; scarificatione. ibid. 1652, in-4°.

Disputationes tres de respiratione. Argentor. 1645, in-4°.

Disputationes 4. de dentibus. ibid. 1645, in-4°.

Disputatio medica de urina suppressione. ibid. 1651, in-4°.

Disputatio de naturalibus facultatibus. ibid. 1644.
Disputatio medica de calculo renum. ibid. 1647.
Disputatio de sudore. ibid. 1657, in-4°.
Disputatio de hæmorrhoidibus. ibid. 1654, in-4°.
Disputatio de ulceribus. ibid. 1647.
Disputationes, de pilis duæ. ibid. 1651, in-4°.
Disputatio de concoctione alimentorum. ibid. 1642.

On trouve dans ces écrits plus d'érudition que de découvertes. L'Auteur a profité dans ses ouvrages des remarques qu'il avoit puisées dans les leçons des Professeurs qu'il avoit suivis; il connoissoit aussi parfaitement les Auteurs du commencement du seizieme siècle, & il avoit quelque notion des Grecs & des Arabes. Ses ouvrages sont un tissu de citations. Dans ceux de Chirurgie, on lit continuellement le nom de Salicet, de Lanfranc, &c. Il outroit dans l'emploi des topiques. La plupart des formules qui sont contenues dans les ouvrages de Vigo, s'y trouvent renfermées.

Son parallele du corps de l'homme avec celui de la femme, contient à-peu-près tout ce qu'on avoit avant lui à ce sujet, si l'on en excepte la remarque de Carpi sur les différences de capacité entre la poitrine de l'homme & celle de la femme: voyez leur histoire à l'article Carpi. Sebizius, peu satisfait des détails anatomiques, a recherché les différences des tempéramens, des affections, &c. On lui passeroit ces digressions s'il se fût contenté d'exposer les faits tels qu'on les observe; mais il a farci son ouvrage de citations fastidieuses & souvent déplacées.

Il suit la même méthode dans son traité sur les marques de la virginité, que je croyois, au titre, contenir quelques réflexions judicieuses: j'ai été détrompé par la lecture de cet ouvrage.... L'Auteur admet l'hymen, & critique vivement ceux qui sont d'un sentiment opposé, &c. &c. M. de Haller dit de Sebizius, *eruditus vir, parum usus propriis experimentis* (a).

(a) Meth. stud. med. pag. 275.

XIV. Siecle.
1611.
PONCE.

Ponce de Santa Cruz (Antoine), fils d'Alpho[nse] Poncis, habile Médecin, fut premier Médecin [de] Philippe IV Roi d'Espagne. Après avoir long[-tems] professé les différentes parties de la Médecine, [il] sut s'attirer la considération des courtisans; [à la] fin de sa vie il embrassa l'état Ecclésiastique, [sans] cesser pour cela l'exercice de sa profession; il [obtint] bientôt des bénéfices Ecclésiastiques. Il mourut [en] 1650, âgé de plus de 80 ans. Il a composé div[ers] ouvrages de Médecine, dans lesquels on trouve p[lu]sieurs détails anatomiques; celui qui en contient [le] plus grand nombre a pour titre:

Opuscula medica & philosophica quæ contin[ent] 1°. *Disputationes in primum Avicennæ*; 2°. *D[e Hip]pocratica philosophica*; 3°. *De pulsibus*. Ma[..] 1624, in-fol.

REINESIUS.

Reinesius (Thomas), Médecin de Gotha où [il] naquit le 31 Décembre 1587. Il devint un des [plus] fameux Médecin de son siecle; sa réputation [lui] attira les plus brillantes places de son état, [qui le] fut associer à des postes honorables d'un autre [gen]re; il devint Bourguemestre & Conseiller de [l'É]lecteur de Saxe. Par des circonstances que j'ignor[e,] il ne séjourna pas long-tems dans cette Cour; [il] fut s'établir à Léipsic où il pratiqua la Méde[cine] jusqu'à sa mort, qui arriva le 24 Février 1667 [à] l'âge de 80 ans. Reinesius, outre sa réputation [de] Savant, jouissoit encore de celle de Littérateur[.] Louis XIV qui se plaisoit à récompenser les gens [de] mérite, en quelques pays qu'ils vécussent, l'hono[ra] de ses bienfaits.

De vasis umbilicalibus eorumque ruptura obser[va]tio singularis. Lipsiæ 1624, in-4°.

RUMELIUS.

Rumelius (Jean-Conrad), né dans le haut Pala[...]tinat en 1597, fut reçu Docteur en Médecine [à] Altorf en 1630; il se fit recevoir un année ap[rès] dans le College des Médecins de Nuremberg, [où] il pratiqua la Médecine jusqu'à la fin de ses jour[s,] dont la mort trancha le cours en 1661. Rumel[ius] étoit pour lors âgé de 64 ans.

Partus humanus, sive dissertatio perbrevis [...]

ET DE LA CHIRURGIE. 445

mani partûs naturâ, temporibus & caufis. Amberga, in-8º.

XVII. Siecle 1624.

Les meilleurs Bibliographes n'ont point vu l'ouvrage, entr'autres M. de Haller ; je n'ai pas été plus heureux qu'eux.

Panſa (Martin), Auteur Allemand, a compoſé plusieurs ouvrages de Médecine ; M. de Haller met le ſuivant parmi ceux qui contiennent quelques détails de Chirurgie.

PANSA.

Confilium phlebotomicum oder Aderlaſſ-büchlein das iſt 50. fragen vom blut und Blutloſſen. Lipſiæ 1624.

Hoechſtetterus (Philippe), Médecin Allemand, a écrit plusieurs ouvrages dans lesquels on trouve beaucoup d'obſervations Chirurgicales intéreſſantes ; il n'y en a point d'originales : voici le titre des ouvrages qui les renferment.

HOECHSTETTERUS.

Rararum obſervationum medicinalium, decades tres, Auguſtæ Vind. 1624, in-8º.

Rararum obſervationum medicinalium pars ſecunda, continentes decades tres ſequentes, &c. ibid. 1627, in-8º.

Rararum obſervationum medicinalium decades ſex nunc hac editæ, &c. Lipſiæ 1674, in-8º.

Heinſtius (Jean).

HEINSTIUS.

Diaſcepſis de pilis, eorumque natura, 1624, in-4º.

Schooneveld (Etienne).

SCHOONEVELD.

Ichthyologia. Hamburgi 1624, in-4º.

Cet ouvrage contient une deſcription anatomique de plusieurs poiſſons.

Faber (Jean), de Bamberge, ville de la Franconie, eſt l'Auteur d'un ouvrage qui a pour titre :

FABER.

In Nardi Antonii Recchii rerum medicarum novæ Hiſpaniæ volumen Annotationes. Ex tant cum Joh. Terentii Lincei Theſauro, in-fol. pag. 465.

On y trouve une excellente deſcription d'un jeune fœtus monſtrueux. On y lit auſſi différentes obſervations relatives à l'accouchement Céſarien : l'Auteur eſt auſſi entré dans quelques détails ſur l'incubation de l'œuf de la poule.

Burgundus (Vincent), Médecin de Beauvais.

BURGUNDUS.

Tome II. F f

Speculum quadruplex, in quo totius naturæ hi[storia]
&c. *Duaci*, in-fol. 4. vol.

Cet ouvrage, quoique volumineux, renferme [peu] d'Anatomie; la Physiologie & l'Histoire Natur[elle] y sont traitées plus au long. On trouve dans [le] tome premier, livre 28e. une succinte descrip[tion] du corps humain en général, & de ses parties [sé]parément; dans le 31e. livre du même tome, [on] lit l'histoire de la génération & de l'accouchem[ent.] Ces descriptions sont mal faites; le reste est enco[re] moins intéressant.

Cortesius (Jean-Baptiste) naquit à Boulogne [en] 1554, de parens d'un état peu relevé. Il app[rit] dans son enfance le métier de Barbier, qu'il exe[rça] ça jusqu'à un âge assez avancé; il s'étoit cha[rgé] de raser les pauvres de l'Hôpital de Sainte Ma[rie] de la Mort. Quoique ses occupations fussent très nom[breuses,] il trouvoit du tems pour étudier la Gra[m]maire; il y fit de rapides progrès: & il s'occupa [en]suite à l'étude de la Philosophie, dans laquelle [il] excella en peu de tems. Il fut entraîné par g[oût à] celle de la Médecine; il prit le grade de Doct[eur.] Revêtu de cette dignité, Cortesius s'adonna part[icu]lierement à l'étude de l'Anatomie & de la Chir[ur]gie, qu'il professa pendant l'espace de quinze a[ns,] après lesquels il se retira à Messine où il pratiq[ua la] Chirurgie trente-cinq ans. On l'honora du t[itre] de Comte, en reconnoissance des bienfaits qu['il] rendit à cette ville. Ses compatriotes virent a[vec] regret, que Cortesius exerçoit ailleurs ses [ta]lents; ils l'appellerent à Boulogne, & lui donne[rent] une place de Professeur dans leur fameuse Un[iver]sité; il en remplit honorablement les fonctions ju[squ']qu'en 1634, qui fut la derniere année de sa v[ie.] On voit en comparant le terme de sa naissance [&] celui de sa mort, que Cortesius vécut l'espace d[e 80] ans. Il fut remplacé dans sa charge de Profe[sseur] par le célèbre Malpighi : nous avons plusieurs ouv[ra]ges de Jean Cortesius.

Miscellaneorum medicinalium decades den[æ, in] quibus pulcherrima vel utilissima quæque ad ana[tomiam]

... *sparsim continentur.* Messanæ 1625, in-...

... *universam chirurgiam absoluta institutio, in quâ* ... *omnium præter naturam, ulcerum, vulne-* ... *fractorumque ossium, ac eorumdem luxationum* ... *cognitio, facilisque curatio habetur.* Messanæ ... in-4°.

... *ractatus de vulneribus capitis,* &c. Messanæ 1632,

... *teatoma exulceratum à dextri femoris interna re-* ... *marsupii in modum pendens patiente, consul-* ... & *curatio.* ibid. 1614, in-fol.

... premier ouvrage que j'ai annoncé est extrê- ... ment rare ; la Bibliotheque Royale en est dépour- ... M. Morgani qui en a senti le prix en a fait ... résent à M. de Haller, qui en a donné une no- ... dans son *Methodus studendi.* On voit d'après les ... ques de ce savant Historien, que Cortesius étoit ... an de la méthode de Taliacot. Dans sa troisieme ... des mélanges, Cortesius parle d'un certain Pier- ... anus qui remettoit les nez avec le plus grand ... Il dit avoir disséqué, à la sollicitation de ... ard Bartholin, le cerveau de bas en haut, à la ... ode de Varole ; après l'avoir retiré du crâne ren- ... dans son enveloppe : il a donné des figures fort ... es de ce viscere. Douglas prétend que Corte- ... est le premier qui a parlé de l'arbre du cerve- ... mais il se trompe : Arantius & Varole avoient ... l'arrangement symétrique de cette substance ... châtre, & l'avoient comparé à un arbre. Par ses ... ches il s'est convaincu que les arteres caroti- ... étoient maintenues ouvertes (*a*) par quelques ... nctions osseuses ; il a vû le nerf de la quatrieme ... sixieme paire se terminer à l'œil ; il a décrit ... cornes des ventricules avec beaucoup d'exactitu- ... Arantius avoit déja parlé fort au long de ces pro- ... gemens médullaires.

(*a*) In earum cavitate arteriarum, *dit Morgagni,* d'après ... *ejus,* quâ attingunt glandulam pituitariam ; duo intus ... *atione* digna, & à nemine hactenus observata, contineri ... ... primumque esse, quia sunt cellulæ quædam exi- ... alterum, quod sint ossicula quædam, &c. *Morgani. de* ... *sedibus. epist. anat. medica* III. art. 22.

XVII. Siecle.
1625.
CORTESIUS.

Auffi verſé dans l'anatomie comparée que celle de l'homme, Corteſius a fait des remarques intéreſſantes dans l'orfraye, eſpece d'aigle; il a [vu] la membrane qui fait l'office de paupiere, & ſuivant M. de Haller, il a parlé de la membrane pillaire (a).

Corteſius avoit fait le plus grand nombre de ſes remarques dans ſa jeuneſſe, à peine pendant ſon ſéjour en Sicile avoit-il pu diſſéquer deux ſujets.

Dans la dixieme décade de cet ouvrage, Corteſius parle fort au long des cauteres & de leur application au ſinciput; cependant l'erreur ſe mêle aux plus importantes vérités. Corteſius n'a pu ſe défendre des préjugés de ſon ſiecle; il a attribué aux [os] du crâne humain une vertu ſpécifique contre l'épilepſie.

Son traité de Chirurgie, quoique volumineux, contient peu de faits intéreſſants; les explications ſont prodiguées, & les obſervations y ſont peu communes; Corteſius preſque ſuivi de point en point Fabrice d'Aquapendente, en adaptant çà & là quelques obſervations particulieres. Il a été plus long ſur les plaies de la tête, que ſur celles des autres parties. Il n'a point révoqué en doute l'exiſtence des contrecoups, & il s'eſt étendu ſur l'hydrocéphale à laquelle les enfans ſont communément ſujets.

GERMANO.

Germano (François Girolamo), Médecin François, dont nous avons un ouvrage écrit en Italien annoncé par M. de Haller, & inconnu aux autres Bibliographes.

Breve trattato intorno alle figure anatomiche. Napol. 1625, in-fol.

On y trouve pluſieurs figures, deux repréſentent le ſquelette humain, les autres renferment l'hiſtoire des os du ſinge, &c.

AROMATARIIS.

Aromatariis (Joſeph de), Médecin, a écrit un ouvrage dans lequel il parle d'une rage contagieuſe; il a pour titre:

Diſputatio de rabie contagioſâ, &c. *Venetiis* 1625, in-4°.

———

(a) Ces remarques de Corteſius ſe trouvent dans l'Ornithologie d'Aldroyande Tom. I. pag. 226.

Aromatariis regarde l'hydrophobie comme le dernier symptome de la rage (a), qu'il prétend être de la classe des esquinancies (b); il attribue par-là à l'inflammation du larynx & du pharinx les principaux symptomes qui l'accompagnent: pour la cure il recommande l'usage des bains de la mer, &c. Cet Auteur n'eût point trouvé place dans cet ouvrage, si M. de Haller ne l'eût placé dans son histoire de la Chirurgie.

Spigelius (Adrien), né à Bruxelle en 1578, fit ses premieres études dans sa patrie & à Louvain; il fut Médecin & célebre Anatomiste; il alla à Padoue où il étudia sous Fabrice d'Aquapendente & sous Casserius; il fit de si grands progrès dans l'Anatomie & dans la Chirurgie, que dès qu'il fut reçu Docteur en Médecine, il fut en état de remplacer Casserius son maître lorsque quelques incommodités ou des occupations étrangeres le détournoient des devoirs de Professeur. Après qu'il se fut adonné un certain temps à cet exercice, il alla en Allemagne où il pratiqua la Médecine; il s'y fit un nom & fut premier Médecin en Bohême. Cependant la mort de Casserius étant survenue, la République de Venise se souvint des travaux de Spigelius & lui donna sa place; ainsi Spigelius fut premier Professeur d'Anatomie & de Chirurgie. Il s'acquit l'estime générale des Médecins de Padoue & de la République de Venise, & ne démentit point dans le courant de sa vie l'espoir que l'on avoit conçu de lui dès sa jeunesse; au contraire, il vit accroître sa réputation de toutes parts; les Ecoliers se rendoient en foule des Provinces les plus éloignées pour profiter de ses savantes leçons. La République de Venise, accoutumée à favoriser les talens, crut devoir donner à Spigelius une marque de son estime; elle le mit au rang des Chevaliers de Saint Marc, & lui accorda tous les honoraires & toutes les prérogatives dont jouissent ceux qui sont décorés de cette dignité. Il fut étroitement lié avec Bucrecius, Médecin de sa nation, dont nous parlerons dans la suite: c'est à lui que Spigelius confia l'édition de son ouvrage d'Anatomie

(a) Pag. 25.
(b) Pag. 45.

XVII. Siecle.
1625.
AROMATA-
RIIS.

1626.
SPIGELIUS.

qui ne parut qu'après la mort de son Auteur. Spigelius est mort à Padoue en 1625, la quarantiéme de son âge: il s'étoit blessé au doigt jour des noces de sa fille en ramassant quelque morceau de verre; l'inflammation survint, & des progrès si prompts & si rapides, que la mort fut la suite.

Nous avons de lui,

De formato fœtu liber singularis æneis figuris exornatus. Patav. 1626, in-fol. *Francof.* 1631, in-4°.

De humani corporis fabrica, libri decem, tabulis ære incisis exornati. Venet. 1627, 1654, in-fol. 1632, in-4°.

De lumbrico lato liber, editus seorsim cum icone & notis: cui accessit ejusdem Autoris epistola de incerto tempore partus. Patav. 1618, in-4°. *Lugd. Batav.* 1664, in-12.

Catastrophe anatomiæ publicæ, in celeberrimo Lyceo Patavino feliciter absoluta, faustâ acclamatione inclytæ nationis Germanicæ exceptâ. Patav. 1634, in-4°.

De lithotomia, sive calculi vesicæ sectione consultatio. Extat cum Joannis Beverovicii libro de calculo. Lugd. Batav. 1638, in-12.

Opera omnia. Amstelod. 1645, in-fol.

Le traité sur la formation du fœtus est assez ample. L'Auteur a donné une description assez étendue de toutes les parties qui le forment. On trouve peu de bonnes choses parmi plusieurs de mauvaises. Il croit à l'existence de la membrane allantoïde dans l'homme, & regarde l'ouraque comme un canal: il ne pense pas que l'enfant reçoive immédiatement le sang du corps de la mere, & il n'ajoute pas foi à la continuité des vaisseaux avec ceux de la mere. Les cotyledons ne sont point un être de raison; si on l'en croit ils se trouvent dans la matrice de la femme: ainsi Spigelius contredit les principales observations d'Arantius. Ses descriptions sur les eaux sont extraites des ouvrages de Fallope; l'Auteur a consulté ceux d'Eustache dans son exposition des reins: il a dit d'après lui que les reins du fœtus ressembloient à une noix de pin; mais ce qu'il y a de particulier, c'est que Spigelius n'a point parlé glandes surrénales. On trouve à la fin de ce quelques préceptes sur les accouchemens, qui sont fort peu instructifs. Spigelius admet les naissances tardives & précoces.

XVII Siécle.
1626.
SPIGELIUS.

Cet ouvrage n'est point sorti tel que nous le voyons des mains de Spigelius; Riolan & Veslingius accusent Daniel Bucrecius de l'avoir tronqué dans certains points & grossi dans d'autres hors de propos: on y trouve beaucoup de passages tirés d'Hippocrate. Spigelius a fait usage des principales découvertes sans en citer les Auteurs: ce qui a choqué les Anatomistes qui croyoient y trouver place, & qui auroient souhaité y lire le nom des Ecrivains qu'ils avoient en vénération. Il faut cependant avouer qu'en général l'ouvrage de Spigelius que j'analyse, contient des descriptions fort exactes, assez amplement détaillées, exposées & avec beaucoup de méthode, de clarté & de précision; l'Auteur y a joint plusieurs observations pratiques, beaucoup de détails physiologiques, & il a fait observer les différences des parties relativement aux âges, aux climats, & souvent aux tempéramens. Spigelius paroît dans ses écrits, avoir eu quelques connoissances de l'Anatomie comparée, car il en a fait une juste application à l'homme en plusieurs circonstances. On trouve dans cette Anatomie la nomenclature des parties, que différens Anatomistes ont suivie; ce qui me fait juger la lecture de cet ouvrage très intéressante & très curieuse à tous ceux qui se mêlent d'Anatomie. L'Editeur que Spigelius s'étoit choisi, a porté préjudice à la vente & à la réputation de son ouvrage: il paroît en effet que Riolan en vouloit plus à Bucrecius qu'à Spigelius, & que celui-ci a été la victime de la mauvaise humeur de Riolan envers l'Editeur de ses ouvrages. Le jugement des grands hommes a toujours de sectateurs. Des gens crédules admettent sans réflexions ce que des Auteurs célebres proposent: Veslingius, qui publia son ouvrage d'Anatomie peu de temps après Riolan, fit usage de ses réflexions critiques, & dit que tout ce qu'il y avoit de plus absurde étoit contenu dans les ouvrages de Bucrecius; & que le lecteur ne pourroit y trouver rien d'utile.

Ff␣v

Veslingius n'avoit pas vu l'ouvrage de Bucre[...] il n'en auroit pas parlé d'une maniere si désa[van]tageux, s'il l'eût connu. Le sien est au-dessous [de] celui qui lui a paru digne de sa critique.

L'ordre que Spigelius a suivi dans son ouvrag[e] est clair & méthodique ; il procede de l'extéri[eur] à l'intérieur. On lit d'abord une nomenclature [&] une description abregée de toutes les parties ex[té]rieures du corps ; les Médecins, les Chirurgien[s &] les Peintres y trouveront de quoi s'instruire. Il [est] étonnant que dans nos meilleurs ouvrages d'Ana[to]tomie on néglige des détails nécessaires à savoir po[ur] désigner dans une maladie l'endroit du corps qu[i] est affecté, pour indiquer l'endroit où il faut app[li]quer un topique, le lieu qui a été blessé, & celu[i] où l'on doit, dans une maladie chirurgicale, port[er] le fer ou le feu. Que le lecteur me pardonne un[e] courte digression à ce sujet. J'ai vu un Anatomis[te] célebre à plusieurs égards, qui, quoique très ver[sé] sé dans la langue latine, n'entendoit pas la plupar[t] des mots latins d'anatomie, &c. &c. Cette ignoranc[e] me paroît venir de ce que plusieurs Anatomistes n'ont lu que l'ouvrage de M. Winslow, dans leque[l] ces détails manquent.

Après la nomenclature & la descripiton générale des parties externes, on trouve une exposition parti[cu]culiere des différentes capacités & des membres d[u] corps. Tel est l'objet du premier livre.

L'ostéologie est contenue dans le second livre. Des généralités, l'Auteur procede au détail : il y a peu de neuf dans cette description : Spigelius a pro[fi]fité des descriptions les moins détaillées qu'on avoi[t] données avant lui.

Le troisieme livre roule sur les cartilages & le[s] ligamens du corps : ceux du larynx sont bien dé[é]crits. L'exposition des ligamens de la main & d[u] pied n'est pas mauvaise.

Le quatrieme livre traite des muscles : l'Auteur a mis à la fin une table dans laquelle on voit les diffé[é]rens usages que les muscles exercent dans le corp[s] humain.

Le cinquieme livre traite des veines ; le sixieme, arteres ; le septieme, des nerfs ; le huitieme contient la description des visceres du bas-ventre ; le neuvieme, de ceux de la poitrine ; le dixieme ou le dernier, de ceux de la tête. Cet ordre est méthodique & tel que nos meilleurs Anatomistes le donnent aujourd'hui. Si je me suis étendu à ce sujet, c'est pour justifier Spigelius qui n'a pas mérité la censure de Riolan & de ceux qui ont marché sur ses traces.

Voyons maintenant en peu de mots quelles sont les particularités les plus intéressantes de cet ouvrage, & quelles sont les principales erreurs qu'il faut éviter.

Le changement de couleur aux paupieres, qui survient dans les principales maladies, a été indiqué par Spigelius ; il dit que ceux qui ont la vérole ont la peau des paupieres extrêmement pâle & luisante, & qu'à ce seul signe il reconnoîtroit cette maladie : *lue venereâ pressis, pallidus, cum insigni splendore mihi semper Gallici morbi certissimum signum edit* (a), &c.

Il a nié l'existence des pigmées & révoque en doute celle des géans : il parle de plusieurs os de grandeur monstrueuse, trouvés dans le sein de la terre : l'Auteur doute s'ils n'appartiennent point à quelque éléphant. Par état de maladie, les choses, dit Spigelius, peuvent se passer différemment : il n'y a personne de mon temps, ajoute-t-il, qui ignore l'Histoire d'Antoine d'Anvers, qui acquit une grandeur gigantesque pendant une maladie : il parle encore de quelques sujets qui sont devenus *nains* par la même cause (b). Cette derniere réflexion prouveroit qu'on ne devroit pas regarder l'histoire du ramollissement des os comme une nouvelle découverte : cependant par les alliances des peuples des différentes nations, la taille des hommes peut décroître : l'Auteur pense que les premiers Grecs étoient plus grands que ceux qui naquirent dans les colonies : il prétend que les Flamands étoient, du temps

(a) *De humani corporis Fabr.* page. 4. édit. Amstelodamensis 1645, ex recensione, *Vanderlinden*.
(b) Pag. 15.

qu'il écrivoit cet ouvrage, généralement plus p[..] qu'il les avoit vus dans sa jeunesse, & il en attri[bue] la cause aux mariages qui se sont faits entre [les] habitans du pays & les étrangers que les guerres [y] attirerent. (a).

L'Auteur a critiqué l'usage des maillots, sur-tout [?] des bandes dont on ceignoit la tête des enfans n[ouveaux] veaux nés. Il prétend que les Moscovites de [ce] temps ont la tête large & la face plate; que [les] habitans d'Anvers ont la tête arrondie; que ceux [de] Gênes & les Flamands ont la tête un peu pointue, & que les Allemands l'ont un peu écrasée. Ces ré[?] flexions doivent être de quelque utilité aux habi[?] tans de Toulouse & aux Accoucheurs de ce pays; [?] les Sages-Femmes y ont coutume d'applatir la tê[te] en comprimant les os pariétaux, & de la mainten[ir] ainsi applatie par des bandages particuliers.

Le véritable usage du muscle sous-clavier lui a été connu, & il sert, selon lui, à abaisser la cla[vi]cule: il prétend qu'il ne peut en aucune manière élever la poitrine (b).

Il assure que dans l'état naturel, les muscles droits peuvent occasionner, en se contractant, de légers mouvemens dans les os pubis; l'Auteur même les croit nécessaires pour expliquer la marche (c).

Les valvules des veines ne lui ont pas été inconnues: Spigelius cite avec respect & estime Fabrice d'Aquapendente à qui il en a attribué la découverte (d): il n'ignoroit pas aussi que la veine-porte & la veine-cave communiquent réciproquement (e).

Spigelius a nié l'existence des glandes dans l'é[?] piploon, il a décrit fort exactement les vaisseaux qui s'y distribuent (c); & il a admis celle de l'hymen qu'il dit avoir trouvé dans presque toutes les jeunes filles qu'il a disséquées (g). Selon lui, tous

(a) Pag. 16.
(b) Pag. 108.
(c) Pag. 112.
(d) Pag. 140.
(e) Pag. 147.
(f) Pag. 220.
(g) Pag. 69.

ET DE LA CHIRURGIE. 455

cartilages du corps, excepté celui de l'épiglote & les deux du tarse des paupieres (a), s'ossifient avec l'âge: il a décrit la communication de la veine azygos avec la veine émulgente, & il paroît avoir eu une idée des vaisseaux chiliferes. Sa description du cœur contient quelques détails exacts: la cloison du cœur est, suivant lui, concave vers le ventricule droit, & convexe vers le ventricule gauche; Spigelius l'a regardée comme impénétrable au sang: *hic, dit-il, cum doctissimo Vesalio sum, qui censuit eam nullatenus penetrare* (b). Riolan n'a point été de son sentiment à ce sujet, & c'est peut-être une des raisons qui l'a indisposé contre Spigelius. Cet Auteur a entrevu l'utilité de trépaner le sternum (c) lorsqu'on soupçonne un abcès dans le médiastin.

Spigelius a commis plusieurs erreurs; il a dit que les osselets de l'ouie n'avoient point de périoste (d); que la glande pituitaire avoit plusieurs canaux excréteurs qui versoient dans la cavité des narines le fluide qu'elles séparent de la masse du sang: il n'a point connu la premiere paire de nerfs, & il s'est avisé de s'attribuer la découverte du petit lobe du foie: *lobus exiguus in cavâ hepatis parte juxta venas vocatas situs, qui in ipsam omenti cavitatem reconditur, ab aliis anatomicis nondum descriptus* (e). Spigelius se trompe grossiérement; Eustache en avoit parlé & avoit connu sa connexion avec l'épiploon. Spigelius a admis une valvule dans le canal hépatique qui empêche la bile de retourner vers le foie (f).

Crema (Liberalis) de Trevise, ville de l'Etat de Venise, trouve ici sa place, pour avoir a été l'éditeur du traité de Spigelius sur la formation du fœtus, & qu'il y a ajouté quelques remarques.

Adriani Spigelii de formato fœtu, &c. Patav. 1626, in-fol. *Francof.* 1631, in-4°.

XVII. Siecle.
1626.
SPIGELIUS.

CREMA.

(a) Pag. 256.
(b) Pag. 274.
(c) Pag. 269. Voyez à ce sujet Galien & Avicenne.
(d) Pag. 37.
(e) Pag. 223.
(f) Pag. 239.

Bronzerio (Jean Jerome) naquit en 1577 à digino, Bourg d'Italie, près de Rovigio. En il fut fait Docteur en Médecine à Padoue. Orné ce grade, il alla exercer la Médecine dans les Ioniés dépendantes de l'Etat de Venise. Il revint suite dans sa patrie, d'où il alla à Padoue, & Belluno où il mourut en 1630 à l'âge de cinquante trois ans. Il fut enterré dans l'Eglise de Saint Jean Baptiste de Rodigino ou de Labbadia. Ses neveux lui ont fait une épitaphe que ne nous rapporterons ici pour être plus courts. On vante beaucoup caractere & le savoir de cet Auteur. Les Historiens disent qu'il possédoit les langues, & qu'il étoit bon, si franc & si honnête, qu'il mérita l'amitié l'estime des Savans & des Grands d'Italie.

De innato calido & naturali spiritu disputatio. Patav. 1626, in-4°.

L'Auteur donne à entrevoir qu'il ne croit pas que le foie soit le véritable organe de la sanguification. Il parle de plusieurs animaux qui ont le sang rouge quoiqu'ils ayent le foie blanc. Cependant comme étoit servilement attaché à Galien & à sa secte, il n'a pas osé trancher la question & refuser au foie l'usage qu'il lui attribuoit de former le sang.

De principio effectivo semini infecto disputatio. Venet. 1627, in-4°.

C'est faire honneur à cet ouvrage que de le mettre parmi les livres inutiles. Bronzerio étoit aveugle sectateur d'Aristote & de Galien.

Gardin (Louis du), Professeur en Médecine dans l'Université de Douai, étoit de Valenciennes. Il jouit d'une réputation fort étendue, & il professa pendant l'espace de vingt-huit ans. Fiennus censura ses écrits, & il répondit à cette critique:

Hortensii manuductio per omnes Medicinæ partes, seu institutiones Medicinæ. Duaci 1626, in-8°.

Hortensii manu ductio ad pathologiam, institutionum Medicinæ pars altera. Duaci 1626, in-8°.

De animatione fœtûs, quæstio, &c. 1623, in-8°.

Cet Auteur a cru voir dans la semence, des animalcules: on sait que Lewenoek s'est approprié cette découverte chimérique. Dans son ouvrage

..., Gardin décrit les principales veines que... avoit coutume de saigner de son temps. Voilà... ...lleur de ces ouvrages ; le mauvais y prédo-...

... (Jean-Baptiste).
...sigli ed avisi di Chirurgia, col modo di far gendicii
...ali una tassa del honorario loro, delle fonta-
... del morbo gallico & aphorismi tocanti alla Chi-
...a Milan 1626, in-8°.

...ander (Jean) de Brême, ville de Saxe.
...abacologia. Lugd. Batav. 1622, in-4°. Leidæ
... Ultrajecti 1644, in-12.
...n trouve dans cet ouvrage quelques détails d'A-
...omie.

...aimi ou Caimo (Pompée) naquit à Udine en
... en 1568 de Jacques Caimo, il étoit frere
...ebe, Evêque de Citanova. Il fut étudier la Philo-
...ie & la Médecine à Padoue. Cet Auteur cite plu-
...s fois dans ses écrits Jerome Mercurialis, Fa-
... d'Aquapendente, Eustachius Rudius & Mi-
...ous, qu'il nomme ses Maîtres. Comme Caimo
... doué des plus grands talens & qu'il avoit une
...t prodigieuse pour le travail, il ne tarda pas
...re de grands progrès dans la Médecine. On le
...bientôt se distinguer parmi ses confreres ; & lors-
...l passa Docteur en Médecine, il donna des mar-
...s d'un savoir peu commun. Après son doctorat,
...evint dans sa patrie où il pratiqua la Médecine
...dant quelques années. Cependant, fatigué de
...er une vie inconnue, il choisit un plus grand
...atre à ses travaux ; il alla à Rome où il enseigna
...Philosophie avec éclat. Son nom parvint dans les
...ours les plus éloignées de l'Italie. Plusieurs Princes
...empresserent de l'avoir pour leur Médecin ; mais
... refusa leurs offres, seulement se permit-il de les
...ister dans leurs infirmités. Il traita le Roi de Naples,
... le Grand Duc de Toscane de plusieurs maladies ;
... en 1623 il prédit une mort prochaine au Pape
...Grégoire XV. Ce pronostic fâcheux au Pape & à ses
...ourtisans, s'effectua & augmenta la réputation de Cai-
...o. Le Pape Urbain VIII le nomma Chevalier de la
...oison d'Or & Comte Palatin. Cependant la Répu-

blique de Venise, toujours attentive à attirer dans ses Etats les Savans étrangers, nomma Caimo à la chaire de Professeur vacante depuis peu par la mort de Sanctorius. Il se rendit à l'offre avantageuse qu'on lui faisoit; & comme c'étoit son savoir qui lui avoit mérité cette place, il n'eut point de peine à s'y distinguer. L'envie ne l'épargna cependant point, cabale & la brigue, assez communes chez les Médecins, l'accompagnerent là où il porta ses pas. César Cremonini, Médecin de Padoue, s'érigea en censeur rigide des ses ouvrages, comme César La galla l'avoit déja fait à Rome. Cependant la peste survint en Italie, & fit de grands ravages à Padoue. Caimo, destiné par état à secourir les malades, se répandit dans la ville pour leur faire part de son pouvoir. Il fut la duppe de son zele. La mort le surprit lorsqu'il croyoit porter la vie aux habitans de Ticiano. Il y mourut le 30 Novembre 1661, âgé de soixante-trois ans.

Caimo s'est rendu plus recommandable par ses ouvrages sur la pratique de Médecine que par ce qu'il a écrit en Anatomie : en voici deux qui nous concernent.

De calido innato, libri tres, in quibus non solùm ejus natura explicatur, sed solida etiam medicorum in hoc argumento doctrina ostenditur, &c. Venet. 1626.

Dell' ingegno humano.

Dans son premier ouvrage, Caimo recherche fort au long quelle est la cause de la chaleur du corps humain : il croit quelquefois la trouver dans les oscillations des vaisseaux sur le sang ; d'autres fois, ne pouvant expliquer plusieurs de ces phénomenes, il est obligé de recourir à une vertu calorifique, nom équivoque & superflu qu'il autorise par mille citations.

Winck (Gaspard).

Nota unguenti magnetici, & actiones ejusdem, adversus Goclenium. Dilling. 1628, in-8°.

Cremonius (César).

Apologia dictorum Aristotelis de calido innato. Venet. 1626.

...monius regarde avec l'antiquité le foie comme centre de la chaleur.

Apologia dictorum Aristotelis de origine & principatu ...brorum. Venet. 1627, in-4°.

De calido innato, & semine, pro Aristotele, libri duo. ...d. Batav. 1634, in-12.

Il dit, contre le sentiment de Galien, que les ...mmes n'ont point de semence.

Tractatus tres, 1. de sensibus externis, 2. de internis, ...de facultate appetitivâ. Messanæ 1637, in-4°. Venet. ...4, in-4°.

XVII. Siècle
1626.
CRÆMONIUS.

...aber (Pierre Jean), Médecin de Montpellier, ... la Médecine à Castelnaudari ; il se fit une ...putation très étendue : on l'appelloit fréquemment ...Toulouse lorsque quelque grand étoit affecté ...ne maladie sérieuse. Il nous apprend lui-même ...qu'il y traita Mademoiselle Charles, âgée d'en... 20 ans, d'une affection hystérique, avec des ...ques d'épilepsie ; qu'il la guérit, & que cette ...moiselle noble & riche par son origine voulut l'é-...ser en récompense de ses services ; il en eut plu-...rs enfans : voilà tout ce que nous savons de ...istoire de ce Médecin ; les Historiens gardant un ...ofond silence sur ce qui le concerne. Quoiqu'il fût ...cteur de l'Université de Montpellier, M. Astruc ...'a fait aucune mention, & beaucoup d'Histo-...iens ignorent jusqu'au titre de ses ouvrages, ou du ...oins ne les connoissent pas tous.

FABER

Voici ceux qui nous concernent :

Chirurgia spagyrica, in quâ de morbis cutaneis om-...bus spagyricè & methodicè agitur, & curatio eo-...um cita, tuta, & jucunda tractatur. Tolosæ 1626, in-8°. Argentorati 1632, in-8°.

Dans la chirurgie spagyrique, Faber s'étend peu ...r les opérations ; ses recherches roulent sur les re-...medes chymiques, capables de rendre, selon lui, ...u sang le baume de vie qu'il a perdu ou qui est ...altéré ; aussi définit-il la Chirurgie, « une science ...qui nous apprend à connoître le baume interne ...naturel du corps humain, par lequel toutes les

(a) *Curationes variar. morbor. Tolosæ 1628, pag. 367.*

» parties sont conservées, nourries & réparées. Quand on le connoît on peut prescrire des rem... des propres à le procurer lorsqu'il manque, à le corriger lorsqu'il est vicié ». Cette définition bien entendue jette, dit Faber, un grand jour sur le traitement des maladies chirurgicales. En effet notre Auteur est si persuadé de sa valeur, qu'il répéte sans cesse dans son ouvrage, pour en faire application à tous les cas chirurgicaux qui peuvent se présenter. Selon lui, dans les tumeurs; » il y a » une intemperie matérielle du baume naturel, » par la corruption des parties primordiales telles » que le sel, le soufre & le mercure, rompt la co- » hésion des parties, & change leur volume & » figure naturelle ». Rien de plus pernicieux qu'un faux système dont on veut faire une application générale. L'esprit humain fasciné par ces charmes en fait une application vicieuse sur les objets qu'il médite, & s'éloigne de la vérité au lieu de la découvrir. Il n'y a rien de particulier, & rien d'intéressant dans l'ouvrage que j'analyse, & on y lit plusieurs maximes pernicieuses.

Ses observations médicinales en contiennent plusieurs qui roulent sur la Chirurgie ; on pourra les consulter avec fruit.

ASELLIUS.

Asellius (Gaspard), Médecin célebre d'Italie, naquit à Cremone. Son nom étoit déja célebre lorsqu'il fut fait Professeur en Médecine à Pavie. Il acquit une réputation des plus étendues par le soin & l'exactitude qu'il mettoit à remplir les devoirs de sa place. C'est à lui que nous devons nos connoissances sur les vaisseaux lactés ; Hippocrate, Erasistrate & Galien en avoient déja parlé : Erasistrate sur-tout s'étoit expliqué d'une maniere très intelligible à ce sujet. Dans les fragmens d'Anatomie que Galien rapporte de lui, on lit que si on ouvre le ventre des jeunes chevreaux peu de temps après qu'ils se sont allaités, on trouve, dès qu'on apperçoit le mésentere, des arteres pleines de lait.

a ajouté aux travaux d'Erasistrate la réflexion
suivante (a) : outre les veines ordinaires, il y a,
au milieu des intestins grêles, c'est-à-dire,
au mésentere, des veines d'une nature différente, qui
appartiennent aux glandes de cette partie. Le passage
d'Erasistrate & de Galien que je viens de rapporter,
quoique clair & intelligible, n'avoit pas été saisi
par les Auteurs, & l'on ignoroit généralement l'existence
des vaisseaux chyliferes, lorsqu'Asellius les apperçut
& les démontra en 1622, le 23 de Juillet,
en présence de plusieurs de ses amis qui avoient
envie de voir le nerf récurrent. L'Auteur nous a
apris toutes ces annecdotes dans un ouvrage qu'on
publia après sa mort, qui arriva en 1626, dans le
tems même qu'il pensoit à le faire imprimer. Il
parut l'année d'après sous le titre suivant.

De lactibus, seu lacteis venis, quarto vasorum mesaraicarum genere novo invento Dissertatio, cum figuris elegantissimis. Mediolan. 1627. Basileæ 1628,
&c. Lugd. Batav. 1640, 1641, in-8°. 1645,
in fol. avec les ouvrages de Spigel.

Cette dissertation est divisée en deux parties. Dans
la premiere, l'Auteur donne une description du mésentere
& de ses vaisseaux. Après ce préliminaire,
Asellius vient à sa seconde partie, dans laquelle il
donne une description des vaisseaux chylifers.

Outre les trois vaisseaux du mésentere, connus
des Anatomistes, & dont j'ai déja parlé, il me
reste à décrire, dit Asellius, un quatrieme genre
de vaisseaux nouveau & inconnu jusqu'ici, que j'ai
le premier (ceci soit dit sans vanité) découvert :
il y a environ trois ans, c'est-à-dire en 1622, plutôt
par hasard (pour dire la vérité) que par réflexion (b)...
J'ouvrois un chien gras & qui avoit mangé depuis
peu, à la demande de quelques amis ; j'avois fait
quelques expériences sur les nerfs récurrens, j'eus
envie de voir le mouvement du diaphragme, &
à cet effet j'ouvris le bas-ventre : je poussois le
ventricule & les intestins vers le bassin, lorsque

(a) Lib. de Ven. art. quest. sect.
(b) Cap. VIII.

Tome II. Gg

XVII. Siecle.
1627.
ASELLIUS.

» j'apperçus de petits filets blancs, très nombreux
» sur la face du mésentere & sur celle des intestins;
» je présumai tout d'un coup que c'étoit des nerfs
» & je n'y fis pas d'abord grande attention ; mais
» je connus bientôt mon erreur en appercevant des
» nerfs qui étoient bien différens. Frappé de la nou-
» veauté du fait, je suspendis pour un instant mes
» travaux & repassai dans le silence les principales
» connoissances que j'avois du mésentere & de ses
» vaisseaux..... ; pour dissiper mes doutes, j'ouvre
» un des plus gros cordons blancs ; mais à peine
» l'incision étoit-elle faite, que je vis saillir une
» liqueur blanche & de la nature du lait ou de la
» crême ; je ne pus contenir ma joie à la vue de
» ce phénomene, & me tournant vers Alexandre
» Tardinus & vers le Sénateur Septalius qui étoient
» présens, je les invitai à jouir de ce spectacle ; mais
» notre plaisir fut de courte durée ; le chien mourut
» & les vaisseaux disparurent..... » Cette façon
simple & naive de s'exprimer dépeint la surprise &
l'étonnement d'Asellius, & donne une idée du moment
où se sont trouvés tous les Anatomistes au moment
qu'ils ont fait quelque découverte intéressante.

Pour constater sa découverte, Asellius ouvrit bientôt après un second chien ; mais quelle fut sa surprise
lorsqu'il n'apperçut aucune trace de ces vaisseaux. In-
quiet & empressé d'avoir un jugement pour ou contre
son sentiment, il interrogea la nature une troisieme
fois : avant de faire l'expérience, il eut le soin de donner à manger au chien qui devoit être l'innocente victime de ses travaux : le succès fut heureux ; Asellius
revit les vaisseaux chyliferes.

Mais il restoit encore un doute à lever ; ces vaisseaux existent-ils dans tous les animaux ? Pour s'en
convaincre, Asellius ouvre tous ceux qu'il peut se
procurer ; il achete un cheval exprès ; il le sacrifie
à l'expérience après l'avoir fait manger, & il trouve
l'objet de ses recherches.

Asellius voudroit bien voir ces vaisseaux sur l'homme ; mais il ne sera pas assez téméraire d'en ouvrir un vivant : *hominem vivum*, dit-il, *quod tot*

ET DE LA CHIRURGIE.

*stratus, olim & Herophilus non timuere, non
fateor, nec incidam, qui nefas & piandum
cum Celso existimo præsidem salutis humanæ
pestem alicui, eamque atrocissimam infer-*

XVII. siècle.
1627.
ASELLIUS.

Lorsqu'on découvre des objets inconnus, il faut, Asellius, leur donner un nom caractéristique ; de vaisseaux lactés paroît lui convenir (b). différent de ces demi Savans qui s'approprient découvertes d'autrui, croyant rendre leur nom recommandable, Asellius a fouillé dans les des anciens, & il en a trouvé plusieurs qui eu des idées sur ses vaisseaux, vagues à la vérité, mais cependant suffisantes pour prouver ont eu connoissances de ces vaisseaux : Asellius Hippocrate, Platon, Aristote, Hérophile, Era- Galien, &c. Ces Auteurs ont plutôt indiqué décrit les vaisseaux lactés ; ainsi Asellius n'a rien en les citant. Quelques Anatomistes contem- , jaloux de ses succès, lui auroient refusé la verte ; au lieu qu'il a eu peu d'antagonistes combattre ; il en a cependant eu deux redouta- dont il ne faut point omettre de parler ; c'est an (c) & Harvée (d) : mais la vérité trouve censeurs ; Rolfincs les démontra peu de temps Asellius (e).

structure des vaisseaux lactés, dit Asellius, emblable à celle des veines (f.) ; ces vaisseaux leur surface extérieure unie & polie ; l'interne quelques productions membraneuses qui font de valvules. Asellius s'explique plus bas, d'une plus claire (e), *in his illud admiratione quod pluribus valvulis sive ostiolis interstenti sive intercisi, quas ego valvulas ... animadverti*

Pag. 12. Columna prima, édit. *de Vanderlinden insérée* les ouvrages *de Spigelius & Casserius.*
Chap. XI.
Apol. pro Gal. Lib. II. Chap. 133.
Generat Animal. & dans sa Lettre à Horstius, ces deux tirées de l'ouvrage de M. Haller, Meth. stud. pag. 446.
Rolfinskii, Disser. Anat. pag. 909.
Chapitre XVI.
Chapitre XVIII.

XVII. Siecle.
1627.
ASELLIUS.

Ces valvules se trouvent, suivant Asellius, seulement à l'embouchure des vaisseaux lactés des intestins, mais encore on en voit dans plusieurs autres endroits de leur étendue. Les vaisseaux lactés n'ont pas tous une égale capacité... les veines lactées sont en général plus superficielles que les autres vaisseaux... elles s'ouvrent dans les intestins, principalement dans l'intestin jejunum.

Le mensonge se mêle ici à la vérité. Asellius renouvelle une erreur d'Andernac que Vesale, Columbus & plusieurs autres Anatomistes avoient combattue; il place au milieu du mésentere une glande qu'il nomme pancréas; ce corps glanduleux est, ainsi que les veines, placé entre les lames du mésentere; ce pancréas est celluleux, & c'est dans ses cellules que les vaisseaux serpentent comme dans un labyrinthe (a): de ce pancréas, partent de plus gros vaisseaux lactés qui ceignent les rameaux de la veine-porte, & vont pénétrer dans la veine-cave; quelques-uns s'ouvrent dans la veine porte; le plus grand nombre s'insinue dans le foie, & ils fournissent dans ce viscere des ramifications à proportion qu'ils pénetrent dans sa substance; ils deviennent enfin si minces & si petits, qu'ils semblent à des cheveux.

Voilà ce qu'il y a de plus essentiel dans la Dissertation d'Asellius. L'Auteur se perd dans une théorie qui n'est appuyée sur aucun principe de physique; il ne seroit pas tombé dans ces écarts, s'il eût connu le canal torachique qu'Eustache avoit déja trouvé dans le cheval; en adaptant la découverte de ce grand homme à la sienne, Asellius eût conduit le chyle dans la veine souclaviere gauche, & non dans le foie.

CUNDISIUS.
Cundisius (Geofroy).

Admiranda microcosmi, sive collegium anthropologicum. Lips. 1627, in-4°.

On ne trouve aucune description particuliere dans cet ouvrage; l'Auteur l'a rempli de théorie, & elle est déduite des ouvrages de Bauhin & de Dulaurens.

_____
(a) Vesslingus, dans ses lett. posth. a le premier relevé l'erreur qu'Asellius venoit d'introduire en Anatomie. Voyez son Histoire à l'article Vesslingius.

ET DE LA CHIRURGIE.

XVIII. Siecle.
1627.
ALBERT.

(Eloy) de Padoue, qui a écrit l'ouvrage *De nutritione, augmento & generatione, Disputatio. Venet. 1627.*

DELACROIX.

Delacroix (Vincent Alsare), Médecin Italien en Ligurie, fut Médecin de Grégoire XV, & professa pendant l'espace de vingt ans les différentes parties de la Médecine dans le Collège romain. Il étoit extrêmement dévot. Les Historiens nous disent qu'il avoit continuellement le nom de Dieu dans la bouche, & qu'il donnoit une partie de son bien aux pauvres. Ce zele de religion mal entendu qui conduit quelquefois à une sainte oisiveté, ne le détourna pas de son état de Médecin. Il enseigna, pratiqua la Médecine, & écrivit un nombre considérable d'ouvrages; il n'y a que les deux suivans qui sont du ressort de l'Anatomie ou de la Chirurgie.

Disputatio generalis ad historiam fœtus. Romæ 1627.

L'Auteur prétend dans cet ouvrage, qu'un avorté se conserve, à neuf mois, quoiqu'il ne soit pas plus gros qu'un fœtus de quatre mois.

Consultatio medica pro nobili adolescentulo, surditate secundum alteram aurem, sub surditie & obauditione tinnitu secundum oppositam, nempe sinistram latente. Romæ 1629, in-4°.

Il a encore écrit *Providenza methodica per preservar dall' imminente peste … cavati col mezzo di methodici della cirurgia, &c. In Roma 1630, in-4°.*

EMMEN.

Emmen (André).
Beschreibung zweyer Wundergeburten. Lips. 1627, in-4°.

Suivant M. de Haller, l'Auteur y parle de deux enfans monstrueux, il s'est étendu sur un qui avoit deux têtes.

MŒCIUS.

Mœcius (Jacques) de Fribourg.
Disquisitio calidi innati & influentis. Marpurgi 1627, in-4°.

C'est d'après M. Douglas qu'on connoît cet ouvrage; le plus grand nombre des Historiens ne l'a pas vu.

G g iij

Ruland (Martin) de Freisingen au cercle de [...] viere, Médecin célebre de l'Empereur Rodolphe [...] professa à Lawingen. Il s'acquit une réputation p[...] coce. A peine avoit-il atteint l'âge de vingt-de[ux] ans qu'il donna au public plusieurs ouvrages [qui] eurent une approbation universelle. Il mourut à Prag[ue] en 1601.

De phlebotomia, de scarificatione, ventosa[tione] Oratio de ortu animæ. Basil. 1627, in-8°. 1628.

Martin Ruland a laissé un fils nommé aussi Martin, & qui naquit à Ratisbonne, qui exerça, comm[e] lui, la Médecine à la Cour de l'Empereur. Il mou[-] rut à Prague en 1611 à l'âge de quarante-un ans.

Nova & in omni memoria omnino inaudita hi[sto-] ria de aureo dente, nuper in Silesia puero cuidam se[p-] teni succrevisse magna omnium admiratione anima[d-] versus est. Francof. 1695, in-4°.

Problematum medico-physicorum pars prima & se[-] cunda. Francof. 1608, in-8°.

HISTOIRE MODERNE DE L'ANATOMIE ET DE LA CHIRURGIE.

SECONDE PARTIE.

CHAPITRE PREMIER.

Des Anatomistes et Chirurgiens qui ont vécu depuis Harvée jusqu'à Thomas Bartholin.

ÉPOQUE INTÉRESSANTE A LA MÉDECINE.

HARVEÉ.

Incomparabilis naturæ mysta Guilelmus Harvejus, Angliæ immortale decus, haud ulli veterum virtute secundus.

MORGAGNI, *Præf. ad lib. 2. de morb. sed.*

A l'AIDE de l'expérience, de sa raison & de ses lectures, Harvée découvre la plus importante des fonctions, & de laquelle émanent toutes les autres. La circulation du sang, que quelques Anatomistes judicieux avoient simplement entrevue dans la machine humaine, d'une maniere confuse & vague, ou que d'autres n'avoient connue que dans quel-

XVII. Siecle.
1628.
HARVEÉ.

que partie déterminée du corps, n'est plus un de raison. Harvée porte le flambeau de la viction qui éclaire les esprits les moins crédu il démontre par des expériences sensibles, que n'est pas seulement dans le poumon que les meurs se meuvent, mais qu'elles circulent dans to les parties du corps avec un ordre admirable ; dépend la vie de l'homme ; si ce mouvement circu toire est troublé, la maladie survient ; s'il est ané le principe vital quitte le corps qu'il animoit, & la mort, & bientôt après la pourriture de notre co

Une fonction aussi intéressante à l'homme, être connue, dans ses plus petits détails, de ceux qui s'occupent à sa conservation, & l'hist d'Harvée doit être toujours présente à tout Méde si nous ne pouvons baiser la mains du bienfait de notre art, du moins devons-nous le conno & l'admirer.

HARVÉE fit ses premieres études à Cambridge fameuse Université d'Angleterre. Peu satisfait Professeurs qui y enseignoient la Médecine p lors, il crut devoir aller à Padoue pour y voir les leçons des plus grands Maîtres de l'an que cette Université possédoit depuis long-tem Digne successeur de Fallope, Fabrice d'Aquape dente y enseignoit l'Anatomie, & son nom célébre en Angleterre comme dans les autres par de l'Europe ; c'est sous ce grand Maître qu'Harv acquit la plupart de ses connoissances en Anatom c'est sous lui qu'il prit le goût de faire des recherc sur la conception & la formation des animaux ; encore sous cet habile Professeur qu'Harvée connu valvules des veines, dont Fabrice d'Aquapendente multiplioit les démonstrations, & sur lesquelles il soit vraisemblablement quelques réflexions théor qu'il a répandues dans la suite dans ses écrits. vée séjourna cinq ans dans cette Université qui pour lors la dominante de l'Europe : Douglas n dit qu'il y prit le grade de Docteur. Quoiqu'il en Harvée revint en Angleterre orné des plus gra connoissances, & portant avec lui le germe d' découverte qui devoit un jour l'immortaliser.

ET DE LA CHIRURGIE. 469

XVII. Siecle.
1628.
HARVÉE.

toriens nous apprennent qu'il alla à Cambridge qu'il y prit le grade de Docteur en Médecine : bientôt après il se fit recevoir dans le College des Médecins de Londres, dont il devint le Président : il y professa l'Anatomie & la Chirurgie, & s'y fit une réputation brillante par les profondes connoissances qu'il avoit sur la structure des animaux : il voyoit aussi beaucoup de malades, & l'on assure qu'il étoit heureux dans sa pratique. Sa réputation parvint jusqu'au trône du Roi d'Angleterre. Jacques I le nomma son premier Médecin : il eut encore ce titre sous le regne de Charles I : c'est à ce Roi qu'il dédia son traité sur la circulation : ouvrage qui transmettra le nom de l'Auteur & du Mécene dans les pays les plus lointains & à la postérité la plus reculée. Ce traité parut en 1628, Harvée étant âgé de cinquante-un an ; il est intitulé :

Exercitatio anatomica de motu cordis & sanguinis in animalibus. Francof. 1628, in-4°. Lug. Batav. 1639, in-4°. cum refutationibus Æmilii Parisani, 1647, in-4°. Patav. 1643, in-12. cui accedunt Joannis Wallæi epistolæ duæ quibus Harvæi opinio roboratur. Amstelod. 1645, in-fol. Leid 1739, in-4°.

De motu cordis & sanguinis circulo exercitationes anatomicæ III. Londini 1660. Roterdam 1649 in-12. 1659, 1661, 1671, in-12. Le célebre Albinus en a donné une édition à Leide 1736, in-4°.

Exercitationes de generatione animalium, quibus accedunt quædam de partu : de membranis ac humoribus uteri, & conceptione. Londini 1651, in-4°. Amstelodami 1651, in-12. ibid. 1651. ibid. 1651, in-12. ibid. 1662, in-12. Hagæ Comitis 1680, in-12. Leidæ 1737, in-4°. avec une préface d'Albinus. Il a été aussi imprimé en Anglois sous le titre suivant :

Anatomical exercitations concerning the generation of living creations. Londini 1652, in-8°.

Exercitationes duæ Anatomicæ, de circulatione sanguinis ad Johanem Riolanum Fil. Roterodami 1649, in-12. 1671, in-12.

Exercitationes anatomicæ, de motu cordis & sanguinis circulatione, unà editæ, cum duplici indice ca-

pitum & rerum, nec non dissertatione de corde Jac. de Back. Roterodami 1661, in-12. ibid. 1671, in-...

Exercitationes de generatione animalium, ... cum Daniel. le Clerc, & Johan. Jacob. Manget... Biblioth. Anatom. Geneva 1685, in-fol.

Exercitatio anatomica de motu cordis & sangui... extat etiam ibid. anno & formâ iisdem.

Dans une épitre dédicatoire adressée en 1628 à ... Dargent, Président du College des Médecins de Lo... dres, Harvée dit qu'il y a neuf ans qu'il démon... publiquement l'objet qui fait le sujet de son ouvrage ainsi en calculant d'après ces époques, Harvée co... noissoit la circulation en 1619.

Mille obstacles s'opposent à la découverte de la véri... té : Harvée tâche de les surmonter, non par des rai... nemens qui nous en éloignent au lieu de nous en ap... procher, mais par l'expérience & l'observation. En ou... vrant plusieurs animaux, tels que les grenouilles, les crapauds, les serpens & les limaçons, il s'assure que les parois du cœur se meuvent en deux temps, & qu'il y a un terme moyen entre ces deux instan... d'agitation : dans un de ces temps le cœur se dilate, s'amollit & rougit ; dans l'autre il se resserre, pâlit & durcit : dans le premier temps, le cœur n'agit pas par lui-même, mais c'est le sang qui en écarte les parois ; dans le second, le cœur est en action. Il y a, dit Harvée, trois choses à observer dans le mouvement du cœur, ou dans le temps qu'il se meut.

1°. Que la pointe du cœur se releve, frappe les côtes, & l'on peut sentir au dehors la pulsation.

2°. Qu'il se contracte dans toutes ses dimensions, & principalement sur les côtés.

3°. Qu'il se durcit. En même temps que les ventri... cules se contractent, les arteres se dilatent, & leur di... latation se fait lorsque les oreillettes se contractent.

Pour s'assurer de ces faits, Harvée a ouvert plusieurs animaux, & a fait attention aux symptomes d'un anévrisme à l'artere sous claviere gauche qu'il eut occasion de traiter. Un esprit judicieux tire parti des plus petits détails d'une observation.

D'après ces faits, notre célèbre Auteur présume la circulation se fait de la maniere suivante: d'abord l'oreillette se contracte & exprime le sang qu'elle contient dans le ventricule & le distend par le sang qui y aborde; le cœur se releve, & produit la pulsation: dès que les ventricules ont été distendus, ils se contractent; le droit se décharge du sang qu'il contient dans ses vaisseaux qu'on nomme veines artérieuses, quoique par leur structure & leur usage ils doivent être dans la classe des arteres: le ventricule gauche pousse son sang dans l'aorte, qui coule de ses vaisseaux dans toutes les arteres du corps humain. Les mouvemens des oreillettes & des ventricules se font successivement & de la maniere suivante ...: les oreillettes se contractent à la fois, lorsque les deux ventricules se dilatent, &c. Ces mouvemens se font avec tant de célérité, sur-tout dans les animaux chauds, que toutes les parties semblent se mouvoir à la fois, semblable à ce qui se passe dans une machine composée de plusieurs roues qui s'engrainent mutuellement; si l'une se meut, elles paroissent toutes se mouvoir à la fois, &c.

Voilà la circulation du sang dans le cœur: Harvée la recherche ensuite dans les arteres & dans les veines: il prouve, par les abondantes hémorrhagies qui surviennent, que les vaisseaux ont une communication entr'eux: il fait observer que lorsque le cœur bat vîte & avec force, les arteres battent avec une force & une vîtesse proportionnées: pour mieux se convaincre du passage du sang dans les arteres, il les lie; le sang continue de couler du cœur vers la ligature; l'artere dans laquelle il coule se gonfle, rougit, & prend quelquefois la couleur violette: lorsqu'on ouvre une artere, dit Harvée dans ses ouvrages, le sang saillit avec force, & le jet est plus élevé lorsque les arteres se contractent; & si la force du cœur augmente, ainsi que la force contractive des arteres, le jet augmente en proportion.

Le sang passe des arteres dans les veines & non des veines dans les arteres; Harvée tire ses preuves de la ligature: si on lie, dit-il, un des troncs de la veine-cave à quelque distance du cœur, la portion de la veine, comprise entre la veine & la ligature, se vuide lorsque la portion de la veine éloignée du cœur se gonfle & se gorge de sang : quoique ces preuves soient des plus convaincantes, Harvée n'en est pas encore satisfait ; il lie de nouveau l'artere, & il observe qu'à proportion que la partie du vaisseau comprise entre le cœur & la ligature, se gonfle, celle qui en est éloignée se vuide, tandis que les veines se boursoufflent de sang... ou la ligature est étroite, ou elle est lâche : dans la ligature étroite, le sang qui coule dans les arteres ou dans les veines, est également arrêté ; la couleur de la partie subsiste au-delà de la ligature ; mais bientôt le froid s'en empare : la chaleur d'un membre est, suivant Harvée, produite par le battement des arteres, & par la présence du sang : la partie qui est entre la ligature & le cœur, se gonfle ; le sang fait des efforts pour vaincre l'obstacle qui s'oppose à son cours, & la chaleur s'empare du membre : si on lâche cette ligature, la partie se colore, se tuméfie ; les veines s'enflent : c'est, dit Harvée, qu'alors la ligature ne s'oppose qu'au cours du sang veineux, & ne gêne en aucune maniere le sang dans les arteres : les veines, dit ce grand Physicien, sont moins denses que les arteres ; elles sont plus extérieures & le sang y circule avec moins de force : le sang doit donc couler du cœur vers la main par les arteres, & il ne peut rétrograder des doigts vers le cœur par le moyen des veines.

Mais les arteres & les veines ne forment-elles qu'un canal, ou bien le sang s'épanche-t-il dans les chairs comme dans une éponge de laquelle le sang passe dans les veines ? C'est ce qu'Harvée n'ose déterminer.

Harvée se sert encore de la ligature pour prouver que le sang passe des arteres dans les veines, & il fait observer que le sang qu'on trouve dans les cadavres, est presque toujours contenu dans les arteres & non dans les veines ; tout nous démontre dans cette expérience la route que suit le sang :

ET DE LA CHIRURGIE. 475

XVII. siècle.
1628.
HARVÉE.

pendant la ligature on met le doigt sur l'artere, on sent les flots du sang qui se jettent dans les parties des arteres qui étoient entre la main & la ligature : c'est une espece d'écluse qu'on ouvre au sang, & il coule avec impétuosité dès qu'il n'y a plus d'obstacle qui s'oppose à sa marche : l'homme sur lequel on fait ces expériences, sent, dès que la ligature est ôtée, la chaleur renaître dans son extrémité ; & ce qu'il y a de plus particulier, c'est qu'il s'apperçoit sensiblement que cette chaleur arrive avec le fluide qui aborde la main. On peut, ajoute ce grand Maître de l'art, tirer des valvules des veines de nouvelles preuves du passage du sang des arteres dans les veines & non des veines dans les arteres. On souffle, dit-il, on ne peut nullement introduire le souffle dans ces canaux du cœur vers les extrémités, au lieu qu'on y réussit sans peine lorsqu'on souffle dans les veines des extrémités vers le cœur. Les valvules, par leur position & leur structure, forment autant de sou-papes qui s'opposent à la marche du sang du cœur dans les veines, & favorisent au contraire la marche du sang dans les veines. Pour prouver que dans l'homme vivant les valvules opposent au sang, qui tendroit vers les extrémités, une égale résistance à celle qu'elles opposent au souffle dans le cadavre, notre Auteur recommande d'observer ce qui se passe dans les veines du bras d'un homme maigre : lorsqu'on a fait une ligature au-dessus des condyles de l'humérus, les vaisseaux se tuméfient irrégulierement lorsque la ligature ne fait qu'une légere pression au bras : leur diametre paroît, dans certains endroits, beaucoup plus ample que dans d'autres : leur rétrécissement, selon Harvée, est occasionné par les valvules : si l'on promene les doigts & qu'on les dirige vers la main, l'on sent une résistance qui s'oppose au flot du liquide qu'on ne peut surmonter ; on pousse au contraire légerement le sang, lorsqu'on dirige la main de bas en haut.

Harvée trouve dans la structure du cœur de nouvelles preuves de la circulation. A quoi serviroient ces valvules posées autour de ses orifices ? pourquoi les unes s'ouvrent-elles de dehors en dedans, & autres de dedans en dehors ? C'est, dit notre habile Physicien, que les premieres favorisent l'entrée du sang dans le cœur & s'opposent à sa sortie, que les secondes permettent la sortie du sang hors du cœur, & s'opposent à sa rentrée dans les cavités de ce viscere.

Harvée étaie toutes ses propositions de plusieurs preuves, les unes plus solides que les autres; il tire de chacune d'elles des corollaires intéressans; j'en donnerois un extrait si l'ordre que je dois observer dans cet ouvrage ne me prescrivoit des bornes.

L'ouvrage d'Harvée est écrit avec force, clarté, & avec beaucoup d'ordre ; il y regne par-tout une éloquence mâle & point recherchée ; on reconnoît dans le style un Auteur qui n'a d'autre objet que celui de persuader & d'instruire d'un fait nouveau & intéressant. L'ouvrage est en dix-sept chapitres qui se suivent tous & se lient par leur sujet; l'un énonce la proposition, l'autre la commente, & le suivant la prouve, &c.

Harvée semble se défier de ses propres forces pour exposer le sujet dont il est rempli ; comptant peu sur les raisonnemens, il en appelle toujours à l'expérience.

On doit cependant lui reprocher d'avoir passé sous silence les noms des Médecins qui avoient entrevus la circulation ; on y lit tout au plus celui d'Aristote qui n'avoit eu que des idées vagues & erronées sur cette intéressante fonction ; Colombus y est cité une seule fois, & même pour des rêveries, (car Harvée se donnoit de garde de rapporter son sentiment sur la circulation du sang dans le poumon;) cependant Harvée a terni son ouvrage & sa réputation, en passant sous silence les travaux de ceux qui l'avoient précédé; Servet, Colombus, le Vasseur, Cesalpin, méritoient bien d'être cités : ces quatre Anatomistes avoient vu séparément les quatre objets principaux de la circulation ; Servet avoit décrit le passage du sang du ventricule droit du cœur ns le poumon, & avoit regardé le septum du ventricule comme impénétrable à ce liquide: Columbus a indiqué d'une manière claire & précise le retour du sang porté au poumon par l'artere pulmonaire dans le ventricule droit du cœur par les veines pulmonaires. Le Vasseur a connu les valvules du cœur & leurs différens usages. Césalpin, plus instruit que les trois Anatomistes qui l'avoient précédé, a profité de leurs découvertes, & a décrit les anastomoses des veines avec les arteres; ce qui lui a donné lieu de conclure que le sang porté dans les arteres, couloit de ces canaux dans les veines qui le rapportoient au cœur. Vesale qui avoit ouvert plusieurs animaux vivans pour s'instruire des principales fonctions, avoit déja fait la ligature des arteres, & avoit observé que la partie de l'artere, comprise entre le cœur & la ligature, se tuméfioit, & que la partie de l'artere en-delà de la ligature, se vuidoit, & ne jouissoit plus d'aucun mouvement. Vidus Vidius répéta les expériences de Vesale, & plusieurs Anatomistes ont suivi le même procédé. Notre nouvel Auteur de la circulation auroit aussi pu faire usage des réflexions d'Amatus Luzitanus sur les valvules de la veine azigos.

Harvée a réuni dans son ouvrage les travaux de ces grands hommes; il a marché sur les traces de Césalpin, comme un voyageur qui va parcourir un pays déja découvert par un autre (a); il a soumis les animaux à mille expériences variées; il a consulté le cadavre & l'homme vivant, dont il a étudié les fonctions & les maladies relatives à celles du sang: doué d'un esprit clairvoyant, d'un jugement solide, & orné de profondes connoissances sur les diverses parties de la Médecine, il n'a pu que réussir dans ses recherches: il a démontré si évidemment la circulation dans le corps humain, qu'on peut l'envisager comme une des vérités des plus incontestables de notre art: c'est sous ce point de vue que je le regarde comme le premier qui ait découvert la circulation; ceux qui l'avoient précédé,

(a) M. de Senac, traité du cœur, Tom. II. pag. 26.

n'avoient vu que quelques particularités de sa fonction ; Césalpin avoit réuni le plus grand nombre des faits qui la caractérisent ; mais tombé en contradiction avec lui-même en plusieurs endroits de ses ouvrages ; je renvoie à l'histoire des Auteurs cités, ceux qui voudront de plus amples détails sur la circulation.

La découverte de la circulation a été contestée à Harvée ; Wanderlinden l'attribue à Hippocrate, Jacques Hartmann, Jean Dalmeloveen, Pierre Barra, Charles Drelincourt, ont marché sur les traces de Wanderlinden ; ils ont, comme lui, attribué à Hippocrate la circulation ; mais ils ont cru la trouver dans d'autres ouvrages.

Laurent Heister & le Pere Renault, ont découvert la circulation dans les anciens ; Berger & son éditeur d'Oxfort l'ont entrevue dans les ouvrages de Nemesius ; Ulmus, Walæus, Thomas Cornelis, & le dernier traducteur du Concile de Trente, l'ont attribuée au Frere Paul Sarpi ; Jean Veslingius prétend qu'Harvée a publié les cahiers de ce Religieux ; Lindenius l'accorde à Thomas Harriot, & Wedelius à Ægidius Outhmann (a) ; on ajoutera à ceux-là M. la faye & Garengeot qui ont regardé Rueff, Chirurgien Suisse, comme l'Auteur de la découverte.

Quelques Auteurs ont suivi un procédé différent de ceux que je viens de citer : sans s'amuser à rechercher la découverte de la circulation dans les livres anciens, ils en ont nié formellement l'existence. On ne quitte pas aisément des préjugés dans lesquels on a été nourri. Primerose, Æmilius Parisanus, Hoffman & Riolan sont les plus célebres Auteurs de cette classe : » Harvée, dit M. Senac, méprisa les critiques
» & les censures qui s'élevoient de toutes parts contre
» lui : il ne nomme jamais ses adversaires dans ses
» ouvrages ; Riolan seul lui paroit mériter une ré-
» ponse ; mais il répond plutôt à la réputation de
» cet Anatomiste qu'à ses objections : on ne sait si
» Riolan montra plus de mauvaise foi que d'igno-

(a) On trouvera la liste de ces Auteurs & de leurs ouvrages, dans le methodus studendi, pag. 314.

ET DE LA CHIRURGIE. 477

dans cette dispute : il ne fut pas assez aveuglé pour ne pas entrevoir quelque étincelle de vérité dans les ouvrages d'Harvée ; mais animé par la jalousie, ou prévenu pour les anciennes opinions, le plus célèbre Anatomiste de la France ne voulut pas reconnoître la circulation dans le mésentere & dans le foie. Harvée fit de vains efforts pour désabuser cet esprit bouillant & orgueilleux : comme ses argumens étoient sans fondement, la réponse étoit superflue : Harvée n'y traite qu'un seul sujet intéressant, je veux dire les anastomoses & l'aboutissement des arteres avec les veines : cette communication éluda les efforts de ce grand génie.

» C'est à Riolan qu'Harvée adresse son troisieme ouvrage ; il semble le reconnoître pour juge, quoiqu'il ne fût pas en droit de prononcer : ce sont encore des préjugés frivoles qui sont combattus dans ce traité ; mais il est rempli de faits intéressans qui répandent plus de jour sur la circulation (a) ».

Harvée a rendu son nom recommandable par un ouvrage sur la génération ; ce traité mérite de passer à la postérité la plus reculée ; on y reconnoît un observateur exact & judicieux, les matieres sont présentées avec tant d'ordre & de clarté, que le Physicien le moins instruit du corps humain le lit avec satisfaction : cet ouvrage n'est pas rendu comme il devroit l'être. Harvée parle d'abord de la génération des animaux, vulgairement connus sous le nom de vivipares ; il passe ensuite à celle des ovipares. Ce n'est pas qu'il les différencie ; ce n'est que pour s'accommoder à l'usage reçu : il n'ignore pas que les vivipares sont nés dans le corps de la mere d'un œuf : *nos autem asserimus (ut ex dicendis habit) omnia omnino animalia, etiam vivipara, atque hominem ipsum, ex ovo progigni ; primosque eorum conceptus, è quibus fœtus fiunt, ova quædam esse* (b). Malgré cette décision formelle d'Harvée sur la génération par les œufs, quelques Médecins plus modernes ont voulu s'en approprier la découverte : d'autres plus modestes l'adjugent à Stenon, d'autres à Graaf

(a) Traité du cœur, Tom. II. pag. 46.
(b) Pag. 2 édit. Londini, 1651.

Tome II. H h

ou à Swammerdam : ils n'auroient pas tenu un langage s'ils eussent lu l'ouvrage que j'analyse; cependant ils tomberoient dans une autre erreur s'ils attribuoient à Harvée l'honneur d'avoir le premier dit que l'homme venoit d'un œuf : Mathieu de Gradibus s'étoit expliqué d'une maniere conforme, environ deux cents ans auparavant ; il avoit vu des œufs dans les ovaires.

Les plus grands Anatomistes ont fait usage de l'Anatomie comparée, pour éclairer celle de l'homme. Harvée a trouvé à la surface externe des poumons de plusieurs volatiles, des trous dans lesquels il pouvoit enfoncer le bout de ses doigts ; il doute s'ils n'existent point dans l'homme, & si ce n'est pas à la faveur de pareils vaisseaux béans, mais infiniment plus petits, que la matiere du pus, épanchée dans la poitrine, est souvent pompée dans le poumon & rendue par les crachats (a).

On dit que l'autruche digere le fer ; Harvée a trouvé le fait trop merveilleux pour l'admettre d'après le récit des Auteurs : il a recouru à l'expérience, & il s'est assuré du contraire. L'autruche avale, il est vrai, les pierres les plus dures, les morceaux de fer ou de plomb qu'elle trouve ou qu'on lui donne; à la faveur de ces corps solides elle broie avec plus d'action les alimens qui sont contenus avec eux dans le ventricule ; mais dès qu'elle a digéré les alimens, elle rend les corps solides par la même voie qu'elle les a reçus ; ce sont des corps étrangers qui la surchargent, & dont elle n'a plus besoin (b).

Notre savant Auteur a connu dans plusieurs animaux les veines lactées ; mais il n'a jamais pu les découvrir dans le poulet ; il croit que le chyle est porté au foie par les veines mésentériques (c). Il rapporte plusieurs autres traits d'Anatomie comparée, frappans, mais qui n'ont point une application à l'homme aussi directe & aussi intéressante ; c'est pourquoi je les passe sous silence.

Les parties de notre corps ne se meuvent pas à la fois, & dans le même instant. Harvée, conduit

(a) Pag. 5.
(b) Pag. 20.
(c) Pag. 70.

prit de recherche le plus clairvoyant, s'est assuré, près l'ouverture de plusieurs animaux vivans, que le cœur avoit encore ses mouvemens lorsque les autres parties en étoient privées: il a été plus loin; il s'est convaincu par ses opérations répétées, que le mouvement des oreillettes continuoit long-temps à celui des ventricules. Harvée suivoit la nature pas à pas; il ne se contentoit pas de ces objets grossiers qui frappent & éblouissent les yeux du vulgaire; au lieu de s'arrêter dans ses découvertes, il se servoit d'un objet connu pour en découvrir un autre: conduit ainsi par ce génie physique, il vit, en égorgeant plusieurs animaux, que l'oreillette gauche mouroit avant la droite, & qu'ainsi les battements avoient lieu dans celle-ci long-temps après la cessation de tout mouvement dans les autres parties du cœur (a); cet homme immortel nous a aussi appris que le cœur recouvroit son mouvement long-tems après qu'il a cessé de se mouvoir, s'il étoit échauffé par quelque corps extérieur, ou par l'abord du sang: ce fait est juste & déduit de la nature même. Deux Physiciens célebres se disputent aujourd'hui l'honneur de la découverte: qu'ils lisent Harvée, & ils se désisteront l'un & l'autre de leurs prétentions.

Les plus grands Physiciens se sont occupés & s'occupent encore de nos jours à déterminer le degré de sensibilité dont jouissent nos parties: Harvée a eu en vue ce noble objet, & l'a dignement rempli. L'expérience lui a appris que le cerveau, la moëlle épinière, le crystallin de l'œil, ainsi que l'humeur vitrée, n'avoient aucune sensibilité; le cœur même, auquel nous rapportons toutes nos affections, n'est nullement sensible quand on le touche. Harvée le démontre par l'observation la plus lumineuse: il a vu & touché le cœur d'un jeune Gentilhomme Anglois qui l'avoit à découvert par une carie qui avoit rongé les côtes voisines: c'est sur ce sujet qu'il fut permis à Harvée d'observer dans l'homme l'action du cœur sur le sang (b), lui qui l'avoit si bien décrite

(a) Pag. 151.
(b) Pag. 157.

dans les animaux. Ce fait inouï a avant Harvée, inconnu de nos jours au plus grand nombre Anatomistes, mérite d'être lu avec la plus grande attention; M. Wanswieten en a fait part dans ses commentaires, & a tiré à son ordinaire des conclusions judicieuses.

Jusqu'ici je n'ai annoncé que certaines digressions qu'Harvée fait dans son traité sur la génération, voici des détails qui appartiennent plus à cette importante fonction : il s'agit de l'accroissement du développement des parties. La tête commence à se former & est, dans les premiers termes de la conception, plus grosse que toutes les autres parties du corps; mais ensuite ces proportions changent, la poitrine, croissant plus rapidement que la tête, se développe fort vîte, de maniere qu'elle acquiert un volume proportionné : il y a une pareille proportion entre le tronc & les extrémités : » dans » le fœtus humain, (depuis ce temps que l'embrion » n'est pas plus gros que l'ongle du petit doigt, » jusqu'à ce qu'il ait la grosseur d'une grenouille » ou d'une souri,) les bras sont si courts qu'ils » peuvent se toucher, quoiqu'on les allonge sur » la poitrine ; & les jambes sont encore si courtes » qu'elles ne touchent pas au nombril, pour si fort » qu'on les replie (a). Ce surcroît du tronc sur » les extrémités, a lieu jusqu'à ce que les enfans » puissent se tenir debout & marcher : les enfans sont » d'abord des nains qui marchent à quatre pattes » comme les quadrupedes, jusqu'à ce que les ex- » trémités inférieures devenant trop longues, les » obligent à se tenir debout (b).

Les parties du corps se développant en des temps inégaux, il est des visceres & des membres qui sont entiérement formés, tandis que d'autres sont à peine ébauchés ; la peau est la derniere des parties molles qui soit organisée, principalement la partie qui recouvre la face, & notamment la levre supérieure : de-là vient, dit Harvée, le bec de lievre : *ideò inter initia, nec labia, nec buccæ, nec auriculæ,*

(a) Pag. 101.
(b) Ibid.

ET DE LA CHIRURGIE. 481

nec nasus discernuntur, ultimôque omnium linea illa quâ labia superiora committun-

XVII. Siecle.
1628.
HARVÉE.

Harvée a fait plusieurs observations judicieuses sur la structure des visceres du fœtus; il a vu le *mous* rempli de lait (b); l'ouraque lui paroît un ligament plutôt qu'un tuyau: on a tort, dit Harvée, de blâmer Arantius d'avoir nié l'existence d'une cavité dans l'ouraque; elle n'existe point, & je n'ai pu la voir; j'ai au contraire vû l'urine couler par la verge du fœtus lorsqu'on comprimoit la vessie: c'est ainsi que parle ce grand homme. Qu'on lise son ouvrage, & l'on ne se parera plus de certaines découvertes qui font aujourd'hui quelque bruit parmi les jeunes gens que leurs Maîtres trompent en s'appropriant les travaux d'autrui. Harvée a nié l'existence de la membrane allantoïde (c), & nous assuré, d'après Aristote, que les cotyledons n'existoient point dans les placenta des fœtus humains (d). L'eau contenue dans l'amnios, n'est pas, dit Harvée, le produit de la transpiration ou de la sueur; comme Fabrice le prétendoit: il y a vraisemblablement, ajoute notre grand Maître, quelque organe sécrétoire qui la sépare de la masse du sang, & la verse dans le sac que forment ses membranes. Cet organe secrétoire doit être placé, ou dans le placenta, ou dans ses membranes. Dans le temps de la grossesse, les vaisseaux de l'utérus se dilatent par le sang qui y aborde en plus grande quantité: les arteres sont beaucoup plus nombreuses dans ce viscere que les veines: ce qui est l'inverse de ce qu'on observe dans les autres parties du corps. Harvée applique ce point de doctrine à son système sur la circulation. Comme il y a plus d'arteres que de veines, il aborde à l'utérus un surcroît de sang qui ne peut être repris par les veines: c'est ce résidu qui sert à

(a) Pag. 187.
(b) Pag. 186.
(c) Pag. 728.
(d) Pag. 288.
(e) Pag. 222.

Hh iij

la nourriture du fœtus, & qui s'écoule dans le t...
des regles (a).

Ordinairement les mâles & les femelles occu...
indistinctement l'un ou l'autre côté de la matr...
cependant Harvée avoue avoir trouvé plus fréque...
ment les fœtus femelles du côté gauche & les m...
du côté droit : ces faits paroissent trop singuliers p...
qu'on puisse établir sur eux quelque conclusion...
lide.

Les vaisseaux du fœtus ne sont point continus...
ceux de la mere; ils sont simplement contigus : H...
vée s'en tient au sentiment d'Arantius.

Harvée passe à l'accouchement ; il traite cette p...
tie en Physicien éclairé. Il ne croit pas que...
garde un position constante pendant l'espace de p...
sieurs mois ; il pense au contraire que nageant...
l'eau, il se meut presque continuellement...
in aqua natans, sese movens, modo huc, modo (b)
extenditur, varieque inflectitur & volutatur.
Il est donc impossible qu'il ait toujours les...
appliquées sur le visage, les genoux sur le...
&c. La nature varie dans le terme de l'accouche...
Harvée prouve par des observations tirées des A...
teurs les plus dignes de foi & de sa propre prati...
qu'il y a des fœtus qui sortent du ventre de...
mere avant ou après le neuvieme mois de conc...
tion. Il ne se dissimule pas qu'il y a des fem...
qui ont intérêt de persuader que le terme de la c...
ception est plus ou moins avancé.

La superfœtation n'est point chimérique; Harv...
en rapporte plusieurs observations (c) : je doute q...
les révoque en doute quand on les aura lues...
attention. Cet Auteur pense différemment des an...
sur la cause des accouchemens ; il croit que la pr...
cipale réside dans l'eau qui prend à ce terme...
qualité vicieuse, ou qu'elle n'est plus propre à n...
rir le fœtus, ou qu'elle devient âcre & le pic...
te, ce qui l'oblige à s'agiter dans la matrice,

(a) Pag. 222.
(b) Pag. 257.
(c) Pag. 261.

chercher une issue pour se délivrer de la matiere qui l'irrite. Harvée combat les autres systêmes avec autorité: il mérite d'être lu sur cet objet.

Suivant le même Auteur, la mere ne fait pas elle seule les frais de l'accouchement; l'enfant y coopere de son côté: il conste, dit-il, que lorsque l'enfant est mort dans le sein de la mere, l'accouchement est laborieux; ou au contraire, il conste par l'observation, que des enfans sont sortis d'eux-mêmes du ventre de leur mere morte depuis peu. Ce point de doctrine est discuté avec la plus grande exactitude & le plus profond savoir. Harvée fait usage de l'Anatomie comparée, & il fait voir que les oiseaux rompent la coque avec le bec, &c. &c. Il propose à ceux qui nient toute action du fœtus pour sortir de l'utérus, d'expliquer comment certaines femmes ont pu accoucher dans le temps d'un coma ou d'une attaque histerique, avec le sommeil le plus profond: il leur dit encore d'expliquer comment il peut se faire que des femmes qui n'avoient extérieurement aucune trace de vulve, aient accouché heureusement par un développement subit des parties.

Rien de plus important que de décrire les variétés qui se rencontrent dans les différens âges de la vie. Harvée a senti le prix d'une telle Anatomie: « l'utérus, dit-il, d'une femme enceinte ou qui ne l'est point, offre des variétés, » tant dans l'intempérie, situation, grandeur, figure, couleur, épaisseur, dureté & densité. » Les filles qui n'ont point encore atteint l'âge de puberté, ont l'utérus très petit, blanc, semblable à la peau par sa structure, sans veines sensibles, & à-peu-près du volume d'une feve... les vieilles femmes ont l'utérus ridé, flasque, flétri, pâle... Il survient des intempéries chaudes à ce viscere ». Harvée rapporte une observation frappante d'une maladie de cette espece: il s'agit d'une femme attaquée depuis deux ans d'une fureur utérine, qui n'avoit pu être soulagée par aucun remede, & qui fut radicalement guérie par une chute de matrice. Harvée prétend que c'est au réfroidissement de l'utérus qu'on doit attribuer sa guérison. Persuadé de la validité de son opi-

H h iv

nion, ce grand Médecin ne voulut pas qu'on retirât d'un certain tems ce viscere dans le bas-ventre; & en effet, dit-il, *successit res ex sententia, brevique puella convaluit, atque uterus demum loco suo restitutus, ibidem permansit, vitamque etiam nunc salubriter agit* (*a*).

L'utérus, dans une fille nubile, a la figure & le volume d'une poire; dans les femmes fécondes, il ressemble à une ventouse ou à un œuf d'oie; & l'on remarque qu'il se gonfle lorsque les mamelles se tuméfient. Quel Anatomiste de nos jours a eu un si grand avantage de l'observation. L'ouvrage que j'analyse mérite les plus grands éloges: il est fâcheux que par le laps du temps il soit tombé dans l'oubli.

FABER. Faber (Jean), Médecin de l'Electeur de Baviere, a écrit une dissertation sur les pierres qu'on trouve dans le corps humain.

De calculis in corporis humani partibus inventis epistola, & se trouve dans les observations medicinales de Grégoire Horstius. *Obs*. 47, *liber quartus*. Ulmæ Suevorum 1628. Norimbergæ 1649, in-fol. &c.

Faber s'étend fort au long sur les pierres qui se forment dans le canal intestinal. Il parle d'une femme qui en a rendu cent cinquante par l'anus.

ECKOLDUS. Eckoldus (Jacques), Médecin de la République de Memminge, est l'Auteur d'une lettre qui a pour titre:

De calculis humani corporis epistola, & se trouve dans le même recueil d'Horstius.

Il parle fort au long d'un calcul formé dans les narines, qui se fit jour dans le gosier, & que le malade rendit par la bouche.

DORINGUS. Doringus (Michel), Médecin & Physicien de la République de Breslau.

De gangræna, post hemicraniam in pede oborta, ubi etiam, an pura, & uva recentia dyssenterico conveniant? declaratur. Extat cum Guil. Fabr. Hildani Observ. chirurg. Oppenheimii 1614, in-8°. page 207.

(*a*) Pag. 273.

ET DE LA CHIRURGIE. 485

partu monstroso, Pragæ nato, observatio. Extat page 240. *De monstroso tumore omenti.* ibid.

XVII. Siecle.
1628.
DORINGUS

De musculorum usu epistola, & se trouve dans l'ouvrage d'Horstius.

De calculo renum Observatio. ibid.

La personne qui en fait le sujet, mourut à la suite de douleurs aux lombes ; Doringus l'ouvrit & y trouva un abcès aux reins & du gravier mêlé avec la matiere purulente.

Hildebrand (André), Philosophe & Médecin de la République de Stetin, a donné diverses observations qui sont contenues dans le même recueil des observations d'Horstius.

HILDEBRAND.

Generatio calculi, de cornu cervino, de hæmorrhagia, de gutta gamandra, &c.

Il prétend que le calcul se forme de la sérosité du sang ; que les cornes de cerf fournissent une eau épipharmaque : il recommande d'appliquer des épithèmes sur le foie dans le cas d'hémorrhagie. Hildebrand a commenté ces objets par plusieurs lettres particulieres contenues dans le même ouvrage.

Clossæus (Samuel), Médecin de Metz.

CLOSSÆUS.

De variis vulnerum & ulcerum accidentibus. ibid.

L'Auteur parle d'un ulcere au bas-ventre avec écoulement des matieres fécales, qu'il guérit par le moyen des balsamiques pris intérieurement.

Rotendorf (Bernard) Philosophe, Médecin & Physicien de Munster.

ROTENDORF.

De raris vulneribus. epistola. ibid.

Il y est question d'un Jésuite qui avoit un abcès au fondement par lequel il s'écouloit une grande quantité de sang ; il rendit par l'anus deux corps glanduleux de la grosseur d'un foie de poule : l'Auteur prétend que c'étoit deux morceaux de son foie. Le Jésuite mourut : ce qui confirma Rotendorf dans son opinion ; pour juger de sa validé, il auroit dû ouvrir le cadavre.

Freitagius (Jean), Médecin de Ratisbonne, a écrit sur le même sujet une lettre à Horstius ; il y vante l'usage du cautere actuel contre la carie aux os. On trouve encore quelques-unes de ses lettres

FREITAGIUS.

sur le calcul. Je renvoie à l'ouvrage d'Horstius.

Causæ calculi & suppressionis urinæ.

1628.
BILGERAS. Bilgeras (Jean), Médecin & Physicien d'A[quic]taine.

Abscessus circa pubem admirandus. Horstii obs. m[ed.]

Il s'agit d'une femme qui, à la suite d'un [abcès] au bas-ventre proche le pubis, rendit les excrem[ens] par cette ouverture.

Ulcus umbilici per quod excrementa alvi rej[ice]bantur. ibid.

Dans une autre observation qui est contenue d[ans] le recueil, Bilgera parle fort au long d'une fem[me] qui mourut à la suite d'une hydropisie, dans la [vé]ficule du fiel de laquelle il trouva des calculs b[i]liaires.

STIEBERUS. Stieberus (Bernard), premier Médecin de Br[an]debourg, & premier Physicien de la République [de] Rotembourg.

De calculis in humani corporis diversis partibus ep[is]tola. Horstii. lib. 4.

Il s'est sur-tout fort étendu sur les calculs bi[liaires.]

WALTHERUS. Waltherus (Laurent), premier Médecin d'Ulm[e.]

Delineatio curæ hypersarcoseos in stranguria vi[ru]lenta. Horstii. epist.

Il s'est servi des escharotiques pour ronger l'hyp[er]sarcose.

PLACHETIUS. Plachetius (Jean), premier Médecin de Witt[em]berg, a écrit plusieurs observations chirurgicales q[ui] sont insérées dans le recueil d'observations d'Hor[s]tius; on en trouvera une dans le quatrieme livre, où il parle fort au long des pierres de la véficu[le] du fiel.

De calculis vesicæ felleæ. ibid.

MULLER. Muller (Philippe) de Fribourg.

De usu musculorum epistola. Extat ibid.

L'Auteur s'est amusé à rechercher quel est le com[men]cement ou la fin du muscle; quelle extrémi[té] en est la tête ou la queue. Ces détails sont peu utile[s,] c'est pourquoi on pourra se passer de consulter ce[t] ouvrage.

HOPHNER. Hophner (Henri), Médecin Allemand.

de signis virginitatis. Ulmæ 1628, in-4°.

Hophner a fait usage des réflexions de Pineau, *de anatomicis quibusdam observationibus* dans le même ouvrage d'Horstius.

LOPEZ.

Lopez (Pedro), Médecin Espagnol.

Pratica y teorica de las apostemas. Sevilla 1628.

SYLVATICUS.

Sylvaticus (Benoît), Comte & Noble de Padoue, fils de Barthélemi Sylvaticus, fut Professeur en Médecine dans l'Université de cette ville, depuis environ 1620 jusqu'en 1658; il mourut le 20 Octobre de cette année, âgé de 83 ans, après avoir noblement rempli sa carrière. Il fut enterré dans la grande Eglise, ses parens lui érigerent un mausolée avec une belle épitaphe.

De lithotomia, seu calculi vesicæ sectione consultatio. Norimbergæ 1628, *& cum Joh. Beverowicii libro de calculo. Lugd. Batav.* 1638, in-12.

Ce Médecin parle dans cette épître d'un calculeux qui fut soulagé dans sa douleur par l'usage des diurétiques & des purgatifs: du reste cet Auteur regarde l'opération de la taille comme nécessaire, lorsque les remedes internes & les injections à la vessie ne réussissent pas; il assure que cette opération réussit fort bien dans son pays.

PREVOST.

Prevost (Jean), Médecin de Bâle, naquit à Hillperg, Bourg de ce Diocèse, le 4 Juillet 1585, de Théobalde Prevost. Il parvint aux plus hautes places de son état; il étudia d'abord dans sa patrie, ensuite à Dôle; il reçut le grade de Maître-ès-Arts à Dilingen le 3 Juillet 1603. Léopold, Archiduc d'Autriche, Evêque de Strasbourg, eut occasion de le connoître. Persuadé de son rare mérite il l'envoya en Espagne pour étudier la Théologie, Prevost alla s'embarquer à Gênes le 29 Avril 1604; mais au lieu de continuer sa route pour l'Espagne, il s'arrêta à Padoue où il se mit Précepteur, ayant dépensé l'argent qu'il avoit reçu de l'Evêque de Strasbourg. Il avoit un goût décidé pour la Médecine, & il crut devoir le satisfaire: il suivit les leçons d'Hercule Saxonia, d'Eustache Rudius, de Thomas Minadous & de Jérôme Fabrice d'Aquapendente, qui selon l'histoire lui donna son amitié & son estime. L'étude de la Mé-

488 HISTOIRE DE L'ANATOMIE,

XVII. Siecle.
1628.

PREVOST.

decine ne l'éloigna pas de celle de la Philosophie; il suivit les cours de Cesar Cremonini ; il s'adonna aux Mathématiques sous le célebre Galilée & sous Jean Antoine Magin. En 1607, le 8 Mars, il reçut le bonnet de Docteur ; cinq ans après la Nation Allemande résidente à Padoue, le choisit pour successeur d'Adrien Spigel, qui étoit allé en Moravie ; Prevost n'en resta pas là, il fut nommé en 1613 premier Professeur du troisieme livre d'Avicenne : le 14 Janvier 1616 il passa à la seconde Chaire de Professeur extraordinaire en Médecine pratique. Cependant la mort enleva Prosper Alpin son confrere, qui professoit depuis long-tems la Botanique avec célébrité. Il lui succéda en 1617. Le 6 Mai 1620 il fut premier Professeur extraordinaire en Médecine pratique : comme on connoissoit sa capacité, on l'honoroit des places les plus distinguées. L'Université de Boulogne, depuis long-tems rivale de celle de Padoue, lui offrit une Chaire de Professeur, avec de gros appointemens. Prevost étoit trop attaché à Padoue pour l'accepter ; il la refusa pour mener une vie tranquille & paisible dans cette ville : cependant le destin en décida tout autrement ; la peste ayant attaqué la ville de Padoue en 1631, il se retira dans une maison de campagne où il perdit quatre de ses enfans ; la douleur qu'il ressentit de cette perte fut si vive, qu'il mourut lui-même le trois Août de la même année, à l'âge de 46 ans ; il fut enterré avec pompe dans l'Eglise de Saint Antoine ; la Nation Allemande fit mettre en sa faveur une inscription honorable dans l'Ecole de Médecine.

De lithotomia, seu calculi vesicæ sectione, consultatio, extat cum lib. IV. posterior. observ. Greg. Horstii. Ulmæ 1628, in-4°.

Cum Beverovicii libro de calculo. Lugduni Batav. 1638, in-12.

De morbosis uteri passionibus tractatio. Patavii 1669, in-8°.

La meilleure maniere de connoître le calcul qui a un certain volume, c'est, dit notre Auteur, d'introduire dans la vessie le cathéter, & de l'y mouvoir en différens sens : l'on sent un bruit sourd &

...résistance notable qui indique la présence du corps étranger; mais si le calcul n'avoit pas le volume d'une noix, l'introduction du cathéter qui est primitivement d'un grand secours, devient ici insuffisante & inutile. Quelques soins que l'on prenne pour toucher le calcul, on ne peut y réussir, du moins c'est la régle générale; la pierre élude le contact du cathéter, ou bien la résistance qu'elle lui oppose n'est pas assez notable pour se faire sentir au Chirurgien qui fait la tentative. La suppression d'urine, la dysurie, le tenesme, la démangeaison au gland, les douleurs augmentant pendant l'équitation, lorsqu'on demeure assis, lorsqu'on se promene, lorsqu'on monte ou qu'on descend une échelle; la matiere épaisse & visqueuse qui coule avec les urines; le gravier qui se dépose au fond de l'urinal, &c. sont des signes certains du calcul dans la vessie. Prevost exprime dans l'énumération de tous ces symptomes, avec beaucoup de précision & de clarté; il seroit à desirer qu'il eût été aussi instruit dans la partie Chirurgicale relative à la maladie, qu'il l'étoit dans le traitement Médicinal: les purgatifs hydragogues abondamment administrés; les potions cachectiques & céphaliques réitérées, avec modération des diurétiques, lui paroissent les vrais remedes internes contre le calcul naissant. A ces remedes internes, notre Auteur recommande de joindre l'usage des sétons, vésicatoires, & cauteres potentiels ou actuels, &c. &c.

Ce traitement est fondé sur la théorie que Prevost s'est formée sur la formation du calcul; il pensoit qu'il provenoit d'une matiere visqueuse épanchée dans les cavités des reins, & il étoit tout naturel de prescrire les purgatifs, les cauteres & les sétons, &c.

Prevost est aussi court sur l'opération chirurgicale, qu'il est étendu sur le traitement médicinal; il en renvoye la description aux Lithotomistes.

Caranza (Alphonse de), Jurisconsulte célebre d'Espagne, a écrit un traité sur l'accouchement. *De partu naturali & legitimo*, Matriti 1628, in-fol. Geneva 1630, in-4°.

XVI. Siecle.
1628.
CARANZA.

Caranza s'est étendu fort au long sur le [...] de la conception, qu'il dit varier dans différ[entes] circonstances (a). Il a donné une anatomie [gros]siere du fœtus, qui est répandue en différens endr[oits] de son ouvrage. Il prétend que les fœtus venus [au] terme de dix mois jouissent d'une meilleure [santé] que ceux qui naissent dans des tems, ou plus av[an]cés, ou plus postérieurs : Jesus-Christ, dit-il, [ayant] un tempérament des plus robustes, aussi étoit [il] né dans le dixieme mois de sa conception (b).

Les accouchemens annuels ou de douze mois [lui] paroissent chimeriques ; il défend aux Juges de reg[ar]der comme légitimes les enfans que les meres [di]sent être venus en pareil terme (c) ; voilà le me[il]leur de tout l'ouvrage. L'Auteur l'a rempli d'un gr[and] nombre d'autres questions étrangeres au sujet, [si] puériles & si ridicules, qu'on n'en peut soutenir [la] lecture : ajoutez aux défauts de vraisemblance qui [se] trouvent dans la plûpart de ce détail, un style d[es] plus compliqués & des plus diffus.

LEISCHNER.

Leischner (Martin).
De partibus humani corporis similaribus. [...]
1628, in-4°.

PANTHONUS.

Panthonus (Louis), a écrit une dissertation [...] dans laquelle il vante l'introduction des tentes [au] périné, après l'opération de la taille. Cesar M[a]gatus avoit peu de tems auparavant écrit cont[re] leur usage, après plusieurs anciens qui av[oient] pensé aussi judicieusement : le précepte établi [par] Magatus fut suivi par quelques savans ; mais, com[m]e l'erreur a toujours plus de partisans que la v[éri]té, plusieurs s'opposerent vivement aux avis [de] Cesar Magatus ; Panthonus fut du nombre : par ses raisonnemens plutôt que par ses observations [...]

(a) Pag. 20. édit. 1630, in 4°.
(b) Hinc demùm factum (quod valdè & præ reliquis nota[n]dum ; ut Christus Dominus Deus noster (omnium, secundum carnem, perfectissimus & optime temperatus ex D. Thom[æ] 3. part. Summæ. q. 46. art. 6.) ne suæ naturali perfectioni q[uid] deesset, decimo mense natus sit ex Maria Virgine, ut ex [...] tissimâ ecclesiæ traditione, &c pag. 535, n°. 16.
(c) Pag. 591, n°. 1. & suiv.

ET DE LA CHIRURGIE. 491

de prouver l'utilité des tentes pour écarter les
des plaies. Sa dissertation est insérée dans les **XVII. Siecle.**
ges de Hildan sous le titre : **1628.**
usu turundarum post extractionem calculi. Basil. PANTHONUS.
in-4°.

Fabricius (Jacques), Médecin, plus célebre par FABRICIUS
places qu'il a occupées, que par les ouvrages qui
sortis de sa plume ; naquit le 21 Août 1577,
Duché de Meckelbourg ; il étudia sous Chy-
sous lequel il fit des progrès précoces ; dans
il s'adonna à la Médecine, qu'il professa à
toch pendant quarante ans : il étoit en même
Professeur de Mathématiques, & il jouissoit
réputation fort étendue, de savant en l'un &
genre. La ville de Meckelbourg le choisit pour
premier Médecin ; il eut la même qualité auprès
de Dannemarck & de Norwege, Christian
Frédéric III. Il mourut à l'âge de 75 ans, le 14
1652 ; son corps fut porté dans sa patrie, on
sur son tombeau une épitaphe qui fait honneur
mémoire. Auguste Varenius l'a rapportée dans
Oraison Funébre de Fabricius.

Fabricius a composé quelques ouvrages en Mé-
voici ceux qui ont du rapport à la matiere
traite :

vulneribus capitis & aliarum partium singula-
epistola, & se trouve dans le recueil d'obser-
médicinales de Grégoire Horstius, *lib. IV.*
483. Ulmæ 1628, in-4°.

Fabricius rapporte quelques observations qu'il a
lui-même ; elles prouvent plutôt les ressour-
nature que son savoir en Chirurgie.

Uroscopia, seu, de urinis tractatus. Rostoch. 1605 ;

On y trouve une description grossiere des voies
l'Auteur n'a point connu les mamme-
des reins dont Carpi & Eustache avoient si bien
&c.

Oratio renunciationi novæ medicinæ Doctoris præ-
de causis cruentantis cadaveris præsente homici-
Rostoch. 1620, in-4°.

XVII. Siecle.
1628.
FABRICIUS.

Fabricius, comme on le voit au titre de cet ou[vra]ge, y recherche la cause de la cruentation des [corps] des assassinés, lorsque les assassins sont présens; [...] outre qu'il assigne des causes ridicules, c'est q[ue le] fait qu'il entreprend d'expliquer est chimériq[ue &] superstitieux. L'Auteur a marché sur les traces [de] Libavius & de Ranchin; il est digne de la cri[tique] que nous avons faite des ouvrages que ces Mé[de]cins ont composés sur ce sujet.

Le même Auteur a écrit plusieurs dissertations [aca]démiques sur différens sujets de médecine; M. [de] Haller en annonce une sous le titre suivant:

Jac. Fabricii disputatio de phthisi renali, [...] vesicæ complicata. Giess. 1699.

Il y a apparence que ce Jacques Fabricius [est le] même que celui dont je viens de parler.

NYMMAN.

Nymman (Grégoire), naquit à Wittemberg [en] Saxe, en 1594, de Jerôme Nymman, Docteur [&] Professeur public de Médecine. En 1614 il reçu[t le] grade de Maître-ès-Arts dans l'Université de [cette] Ville. En 1618 il prit le bonnet de Docteur en [Mé]decine, & quelque tems après il fut nommé Pr[ofes]seur d'Anatomie & de Botanique; il remplit tre[s long] tems les fonctions de ces places. Il mou[rut en] 1638 à l'âge de 44 ans. Faute de calculer, M. D[ou]glas le fait mourir à l'âge de 46 ans; Manget à [celui] de 45, & Eloi à celui de 43 : nous avons de l[ui]

Dissertatio de vita fœtus in utero, quâ luc[ulenter] demonstratur infantem in utero non animâ ma[tris,] sed suâ ipsius vitâ vivere, &c. &c. Witteberg[æ &] Lugd. Batav. 1644, in-12, & se trouve dans l['ou]vrage de Plazzoni, *de partibus generationis.* L[ugd.] Batav. 1664, in-12.

Nymman soutient que le fœtus a une vie ind[épen]dante de celle de la mere, que la cause du mou[ve]ment de son cœur réside dans lui-même; il croit qu[e le] fœtus respire, &c. Cet Auteur parle de plusieurs en[fans] qu'on a tirés vivants du ventre de leur mere [peu] de tems après qu'elles étoient mortes; c'est c[e qui] lui fait conclure qu'il est imprudent d'enterrer [les] femmes enceintes sans les avoir ouvertes, [& d'] d'enterrer les enfants vivants; il s'adresse aux Ma[...]

& les prie de prévenir un tel accident. *apoplexiæ tractatus. Wittebergæ* 1629, in-4°.

XVII. Siecle.
1628.
NYMAN.

Quoique le titre de l'ouvrage n'annonce aucun traité d'Anatomie, on y trouve cependant plusieurs observations assez intéressantes sur le cerveau, la moëlle épinière & les nerfs qui en partent, &c.

CASTELAN.

Castelan (Jean), Médecin Romain, qui a composé un ouvrage sur la phlébotomie & l'artériotomie ; imprimé sous ce titre :

Exercitation phlebotomiæ & arteriotomiæ. Argentinæ 1628, in-8°.

L'Auteur a décrit les principales veines & artères, & a ajouté à cet ouvrage une planche d'anatomie.

Castelan a été l'éditeur des ouvrages de Baldesius, sur la gangrène & sur le sphacele, &c.

SEVERINUS.

1629.

Severinus (Marc Aurele), né à Carthagène en Tharse, Professeur d'Anatomie & de Chirurgie dans le Collège de Naples. Il étoit disciple de Jassolinus, à qui il succéda. Severin ne démentit point, par ses écrits & par la réputation qu'il s'acquit, le nom de son Maître. Il attira par ses savantes leçons un nombre prodigieux d'auditeurs : l'on voyoit à Naples un concours continuel de malades étrangers qui venoient le consulter. Severin joignoit aux connoissances d'Anatomie & de Chirurgie l'usage réfléchi d'une profonde pratique ; il savoit la Botanique & possédoit toute sorte de son art.

Tant de connoissances éblouirent les Médecins étrangers ; les Allemands, les Hollandois, les Flamands & les Anglois, qui alloient faire leurs études en Médecine à Padoue, quitterent cette Université pour aller étudier dans celle de Naples. Ce concours d'élèves subsista à Naples tant que Severin y enseigna, mais à sa mort tout changea de face ; il y eut peu de Médecins dans le pays en état de lui succéder : s'ils étoient instruits, leur science n'étoit pas connue, ou s'ils avoient de la réputation,

Tome II. I i

elle étoit fondée sur le préjugé national. Aucun Médecins connus ne put remplacer celui qu'on venoit de perdre : cependant l'Italie avoit déjà donné aux Royaumes limitrophes un grand nombre de sçavans. Il y avoit déjà des amphithéâtres d'Anatomie dans presque toutes les Provinces de l'Europe, où professoient des Médecins qui avoient fait leurs études en Italie. Chacun d'eux vanta la splendeur de l'Ecole où il avoit puisé son savoir, & déplora l'état où se trouvoit l'Italie de ne pouvoir plus fournir des sujets à ses Colleges. Les Médecins étrangers n'y furent presque plus en Italie. Les Espagnols allerent à Montpellier, l'Université pour lors la plus florissante de France. La Faculté de Leide se peupla d'Ecoliers nationnaux : les Anglois se concentrerent dans leurs pays, où ils crurent trouver des Maîtres en état de les instruire. Il n'y eut plus dans tous ces Royaumes que quelques particuliers riches, ou voisins des Universités des Royaumes limitrophes, que de celles de leurs pays, qui s'expatrierent pour aller étudier en Médecine.

La mort de Severin fit une autre révolution en Italie. Les Médecins furent si attachés à ses ouvrages qu'ils oublierent les préceptes des plus grands Maîtres qui l'avoient précédé. La méthode douce & anatomique de traiter les maladies chirurgicales, fut entiérement abandonnée ; on se servit du fer & du feu dans le traitement de la plupart des maladies. Ce changement en Médecine eût été plus salutaire s'il eût été moins outré. L'ouvrage qui y donna lieu est intitulé : *De medicina efficaci*. Voici tous les ouvrages que Severin a publiés sur l'Anatomie & la Chirurgie.

Historia Anatomica observatioque medica cujusdam corporis. Neapoli 1629, in-4°.

Zootomia democritea, id est, anatome generalis totius animantium opificii, libris quinque distincta. Norimbergæ 1645, in-4°.

Vipera pithia, id est, de viperæ naturâ, medicinâ, demonstrationes & experimenta nova. tav. 1643, 1651, in-4°.

*Antiperipatias, hoc est, adversus Aristotelem de respiratione piscium diatriba. De piscibus

ET DE LA CHIRURGIE. 495

XVII. Siecle.
1629.
SEVERIN.

..., *phoca illustratus ; de radio turturis ma-*... 1654, 1659, in-fol.

...*lo-phlebotomia castigata, sive de venæ salvatellæ*... *abusu, censura.* Hanoviæ 1654, in-4°. Francof. 1668, in-4°.

... *aquâ pericardii ; cordis adipe ; poris coledo-*... Hanoviæ 1654, in-4°.

...*stiones anatomicæ quatuor, 1. de aquâ pericar-*... *2. de cordis adipe, 3. de poris choledochiis,* ...*ologia pro Galeno, &c.* Hanoviæ 1654. Francof. 1668, in-4°.

... *reconditâ abscessuum naturâ, libri 8.* Neapoli ..., in-8°. *editio secunda multo auctior & correc-*... *ipso authore reddita.* Francof. 1643. ibid. 1668, ... Patav. 1651, in-4°. Leidæ 1729, in-4°.

...*efficaci medicinâ, libri tres.* Francof. 1646, ... 1671, in-fol. 1682, in-fol. Parif. 1669, *& traduit en françois sous le titre, De la Médecine efficace, divisée en trois livres.* Geneve 1668, in-4°.

...*membris chirurgica, in quâ diætetico-chirurgica,* ...*maco-chirurgica, & chymico-chirurgica.* 1653, ... Leidæ 1625, in-4°.

...*nopseos chirurgiæ, libri 6.* Amstelod. 1664,

... Le traité sur la nature des abcès est le meilleur ...rage qui soit sorti de la plume de Marc Aurele ... il l'a divisé en huit livres. Dans le premier il traite de l'abcès critique ; il y a joint une ...ultation médicinale sur le même sujet. Dans le ...cond livre il parle de l'abcès par congestion. Dans ...isieme il s'étend sur les abcès anomaux. Le quatrieme contient plusieurs observations particulieres ...es abcès en général. Le cinquieme roule sur le ...arthrocace, ou abcès propre aux enfans. Le sixieme a pour objet les vices de conformation, tels ...es bosses, les contorsions des membres & luxations par causes internes. Dans le septieme livre, ...erin s'est étendu sur les épinygtides, rousseurs, ...elues, &c. Dans le huitieme enfin il parle d'une ...ction pestilentielle qui régna dans son pays. Ce ... est annoncé sous ce titre : ΠΑΙΔΑΓΧΟΝΗ, Cha-

I i ij

XVII. Siecle.
1629.
SEVERIN.

cun de ces livres contient quelque objet intér[...]
Severin donne une exacte description de l'abc[ès]
en distingue avec soin les différens états ; il le[s]
finit & les décrit avec précision ; mais la diff[érence]
sur laquelle il insiste le plus, c'est celle d'abcès [cri]
tique & d'abcès symptomatique. Severin est per[suadé]
que la plupart des maladies se terminent par a[bcès :]
dans les unes, la nature se décharge de la ma[tiere]
morbifique dans des parties peu importantes [à la]
vie, ou par le moyen desquelles elle peut ais[ément]
se vuider naturellement, ou par les secours de [l'art.]
Ces especes d'abcès rentrent dans la classe d[es abcès]
critiques. Ceux au contraire qui, à la suite [d'une]
maladie, se forment dans des parties essentiel[les à]
la vie, ou dont le tissu est si délicat qu'il est [faci]
lement altéré, sont compris dans la classe des [abcès]
symptomatiques. Notre Auteur entre dans des [détails]
ultérieurs pour établir ces différences. Il don[ne des]
signes généraux & particuliers. Tantôt il les tir[e du]
sujet, tantôt de la matiere qui forme la tu[meur,]
& tantôt des symptomes qui l'accompagne[nt.]

Ces divisions ne sont pas de pure spéculati[on ;]
elles conduisent à des préceptes curatifs très [sal]u
taires. Tantôt il faut ouvrir les tumeurs ; tan[tôt il]
faut les faire suppurer, & quelquefois n'y p[orter]
aucun secours.

Severin s'étend fort au long sur les métast[ases :]
il pensoit que communément elles se faisoient [du]
même côté du corps, où les abcès avoient pr[imi]
tivement leur siege : *nam ubi pars dexterâ labo[rat,]
in dexterum item latus deducenda materia est ; [sinis]
trum vero accipiet à sinistra* (a), &c.

Notre Médecin ne veut pas qu'on retarde [l'ou]
verture d'un abcès : si la matiere qui le forme[,]
est cuite, il faut l'ouvrir avec le bistouri, [suivant]
la méthode ordinaire ; mais si la matiere est c[rue, il]
faudra se servir d'un fer chaud tranchant. Se[verin]
prétend que le fer chaud communique à la ma[tiere]
un certain degré de chaleur qui lui donne la co[ction]
nécessaire (b).

(a) Page 28. édit. Francof. 1643, in 4°.
(b) Pag. 94.

place parmi les abcès anomaux les différentes tumeurs enkistées, telles que les loupes, les &c. le broncocele, &c. il indique leur siege, espéces, leurs symptomes, &c. Pour la cure, grand partisan du fer & feu: le mieux est selon lui, lorsqu'on a recours à l'instrument tranchant, de le faire rougir au feu. Severin dit avoir tiré les plus grands avantages de cette méthode: il rapporte dans son livre des observations frappantes qui la confirment. Il a fait dessiner plusieurs stéatomes d'une grosseur prodigieuse, qui démontrent jusqu'à quel point la peau est extensible. On y trouvera aussi la figure de quelques anevrismes & d'un hydrocéphale monstrueux; il y joint une ample description de l'hydrocele & du broncocele. Pour mieux se faire entendre, il y a fait représenter quelques sujets attaqués de cette maladie, &c.

L'erreur se mêle toujours aux ouvrages des hommes. On trouvera dans celui de Severin la figure d'une anguille qu'on croit avoir été trouvée dans le cœur d'un homme.

Le livre du pædarthrocace contient l'histoire de plusieurs caries survenues aux os par cause interne. Ce livre est original. La plupart des Auteurs qui avoient précédé Severin, croyoient que la carie étoit produite par cause externe. Le virus vérolique occasionne souvent cette maladie, sans que l'extérieur du corps en paroisse affecté en aucune maniere; mais ce qu'il y a de plus singulier, c'est que les enfans des parens attaqués de cette maladie, sont plus sujets à la carie des os que ceux qui les ont mis au jour. Le spina ventosa, dont Avicenne avoit parlé, est parfaitement égal au pædarthrocace de Severin; nous avons cependant obligation à celui-ci d'en avoir donné une plus exacte description dans le temps où cette maladie étoit inconnue.

L'histoire des bosses & autres difformités de ce genre, est très détaillée; on pourra la consulter avec fruit.

Dans la peste dont parle Severin, il se formoit des abcès dans les corps de ceux qui en étoient attaqués, & principalement au poumon : la plupart périssoient tout d'un coup.

L'Auteur se propose dans cet ouvrage de démontrer qu'on peut guérir par le feu ou par le fer le plus grand nombre des maladies. Dans le premier livre, Severin expose les motifs de sa méthode, & les établit sur diverses preuves : tantôt il les tire de l'autorité, tantôt du raisonnement & quelquefois de l'observation : il raconte que les Egyptiens se servent avec le plus grand avantage du secours du feu pour combattre les maladies les plus opiniâtres, & qu'ils s'en guérissoient fréquemment par cette méthode. Notre Auteur tire à ce sujet ses preuves de Prosper Alpin, dont l'ouvrage avoit paru depuis peu. Il mêle l'agréable à l'utile. Pour encourager le sexe à supporter l'application du fer, il dit qu'il faut leur représenter l'exemple des Amazones qui se brûloient elles-mêmes les mamelles : de tels exemples engagent peu à supporter une opération chirurgicale.

La seconde partie du premier livre roule sur l'ouverture des vaisseaux sanguins. L'Auteur vante beaucoup l'artériotomie, principalement celle de la temporale, dans les maladies de la tête ou des yeux : il assure qu'on peut brûler ces vaisseaux dans les mêmes maladies, & qu'on en retire de grands avantages. Il n'y a point de veine superficielle qu'on doive saigner préférablement aux autres : il faut varier suivant la maladie. Notre Auteur renverse un préjugé qui étoit fort répandu dans l'Italie ; c'étoit de saigner la salvatelle. Il démontre par des observations répétées, que ces saignées ne sont pas préférables à celles de la basilique, de la céphalique, &c.

Les scarifications aux parties produisent les plus grands avantages dans la plupart des maladies, principalement dans les fievres aiguës, malignes, pestilentielles, même dans la peste (a), dans l'inflammation à la tête, aux yeux, le vertige, &c. Chez les enfans, les scarifications ont un usage plus étendu ; on doit y recourir à la place de la saignée qui épuise leurs forces.

(a) Chirugiæ efficacis, pars 2. enarratoria, cap. 2.

ET DE LA CHIRURGIE.

pour le traitement des maladies externes, rien au-dessus des scarifications. Severin rapporte un grand nombre d'observations que sa pratique lui a fournies, ou qu'il a extraites des meilleurs Auteurs; les ulceres même demandent à être scarifiés, ou il exige qu'on fasse des scarifications dans des parties éloignées: les douleurs sont calmées peu de temps après qu'on a scarifié les parties douloureuses.

A ce traité de scarifications, Severin joint celui des ponctions ou des paracentheses; il fait voir les cas où ce genre d'opération convient & ceux où elle est nuisible; celui des incisions lui succede. Severin traite fort au long, dans cette partie de son ouvrage, les maladies qu'on guérit par l'amputation & par les incisions: celles-ci sont nécessaires dans la plupart des maladies cutanées: notre Auteur en a imaginé de différentes formes & de différentes grandeurs; on en trouvera les figures dans son livre, avec des préceptes les plus utiles. Severin a parlé de la contre-ouverture dans les abcès, & a décrit un instrument propre à la faire. Il a prescrit, dans les ouvertures des abcès, d'ouvrir toujours à la partie inférieure lorsque rien ne s'y oppose; le pus, dit ce Médecin, s'écoule plus librement hors de son foyer. L'opération de la bronchotomie, que quelques contemporains blâmoient, lui paroît de la plus grande utilité dans toutes les difficultés violentes de respirer, & dont la cause réside au-dessus du larynx: il parle au long de l'incision qu'il convient de faire à l'hymen lorsqu'il n'est point percé & qu'il s'oppose à l'issue des regles: il veut qu'on se serve du cautere pour ouvrir le rectum lorsque l'anus est bouché par la coalition des parois de l'intestin, ou qu'il n'y a pas eu naturellement d'ouverture. Severin traite la fistule à l'anus ainsi que la plupart de nos meilleurs Chirurgiens modernes, & introduisoit dans l'ouverture un stilet flexible qu'il recourboit, & embrassant un lambeau de chair, il coupoit tout autour & pansoit ensuite la plaie comme il eût fait une plaie simple, &c. Notre Auteur n'a pas fait usage dans son traité des remarques de plusieurs Chirurgiens sur l'amputation de la mamelle. Il se sert,

XVII. Siecle.
1619.
SEVERIN.

ainsi que les anciens, dont Ambroise Paré a fait [...]
amere critique, des aiguilles & des fils dont il [...]
la mamelle pour la soutenir & la fixer pendant [...]
pération : il a mis en vogue l'opération du tré[...]
il la recommande dans les vives & anciennes dou[...]
de la tête, dans la mélancholie, l'épilepsie, & [...]
l'affoiblissement de la vue. Hippocrate & Ga[...]
avoient prescrit de trépaner une des côtes lorsq[...]
soupçonnoit du pus épanché dans la poitrine, [...]
est fourni par une côte cariée; Severin décrit cette o[...]
ration & la recommande d'après ces grands Ma[...]
Il parle encore de l'opération de l'empyême ; il v[...]
qu'on la fasse entre la cinquieme & la sixieme cô[...]
& il ordonne au Chirurgien de ne jamais faire [...]
le même jour l'ouverture à la poitrine des deux côt[...]
mais d'attendre au lendemain pour faire la seco[...]
opération. Les maladies des dents, dont la plup[...]
des Chirurgiens avoient abandonné le traitement [...]
des Charlatans, ont paru à Severin dignes de [...]
occupations : c'est d'après les Arabes qu'il a reno[...]
vellé en Italie la méthode de limer les dents lor[...]
qu'elles sont trop longues ou qu'elles sont carié[...]
dans quelques points de leur substance.

L'application du feu au corps humain, remplit le[...]
plus grands usages dans l'économie animale ; Se[...]
rin en a traité fort au long dans sa Chirurgie effica[...]
selon lui, on peut varier presqu'à l'infini les moye[...]
de l'appliquer ; on peut diminuer ou augmenter s[...]
intensité, étendre ou restreindre son activité : [...]
plication ainsi modifiée, procure des avantages pr[...]
que infinis. Dans les affections froides, dit-il, le feu [...]
par son application, donne aux parties un degré de [...]
chaleur nécessaire, & rend aux humeurs leur flui[...]
dité ordinaire, & corrige leur mauvaise qualité [...]
dans les affections chaudes, le feu dissipe les hu[...]
meurs qui les produisent : l'ouverture qu'il fait aux [...]
parties molles, leur donne une libre issue.

On voit par ce raisonnement, que Severin trouvoi[...]
des raisons pour expliquer le pour & le contre. D'[...]
près cette théorie, il dit que le feu ramollit, qu'il est [...]
maturatif, atténuant, suppuratif, discussif, qu'il attire [...]
au dehors la matiere morbifique contenue dans [...]

vités les plus profondes, les plus éloignées & les plus cachées du corps, & qu'il a la propriété de les absorber; mais ce qu'il y a de plus salutaire dans le feu, c'est que tantôt il relâche & tantôt il resserre les parties, & qu'on peut obtenir ces deux effets. Un instrument de fer mince, rougi au feu, incise les parties en les brûlant comme feroit un instrument tranchant, & empêche l'hémorrhagie qui survient lorsqu'on se sert du fer froid pour couper les chairs. Enfin notre Auteur ne pouvant plus trouver de termes dans la Médecine pour célébrer le feu dans le traitement des maladies, conclut dans son onzieme & douzieme chapitre, que le feu peut être regardé comme un remede universel, &c. Dans la seconde partie du premier livre de la pirotechnie, Severin indique les matieres qu'il convient d'employer pour cautériser les parties : il fait voir qu'il y a des cauteres solides & des cauteres liquides ; que les uns sont tirés de la classe des animaux, les autres de l'eau quelques-uns du regne végétal Comme le feu n'agit sur les corps qu'autant qu'ils sont exposés à l'air notre Auteur croit aussi devoir en parler dans un chapitre particulier. On peut se servir des métaux rougis au feu : le fer est celui qu'on emploie le plus souvent ; on en forme différens instrumens qui se terminent par un bout de différente figure & de différente grandeur : lorsque ces fers sont rougis au feu, on les applique sur les parties ; mais comme il y a divers moyens de transmettre le feu, il y a aussi des moyens pour en diminuer ou pour en augmenter l'activité : Marc Aurele Severin les expose fort au long dans son quatrieme chapitre de la seconde partie du livre premier de la pyrotechnie chirurgicale. Les corps denses, dit-il, sont susceptibles d'acquérir, lorsqu'ils sont exposés au feu, un degré de chaleur plus grand que celui qu'acquerent les corps d'une moindre densité. On pourroit, suivant notre Auteur, évaluer, pour ainsi dire, l'excès de chaleur que prend un corps dense & dur sur celui d'un corps rare & mol, en évaluant la différence des densités & en les comparant entr'elles. On doit placer les métaux parmi les corps les plus pesans ;

mais il y a un choix à faire : Severin donne la premiere place au fer ; il s'étend ensuite sur cette matiere, & les réflexions qu'il fait sont judicieuses & méritent d'être lues de tout homme qui se mêle de l'art de guérir.

Il y a certaines parties du corps qui supportent, sans que leur organisation en soit altérée, un certain degré de feu supérieur à celui que peuvent souffrir des parties d'une nature différente. La carie aux os exige un feu plus actif que les plaies aux parties molles. Notre Auteur a consacré à cet objet le troisieme livre de sa premiere partie de la pyrotechnie. Comme il a projetté d'appliquer le feu dans toute maladie, quelle qu'elle soit, il le recommande avec emphase pour arrêter les hémorrhagies ; cependant par la pratique de ce cruel remede, il s'étoit convaincu que l'escarre tomboit bientôt après : pour rémédier à cet inconvénient, il veut qu'on applique sur la partie, avant d'en venir au cautere, de l'alun dissous dans un blanc d'œuf. Les Auteurs d'un système en font fréquemment une application trop générale : ce qui les expose à des méprises grossieres.

Les bains, les embrocations, les fomentations, les étuves, les ventouses, peuvent procurer les plus salutaires effets : notre Médecin en célebre l'usage dans la plupart des maladies internes. La seconde partie de son ouvrage roule sur divers cas particuliers dans lesquels l'Auteur a employé les secours qu'il a déja décrits. Ce livre-ci est le plus intéressant de tous ; il contient un grand nombre d'observations curieuses.

Si la Médecine efficace de Marc Aurele Severin contient de bons préceptes, elle en contient aussi de vicieux, d'erronés & de très dangereux à suivre. Autant l'application du feu est avantageuse dans certains cas, autant elle est nuisible dans d'autres : les Chirurgiens de nos jours ne s'en servent que dans la carie aux os ; quelques-uns l'appliquent aux ulceres baveux ; mais il y en a fort peu qui en fassent un tel usage ; les ventouses & les sétons pourroient être employés plus fréquemment qu'on ne fait ; on pourroit, en lisant attentivement l'ouvrage de Severin, terminer quelques cas dans lesquels l'usage seroit utile. Du reste, l'ouvrage que je viens d'analyser a coûté beaucoup de peine à son Auteur; il y a de l'érudition, & on y trouve aussi grand nombre d'observations, de maniere qu'on y reconnoît un praticien consommé dans l'exercice de son art. Cependant ce livre eût pu être mieux ordonné & mieux écrit; les chapitres sont mal distribués; à force d'érudition l'on ne peut souvent reconnoître le sentiment de l'Auteur: on peut dire qu'il a eu un noble objet; mais qu'il l'a mal rempli.

Severin, dans sa Zootomie, prouve que les animaux, pour si différens qu'ils paroissent au premier aspect, se ressemblent cependant par les parties principales (a); elles remplissent des fonctions si intéressantes, que les animaux ne pourroient exister s'ils en étoient dépourvus: les végétaux eux-mêmes se rapprochent des animaux: Severin parle de leurs vaisseaux: il a donné une anatomie grossiere des parties dont ils sont formés (b).

L'homme est le plus noble de tous ces corps créés; mais comme dans l'étude des sciences il est bon de procéder du simple au composé, notre Auteur veut qu'on dissèque les plantes avant les animaux, & ceux-ci avant l'homme; il faut sur-tout, selon lui, insister sur les dissection des singes, des ours & des chiens. Galien avoit déja fait des recherches sur ces animaux avant de s'adonner à l'étude de l'anatomie sur l'homme lui-même.

On trouve dans la Zootomie de Severin le germe de plusieurs découvertes que d'autres Ecrivains se sont appropriées. Les glandes que Peyer a observées dans les intestins, ne paroissent pas lui avoir été inconnues : voici ce qu'il dit dans son anatomie du porc : *in intestinis tenuibus, ileo quippe, parte externa, tubercula quædam visa duriuscula seminis lentis magnitudine & figurâ* (c). Les deux tubercules blancs & solides que Graaf s'est flatté d'avoir découverts dans l'urethre, ne lui appartiennent pas; Severin

(a) Pag. 44.
(b) Pag. 95.
(c) Pag. 299.

les a observés & décrits dans ce même traité: il semble aussi qu'il a eu une idée grossiere du trigone de M. Lieutaud: *in cervice vesicæ suillæ observatur hæc: internè tunica quædam cujus substantia inter carnem & membranam anceps videtur... in primo exortu venæ exiles paucæ, item monticuli duo, alter depressior durioris uterque albæ substantiæ, cum valliculis alternis hinc atque hinc*, page 300.

Il paroît que l'étude des glandes l'a fort occupé. Severin a décrit les bronchiques: *ubi primum finditur aspera arteria, apparent glandulæ majores & parvæ, albæ, rubræ, cineritiæ, mistæ* (a), & a parlé de deux glandes qui ont leur siege vers l'orifice supérieur de l'estomach (b). En disséquant le cerveau d'un chien, il dit avoir vu deux conduits qui alloient des éminences mamillaires du cerveau vers le cervelet; mais ce qui mérite le plus d'attention, c'est, suivant notre Auteur, que les jeunes chiens ont leurs testicules cachés dans le bas-ventre.

Depuis long-temps les Anatomistes se sont occupés à rechercher les usages des reins succenturiaux. Severin a cru entrevoir un canal de communication entre cette glande & le testicule du même côté: ce canal est imaginaire; cependant Valsalva a adopté la même erreur; & sans citer Severinus, en a donné une description chimérique qu'il fait passer pour une découverte: heureusement qu'elle n'a pas séduit les Anatomistes.

La vésicule du fiel communique, selon notre Auteur, au foie par un canal placé vers son fond, qui, en pénétrant dans le foie, se divise en plusieurs autres canaux collatéraux qui se répandent dans les lobes (c). Severin s'est assuré de l'existence de ce canal dans un chien qui s'étoit noyé.

C'est en disséquant le cadavre du même animal, qu'il a vu les vaisseaux sanguins fournir aux reins plusieurs ramifications, dont quelques-unes pénétroient dans les caroncules.

Il a fait dans la trachée-artere du chat quelques

(a) Pag. 320.
(b) Pag. 308.
(c) Pag. 386.

...servations anatomiques qui peuvent s'appliquer à l'homme. Les demi-cercles cartilagineux sont semblables à ceux de l'homme; mais ils sont joints en arriere par une double membrane; l'une est extérieure & est charnue; l'autre est interieure & est membraneuse; celle-ci naît des bords supérieurs des demi-cercles. L'étrier de l'oreille de cet animal ne lui parut pas percé. Severin oppose son observation au sentiment de Casserius qui avoit admis un trou à la base de cet os.

En fouillant dans l'ouvrage que j'analyse, on trouve plusieurs détails intéressans. L'Anatomie comparée offre toujours un champ fertile à celui qui la cultive. Severin en a senti l'avantage plus qu'aucun autre Anatomiste: son traité est rempli de découvertes qu'il a faites sur des animaux; & il ne pouvoit qu'en faire, cette branche n'ayant presque pas été cultivée avant lui: il a disséqué nombre d'animaux qu'aucun Anatomiste n'avoit envisagé.

On trouve à la fin de la Zootomie une méthode de disséquer. C'est d'après les obstacles qu'il a eu à surmonter dans ses dissections, que Severin donne ses préceptes.

Dans son livre sur la respiration des poissons, il a décrit le cœur de ces animaux: on peut en faire l'application à l'homme. Il a décrit avec assez de précision leurs poumons, sur-tout ceux du polipe. Il prouve que les poissons respirent comme les autres animaux, & qu'ils ont leur sang chaud.

Il n'a pas été bien ferme dans sa façon de penser sur la circulation: tantôt il l'a admise avec chaleur, & tantôt il a paru balancer dans son sentiment (a); d'autres fois il a formellement nié que le sang circulât. L'art de réparer le nez en y substituant un lambeau de chairs, ne lui a pas été inconnu, & il a même vu faire l'opération avec succès par Flaminius Crassus qui vivoit dans la Calabre (b).

Le traité de la saignée contient une ample des-

(a) Epît. VIII.
(b) De occult. abcess. chap. 18. Anatomia.

XVII. Siecle.
1629.
SEVERIN.

cription des veines que l'on a coutume d'ouvrir; il y a auſſi une planche, mais qui eſt tirée des ouvrages de Veſale. Il prétend que la ſaignée a communément d'heureux effets; cependant il a réfuté pluſieurs des anciens qui ont cru que ces veines communiquoient avec celles de la rate.

Toutes ces vérités ſont noyées dans l'immenſité de ſes ouvrages. Severin a été fort diffus dans ſa diction. Pour vouloir paroître érudit, il a ſouvent perdu la queſtion de vue.

MAGIRUS. Magirus (Jean).
Phyſiologia. Francof, 1629.

BONNART. Bonnart (Jean), Maître Barbier, Chirurgien Juré de Paris, Eleve de Lebreton, fut Préfet de l'ancien College de Chirurgie, & mourut le 15 Décembre 1638. Il a écrit un ouvrage ſur les médicamens les plus employés en Chirurgie de ſon temps.

La ſemaine des médicamens, obſerves des chefs d'œuvres des Maîtres Barbiers-Chirurgiens de Paris, Paris 1629, in-8°.

Cet ouvrage eſt par demandes & par réponſes; c'eſt ordinairement le premier Barbier qui propoſe la queſtion, & l'Aſpirant qui la réſout. Bonnart eſt entré dans des détails aſſez longs ſur la ſaignée, les cauteres, les véſicatoires, ventouſes, &c. mais comme il n'y a rien dans ce traité qui ſoit original, nous n'en donnerons point un plus ample extrait.

SUEVUS. Suevus (Bernard).
Tractatus de inſpectione vulnerum lethalium & ſanabilium præcipuarum partium corporis humani. Marpurg. 1629, in-8°. & en allemand ſous le titre de *Wunder urtheil. Hamburgi* 1644.

Suevus donne dans cet ouvrage une deſcription fort étendue des plaies auxquelles le corps humain eſt expoſé; il parcourt toutes les différences, & rapporte pluſieurs obſervations de plaies au ventricule, à la veſſie, & en d'autres viſceres auſſi eſſentiels, qui n'ont point eu de ſuites fâcheuſes.

FRAMBOISIERE. Framboiſiere (Nicolas Abraham, ſieur de la), Médecin célebre, né à Guiſe en Picardie en 1591, d'Hector Abraham de la Framboiſiere qui exer-

la Médecine & la Chirurgie avec distinction (a). Il ne négligea rien pour l'éducation de son fils. Dès qu'il lui eut fait faire son cours de Philosophie, il l'envoya dans les plus fameuses Universités du Royaume. Il lui apprit ensuite lui-même les premiers élémens de la Médecine & de la Chirurgie pratique. La Framboisiere le cite plusieurs fois dans ses ouvrages avec honneur. Les préceptes qu'il reçut de son pere ne furent point infructueux ; la Framboisiese vint à Paris, où il se distingua bientôt parmi ses confreres. On le nomma Professeur royal de Médecine; & comme il remplit les devoirs de sa charge avec distinction, en récompense de ses travaux on le choisit pour Médecin ordinaire du Roi. Les Historiens ne nous ont point marqué le temps de sa mort.

Nous avons de lui,

Canones chirurgici cum aliis libellis editi sub titulo Chirurgiæ militari. Basil. 1638, in-8°.

Il a été traduit en françois sous le titre,

Les canons requis pour pratiquer méthodiquement la Chirurgie. Lyon 1669, in-fol.

Cet ouvrage est renfermé dans ses œuvres.

Opera medica, &c. Francof. 1629, in-4°. & traduit en françois sous le titre :

Les œuvres . . . . . où sont méthodiquement décrites l'Histoire du monde, la Médecine, la Chirurgie & la Pharmacie pour la conservation de la santé & la guérison des maladies internes & externes, avec les Arts libéraux, &c. A Lyon 1664.

L'Auteur traite dans cet ouvrage de divers sujets qui font l'objet d'autant de livres séparés & distincts : la Framboisiere les a dédiés à divers Seigneurs François. Il est entré, sur la Chirurgie, dans quelques détails qui ne lui font pas, à la vérité, un honneur infini, mais qui ne sont pas mauvais.

Il a placé le siege de la cataracte & du glaucoma

(a) J'ai vu faire dès mon jeune âge à feu mon pere M. Hector, homme de grande érudition & expérience, qui à l'imitation d'Hippocrate a practiqué avec beaucoup de réputation la Chirurgie avec la Médecine 50 ans en Vermandois. *Œuvres*, pag. 535. édit. Lyon 1644, in-fol.

dans le cryſtallin. La cataracte eſt produite par l'opacité commençante de cette humeur. Dans le glaucoma l'opacité eſt parfaite : ce qui établit des différences notables, & dans les cauſes & dans les effets. « Le glaucoma eſt un changement qui ſe fait de l'humeur cryſtalline en couleur verdoyante & blaffarde comme celle d'azur, à cauſe de ſa ſechereſſe & épaiſſeur ; de ſorte qu'il eſt bien différent de la cataracte, d'autant que celui-là eſt un deſſéchement & épaiſſiſſement de l'humeur cryſtalline, & celui-ci un aſſemblement d'humeur eſtrange, coulée d'autre part en l'œil ; joint que ceux qui ſont travaillés de cataracte, voyent tous la clarté grande ou petite ; mais ceux qui ont le glaucoma n'apperçoivent aucunement la lumiere (a) ». Cette fade théorie eſt répandue dans les ouvrages d'Ambroiſe Paré. De la Framboiſiere l'a preſque copié, & à ſon tour pluſieurs ſucceſſeurs ont copié de la Framboiſiere tout du long.

Les ſcarifications ſur les tumeurs inflammatoires avoient été recommandées par les Arabes comme puiſſans ſecours. La Framboiſiere en reconnoît l'avantage. L'obſervation l'a convaincu de la réalité de ſon ſentiment. Il faiſoit un uſage fréquent des ſcarifications dans les ſquinancies (b).

Sa deſcription de la ſtrangurie mérite d'être conſultée : notre Profeſſeur en indique les cauſes cachées à pluſieurs de ſes contemporains ; il a connu celle qui attaque communément les vieillards, & qui provient d'une oblitération du col de la veſſie, accompagnée d'une diminution dans le volume de ce viſcere.

L'hiſtoire des plaies, ulceres, luxations & fractures, contient nombre d'obſervations fort intéreſſantes, relatives à ce ſujet.

Cet Auteur a décrit les différentes ſutures qui étoient pour lors en uſage, & en a blâmé pluſieurs ; mais il n'a pu ſe garantir des préjugés du ſiecle. Après en avoir blâmé vivement l'uſage dans pluſieurs circonſtances, il y a recouru très ſouvent.

(a) Pag. 297.
(b) Pag. 322. Conſult.

ET DE LA CHIRURGIE 509

il employoit fréquemment le fer & le feu dans le traitement des maladies des os. Lorsque la carie a fait des progrès dans quelques os, il recouroit au cautere ou au trépan perforatif, après quoi il se servoit des remedes que la Chirurgie prescrit en pareils cas.

« S'il y a carie d'os compliquée avec ulcere, il le faut oster, & pour ce faire, il est nécessaire de descouvrir l'os corrompu de toutes parts, en incisant la chair qui est dessus, puis brûler avec un ferrement ardent appliqué une fois ou deux dessus ce qui est gras, noir, aspre & carieux, ou bien le racler en enfonçant la rugine à bon escient, tant qu'on en voit venir le sang, & que l'os apparoisse blanc ou solide; mais si la carie est entrée bien avant, il faut percer l'os de plusieurs trous qui pénetrent aussi avant que le mal, & mettre des fers chauds dedans tant que l'os devienne entierement sec; car cela fait, par même moyen tout ce qui est corrompu se séparera d'avec l'os de dessous, & la cavité se remplira de chair, & peu ou point du tout d'humidité y viendra, car il faut tant dessécher le lieu, que la partie de l'os, qui est corrompue, se sépare : ce que feront fort bien les médicamens céphalics, desquels avons traité en la cure des plaies de la teste. La carie de l'os s'en va aussi quelquefois pour y mettre de l'huile bouillante, de l'eau forte, & autre pareil cautere potentiel; mais il faut entiérement couper l'os qui est du tout corrompu (a).

C'est d'après l'observation, que la Framboisiere a ces préceptes curatifs. Il s'est assuré par la même voie, que lorsque dans l'avant-bras il y avoit fracture à l'os le plus grêle, le malade pouvoit exécuter divers mouvemens, marcher quoiqu'il ait le péroné fracturé, & mouvoir l'avant-bras avec une fracture au rayon. M. Petit, dans ses maladies des os, s'est étendu fort au long sur ce sujet, mais ne l'a pas mieux exprimé que notre Médecin. » Si la fracture, dit la Framboisiere, est aux os adjutoires

XVII. Siecle.
1629.
FRAMBOISIERE.

(a) Pag. 637.
Tome II.   Kk

XIV. Siècle.
1629.
FRAMBOI-
SIERE.

» & aux gros os de la jambe, car n'estant seulement
» qu'à un des petits fociles du bras ou de la jambe
» pour cela le malade ne laissera de manier ai-
» ment le bras, ou de cheminer sur le pied, pour
» que ce petit focile ne sert qu'à soutenir les mus
» & non le corps, comme fait le grand os. (a)

Dans les fractures avec plaie, rien n'est plus d[an]-
gereux, dit notre Auteur, que les médicamens su[p]-
puratifs, onctueux, humides & emplastiques.
» mon père (Hector Abraham) prenoit garde [à]
» tout, après avoir osté les esquilles d'os séparées
» bien mondifier la plaie, & à corroborer la par[tie]
» & la garantir de gangrene & autres pernicieux ac-
» dents ; & pour cette cause il ordonnoit d[e]
» de sa potion vulnéraire accoustumée au com[mence]-
» ment, puis de sa seconde, & n'usoit point
» la plaie de médicaments : ains dès le commen[ce]-
» ment, il se servoit de mondicatifs plus doux,
» de plus forts, & abhorroit les topics emplasti[ques]
» en lieu d'iceux appliquoit des roboratifs (b) ».

La Framboisière confirme cette pratique par d[iverses]
ses observations de son père, & qui sont favora[bles]
à son sentiment.

Les observations répandues dans cet ouvrage [sont]
en général intéressantes, & l'Auteur les a pré[senté]
avec clarté ; cependant la théorie sur laquelle [il s']
appuye n'est rien moins que savante. Ce Médec[in]
peu instruit en Anatomie, par ignorance, ou pa[r com]-
plaisance pour Dulaurens avec qui il vivoit,
transcrit servilement ses descriptions anatomiqu[es]
s'est fort applaudi d'avoir comparé la ma[trice à]
un vaisseau ; son imagination crédule lui [fait]
voir dans les ligamens de la matrice des voi[les]
dans la base & le col de ce viscère, la pro[ue & la]
poupe de ce vaisseau.

1630.
PRIMEROSE.

Primerose (Jacques), né à Bourdeaux, d'un [Mi]-
nistre Ecossois, vint étudier en Médecine à
soutenu par une pension que lui faisoit Jacques [Roi]
d'Angleterre.

Exercitationes & animadversiones in librum [de]

(a) Pag. 640.
(b) Pag. 650.

ET DE LA CHIRURGIE.

XVII. Siècle.
1630.
PRIMEROSE

... & circulatione sanguinis, adversus Guiliel-
... Harveum. Londini 1630, in-...
... admadversiones in Joh. Walaei disputationem quam
... circulatione sanguinis harvaeana proposuit, ejus ad-
... de usu lienis, adversus medicos recentiores sen-
... Amsteld. 1639, 1641, in-4°.
... admadversiones in theses quas pro circulatione san-
... in Acad. Ultrajectinensi D. Henricus le Roy
... Lugd. Batav. 1640, 1644, in-4°.
... hiridion medicum practicum, completens omnium
... rum naturam, &c. &c. 1650, 1654, in-12.
... mulierum morbis & symptomatis libri V. Ro-
... 1655, in-4°.
... vulgi erroribus in medicina, libri IV. Amsteld.
... Roterodami 1658, in-12. 1668, in-12.

... vérité trouve toujours des obstacles à se ré-
... victime des préjugés qu'ils ont conçu dans
... , la plupart des savans ont refusé de s'y
... pour vivre dans l'erreur qu'ils avoient em-
... La conduite de Primerose envers Harvée fait
... à l'esprit humain : cet homme célèbre d'ail-
... par ses écrits, est le premier qui se soit refusé
... couverte de la circulation ; il a opposé les
... mens les plus captieux aux observations les
... taines, & à l'expérience la plus convaincan-
... an dit de lui : *primus in arenam descendit con-*
... *Harveum Doctissimus Primerosius & urgutis ratio-*
... *oppugnavit* (a). Il a fait l'expérience de la liga-
... les veines, & il s'est assuré que les veines se
... oient malgré cet obstacle : il ne connoît
... vraisemblablement les veines & arteres colla-

... savant est fréquemment tombé en contradic-
... dans la critique sur la circulation ; il admet-
... une circulation dans les longues abstinences ;
... cependant croire que toute la masse du sang
... plusieurs fois dans une heure dans le cœur &
... vaisseaux ; à peine pensoit-il que dans cet
... de tems il coulât du cœur dans les arteres une
... de sang : » si la quatrieme partie d'un grain de

(a) Riolan, opera omnia, pag. 553.

» sang, dit-il, coule dans les arteres à chaque con-
» traction du cœur ; il faudra mille & neuf cent
» vingt pulsations pour que le cœur pousse dans
» vaisseaux une once de sang ; mais comme dans
» l'espace d'une heure je n'ai compté que sept cent
» pulsations, il s'ensuit que dans l'espace de deux
» heures il passe une once de sang dans les ventri-
» les du cœur ».

Cependant Primerose veut que dans l'état de maladie le sang coule avec plus de rapidité & en plus
grande quantité, des veines dans le cœur, & du cœur
dans les arteres. Ce Médecin a lié les membranes
& il a fait au-dessus de la ligature une ouverture
aux veines qui lui ont fourni du sang ; c'est de cette
expérience qu'il a déduit plusieurs observations, pour
s'opposer au sentiment d'Harvée. » Si le sang, dit-il,
» étoit porté aux extrêmités par les arteres, & re-
» porté des extrêmités au cœur par le moyen des
» veines, il ne devroit couler aucune goutte de
» sang des veines piquées au-dessus d'une ligature
» qui les serre assez étroitement pour empêcher le
» sang de pénétrer des arteres dans les veines ».
Riolan, quoique opposé au système de la circulation
proposé par Harvée, combat avec avantage le raisonnement de Primerose ; mais laissons-là l'histoire
de la circulation pour attaquer un autre préjugé
que Primerose avoit adopté sans réflexion. Cet Auteur a nié l'existence des vaisseaux chyliferes découverts & décrits par Asellius ; il alléguoit pour raison, que ces vaisseaux étoient invisibles, & qu'ils
n'avoient point de tronc qui fût plus apparent.

On trouve quelques descriptions anatomiques,
mais qui n'ont rien de particulier dans son traité des
maladies des femmes, & dans son livre sur les erreurs qu'on commet communément en Médecine.

GREIFFENS. Greiffens (Seb).
Bewahrte Wndarzney aus. Phil. Theophrast. Sch...
ten nunmehr kurtz zusammen gezogen durch, J. M...
keer. Schlensing. 1630, in-8°.

JOEL. Joel (Frnçois.) pere, qu'il faut distinguer de
François Joel son fils, qui a écrit sur la Médecine

ET DE LA CHIRURGIE.

XVII. Siecle.
1630.

qui sert de suite à celui que nous allons annoncer:

Opera medica. Rostoch 1630, in-4°. &c. &c.

JOEL.

On trouve dans le sixieme tome de cet ouvrage une exposition assez étendue des maladies chirurgicales. Après avoir traité les maladies externes en général, l'Auteur traite chacune d'elles en particulier; il donne en premier lieu l'histoire des tumeurs, ensuite celle des ulceres; dans le troisieme livre il établit le traitement des plaies; dans le quatrieme celui des fractures des os, & dans le cinquieme celui des luxations. Ces détails appartiennent à Goëlike (a).

Bonham (Thomas).

BONHAM.

The chirurgians' closet. Londin. 1630, in-4°.

Bellebat (Jacques Roland de).

BELLEBAT.

Aglossostomo alographia. Salmur. 1630, in-8°.

L'Auteur raconte l'histoire d'un homme qui parloit, quoiqu'il fût dépourvu de langue. M. de Haller observe que M. de Jussieu a fait part à l'Académie Royale des Sciences d'un fait à-peu-près semblable. M. Orand, Chirurgien à Rouen, a soutenu à Strasbourg une these sur le même objet.

Winckler (Daniél), de Breslau, a écrit une dissertation.

WINCKLER.

Animadversiones de vita fœtus in utero Iena 1630.

Winckler dit que la vie de l'enfant est dépendante de celle de la mere, qu'il exerce dans la matrice les mêmes fonctions; ce qu'il prouve assez mal.

Strobelberger (Jean Etienne), Médecin de l'Empereur, &c. Il y a apparence que ce Médecin a étudié à Montpellier; il a donné un extrait des leçons qu'on faisoit dans cette Université: je n'ai pu me le procurer. Le même Auteur a écrit un ouvrage qui est de mon objet.

STROBELBERGER.

De dentium podagra seu odontagra ... in quâ ... dentium sine & cum ferro artificiosè extrahendorum modi theoricè & practicè proponuntur, cum collatione eorum dolori & extractioni dentium ab auctoribus laudatorum appendice. Lips. 1630.

(a) Historia Chirur. pag. 231.

Kk iij

XVII. Siecle.
1631.
GEIGER.

Geiger (Malachias), Médecin Bavarois, qui vivoit vers le milieu du dix-septieme siecle, a écrit un ouvrage sur les hernies qui a pour titre :

Kelegraphia seu descriptio herniarum cum earum curationibus tam medicis quam chirugicis. Monachii 1631, in-8°. & en Allemand, *Ausfuhrlicher Bericht von den Brüchen*. Stuttgard 1661, in-12. Ulm 1669, in-12.

Geiger fait dans sa préface une sortie des plus vives contre les Chirurgiens Allemands qui vivoient de son tems; il les traite indifféremment d'empiriques, de charlatans, & il les accuse d'ignorance crasse. Il avance que la peste n'est pas plus dangereuse qu'eux; la plupart, dit-il, ont négligé l'étude des Lettres; bien plus, il y en a qui ont quitté la charrue pour embrasser la chirurgie, qui exige des talents supérieurs & des connoissances profondes.

La Médecine & la Chirurgie, dit notre Auteur, sont si strictement unies entre elles, qu'on ne peut pratiquer l'une sans avoir des connoissances supérieures dans l'autre. Rempli d'attachement pour ses compatriotes, Geiger a entrepris un traité sur les hernies, afin de prévenir les mauvaises manœuvres des charlatans, qui, pour la plupart extirpent les testicules toutes les fois qu'ils sont appelés pour réduire une hernie.

Le traité qu'il a composé à ce sujet est des plus amples, des mieux ordonnés, & des plus complets; il a fait précéder une description succinte des visceres du bas-ventre. C'est-là qu'il soutient contre le sentiment de plusieurs de ses contemporains, que le péritoine n'est nullement percé vers l'aîne, & que la membrane qui revêt le cordon spermatique n'est qu'un prolongement de la fausse lame du péritoine (a). Fernel avoit déja avancé cette proposition; il trouva des partisans & des contradicteurs : la vérité n'est jamais unanimement admise; Geiger la rétablit & la présente sous un nouveau jour.

La description qu'il donne des autres parties, quoique très laconique, est très expressive; mais cet Au-

(a) Pag. 6. édit. Monachii 1631.

s'est surpassé en désignant les viscères du bas-ventre qui se déplacent. Nos meilleurs Chirurgiens modernes négligent souvent dans leurs ouvrages d'entrer dans de pareils détails, où n'est jamais minutieux lorsqu'on indique la vérité. Geiger prétend qu'il n'y a que l'intestin cæcum & l'ilæum qui puissent former la hernie. *Ex his intestinis duo tantum in scrotum prolabi possunt, cæcum videlicet & ilæum* (a). Lorsque le cæcum se déplace, la hernie, dit-il, survient au côté droit, lorsqu'au contraire c'est l'ilæum qui change de situation en se faisant jour au travers les anneaux des muscles du bas-ventre; la hernie occupe l'aîne gauche.

Il y a deux causes principales qui peuvent donner lieu aux hernies (b), la rupture & le relâchement du péritoine; cette proposition est extraite des ouvrages des anciens Auteurs; nous l'avons déja rapportée plusieurs fois dans cette histoire; mais Geiger s'est apperçu que le relâchement étoit l'accident le plus commun, & que la rupture avoit rarement lieu.

Après avoir indiqué les causes, il procède à l'exposition des signes qui caractérisent les hernies, & ce chapitre n'est pas moins intéressant que le précédent.

La Cure est fort étendue, Geiger rapporte tous les moyens qu'on a employés avant lui, & il se montre partisan de la ligature du cordon spermatique, lorsqu'on est obligé de faire l'opération de la castration; cependant il recommande de n'y recourir qu'à l'extrémité, ce Médecin se récrie de nouveau contre les Charlatans de son tems qui la pratiquent sans nécessité: il ne veut pas non plus qu'on tiraille rudement le péritoine ou le nerf spermatique lorsqu'on fait l'opération du bubonocele. *Quibus ex rebus*, dit-il, *dolor excitatur ingens, convulsio, hemorrhagia, inflammatio, putredo, ac denique mors* (c). Notre Auteur dit avoir plusieurs fois observé ces fâcheux effets.

(a) Pag. 10.
(b) Pag. 12.
(c) Pag. 94.

XVII. Siecle.
1631.
Geiger.

Il se récrie encore contre ceux qui attribuent trop fréquemment des excroissances charnues au canal de l'urethre. Suivant Geiger il y a des empyriques qui abusent de ces causes ; il ne veut pas que ces excroissances aient lieu dans les jeunes sujets : *Vix credibile est in pueris lactentibus caruncules generari*. La question a été renouvellée de nos jours & d'une maniere plus ample ; un Chirurgien célebre a prouvé que c'étoit sans fondement qu'on attribuoit aux excroissances toutes les ischuries qui surviennent à la suite des maladies vénériennes ; il a ouvert plusieurs cadavres morts de cette maladie, & qui n'avoient point d'excroissances.

Lorsque la tumeur herniaire est rentrée, il s'agit d'en prévenir la sortie. Geiger recommande le point doré, & en cela sa pratique n'est pas la meilleure; il a aussi célébré l'usage du cautere pour cicatriser les bords de la plaie. Cet Auteur a encore imaginé plusieurs bandages ; il y en a un qui a de la ressemblance avec celui que M. Houssec, Médecin de Montpellier à Auxerre, a décrit dans le Journal de Médecine & dont j'ai parlé dans mon précis de Chirurgie : Geiger parle des hémorrhagies survenues pendant l'opération ; il recommande de pratiquer la ligature aux arteres (c).

On trouve dans cet ouvrage quelques observations particulieres à l'Auteur ; elles ne sont pas nombreuses ni bien intéressantes : nous ne dissimulerons pas aussi qu'il n'y ait dans ce livre un grand nombre de formules inutiles ; il y en a beaucoup d'extraites de l'ouvrage de Franco.

Ruschius. Ruschius (Jean-Baptiste).
De visus organo. Pisis 1631, in-4°.

Magliocca. Magliocca (Jean Dominique), de Magdebourg.
Disputationum medicarum, physiologicarum, pathologicarum, &c. partes 3. Neapoli. 1631, in-fol.

Fischer. Fischer (Levinus).
Observationibus anatomicis Affectus præcordialis vulgo hypochondriaci, illustratus. 1631, in-12.

Viana. Viana (Antoine de), Médecin de l'Armée Navale

(a) Pag. 95.
(b) Pag. 120.

ET DE LA CHIRURGIE. 517

...pagne, qui avoit exercé dans sa jeunesse la Chi- XVII. Siècle.
...rgie avec éclat, & qui fut dans ses derniers jours 1631.
...decin de l'Hôpital de Seville, que le Cardinal
...vantes venoit de fonder. VIANA.

Espejo de chirurgia, primera parte en tres exerci-
tiones de theorica y practica, que tratan de los 1632.
tiempos del apostema sanguineo, &c. *Ulissipone* 1631. ROBINUS.

Robinus (Vincent), publia à Dijon l'ouvrage suivant:

Synopsin rationum, T. Fienum & adversariorum
animatione fœtus tertiâ die factâ. Divione 1632,
4°.

Plempius (Vopiscus Fortunatus), Médecin, né à PLEMPIUS.
Amsterdam le 23 Décembre 1601. Son pere étoit
de la religion prétendue réformée, & il en fut lui-
même un zélé partisan. Il fit ses Humanités à Gand,
sa Philosophie à Louvain, & son cours de Médecine à Leide. Ses progrès furent rapides sous ses Maîtres. Il avoit déja de grandes connoissances dans son
Art, lorsqu'il entreprit le voyage d'Italie pour y étudier sous les célebres Professeurs de Boulogne, où
il passa Docteur en Médecine ; ensuite il alla à Padoue où il fit un séjour assez long. Il suivit avec
soin les leçons de tous ses Médecins, & notamment celles de Spigelius (a). De retour dans sa patrie, il pratiqua la Médecine avec le plus grand succès.
Son nom parvint dans les Villes les plus éloignées
de l'Allemagne. En 1633 la Princesse Isabelle, Gou-
vernante des Pays-Bas, le nomma à une chaire de
Professeur en Médecine à Louvain. Il y épousa Anne
Marie Van-Dive, noble d'origine. Quelque temps
après son installation dans cette place, & son doctorat qu'il prit de nouveau dans cette Université, il
fut fait Recteur de sa Compagnie. Il mourut en 1671
& fut inhumé dans l'Eglise des Religieux Augustins.
On mit sur son tombeau une épitaphe glorieuse à
sa mémoire.

Ophtalmographia, sive descriptio de oculi fabrica
ratione & usu. Amstelodami 1632, in-4°. *Lovanii*

(a) *Ophtalmographia. Amstelod.* 1632. pag. 293.

XVII. Siecle. 1638, 1648 & 1659, in-fol. Gutifchovius y a ajouté
ſes remarques.

1632.
PLEMPIUS.
Fundamenta Medicinæ cum Ophtalmographia. Lovanii 1638, 1644. Daniel Vermoſtius y a joint l'apologie de l'Auteur en 1653. Cet ouvrage fut de nouveau imprimé à Louvain avec des remarques médicinales que pluſieurs Médecins y ont inſérées. Il fut réimprimé avec les mêmes additions en 1664, in-fol.

Il a le premier fait ſoutenir une theſe ſur la circulation dans l'Univerſité de Médecine d'Iene. Skenkius étoit le répondant.

Plempius a auſſi traduit en Flamand les ouvrages de Cabrol.

Ontleeding des mens cheyken lichaems. Amſterdam 1648, in fol. avec planches de Veſale.

Tractatus de affectibus pilorum & unguium. Lovanii 1662, in-4°.

Ophtalmographia. Amſtelodami 1632, page 193.

On doit regarder l'ophtalmographie comme un fruit précoce de l'eſprit humain. Plempius avoit à peine atteint l'âge de dix-huit ans lorſqu'il publia cet ouvrage. On peut le placer dans la moyenne claſſe des écrits. Le bon y eſt mêlé avec le mauvais. L'Auteur l'a diviſé en cinq livres. Dans les premiers il traite de l'anatomie de l'œil, & dans les derniers il indique les maladies qui affectent cet organe.

Les deſcriptions anatomiques ne ſont pas nouvelles. Plempius a fait uſage des travaux des Anatomiſtes qui l'avoient précédé, & principalement de ceux que les Profeſſeurs de Médecine à Padoue avoient publiés. Fabrice d'Aquapendente, Caſſerius & Spigel lui ont fourni le plus grand nombre de ſes deſcriptions. D'après Scheiner, il a dit que les nerfs optiques s'inſéroient obliquement dans le globe de l'œil, & plus en dedans que leur axe. Il regarde la rétine comme l'organe de la vue, & en cela il embraſſe le ſentiment de Kepler. C'eſt des ouvrages de cet Auteur qu'il a déduit les principales explications phyſiologiques (a).

(a) Pag. 51.

ET DE LA CHIRURGIE. 519

Les nerfs optiques sont, suivant cet Auteur, naturellement lâches; ils ne souffrent aucun tiraillement, lors même que l'œil sort en partie de l'orbite (a). Cette remarque n'a point échappé au savant Morgani.

Il a vu une cavité cylindrique dans les nerfs optiques, sans cependant admettre ce canal comme constant (b). Cet Auteur parle dans ce même ouvrage d'un Charlatan qui purgeoit ses malades avec un collyre dont il faisoit bassiner l'œil. Les larmes, imprégnées de cette liqueur, couloient, dit Plempius, dans le nez, pénétroient dans l'œsophage, dans le ventricule, & dans les intestins où ils produisoient une irritation capable d'opérer l'excrétion des matières contenues dans le canal intestinal.

Les trous orbitaires antérieurs & postérieurs ne lui étoient pas inconnus; il y a fait passer des vaisseaux sanguins & des nerfs, mais sans déterminer leur espèce; il a aussi parlé du nerf qui passe par le trou sour-cilier, & a donné une description assez exacte des rameaux que ce tronc nerveux fournit à la peau du front, & aux muscles frontaux.

Il peut y avoir dans cet ouvrage quelques détails d'Anatomie d'une utilité à-peu-près pareille; mais ils sont noyés dans un discours long & diffus.

La théorie de cet ouvrage est fade, & ce n'est qu'en passant que l'Auteur traite des maladies. L'œil sain fait le principal objet de son livre. Il nie que la foiblesse de la vue vienne de la foiblesse des esprits. Il se cite lui même comme ayant la vue courte, quoiqu'il fût très fort & très vigoureux des autres membres. Le grand Morgani a fait usage de cette réflexion dans son excellent ouvrage sur les causes & le siege des maladies (c).

Ses principes de Médecine sont divisés en six livres. Le second, qui est le plus étendu, renferme des détails d'Anatomie & de Physiologie. Il y est traité

(a) Pag. 193.
(b) Pag. 271.
(c) De morbis capit. lib. 1. epist. anat. Medica XIII. article

de la circulation du sang. Plempius accommode les explications aux principes d'Harvée dans l'édition de 1664, quoiqu'il eût soutenu le contraire dans les premieres éditions de cet ouvrage. Il réfute vivement les orifices du septum du cœur que plusieurs Anatomistes démontroient, notamment Heurnius & Falloburgius. Il les accuse de faire ces trous avec le stilet. Les veines lactées y sont décrites assez au long, ainsi que le canal thorachique. L'Auteur rend à Harvée, à Asellius & à Pecquet l'hommage qu'il leur doit. Il parle fort au long sur la génération & sur l'accouchement. Le traité d'Harvée lui a servi de base. On trouvera dans cet ouvrage l'histoire des dents & des cheveux qu'ont recouvrés plusieurs vieillards agés de plus de cent ans.

On verra dans son traité sur les ongles quelques réflexions curieuses sur le plica polonica.

Plempius parle dans ces ouvrages des papilles rénales, & en donne une assez exacte description. Il a réfuté l'existence des valvules dans les ureteres. Il a décrit deux membranes du tympan, qui étoient placées à une certaine distance l'une de l'autre (a), & nous a transmis l'histoire d'une hermaphrodite qui tiroit le clitoris vers le bas-ventre, lorsque les Juges l'examinoient pour s'assurer de la réalité des deux sexes réunis dans un seul sujet.

Primerose publia une critique sur l'ouvrage que je viens d'analyser succinctement.

Destructio fundamentorum Plempii.

Plempius lui répondit dans une dissertation qui a pour titre :

Munitio fundamentorum. Amstelod. 1649.

Blasius épousa la querelle de Plempius, & donna contre Primerose : *Impetus Primerosii in Plempium retusus.*

QUECCIUS. Queccius (George), naquit à Altorf en 1596 de George Queccius, Professeur public en Philosophie dans l'Académie de la même Ville ; il y prit le degré de Maître-ès-Arts, & en 1620 il obtint à Bâle

(a) Pag. 108.

XVII. Siècle.
1632.
QUECCIUS.

...tolui de Docteur en Médecine : quelque-tems après alla se faire aggréger au College de Médecine de Nuremberg. Il pratiqua la Médecine avec succès dans cette Ville, & sa réputation lui mérita la place de premier Médecin de l'Hôpital du Saint-Esprit, qu'il remplit pendant dix ans, c'est-à-dire jusqu'en 1632, qui fut la trente-sixieme de son âge, & la derniere année de sa vie.

Nous avons de lui :

Anatomio-philologicæ pars prima, continens discursus philologicos de nobilitate & præstantia hominis, contra iniquos conditionis humanæ astimatores. Norib. 1632, in-4°. 1654, in-4°.

C'est un des plus mauvais ouvrages qu'on ait publié dans le dix-septieme siecle : à force d'érudition l'Auteur en a rendu la lecture insoutenable ; il veut rapporter à l'homme la plupart des effets physiques & moraux. Tantôt Queccius trouve dans l'homme tout ce que Dieu a créé dans l'univers, tantôt il croit voir dans le corps humain ce que l'homme a inventé & employé à ses différens besoins. Mais notre Auteur perd souvent l'Anatomie de vue pour se plonger dans la métaphysique ; faut-il louer l'invention des armes militaires (a) qui affermissent les trônes des Rois, ou faut-il en blâmer l'usage parcequ'elles détruisent les hommes : notre Auteur se sert de distinctions de logique pour terminer la question. L'amour épuise & fortifie nos corps (b) ; Queccius éclaircit la proposition par les principes de logique, par ceux de la chymie, de l'astrologie, & de la chiromancie. On voit par cette notice que cet ouvrage doit être regardé pour le plus inutile & le plus mal fait qui puisse sortir de la main des hommes. Ce qui met encore le comble au ridicule, c'est d'avoir employé de l'érudition pour soutenir de pareilles rapsodies.

1633.
FONTANUS.

Fontanus (Nicolas), étoit d'Amsterdam où il exerça la Médecine avec éclat. Il savoit à fonds la langue grecque, & il a écrit divers ouvrages de Médecine :

(a) Pag. 174.
(b) Pag. 271.

voici ceux qui contiennent quelques détails de Chirurgie ou d'Anatomie.

Aphorismi Hippocratis methodice dispositi, quibus accedit tractatus de extractione fœtus mortui per uncum. Amstelod. 1633, in-12.

Il étoit si grand partisan des crochets, qu'il s'en servoit dans beaucoup de cas où il eût pu s'en abstenir; comme il avoit une réputation brillante, plusieurs Médecins ou Chirurgiens d'Amsterdam l'ont imité. Cet Auteur a par-là fait beaucoup de mal à l'art des accouchemens.

Observationum rariorum analecta. Amsteld. 1641, in-4°.

Il y a vingt-deux observations & quelques lettres; on y trouve l'histoire d'un crâne monstrueux, celle d'une pierre dans l'utérus, & celle d'une amputation de ce viscere: voyez à ce sujet les ouvrages de Carpi.

Responsionum & curationum medicinalium liber unus. Ibid. 1639, in-12.

Dans cet ouvrage Nicolas Fontanus a exposé fort au long plusieurs observations que sa pratique lui avoient fournies; on en trouve plusieurs qui appartiennent ou à Costerius ou à Plempius: elles sont en général intéressantes; cependant celle qui nous a paru la plus curieuse, roule sur un Soldat dont la substance du cerveau avoit été percée par une pique, qui avoit servi les autres malades plus de six semaines, immédiatement après que la cicatrice fut faite, & après qu'on lui eût ôté plusieurs pieces d'os: ce malade néanmoins mourut subitement dans la huitieme semaine, avec contraction de membres. Fontanus, pour savoir la cause de cette mort inopinée, en fit l'ouverture, & trouva une partie du cerveau putréfiée & corrompue, ou plutôt presque consummée par la pourriture; cependant Fontanus assure (*a*) qu'il n'avoit jamais eu la fievre. Il a été encore l'éditeur des ouvrages de Vésale qu'il publia sous le titre suivant:

Annotationes ad epitomen Andreæ Vesalii. Amstelod. 1642, in-fol.

―――――――

(*a*) Responf. & curat. med. lib. 1. pag. 13.

BECKER (Daniel), fils de Daniel Becker, Docteur & Professeur de Médecine, & premier Médecin de l'Electeur de Brandebourg, naquit à Konigsberg en Pologne. On ne sauroit déterminer le temps de sa naissance. Les Historiens se contredisent à ce sujet. Manget, & Moreri qui l'a copié, le font naître en 1627, & annoncent de lui des ouvrages imprimés en 1622. Ils soutiennent leur erreur en disant que Becker est mort en 1670 à l'âge de quarante-trois ans. Il faut qu'ils se trompent sur l'époque de l'âge comme sur le terme de sa naissance. Il est constant qu'il y a des ouvrages de Daniel Becker imprimés en 1622. Quoi qu'il en soit, Daniel Becker fit ses études en Médecine, & prit son doctorat à Strasbourg. Il fut Professeur public à Konigsberg & devint premier Médecin de l'Electeur de Brandebourg ; place que son pere avoit déja occupée.

Anatomia infimi ventris 12 disputationibus delineata. Regiomonti 1634, in-4°.

C'est d'après M. de Haller que nous connoissons cet ouvrage. Vanderlinden ne l'a point annoncé. J'ai fait des recherches pour me le procurer ; mais elles ont été vaines. Je suis obligé de ne rapporter que le titre à l'imitation de M. Haller qui ne nous a rien appris de plus.

De cultrivoro prussiaco, observatio & curatio singularis, decade positionum, variis rariorum observationum historiis refertarum, illustrata. Regiomonti 1636, in-4°. *Lugd. Batav.* 1638, 1640, in-8°.

L'Auteur donne dans cet ouvrage l'histoire d'un jeune Paysan nommé André *Grunheide*, qui sentant des envies de vomir, se servit d'un manche de couteau qu'il introduisit dans la bouche pour faciliter le vomissement ; il fut trop en avant ; le couteau lui glissa des doigts, & ce malheureux l'avala (a). Les efforts qu'il fit pour le rendre par la bouche, furent vains & superflus ; des symptomes fâcheux survinrent ; & l'on fut obligé de recourir à une opération que la nécessité seule a pu inventer.

« On fixa le paysan à une table de bois ; avec

(a) Pag. 19. édit. Lugd. Batav. 1638.

XVII. siècle
1634.
BECKER.

» du charbon l'on traça une ligne dirigée de l'hypocondre droit vers l'hypocondre gauche, à douze travers » de doigt des fausses côtes, & l'on fit une incision » longitudinale en coupant d'abord le panicule charnu, ensuite les muscles, & enfin le péritoine; & » quoique le ventricule fût enfoncé & qu'il fût difficile à saisir par le moyen des doigts, on réussit » à l'approcher de l'ouverture par une hérigne; dès » qu'on eut fixé ce viscere, on sentit au tact l'existence du corps étranger; on fit une incision par dessus, & on le retira »... L'opération fut faite en 1635 par Schwabius, habile Chirurgien & Lithotomiste, dont Becker fait l'éloge. On pratiqua les cinq sutures pour réunir les bords de la plaie. Les embrocations furent multipliées, & les tentes, pelotes & bourdonnets furent mis en usage; cependant l'opération eut un heureux succès.

Becker, enhardi par cet évenement, critiqua vivement la méthode de César Magatus qui condamna l'usage des tentes & les pansemens trop fréquens. Il pense que rien n'est au contraire plus utile que la méthode que Magatus veut proscrire; il cherche des raisons pour la détruire; mais elles sont foibles & méritent peu d'être réfutées. Il croyoit à la poudre de sympathie pour arrêter les hémorrhagies, &c.

Becker étoit fort superstitieux; il s'imaginoit que les démons avoient quelque puissance sur l'homme. Les détails dans lesquels il est entré à ce sujet, grossissent son livre.

Nous avons encore un autre ouvrage de Becker; il a pour titre:

De unguento armario. Noriberg. 1664, in-4°. M. de Haller ne l'a pas vu; j'ai eu le même sort.

BEVEROVICIUS.

Beverovicius (Jean), vulgairement appelé en Allemagne Beverwic, célèbre Médecin, naquit à Dordrecht en 1684 le 27 Novembre de Barthelemi Van Beverwic, fils de Marie Vesale, parente du célebre Anatomiste, & noble d'origine. On ne négligea rien pour l'éducation du jeune Beverwic. Gérard Vossius lui donna les premiers élémens des Belles-Lettres, & les progrès qu'il fit sous ce grand Maître, furent rapides. On l'envoya à l'âge de seize ans à Leyde où il fit ses Humanités sous Heinsius. Quelque temps après il étudia en Médecine sous Pierre Paaw, Vorstius, & Jean Heurnius. Il fit les plus grands progrès sous ces grands Maîtres, à peine avoit-il étudié l'espace de quatre ans, qu'il donna des marques d'un profond savoir dans cette science. Cependant ses connoissances ne l'empêcherent point de faire divers voyages pour entendre les célebres Professeurs étrangers. Il vint en France & y demeura plusieurs années. Il alla d'abord à Caen, ensuite à Paris, où il étudia sous Pineau & sous Riolan (a). Beverovicius ne termina pas là ses voyages ; il alla à Montpellier où il suivit les leçons de François Ranchin & de Jean Hucher (b). L'Italie, fertile en célebres Universités, eut aussi des droits à ses courses. Beverovicius se rendit à Padoue où il suivit les leçons de Roderic Fonseca, de Sanctorius & de Jean Prævotius. C'est là qu'il prit le bonnet de Docteur. Il passa ensuite à Boulogne. Fabrice Bartholet lui donna des leçons particulieres : avec de tels secours & des talens peu communs, notre jeune Médecin fit les plus grandes connoissances. C'est dans sa patrie qu'il en répandit les fruits ; mais avant que de s'y rendre, il crut devoir converser avec les Médecins de Basle. Il visita Félix & Jean Bauhin. Beverovicius ne cite presque jamais Bauhin qu'il ne lui donne l'épithete d'ami (c). Il rendit aussi visite aux Médecins de Louvain. Notre Médecin cite plusieurs fois dans ses écrits, avec honneur, les Professeurs de cette Université, entr'autres Thomas Fiene. Enfin Beverovicius se rendit à Dordrecht sa patrie. Son mérite le fit bientôt élever aux premiers postes. Ses compatriotes le nommerent en 1625 premier Médecin de la ville, & Professeur en Médecine. Un Médecin instruit peut occuper diverses places & dans différens Etats. En 1627 on fit Beverovicius premier Président du Conseil, & en 1629 Bourguemestre ; & en 1631 Président de l'Amirauté. Beverovicius remplit ces places avec distinction ; on l'en récompensa

(a) Epistolicæ quæstiones, pag. 46. édit. 1634.
(b) Pag. 47.
(c) Ibid.

XVII. Siecle.
1643.
BEVEROVICIUS.

en le nommant en 1633 Administrateur de la Maison
des Orphelins, & Député aux Etats généraux. Cependant la mort l'empêcha d'acquérir de nouvelles places,
car elle l'enleva dans le temps qu'on pensoit à...
lui accorder. Ce Médecin mourut en 1647 le 19 Janvier. Il fut enterré dans le Temple principal de Dordrecht. Daniel Heinsius lui fit cette honorable épitaphe.

    Lex hic medendi, sanitatis regula,
    Salus salutatis civium, vitæ artifex,
    Mortis fugator sedulus, victor suæ,
    Scriptis superstes ipse post mortem sibi
    Dordrechti Apollo, & Æsculapius jacet.
    Defuncto lubens mœrensque posuit.

DANIEL HEINSIUS.

Voici les ouvrages d'Anatomie ou de Chirurgie qui sont sortis de la plume de Beverovicius.

Epistolica quæstio de vitæ termino, fatali an mobili? Cum Doctorum responsis. Dordrechti 1634, Auctior Lug. Batav. 1636. Leida 1639, 1651, & en anglois *Oxon* 1650, in-4°.

De calculo dissertatio. Lugd. Batav. 1641.

De calculo renum & vesicæ, liber singularis. epistolis & consultationibus magnorum virorum. Batav. 1638, in-12.

Heelkonste of te middelen om alle uytwendige gebreken te genesen. Dordrecht 1651, in-8°. Francofort 1671, in-8°. 1674, in-fol.

Epistolicæ quæstiones cum Doctorum responsis. Roterodami 1664, in-8°. ibid. 1665, in-8°.

Dans le premier ouvrage, Beverovicius recherche si l'on peut par art avancer ou retarder le terme de la mort. Il soutient l'affirmative. Ce sujet appartient plutôt à la métaphysique qu'à la physique du corps humain.

Son livre sur le calcul des reins & de la vessie contient une histoire assez ample, non seulement de ses concrétions, mais encore de toutes celles qui se forment dans les autres parties du corps humain : Beverovicius en attribue la cause à une lymphe épaissie & à du gravier quil' croit circuler naturellement

ET DE LA CHIRURGIE. 527

dans nos humeurs, qui se mêle avec elle à la XVII. Siecle.
ur des vaisseaux, & qui s'épaissit à l'aide de la
leur innée. Les calculs different entr'eux par leur 1634.
, par leur dureté, par leur volume, par leur BEVEROVI-
, & même par leur couleur. Beverovicius a CIUS.
é ces differences avec beaucoup d'ordre, de pré-
& de clarté : il a emprunté des Auteurs ce
avoient écrit de meilleur à ce sujet, & il y a
plusieurs observations que sa pratique lui avoit

otre Auteur parle d'une riviere d'Allemagne qui
la propriété de changer en pierre tous les corps
y jettoit (a) : il savoit que ceux qui sont ex-
au calcul, sont communément attaqués de la
(b) ; & comme celle-ci est une maladie hé-
, nous pouvons, en naissant, porter le
de l'autre (c). Les remedes intérieurs doivent
employés avant les remedes extérieurs, & l'on
recourir à l'opératoin chirurgicale que lors-
perdu toute espérance de secours internes.
que la pierre est engagée dans l'urethre, il y a
manieres d'opérer ; il faut inciser ou dilater le
Notre Auteur décrit l'opération sanglante, de
même maniere que Fabrice d'Aquapendente ; il
ite même de si près, qu'il paroît l'avoir copié.
ant à la dilatation, Beverovicius indique (d) les
moyens que les Egyptiens employoient au
port de Prosper Alpin ; notre Auteur le cite, & il
dû en faire autant de Fabrice d'Aquapen-
Beverovicius indique quatre moyens d'extraire
calculs de la vessie ; la méthode de Celse, ou
petit appareil (ce sont ses termes) ; celle de Jean
Romanis, Médecin de Cremone, ou le grand
pareil ; celle de Franco qui faisoit l'incision à la
vers le bas-ventre, & qui ôtoit la pierre im-
iatement après avoir fait l'ouverture, ou qui
le temps de la suppuration pour l'extraire.
erovicius dit n'avoir jamais vu mettre en usage

(a) Pag. 66. édit. Lugd. Batav. 1638.
(b) Pag. 146.
(c) Pag. 88.
(d) Pag. 195.

Ll ij

cette méthode de Franco; mais il assure qu'il [...] très fréquemment réussir celle de Celse, & quel[...] fois celle de Jean Romanis.

Cet ouvrage est écrit avec beaucoup d'ordre [...] clarté. On ne peut que gagner à le lire. L'isch[...] y est traitée avec grande exactitude, & l'Au[...] donne dans ses descriptions des marques d'un [...] fond savoir en Anatomie. Il a disséqué plus[...] jets morts de cette maladie. Il ne se rend pas [...] témoignage de ceux qui ont cru à l'existence de [...] vessies; l'Auteur est plus porté à croire que [...] conde est produite par le déplacement de la m[...] brane interne de la vessie qui se fait jour à tra[...] les autres membranes. Cette ingénieuse expli[...] a été démontrée par l'expérience, à laquelle [...] sieurs modernes n'ont point ajouté foi. Je me [...] étendu sur ce sujet dans un mémoire que j'ai lu [...] cadémie des Sciences il y a environ deux ans.

Les calculs ont souvent leur siège dans les [...] ductions membraneuses dépendantes de la [...] interne de la vessie; l'Anatomie offre tous les jou[...] semblables exemples; ils ne sont pas nouv[...] Beverovicius en a vu un pareil à Leide, lors[...] étudioit sous Paaw. Je me souviens, dit-il [...]
» Pierre Paaw nous montra autrefois une vessie [...]
» Isaac Casaubon lui avoit envoyée d'Angle[...]
» elle paroissoit double au premier aspect; [...]
» d'elles contenoit une pierre qui vraisembla[...]
» s'étoit logée dans un repli de la membrane [...]
» terne de la vessie qui avoit formé un sac her[...]
» semblable à celui que le péritoine forme dans [...]
» hernies des intestins (a) ». Ces réflexions sont [...] du plus grand maître; il est surprenant qu'on [...] ait point fait usage. Beverovicius avoit l'esprit [...] juste pour s'élever contre la découverte de la [...] culation; il l'a complétement adoptée, & l'a [...] dée à Harvée sans lui faire partager la gloire [...] autrui. La connoissance de la circulation le cond[...] à celle du méchanisme de la sécrétion de l'urine [...] sang, dit-il, est porté aux reins par les artères [...]

(a) Pag. 31.

: la partie séreuse dégoute dans le bassinet des & le résidu du sang retourne à la veine par le moyen des veines émulgentes.

XVII. Siecle.
1634.

On trouve à la fin de ce traité différentes lettres sur le calcul adressées à l'Auteur; nous en parlerons en faisant l'histoire des Médecins à qui elles appartiennent. Beverovicius étoit en correspondance avec les plus grands hommes; ainsi l'on trouve dans ce recueil le nom de plusieurs Médecins très respectables.

BEVEROVICIUS.

On les trouvent encore dans ses *epistolicæ quæstiones*; je parlerai également des faits qui sont contenus dans ce recueil, en citant les Médecins à qui ils appartiennent. Beverovicius y a inséré plusieurs lettres écrites à ces savants, ou les réponses qu'il leur a adressées. Dans sa lettre à Balthasar Lydius, il s'étend au long sur les signes de la virginité; il adopte en tout le sentiment de Pineau; mais pour donner du poids à l'avis de cet Anatomiste, Beverovicius a fait usage des autorités sacrées & profanes les plus authentiques. Et ainsi par une érudition réfléchie & judicieuse, il a rendu la lecture de sa lettre agréable & utile. Dans une autre lettre écrite à Salmasius, Beverovicius se montre partisan du trépan; & dans une autre il se récrie contre les maris qui, venant de perdre leur femme, épousent quelqu'une de leurs nieces: cette question est *medico-legale*. Dans une lettre particuliere, Beverovicius décrit la circulation; le sentiment d'Harvée y paroît sous un nouveau jour.

Son traité de Chirurgie écrit en Allemand contient, suivant la notice que M. de Haller nous en donne, plusieurs descriptions d'Anatomie & quelques figures. Cet Auteur s'est étendu fort au long sur les médicamens externes qu'il a divisés en classes. On trouve dans cet ouvrage un traité des tumeurs, des plaies, des luxations, des fractures, & Beverovicius a donné quelques observations sur la paracenthese & sur le traitement des envies, c'est-à-dire, des taches ou tumeurs que les enfans apportent en naissant, & dont on attribue la cause à l'imagination de la mere.

Ll iij

XVII. Siecle.
1634.
NARDE.

Narde (Gabriel), Médecin de Paris, plutôt connu par ses ouvrages d'histoire que par ceux de Médecine, naquit à Paris le 2 Février 1600, & mourut à Abbeville le 22 Juillet 1653 ; on trouvera un détail plus étendu sur ce Médecin dans Moreri : j'ai abrégé son histoire, parcequ'il n'a écrit en Anatomie que l'ouvrage suivant.

Quæstiones II. an vita hominis hodie quàm olim brevior. Cesena 1634.

NARDIUS.

Nardius (Jean), de Florence, a publié plusieurs ouvrages de Médecine ; M. de Haller place le suivant parmi ceux d'Anatomie.

Lactis physica analysis. Florent. 1634, in-4°.

Je n'ai pu me le procurer, & je n'ai pas été plus heureux à l'égard de ses ouvrages de Chirurgie.

Noctium genialium physicarum annus primus. Bononia 1656, in-4°.

M. de Haller dit que dans la troisieme partie de cet ouvrage, l'Auteur y traite de la gangrene, qu'il soutient qu'elle ne differe point du sphacele, & qu'il vante l'usage des scarifications & des remedes âcres, contre le sentiment d'un Chirurgien qui étoit grand partisan d'une plus douce méthode.

De prodigiosis vulnerum curationibus : extat cum theatro sympathetico anecto. Norimb. 1662, in-4°.

1635.
PIETRE.

Pietre (Nicolas), Docteur Régent de la Faculté de Paris, étoit frere de Simon Pietre, surnommé le Grand, Docteur de la même Faculté ; ils étoient tous deux originaires de Paris : nous avons parlé de Simon Pietre dans son tems ; Nicolas, son frere, jouit d'une réputation aussi étendue, & mourut à Paris pendant son Décanat, durant le blocus, le 17 Février en 1649, âgé de 80 ans. Il est l'Auteur d'une these soutenue aux Ecoles.

An ad extrahendum calculum dissecanda ad pubem vesica. Paris 1635 : elle est insérée dans l'ouvrage de Douglas. Londini 1723. L'Auteur y soutient l'affirmative.

LOTHI.

Lothi (George).

Kurtze relation vou einem abgeschluekten und aufgezogenen messer. Danzig. 1635, in-4°.

VIOLET.

Violet (Fab.), sieur de Coqueray, Docteur en

ET DE LA CHIRURGIE. 531

XVII. Siecle.
1635.
VIOLET.

..., vivoit à Paris vers le milieu du dernier ..., & a publié un ouvrage qui a pour titre : *La parfaite & entiere connoissance de toutes les maladies du corps humain causées par obstruction*. Paris ..., in-8°.

On trouve dans cet ouvrage plusieurs observations faites sur le cadavre ; ce Médecin s'est assuré que dans les diarrhées avec écoulement des matieres du plus mauvais caractere, le canal intestinal, le foie & les parties voisines n'étoient point altérées, rongées, excoriées, comme le vulgaire l'assuroit. Violet trouve la source des humeurs les plus sa-cheuses dans le ventricule qui contient les alimens qui se décomposent dans sa cavité (*a*). Cette remarque vraie dans plusieurs cas mérite restriction dans beaucoup d'autres ; il est sûr qu'on prend souvent pour des portions d'intestin, du foie, &c. des membranules produites par la concrétion des matieres muqueuses ; mais aussi, si l'on tombe quelquefois dans cette erreur, l'on en commettroit d'autres non moins grossieres, si l'on croyoit avec Violet que la membrane du ventricule & des intestins ne peut être détachée en partie, & rendue avec les excrémens dans les dysenteries, tenesmes, &c.

Hortensius (Martin).
Oratio de oculo. Amstelod. 1635. in-4°.

HORTENSIUS.

Hemsing (Rotgerius).
Ablehnung & licher ungereimter dinge so im neulichen messer tractate Georg. Lothi gestandem, nebst einer verbesserten relation von dem den 29 Mai 1635. Geschlukten und deng Julii ausgeschnittenen messer. Elbing 1635, in-4°.

HEMSING.

Il parle, suivant M. de Haller, d'une lame de couteau avalée, & qui sortit heureusement à travers les muscles du bas-ventre ; il se moque de ceux qui croyent aux effets de l'emplâtre magnétique.

Gelée (Théophile), de Dieppe, étudia en Médecine dans la Faculté de Montpellier, & y passa Docteur ; il revint dans sa patrie, & y exerça la Médecine avec éclat ; il fut toute sa vie zélé partisan de Dulaurens & de ses ouvrages : on peut ce-

GELÉE.

(*c*) Pag. 175.

Lliv

pendant dire qu'il a eu pour l'Anatomie un goût [...] sain que celui que son maître avoit pour cette [par]tie. On trouve peu de théorie dans les écrits de [Ge]lée; il s'est rigoureusement attaché à la description des parties : nous avons de lui une Anatomie q[ui a] pour titre.

L'Anatomie Françoise en forme d'Abrégé, rec[ueil]lie des meilleurs Auteurs qui ont écrit sur cette [ma]tie. Lyon 1635. Paris 1656, avec les augmentati[ons de] *Gabriel Bertrand.* Rouen 1664, 1683, &c.

Dans sa préface, Gelée avertit qu'il marche [sur] les traces de Dulaurens & de Riolan ; ces Auteu[rs] paroissent dignes d'avoir des sectateurs, & il se tro[uve] trop heureux d'être du nombre. Il a en effet [suivi] exactement Riolan ; je ne vois pas, comme je [l'ai] déja remarqué, qu'il ait imité Dulaurens, & en cel[a on] ne le trouve que plus louable. Gelée a divis[é son] ouvrage en douze livres ; dans le premier il d[onne] des préceptes généraux de l'art anatomique ; dan[s le] second il donne une description des os ; dans le tr[oi]sieme il traite des cartilages, des ligamens, des [mem]branes & des fibres : le quatrieme livre expliq[ue] l'histoire des veines, des arteres & des nerfs ; [le] cinquieme contient l'histoire des chairs ; le sixi[eme] celle des parties qui servent à la nutrition ; dans le [sep]tieme livre, Gelée décrit les parties de la génératio[n;] dans le huitieme livre il décrit l'histoire du [foetus] humain ; dans le neuvieme il donne une descript[ion] de la poitrine ; dans le dixieme, des parties m[ol]les de la tête, & de la moëlle épiniere. Les org[a]nes des sens font le sujet du onzieme livre, & l[es] articulations celui du dernier & douzieme livre d[e] l'ouvrage que j'analyse.

Cet ordre est à peu près pareil à celui que Riol[an] a suivi dans son *Manuel Anatomique.* Gelée a p[eu] ajouté aux découvertes des anciens : l'ordre, la cla[r]té, la précision, font le principal mérite de cet o[u]vrage L'histoire des osselets, de l'ouie, mérite [des] éloges ; l'Auteur parle avec justesse de leurs articul[a]tions : il prétend que les enfans ont en naissant ces os aussi volumineux que les adultes & les vieillards ; [ils] sont » quelque peu plus mols, & comme cartila[gi-]

ET DE LA CHIRURGIE. 533

XVII. Siècle
1635.
GELÉE.

eux en leur mitan, qui est cause que les enfans n'oient pas si bien (a) ». Cette remarque sur l'ossification est vraie, les Auteurs qui ont écrit que les osselets de l'ouïe de l'enfant venant au monde étoient aussi durs que ceux des adultes & des vieillards, auroient dû faire attention à la proposition de Gelée. Gelée a décrit les différentes inégalités qu'on observe sur la surface extérieure de la partie écailleuse de l'os temporal; il prétend qu'elles sont produites par le muscle crotaphyte. L'histoire des dents est assez exacte, l'Auteur a décrit les vaisseaux qui vont y aboutir, & ce qu'il dit mérite attention par la clarté & la précision qu'il y a observée: il fait remarquer que les dents supérieures ont un plus grand nombre de racines que les dents inférieures.

Les vertébres en particulier & la colonne qu'elles forment par leur réunion sont extrêmement bien décrites, respectivement à l'exposition anatomique, que les anciens Anatomistes avoient donnée depuis Vidus Vidius. Gelée s'est apperçu que les muscles obturateurs étoient séparés par une membrane percée obliquement à sa partie supérieure, par laquelle ouverture passent plusieurs vaisseaux (b).

L'histoire des cartilages, membranes & ligamens se ressent de l'exactitude de l'Auteur. Gelée a donné en peu de mots une idée satisfaisante de l'ostéologie fraîche; l'angiologie offre aussi quelques parties intéressantes. Il n'étoit pas aussi avancé dans ses connoissances sur les nerfs: il n'a parlé que de sept paires; l'olfactif, la quatrieme & la sixieme paire des modernes lui étoient inconnues; il a regardé le grand nerf sympathique comme une branche de la sixieme paire, ou de la huitieme paire des modernes. Gelée n'a rien de particulier sur la myologie; il a suivi Riolan de très près.

Il admet dans quelques cas l'existence de l'hymen, sur les témoignages des Auteurs qui disent l'avoir vu; mais il nie qu'il existe toujours. L'ouraque, selon lui, est creux, & verse l'urine dans la membrane allantoïde. Gelée est entré dans quelques détails sur l'ac-

(a) Pag. 36. édit. Lyon 1635.
(b) Pag. 89.

XVII. Siecle.   couchement; il s'abandonne ici à des raisonnemens inutiles, & il avoue les devoir à Dulaurens.

1635.
SPERLINGIS.   Sperlingius (Jean), a donné plusieurs ouvrages de Médecine; en voici quelques-uns qui rentrent dans la classe des ouvrages d'Anatomie.

De monstris. Wittebergæ 1635, in-4°.

Tractatus physicus de formatione hominis in utero. Wittebergæ 1641, 1655, 1661, 1672, in-8°.

Antropologia. Wittebergæ 1647, in-8°.

Suivant le sentiment des Historiens, ces ouvrages ne contiennent rien d'intéressant; M. de Haller dit, au sujet de son *Antropophysica specimen*, que Sperlingius n'a point disséqué, qu'il a seulement lu les écrits de Dulaurens & ceux de Spigel, qu'il a écrit son ouvrage en style scholastique, & qu'il a proposé plusieurs questions qu'il n'a point su résoudre.

COSAK.   Cozak (Jean Sophronius).
Anatomia vitalis microcosmi. Brem. 1636, in-4°.

MARTINIUS.   Martinius (Valere).
Opuscula de vesicantibus, sinapismis, cucurbitulis, ligaturis, dolorificis frictionibus. Venet. 1636.

SANCHEZ.   Sanchez (François), Médecin, naquit à Bragues en Portugal, d'un savant Médecin, qui le transporta à Bordeaux pendant son enfance; le jeune Sanchez prit dans cette Ville les premiers élémens des sciences; il voyagea ensuite dans l'Italie, fit un assez long séjour à Rome, d'où il revint à Montpellier pour y étudier la Médecine; il s'inscrivit (a) dans les régistres des Matricules en 1573, & passa Médecin les années suivantes. On lit dans Moreri qu'il prit le grade de Docteur à l'âge de 24 ans. M. Astruc avance qu'il reçut son bonnet sous la Présidence de Fernel; ce fait me paroît avancé gratuitement, aucun Historien n'a dit que Fernel ait été Professeur à Montpellier, & en examinant les époques de la vie de ce Médecin, on voit en effet qu'il n'a pu l'être. Suivant Gui Patin, François Sanchez étoit de la Religion Chrétienne, quoique son pere fût de celle des Juifs. Les guerres de la Religion l'obligerent de sortir de Montpellier, il alla à Toulouse où il

(a) *Histoire de la Faculté de Médecine de Montpellier*, p.

ET DE LA CHIRURGIE.

XVII. Siecle.
1636.

SANCHEZ.

la Philosophie pendant 15 ans, & la Médecine pendant onze. Il y mourut en 1632, âgé de 70.

Opera medica. Tolosæ 1636, in-4°.

On y trouve un abrégé anatomique qui contient la description des parties du corps ; l'Auteur y a indiqué leur situation, leur nombre, leur substance & leur figure ; les principaux détails sont puisés des ouvrages de Galien & de ceux de Vésale. Sanchez y a ajouté quelques remarques extraites des écrits de Colombus & de Fallope. Ce Médecin s'est peu étendu sur la Chirurgie, il a seulement parlé de la saignée

RAYNAUD.

Raynaud (Théophile), Jésuite du Comté de Nice, naquit en 1620, vécut en France, & principalement à Lyon où il mourut en 1665 ; il est Auteur de plusieurs ouvrages d'Histoire Naturelle ; il a composé un sur la génération de l'homme, un autre sur l'accouchement Césarien : c'est ce qui lui donne place dans notre Histoire.

De ortu infantium contra naturam per sectionem cæsaream tractatio. Lugduni 1637, in-8°.

Il veut qu'on fasse l'opération Césarienne immédiatement après la mort de la mere ; il engage la conscience du Chirurgien s'il la néglige. On ne peut faire cette opération sur la mere vivante que lorsqu'elle même a commencé à la demander ; le style de cet ouvrage est fort obscur ; Raynaud affecte de se servir de termes difficiles & de mots tirés du grec.

ZACUTUS.

Zacutus (Abraham), vulgairement dit *Lusitanus*, parcequ'il étoit Portugais ; il naquit à Lisbonne en 1575, étudia en Philosophie & en Médecine dans les Universités de Salamanque & de Conimbre, & passa Docteur à Segunte en 1594 ; cependant poussé par le désir de se rendre utile à sa patrie, il ne tarda pas à y revenir ; il y exerça la Médecine avec le plus grand éclat : il y avoit déja trente ans qu'il rendoit les plus grands services à ses concitoyens, lorsqu'il émana de l'autorité royale un édit, qui défendoit aux Juifs de séjourner dans le Royaume de Portu-

(a) Pag. 220.

gal. Zacutus élevé dès l'enfance dans cette Religion s'y trouva compris ; il partit au grand regret [des] vrais amateurs des scieces, pour aller en Hollande, où il étoit sûr d'être accueilli. Cette nation [se] faisoit une gloire de recevoir les grands hommes & de les secourir dans leurs besoins ; ils ne dérogèrent pas de leur louable coutume envers Zacutus, mais aussi celui-ci s'en rendit digne par ses bonnes mœurs & par son savoir ; il exerça la pratique de [la] Médecine avec succès dans les principales villes d'[Al]lemagne, & il jouissoit à Amsterdam de la réputation la plus étendue, lorsque la mort termina sa carrière. Ce Médecin célèbre finit ses jours le 21 Janvier 164[2] à l'âge de 67 ans.

Les ouvrages qu'il a écrits sur l'histoire de la Médecine, ou sur la Médecine elle-même, sont très nombreux ; nous en avons peu d'Anatomie, en voici [ce]pendant deux.

De medicorum principum historia liber tertius, quo medicinales omnes medicorum principum historiæ de uteri, genitalium & inferiorum partium affectibus scribuntur & explanantur. Amsteld. 1637.

On trouve quelques détails d'Anatomie dans [cet] ouvrage, mais ils sont répandus dans tous les autres livres d'Anatomie ; Zacutus n'est qu'un compilateur, encore même ses erreurs & ses omissions sont-elles [en] très grand nombre.

Calculos non gigni in substantia, sed cavitatibus renum, Fernelii hallucinatio, difficilis calculorum ratio, remedia præstantissima : epistola extat ad J[oh.] Beveriovicum de calculo. Lugd. Batav. 1638, in-1[2].

Zacutus croit avec Galien que le calcul se forme toujours dans les cavités des reins, & il blâme Fer[nel] d'avoir avancé que les calculs se formoient dans le parenchime de ce viscere. Aucun calcul, selon lui, n'est produit dans la vessie, toutes les pétrifications commencent dans le rein ; la matiere qui le forme vient des premieres voies. C'est, dit notre Auteur, une espece de pituite qui a la faculté de se durcir p[ar] la chaleur & par le repos : cette théorie le conduit à prescrire les purgatifs phlegmagogues les plus rec[ommandés]

(*a*) Pag. 241.

ET DE LA CHIRURGIE. 337

s'il y joint l'usage des diurétiques : cette méthode, si nous l'en croyons, lui a fréquemment réussi.

XVII. Siecle
1638.
THEVENIN.

Thevenin (François), Chirurgien natif de Paris, se distingua dans l'exercice de son art ; il fut Opérateur & Chirurgien ordinaire du Roi. Le terme de sa vie n'est pas bien connu. Devaux (a) le fait mourir le 25 Novembre 1658, quoique dans deux approbations des Œuvres de Thevenin, l'une du 4 Mars, l'autre du 16 du même mois de l'année 1657, on lise feu M. Thevenin ; ainsi, suivant Moreri, il faudroit mettre sa mort en 1656. Ses Œuvres ont été publiées après sa mort par Guillaume Parthon.

Œuvres contenant un traité des opérations de Chirurgie, un traité des tumeurs, & un dictionnaire des mots grecs servans à la Médecine. Paris 1658 & 1669, in-4°.

Quoique l'ordre que Thevenin suit dans son ouvrage, soit différent de celui qu'Ambroise Paré a suivi dans son livre : on doit cependant regarder les Œuvres de Thevenin comme un extrait de celles d'Ambroise Paré ; il s'est seulement un peu plus étendu sur la taille & sur l'opération Césarienne ; il défend de faire de trop grandes incisions ; il préfére la dilatation à la couture (b). L'opération de la bronchotomie lui a paru d'un grand secours dans plusieurs circonstances, & bien loin de marcher sur les traces de plusieurs anciens qui l'avoient proscrite, il en a recommandé l'usage ; il l'a décrite avec soin & précision. Ces principaux détails sont renfermées dans l'ouvrage d'Ambroise Paré, &c. Le traité des tumeurs est encore moins original, Thevenin donne un extrait de ce que plusieurs Auteurs célebres avoient écrit sur ce sujet ; il a évidemment puisé dans les ouvrages de Galien, de Fallope, d'Ingrassias, de Paré, de Sennert, &c. Sans être inventeur dans son art, Thevenin donne des marques d'un profond savoir ; il avoit lu, médité, & réfléchi sur ce que les Auteurs, & notamment Paré avoient écrit, & comme il étoit doué d'un esprit juste & clairvoyant, il a dé-

(a) Index funereus chirurgorum, pag. 52. édit. 1747.
(b) Pag. 67. seconde édition.

crit en peu de mots ce que les autres n'avoient taillé que dans des volumes immenses; il avoit partie puisé cet ordre méthodique dans les Ec... de la Faculté. L'éditeur de ses ouvrages, dit que T... venin se félicitoit beaucoup d'avoir suivi les leçons... Médecins, & qu'il avouoit tenir d'eux ses plus gr... des connoissances (a). Les Auteurs des recherches... l'histoire & l'origine de la Chirurgie en France, p... cent Thevenin parmi » les guides qui les affermi... » dans les anciennes routes...... Sa précision & » netteté, disent-ils, portent la lumiere par-to... » Dans toutes les parties de la Chirurgie il a lai... » des traces qu'on doit suivre ; il a rendu plus sûr... » plus familiers les remedes des yeux ; il a dev... » loppé la nature des tumeurs les plus bisarres ; ... » a décrit les opérations en maître qui pouvoit l... » corriger ; enfin l'opération de la taille lui doit... » partie ses progrès, elle a perdu entre ses m... » les horreurs de l'appareil, & le mystere qui la v... » loit, &c. » (b) M. de Haller n'a pas été du mê... avis : *valde laudant*, dit-il, en parlant de Thevenin... *Chirurgi Parisini, procul dubio quod auctor de gr... eorum fuerit, ita Theveninum calculi sectionem my... teriis suis nudasse scribunt, quem nos nihil reper... habere, quod alii non habeant ; imò ideo legimus mi... nus probare parvum apparatum, quod corpus ve... incidatur* (c).

Thevenin est encore l'Auteur d'un dictionnaire de... Médecine grec, latin & françois, les mots de Chi... rurgie y sont expliqués fort au long & avec beau... coup de clarté. Cet ouvrage peut être fort utile, il est fâcheux qu'il ne soit pas plus répandu.

NONNIUS. Nonnius (Louis), Médecin d'Anvers, qui a eu une grande célébrité, a écrit divers ouvrages sur la Médecine & sur l'Histoire ; il n'y a que les deux suivans qui soient de notre objet.

Epistola ad Joh. Beverovicium, cujus argumen... tum, caro callosa in vesica callum ementiens. Sante...

(a) Epître dédicatoire.
(b) Pag. 354. édit. 1744, in-8°.
(c) Meth. stud. pag. 737.

opinio de calculi generatione in renibus exami-
... Duplex in iis generandi locus. Difficile ejus ge-
...ionem prohibere. Extat cum Joh. Beverovicii
de calculo. Lugd. Batav. 1638, *in*-12.

XVII. Siecle.
1636.
NONNIUS.

L'excroissance charnue dont parle Nonnius étoit ...rosse qu'elle remplissoit la capacité de la vessie, ...i dure qu'à peine on pouvoit la diviser avec un ... On trouva cette masse charnue dans le corps ... des parens de l'Auteur qui vivoit en Espagne, ...qu'on avoit regardé comme calculeux. Nonnius ...t surpris de cet événement, & il trouve tant ... difficulté à l'expliquer, qu'il est obligé de dire ...c Averroës, *fieri in medicinâ monstra non secus ... in natura (a).*

Calculorum curatio diureticorum usus, &c. ibid.

L'Auteur parle fort avantageusement des eaux de ... contre le calcul; il assure que les forts diurétiques ...inistrés au commencement de la maladie sont ...ibles. Il recommande de ne s'en servir que ...que le calcul est sur le point de passer des reins ...s la vessie (*b*); Beverovicius lui a répondu en fa-...ur de son sentiment.

BACKIUS.

Backius (Jacques), Médecin de Roterdam, a ...t une lettre à Bevrovicius sur le calcul.

Renes calculosorum, cur debito majores ? color cal-...lorum, &c. ibid.

Backius parle d'un calcul qui remplissoit toute la ...pacité de la vessie ; plusieurs Auteurs qui ont écrit ... la Chirurgie, & dont j'ai déja parlé, avoient ob-...ervé un fait pareil.

Dissertatio de corde, in quâ agitur de nullitate ...pirituum, &c. Roterodami 1648, 1659, 1660, 1671, *...-*12. *Lugd. Batav.* 1664, *in*-12.

Notre Auteur critique vivement dans cet ouvrage ...escartes, qui prétendoit que le cœur chassoit le sang ...endant la diastole, & le recevoit pendant la systole. Backius prétend au contraire, & avec raison, que le ...ang entre dans le cœur pendant la diastole, & qu'il ...n sort lors de la systole. On trouvera dans le mê-

---

(*a*) Pag. 218. Beverov. de calculo.
(*b*) Pag. 227.

me ouvrage une théorie fort étendue, mais mauvai[se] sur l'usage du suc pancréatique.

1638.

GESSELIUS. Gesselius (Timan), Médecin d'Utrecht, dont no[us] avons une lettre insérée dans le même ouvrage d[e] Beverovicius (a).

Calculorum ingens multitudo : vesicæ superficie[s] crustâ lapideâ obducta : calculus perforatus : calcul[i] admirandæ magnitudo. ibid.

L'Auteur confirme ces faits par l'observation, & le titre de l'ouvrage en fait l'analyse.

SALMASIUS. Salmasius (Claude), Médecin François, qui s'est distingué par son éloquence & par son savoir dans les langues, naquit à Dijon, de Benigne Salmase, Conseiller au Parlement de cette ville. Sa mere lui donna les premiers principes des sciences : on l'envoya à Paris & à Heidelberg ; il porta de-là ses pas à Bordeaux où il se maria. Son savoir dans la Médecine le fit estimer des grands & du peuple de cette ville ; sa réputation parvint dans les provinces les plus reculées du Royaume : on l'appella à Paris & à Oxford ; il se rendit successivement dans ces deux Villes, & il y enseigna la Médecine & les langues savantes : il alla ensuite à Lyon d'où il fut appellé par la Reine de Suede, il s'y rendit ; cependant comme il étoit naturellement inconstant, il ne put se fixer dans ce Royaume ; il revint en Flandres où il accompagna son épouse aux eaux de Spa : il y mourut en 1652.

Significationes vocis ρυθμῶ *Suidæ hallucinatio, Hyppocratis locus explanatus, epistola exstat ibid.*

Interpretatio Hippocratis aphorismi 79. sectione 4. de calculo, addita sunt epistolæ duæ Joh. Beverovicii quibus respondetur. Lugd. Batav. 1670.

Judicium de sanguine vetito. Francof. 1673.

De voce ramex, & se trouve dans le recueil de Lettres de Bevrovicius ; l'Auteur prétend que c'est une espece de hernie.

Dans le même ouvrage on trouve une lettre de Salmasius, qui contient la description des calculs trouvés dans les reins.

(a) Pag. 224.

ET DE LA CHIRURGIE. 541

XVII. Siècle.
1638.
SALMASIUS.

... lettre de *externutatione* est adressée à Bevero-... l'Auteur dit qu'on regarde l'éternument com-... bon signe depuis l'épidémie fâcheuse qui s'est ... heureusement par des éternumens fréquens. ... prétend encore qu'il a regné dans la Grece ... épidémie, dans laquelle il survenoit des éternu-... si violens, qu'ils enlevoient le malade. On ... dans cette lettre une explication de l'éter-... qui est extrêmement diffuse & obscure (a).

SOMEREN.

...meren (Corneille), Docteur en Médecine de ...recht, & Sénateur de cette Ville.

... *calculo renum epistola. ibid.* (b).

... cette lettre, Someren donne une explication ... formation du calcul; il prétend qu'il est pro-... par une pituite crasse que les vaisseaux sanguins ...tent dans les reins ou dans la vessie: il y a ...tems qu'on avoit proposé une pareille théorie. ... de la stupeur de la cuisse & la rétraction des ...les comme des signes pathognomoniques du ... dans les reins : à l'entendre on croiroit qu'il ... premier qui ait observé ces signes, quoi-... lien & plusieurs autres après lui les eussent ... très au long. Il faisoit un usage fréquent des ...dens en lavemens & en ptisannes; il raconte ... d'une jeune fille de douze ans qu'on tailla, ... la plaie de laquelle il découla pendant plusieurs ... une grande quantité de matiere visqueuse & ...euse, qui formoient des concrétions pierreuses ...chouchoient l'ouverture de la plaie.

... *curatione iterati abortus*, extat cum DD. viro-... *pistolis, &c.* Roterodami 1665, in-8°.

...eren parle d'une femme enceinte de son onzieme ... qui avoit avorté dans toutes ses grossesses. ... Docteur en accusa une extrême laxité dans les ... & une surabondance d'humeurs; il la purgea ...rs fois, & lui fit faire un long usage des astrin-... ces remedes lui réussirent, la femme accoucha ...sément.

THEBALDUS.

...baldus (Jerôme), Médecin de Venise, con-...ain & ami de Sanctorius.

...verovicii epistolicæ quest. pag. 68, 78.

De lithotomia, seu calculi vesicæ sectione consultationes: extat cum Beverovicii libro de calculo (a).

Il étoit grand partisan des purgatifs, & il aimoit peu les diurétiques.

HORSTIUS. Horstius (Jean Daniel), naquit à Giessen où enseigna la Médecine avec distinction, il alla ensuite professer cette science à Marpurg, où il eut le titre de Médecin du Land-Grave de Hesse Darmstad; son nom parvint dans les pays les plus éloignés, tant parcequ'il fournissoit à l'Europe de savans élèves, que parcequ'il étoit en relation avec les Médecins les plus célebres. Horstius a noblement rempli sa carriere; il se disoit lui-même cassé & surchargé d'années, lorsqu'il répondoit à Harvée sur une lettre que cet Anatomiste lui avoit écrite, touchant la découverte du réservoir thorachique par Pecquet. Il mourut à Francfort le 25 Janvier 1685, à l'âge de 68 ans; il avoit été reçu dans l'Académie Léopoldine de cette Ville, sous le nom de *Phœnix*.

Nous avons de lui:

Positionum anatomicarum decades X. Marpurg. 1638; cet ouvrage ne renferme rien de particulier, l'Auteur l'a rempli d'une érudition fastidieuse.

Anatome corporis humani tabulis comprehensa. Argentor. 1639, in-4°.

On y trouve quatre tables d'Anatomie à-peu-près semblables à celles que Cabrol a insérées dans son ouvrage; elles ne sont pas plus utiles.

Decas observationum anatomicarum: addita sunt epistola. Francof. 1656, in-4°.

Il y a dans cet ouvrage peu de bon & beaucoup de mauvais. Parmi des détails d'une érudition pédantesque, cet Auteur a parlé d'un abcès au cerveau (b), avec déperdition de substance sans accident notable, même sans lésion dans les fonctions de l'ame; d'un autre abcès au cerveau accompagné d'une paralysie du côté opposé au siege de la maladie. Dans sa septieme observation, Horstius entre dans des détails fort étendus sur l'os du cœur admis de

(a) Pag. 262 & 259.
(b) Observatio I.

ET DE LA CHIRURGIE. 543

les anciens, & réfuté par plusieurs de ses contemporains ; il croit à l'existence de cet os, & prétend qu'il est indépendant du cœur & des vaisseaux qui y aboutichent : quelque dégré de solidité que ses parties acquissent, elles ne pourroient, dit-il, jamais former un corps aussi bien organisé que l'os du cœur.

Nous dirons en passant, qu'Horstius a eu sur le traitement de la petite vérole des connoissances plus positives que celles de ses contemporains ; il a blâmé l'usage des cardiaques & échaufants, &c. (a).

Parmi ses lettres on en trouve quelques-unes qui sont de notre objet, elles traitent des vaisseaux lactés, du réservoir du chyle & des vaisseaux lymphatiques. Il croit à leur existence ; mais il leur attribue d'autres usages que ceux qu'on leur assigne ordinairement, car ils présume qu'ils ne contiennent du lait & du chyle, que lorsqu'ils sont viciés. Cet Auteur avance encore qu'il connoissoit ces vaisseaux avant Asellius : *Jamdudum*, dit-il, (*imò verò ausim dicere priusquàm Asellius librum suum evulgaverat*) *caniculos illos candidos, lactisque copiam in plurimis partibus corporis, præsertim in glandulis juniorum animalium* (*ut pote in mesenterio ubi carnium magna copia*) *datâ operâ observavimus, indeque factum arbitrati sumus, quod thymus in vitulo atque agno tam suaviter sapiat*. (b). L'Auteur a fait part de ces réflexions dans une lettre à Harvée, qui lui avoit déja demandé son sentiment sur l'existence des vaisseaux lactés & du canal thorachique.

Victime des préjugés, Horstius n'a su admettre ce qui détruisoit ses systêmes & ses opinions ; il s'est élevé avec force contre Bartholin, touchant sa découverte des vaisseaux lymphatiques ; les raisons qu'il allégue sont vaines & puériles. Horstius prétend que ces vaisseaux ne peuvent exister, parceque le cours de la lymphe seroit opposé à celui de la circulation du sang, parcequ'on ne le trouve pas dans tous les sujets du même genre, & dans les animaux d'une espece différente, &c. Thomas Bartholin a répondu sans peine à toutes ces objec-

XVII. Siecle.
1638.
HORSTIUS.

(a) Pag. 25.
(b) Epistolæ medicinales, pag. 61.

M m ij

tions : on triomphe aisément d'un critique quant à la vérité de son parti.

1638.
QUARRÉ. Quarré (Guillaume), Chirurgien de Paris, qui écrit un ouvrage intitulé :

Myographia heroïco-versu explicata. Paris 16[..], in-8°.

Cet ouvrage n'a que quarante pages : l'Auteur a dédié M. à Bouvard, pour lors premier Médecin du Roi ; il dit dans sa préface avoir emprunté les principaux détails d'Anatomie qu'on trouve dans son livre de l'anthropologie de Riolan ; & afin d'en rendre la lecture plus agréable, plus aisée, & les faits plus faciles à retenir, il a cru devoir se servir du style poétique, & mettre en vers ses descriptions d'Anatomie : elles ne sont pas toutes bien exactes ; cependant Quarré entre dans quelques détails qui lui méritent des éloges. Il a regardé le scalene comme fléchisseur du col, & non comme releveur de la poitrine (a) ; il a parlé du muscle petit psoas dont quelques-uns ont attribué la découverte à Thomas Bartholin, d'autres à Marchetis, & qui appartient à Riolan.

Visus in esse viris, magnoque incumbere par lumbaris..... (b). On lit en marge, *parvus psoas se lumbaris majori lumbari attensus femoris flexor ; viris sæpe, in mulieribus vix repertus ;* ce sentiment est opposé à celui de M. Winslow, qui croyoit que ce muscle se trouvoit plus souvent chez les femmes que chez les hommes.

CASTELLUS. Castellus (Pierre), natif de Rome.

Hyena odorifera. Messen. 1638, in-12.

Pierre Castel doute si l'animal qu'on connoissoit de son tems sous le nom de hyene est la véritable hyene des anciens; il a décrit les follicules du fiel du zibeth, & a donné une description des os de ces deux animaux.

BOCCO. Boccó (Herman).

Dubiorum anthropologicorum de principibus humani corporis partibus πλειάδες tres Lips. 1638, in-4°.

1639.
COVILLARD. Covillard ou Couillard (Joseph), Chirurgien, naquit de Charles Couillard, Chirurgien de Mont-

(a) Pag. 13.
(b) Pag. 30.

ET DE LA CHIRURGIE. 545

en Dauphiné; il exerça lui-même la Chirurgie avec éclat dans cette Ville & dans les pays limitrophes. On voit en lisant ses ouvrages qu'il fut fréquemment appellé à Lyon & autres villes voisines. Nous avons de lui les ouvrages suivans:

Observations iatrochirurgiques pleines de remarques curieuses & événemens singuliers. Lyon 1639, in-8°.

Le Chirurgien Opérateur, ibid. 1640, in-8°.

Son recueil d'observations est intéressant & mérite d'être examiné; il est surprenant que ce livre qui contient l'histoire de faits curieux & utiles soit inconnu à nos meilleurs Historiens. L'ouvrage est dédié à M. de Sillot, Docteur en Médecine de la même ville où Covillard exerçoit la Chirurgie.

L'Auteur parle en premier lieu d'un ulcere putride au col de la vessie, survenu à la suite des douleurs produites par la présence d'une pierre contenue dans ce viscere: Covillard guérit le sujet affecté, par l'opération de la taille; il fit l'opération en aggrandissant l'ouverture par l'incision, & se servit ensuite d'onguent égyptiac pour déterger la plaie.

Covillard a donné l'histoire de plusieurs espèces de calculs. Dans la seconde observation il en décrit un qui étoit enveloppé dans un kyste; notre Chirurgien le tira lui-même de la vessie, quoiqu'il fût de la grosseur d'un œuf de poule: peu de tems après le malade rendit par l'ouverture un autre kyste qui contenoit plus de deux cens pierretes, ce qui fut suivi d'une hémorrhagie assez copieuse (a).

Ce Lithotomiste parle de plusieurs pierres adhérentes à la vessie, & qu'il a tirées avec succès (b): mais un cas qui mérite notre attention, c'est celui de treize pierres contenues dans la vessie que l'on ne pouvoit distinguer par la sonde, quoiqu'elles fussent ballantes dans la vessie; ce viscere s'étoit prolongé vers l'intestin rectum (c). Le même Auteur parle d'une pierre qui pesoit treize onces qu'il tira en deux parties de la vessie; le malade guérit de l'opération.

(a) Pag. 24.
(b) Pag. 26.
(c) Pag. 32.

XVII. Siecle.
1649.
COVILLARD.

Covillard a été à même d'extraire plusieurs pierres argilleuses; il fait mention d'une pierre qui renfermoit une balle. » M. Martin Pellorier très fameux
» Opérateur de Carpentras, m'a raconté avoir taillé
» un Gentilhomme auquel il tira une pierre de la
» grosseur d'un œuf de pigeon, & d'autant qu'elle
» paroissoit beaucoup plus pesante que la propor-
» tion de ses dimensions ne requeroit, cela engendra
» la curiosité de la rompre; ce qu'étant exécuté on
» trouva au milieu d'icelle une bonne balle de mous-
» quet. Or, comme on estoit dans l'étonnement,
» sans pouvoir conjecturer la cause de cet événe-
» ment, ledit Gentilhomme déclara qu'il y avoit en-
» viron cinq ans, qu'il avoit été blessé d'une mous-
» quetade en la région hypogastrique, sans qu'il eût
» paru aucune sortie, qu'estant traité il en guérit
» heureusement, mais que depuis qu'il avoit été blessé
» il étoit assubjeti à une difficulté d'urine (a) ».

Cette observation mérite de la considération. Covillard dit avoir vu & manié la pierre. Fertile en rares observations, ce Chirurgien parle d'une tumeur squirrheuse survenue à la vessie, & qu'il emporta après avoir fait au périnée une incision semblable à celle qu'on pratique lorsqu'on fait l'opération de la taille; quelques jours après l'opération il sortit de la vessie une pierre, qui vraisemblablement étoit logée au-dessus de la tumeur squirrheuse, & qui faute d'appui se présenta à l'ouverture de la plaie (b).

L'urine dépose souvent dans les voies par où elle passe du gravier qui produit des pierres en s'accumulant; notre habile Chirurgien dit avoir tiré sept pierres du scrotum d'un homme qui avoit une fistule dans la partie, qui pénétroit dans la vessie.
» ayant découvert le périnée du malade j'y recognus
» plusieurs fistules, lesquelles pénétroient jusqu'au
» milieu des parties intérieures de l'une & l'autre
» cuisse. Toutes ces cuniculations & sinuosités ve-
» noient à aboutir au col de la vessie, avec un tel
» rapport, que l'urine se rendoit aussi bien par cha-

(a) Pag. 39.
(b) Pag. 42.

cune d'icelles que par son tuyau ordinaire. La semence en l'éjaculation prenoit de mesme son issue par tous ces trous, comme on voit en un arrousoir de jardin: en somme par intervalles il rendoit plusieurs pierres par ces conduits, & tout sur le champ je lui en tirai sept de la grosseur d'une febve chacune, qui estoient détenues dans le scrotum.... cette grande production de pierres est merveilleuse & semble que ces fistules, bien que contre nature, ayent esté néanmoins aucunement utiles pour leur exclusion » (a).

L'opération de la taille au petit appareil, étoit du tems de l'Auteur unanimement recommandée par les Médecins, lorsqu'il s'agissoit de tailler les enfans. Covillard n'a pu tirer de cette méthode les avantages qu'il se flattoit d'y trouver; il fait l'histoire d'un enfant calculeux sur qui il fit l'opération au petit appareil, sans pouvoir extraire la pierre. Notre habile Chirurgien fut obligé de recourir au grand appareil. Cette méthode lui fut plus heureuse, il tira la pierre avec facilité; il a recouru ensuite à cette même méthode plus de quarante fois, & il en a toujours retiré les plus grands avantages (b).

Les Anatomistes savent que l'urethre des femmes est moins long, plus droit & plus large que celui des hommes, aussi sont-elles moins exposées au calcul; & si quelquefois il se forme, la nature peut s'en débarrasser elle-même lorsqu'il n'a point un volume excessif. Covillard rapporte une histoire d'une fille qui rendit une pierre couverte d'un kyste: avant de sortir, la pierre avoit produit une ischurie de plusieurs jours, & l'urine ramassée dans la vessie avoit dilaté l'ouraque, & s'étoit évacuée par le nombril. Il n'y a pas long-tems qu'on a fait part dans le Journal de Médecine d'une observation à-peu-près pareille.

Toujours occupé aux concrétions pierreuses qui se forment dans la vessie, notre Auteur parle d'un corps étranger en partie charnu & en partie pierreux; il le tira par l'opération, qui eût un heureux succès (c).

(a) Pag....
(b) Pag. 44 & suiv.
(c) Pag. 57.

XVII. siecle.
1639.
COVILLARD

On trouvera dans le même recueil des observations sur l'enterocele, qui méritent l'attention du Chirurgien. Covillard a aussi parlé d'une extirpation du globe de l'œil faite avec succès, d'une plaie à la trachée-artere qui n'a pas eu des accidens fâcheux, de plusieurs fractures à l'omoplate qu'il a traitées avec succès; enfin cet Auteur rapporte, parmi un grand nombre d'autres observations intéressantes, celle d'un Villageois qui reçut une balle de mousquet, qui lui perça la poitrine de devant en arriere; la plaie n'eut pas de suites fâcheuses, le malade fut totalement rétabli dans l'espace de cinq jours (a) .... Ce livre renferme plusieurs autres faits intéressans; la lecture n'en peut être que très profitable.

Le livre intitulé, *le Chirurgien Opérateur*, n'est ni si méthodique ni si intéressant que celui que je viens d'analyser; Covillard parle plus d'après les autres que d'après lui-même: il s'est étendu assez au long sur la lithotomie, la célotomie, la paracentese & la cataracte; il a traité ces diverses matieres dans des chapitres particuliers; il a donné l'histoire & la description de ses opérations: on y trouve quelques détails d'anatomie, mais qui ne sont ni bons ni originaux; Covillard avertit lui-même que ses descriptions sont prises des ouvrages de Galien, de Vesale, de Fallope, de Dulaurens & de Bauhin: cet aveu lui fait honneur; mais il a mal puisé dans ces sources.

FOLIUS.

Folius (Cæcilius) Chevalier, né à Modene en 1615 (b), peu de tems après la mort de son pere qui fut tué dans une guerre d'Italie, laissant sa femme enceinte: elle accoucha chez un oncle de la famille, qui prit un soin extrême de l'éducation du jeune Folius; il lui fit faire avec soin ses humanités à Modene; il l'envoya ensuite à Padoue pour y étudier en Médecine, où il prit le bonnet de Docteur. Orné de ce grade il alla s'établir à Venise pour y

(a) Pag. 99.
(b) Cet Auteur nous avertit dans son ouvrage, *de sanguinis à dextro in sinistrum cordis*, qu'il a publié cet écrit à l'âge de 24 ans, & immédiatement après on lit qu'il a paru en 1639: par conséquent en calculant ces époques on voit qu'il est né en 1615.

ET DE LA CHIRURGIE. 549

XVI. Siecle.
1639.
FOLIUS.

exercer la Médecine : il ne fut pas frustré dans son attente, peu de tems après son arrivée il jouit d'une réputation étendue. Il fut Chevalier & Professeur public d'Anatomie, qu'il enseigna avec éclat. Il florissoit vers l'an 1640, l'histoire ne nous apprend point le terme de sa mort.

Sanguinis à dextro in sinistrum cordis ventriculum effluentis facilis reperta via. Venetiis 1639. *Francof.* 1641, in-12.

Nova auris internæ delineatio. Venet. 1649, in-4°. 1647, in-4°.

Discorso anatomico nel quale si contiene una nuova opinione circa la generatione, e uso della pinguedine, &c. in Venetia 1644, in-4°.

Il a encore écrit une lettre à Alcidius, insérée dans le recueil que cet Auteur nous a donné des Anatomistes qui ont écrit sur les vaisseaux lymphatiques : elle est datée du 19 Décembre 1653; Cæcilius Folius dit avoir vu des vaisseaux laiteux se propager du ventre vers les mamelles & au cœur, peut-être, dit-il, y en a-t-il qui vont à toutes les autres parties, *& forté ad quamcumque partem, pro ut sæpies deprehendi* : cette réflexion mérite la plus grande attention. Folius paroît avoir connu les vaisseaux lymphatiques.

Cet Auteur prétend, dans son livre sur la circulation du sang, que ce fluide coule dans le cœur de droite à gauche, ordinairement par le trou ovale ; & lorsque cette ouverture n'existe plus, Folius avance qu'il y a à côté de petits trous collatéraux qui donnent passage au sang, & par là remplissent, à l'égard de la circulation l'usage du trou ovale. Pour établir cette rêverie, Folius se sert des témoignages de plusieurs anciens Anatomistes : on trouve réellement dans ce petit ouvrage de l'érudition. Cet Ecrivain pour donner plus de force à son opinion a donné une description du trou ovale assez exacte : il a fait voir que Galien le connoissoit avant Botal, & afin qu'on en pût juger plus facilement, il a rapporté les descriptions que ces Auteurs

(a) *Epistola ad Alcidium.*

ont données de cet orifice. Mais si Folius a supposé sans fondement des trous collatéraux autour du trou ovale, il a eu raison de réfuter ceux du septum, des ventricules du cœur que presque toute l'antiquité avoit admis. Notre Médecin Italien avance que le sang ne peut passer immédiatement du ventricule droit dans le gauche, parcequ'il n'y a point de route en état de donner passage au liquide vital. *Valeat itaque*, dit-il, *Galenus cum suis foraminibus septi imperceptibilibus*.

Folius a fait quelques recherches sur les vaisseaux lactées d'Asellius ; il dit avoir vu des vaisseaux blanchâtres d'une certaine grosseur, auxquels plusieurs autres alloient aboutir, se plonger & se perdre dans le foie, ce qui lui a fait conclure que le foie étoit l'organe de la sanguification. Cet Auteur donne l'Histoire d'un cadavre humain, dans lequel il dit avoir apperçu des vaisseaux remplis de crème, qu'il a retrouvés dans plusieurs autres sujets, &c. &c. (a)

Sa description de l'oreille interne est extrêmement rare, & il n'est pas surprenant qu'elle se soit perdue n'étant composée que de six pages ; on conserve difficilement dans les Bibliothéques de pareils écrits. L'Auteur l'a dédié à Thomas Bartholin, fils de Gaspard ; il consiste en une explication de six figures représentant l'oreille, contenues dans une seule planche. Dans la première qui représente le labyrinthe & le limaçon, on voit le trou rond & le trou ovale ; les cannaux demi-circulaires n'y sont pas mal exprimés ; l'Auteur parle du petit trou qui percé, selon lui, une des rampes du limaçon, & par lesquels passent quelques vaisseaux sanguins. La seconde figure représente l'intérieur de l'organe de l'ouïe, dont les pieces qui le forment sont adhérentes à la portion écailleuse de l'os temporal. Cæcilius Folius a fait dépeindre parmi plusieurs particularités très intéressantes, l'apophyse grêle du marteau inconnu aux Anatomistes précédens. Cet Auteur dit qu'à cette éminence s'attache un second muscle externe.

_____

(a) *In quorum corporibus multo etiam tempore post obitum reperiuntur dictæ venæ imbutæ multo cremore.*

processus mallei à nemine anteà observatus, cui ligatur musculus alter auris externus.

Cet Auteur a aussi parlé d'après Thomas Bartho- d'un petit os globuleux de l'étrier, *stapedis osseus quoddam globulus.* Folius l'a fait peindre dans la seconde figure de sa planche, & il est à présumer qu'il vouloit parler de l'os lenticulaire dont plusieurs Anatomistes donnent la découverte à Sylvius de Leboë.

Cæcilius Folius a fait dépeindre dans la troisieme figure les osselets de l'ouïe, parmi lesquels on distingue sans peine l'os lenticulaire adhérent à la tête de l'étrier.

La quatrieme figure représente le limaçon renversé, & vû par la face qui répond au cerveau; cet Auteur judicieux y a fait exprimer les trous par lesquels passent plusieurs vaisseaux sanguins, l'origine de l'aqueduc de Fallope, &c.

Après avoir dépeint chaque piece en particulier, cet Auteur a fait représenter les pieces de l'oreille dans leur véritable position, cette figure est assez exacte; plusieurs Auteurs modernes qui ont écrit sur l'organe de l'oreille auroient dû la consulter : la position de l'enclume y est sur-tout bien exprimée.

La sixieme & derniere figure n'est pas moins exacte que la précédente, Cæcilius Folius y a fait dépeindre la cloison qui sépare le limaçon en deux rampes; il a désigné cette cloison par ces paroles, *intermedium quoddam cochleam in duos giros dividens;* cet Anatomiste n'a point oublié de décrire les vaisseaux sanguins qui serpentent dans l'organe, & il a averti que deux cannaux circulaires se joignoient par une de leurs extrémités vers le vestibule, & qu'ils n'avoit qu'une seule ouverture.

C'est ainsi que les esprits judicieux & clairvoyans savent décrire en peu de mots les objets les plus compliqués, & faire part des découvertes les plus intéressantes. Si l'on eût suivi la méthode de Cæcilius Folius, on eût eu moins de volumes, & non pas moins de connoissances positives.

L'ouvrage que Folius a écrit sur la graisse a échappé aux meilleurs Bibliographes. L'Auteur a averti

352 HISTOIRE DE L'ANATOMIE.

XVI. Siecle.
1639.
FOLIUS.

dans sa préface que c'est un systême & non une vérité démontrée qu'il propose : il prétend que la graisse est portée dans les cellules du tissu cellulaire par le moyen des vaisseaux sanguins ; il blâme ceux qui admettent plusieurs especes de graisse, parce qu'elles ne different que par le plus ou le moins de densité. *Tutte queste differenze però si devono comprendere sotto il nome di grasso, poiche il piu, e meno non variano spettie*, (a). Folius croit que la graisse peut servir dans quelques circonstances de la vie à la nourriture du corps. En proposant ces vérités il égaye son style par plusieurs réflexions étrangeres au sujet, mais ingénieuses : celle-ci mérite d'être rapportée, *La medicina e una scienta, ma hoggidi pochi medici sono scientifici*.

GASSENDI.

Gassendi (Pierre), célebre Philosophe, trouve place parmi les Anatomistes, parcequ'il est l'Auteur de plusieurs pieces relatives à l'anatomie. Il naquit à Chanterscier, Bourg de Provence, dans le Diocese de Digne, l'an 1592; il étudia d'abord à Digne, & ensuite à Aix, où il professa la Philosophie; sa réputation parvint dans la capitale, il s'y rendit, & il y occupa la place de Professeur Royal de Mathématiques depuis 1643, jusqu'au 25 Octobre 1655, qui fut le terme de sa vie ; il étoit pour lors âgé d'environ 64 ans. On connoît trop la célebrité qu'il a eue dans la Philosophie, pour que je sois obligé de faire dans cet ouvrage l'énumération des grands hommes avec qui il a été lié : les grands rechercherent son estime, & les savans son amitié.

De septo cordis pervio, observationes. Leide, 1639, in-12, & avec les ouvrages de Pineau. Francof. 1641, in-12.

De nutritione animalium, ubi & de venis lacteis, pulsu, respiratione : item de sanguinis circulatione agitur. Lugd. 1649, in-fol.

Gassendi ne se fut jamais acquis une brillante réputation s'il n'eût écrit que des ouvrages d'Anatomie ; il connoissoit peu le corps humain, & se

(a) Folio A 3 ; il n'y a point de numéro aux pages.

ET DE LA CHIRURGIE. 555

est que d'après autrui qu'il a écrit en Médecine. Son imagination fascinée par des apparences trompeuses lui a fait entrevoir des pores, des trous, des conduits dans le septum qui sépare les ventricules du cœur; Vesale & plusieurs autres cités dans cette Histoire en avoient déja réfuté trop solidement l'existence, pour que Gassendi pût réhabiliter l'opinion chimérique des anciens.

Partisan de la doctrine des Epicuriens, Gassendi regardoit la liqueur séminale, non comme une liqueur purement homogéne, & seulement propre à développer le germe, mais comme une liqueur véritablement organisée capable de former la premiere esquisse de l'animal, sitôt que les parties volatiles de cette liqueur se seront réunies dans le centre de l'œuf. Il regardoit la liqueur prolifique comme un extrait de l'ame sensitive, c'est-à-dire de toutes les parties du corps; il prétendoit soutenir son opinion par la différence qu'on trouve entre la cicatricule d'un œuf fécondé, & celle d'un œuf qui ne l'est pas, & par cette douce & légere épilepsie qui agite tous les membres du corps au moment de la copulation, qui est comme une marque qu'il se détache quelque chose de chaque partie, qui va se mêler avec l'humeur productrice, & qui lui donne le caractere particulier du lieu d'où elle sort. Les Epicuriens & ceux qui, comme Gassendi, suivent leur sentiment, tirent un autre argument favorable à leur proposition, de la ressemblance des enfans avec leurs parens, & de celle des mulets avec l'âne & le cheval. Pour l'ordinaire les filles ressemblent, selon eux, aux peres, & les garçons aux meres; l'on voit principalement dans certaines familles, une grande ressemblance des enfans avec leurs peres, & on ne peut, dit Gassendi, expliquer ce fait sans admettre dans la liqueur prolifique un composé des particules organiques détachées des parties du corps.

Gassendi a proposé plusieurs autres fictions qu'il n'a pas l'honneur d'avoir inventé; il consideroit les nerfs comme autant de petits tuyaux remplis d'une

XVII. Siecle.
1639.
GASSENDI.

liqueur extrêmement subtile ; il dit que les extrémités de ces nerfs étant pressées par l'action des objets extérieurs, la liqueur est obligée de refluer vers le cerveau par des ondulations qui se continuent tout le long du tuyau ; cette hypothèse a été adoptée par plusieurs Physiologistes aussi peu jaloux de la vérité, que Gassendi qui les avoit proposées; je ne réfuterai ni les uns ni les autres de ces systèmes, il y a long-temps que des esprits sensés les ont regardées comme des fictions dangereuses à l'exercice & aux progrès de la Médecine ; mais si ces explications sont dignes de notre critique, ceux qui les ont proposées ne doivent pas être à l'abri de nos reproches ; Gassendi doit être amerement censuré.

Rhodius (Jean), Médecin de Coppenhague, originaire de cette Ville, fut d'abord Professeur de Physique, ensuite Professeur de Médecine. Des affaires que j'ignore l'éloignerent de cette Capitale, & l'obligerent d'aller à Padoue, où il mourut en 1659.

De aciâ dissertatio, ad Cornelii Celsi mentem, Patav. 1639, in-4°. *auctius* 1672.

Rhodius a donné dans cet ouvrage la description de plusieurs sutures que les anciens Chirurgiens avoient mises en usage ; il prétend que le fil dont il se servoit pour les pratiquer, & dont parle Celse n'étoit pas de métal, mais de lin : Rhodius releve à ce sujet une faute qu'on trouve dans Gui de Chauliac.

Analecta & nota in Septalii animadversiones & cautiones medicas. Patav. 1652. ibid. 1659, in-8°.

Il a inséré dans les écrits de Septalius plusieurs observations que sa pratique lui avoit fournies ; elles paroissent faites avec soin, & sont décrites avec précision.

Mantissa anatomica, extat cum Thom. Bartholini historiarum anatomicar. & medicar. rarior. Centuria v. & vi. Hafniæ 1661, in-8°. 32 pages.

Cet ouvrage, quoique peu volumineux, n'en est pas moins intéressant : l'Auteur a décrit en peu de mots les faits les plus rares en Anatomie qu'il avoit

XVII. siècle.

1639.
RHODIUS.

[...]és dans ses dissections particulieres, ou en[...]ant les leçons de ses maîtres. Il s'est convaincu [...]la suture sagittale du crâne ne se trouvoit pas [...] tous les sujets ; que chez les uns elle étoit [...]ement obliterée avant l'état adulte, & que chez [...] sujets elle existoit jusqu'à l'âge le plus dé[...] : Rhodius la vue prolongée jusqu'à la racine [...]nez (a).

Il a fait quelques observations sur les muscles, [...] parle de deux muscles releveurs de la levre su[...]rieure qu'il vit le 5 Février en 1673, lorsqu'il [...]oit sous Veslingius. En 1650, & le 8 Février, [...]olinet, Professeur de Padoue, dont il étoit le dis[...] trouva dans le cadavre d'une femme trois [...]cles releveurs de la levre supérieure. En 1651, [...] 21 Janvier, il observa un double muscle tra[...]. En 1628, & le 25 Janvier, cet Auteur dit [...] trouvé dans le cadavre d'un homme une masse [...]nue interposée entre le grand pectoral & le [...] dentelé.

Cet Auteur n'avoit perdu aucune occasion d'ob[...]ver, & avoit noté les plus petites circonstances [...] caractérisoient ses observations ; il a toujours [...] l'année & le jour qu'il a été à même d'ap[...]cevoir le fait qu'il décrit dans son livre. Il a [...]vé les cartilages des côtes presque tout ossifiés, [...] plevre chargée de graisse, la veine azigos lui a [...] tantôt se terminer à la veine-cave, & tantôt [...] émulgentes. Si on l'en croit, une femme hy[...]opique avoit la veine-cave descendante tellement [...]errée qu'à peine on pouvoit y introduire un sti[...] de médiocre grosseur. En étudiant sous Veslin[...] il disséqua un cadavre d'homme dans lequel [...] vit le canal cholédoque s'ouvrir dans le ventri[...]le ; dans un autre sujet il trouva ce canal double.

La graisse se ramasse dans les membranes : Rho[...] en a vu des pelotons interposés entre les tuni[...]ques de la vésicule du fiel ; il a trouvé le canal [...] pancréatique double ; il a vu dans un fœtus des

(a) Observat. 1.

vaisseaux lactés qui aboutissoient par leurs extrémités dans le ventricule & dans le pancréas; [cet] Auteur nous a appris que certains sujets n'avoient qu'un rein, que d'autres en avoient trois, que [chez] les uns ils étoient gros, que chez les autres [ils] étoient petits; il a trouvé l'aponévrose palm[aire] dans un sujet qui n'avoit pas de muscle palmai[re;] chez d'autres il a trouvé le muscle sans trouver [l'a]ponévrose.

Il est moins difficile de se tromper dans l'ob[ser]vation des choses surnuméraires, que d'établir cel[les] qui manquent dans le corps humain; on peut [ne] pas les trouver lorsqu'on dissèque mal la par[tie.] Rhodius nous dit n'avoir apperçu que deux mu[scles] les lombricaux dans la main du cadavre d'un ho[m]me qui avoit à l'autre main quatre muscles lomb[ri]caux; il dit qu'il lui est fréquemment arrivé d[ans] ses dissections, de ne pas trouver de muscle qu[e l'on] croiroit indispensable au méchanisme de la part[ie,] sans cependant qu'il y eût eu encore altération d[ans] le mouvement. Ses observations négatives ne p[eu]vent être admises sans beaucoup de réflexions; [on] impute souvent à la nature des défauts que [l'art] commet; l'on emporte un muscle où on ne [sait] le trouver, & l'on dit qu'il manque.

Rhodius parle des vaisseaux de communic[ation] entre les reins succenturiaux & les testicules; [cette] observation a fait du bruit; Valsava la propo[sée] dans la suite comme nouvelle, & cependant S[eve]rinus & Rhodius l'avoient annoncée avant lui.

Il y a peu d'anatomie dans les observations m[é]dicales de cet Auteur, on y trouve seulement qu[el]ques-unes de celles que j'ai déja rapportées.

Observationes anatomico medicæ. Patav. 16[51,] in-8°.

Cet Auteur a communiqué plusieurs observat[ions] à la Société de Coppenhague, elles sont intéres[sées] le quatrieme volume, elles roulent sur les différ[en]tes ouvertures de cadavres, ou sur les effets des [re]medes pris intérieurement; & elles nous intéres[sent] peu.

Laurentius

ET DE LA CHIRURGIE. 557

Laurentius (Mathieu André).

...lus monstrorum. Lipsiæ. 1639., in-4°.

XVII. Siecle.
1639.

...lerus, (Michel Rupert), Médecin fameux de ...mberg, où il naquit en 1607, fit ses cours ...sa Docteur en Médecine à Altorf, & revint ...a patrie où il l'exerça avec succès; il y mou... en 1661, à l'âge de 54 ans: nous avons de

LAURENTIUS
1640.
BESLERUS.

Admirandæ fabricæ humanæ, mulieris partium ge- ...ioni *potissimùm inservientium, & fœtus, fide-* ...quinque *tabulis, ad magnitudinem naturalem &* ...nam *typis æneis impressis, hactenus nunquam* ...Delineatio. Norimberg.* 1640, in-fol.

...s son ouvrage sur la structure des parties de ...nération de la femme, Beslerus s'étend plus sur ...détails physiologiques que sur des objets ap-...ans à l'Anatomie; cependant on y trouve quel-...faits relatifs à cette partie: il soutient après ...que l'ouraque est un ligament solide & ...canal, que la matrice de la femme enceinte ...épaisse qu'elle n'a coutume d'être dans les ...circonstances de la vie: il a décrit assez exac-...t les ovaires & les œufs. Ce recueil est orné ...anches dans lesquelles l'Auteur a fait représen-...principales parties de la génération de la ...& celles dont le fœtus est composé; ces ...sont pour la plupart extraites des ouvrages ...fabrice d'Aquapendente, & elles sont encore ...grossieres. Beslerus, persuadé que la vessie du ...étoit, proportions gardées d'ailleurs, plus am-...qu'elle n'est dans le sujet d'un âge plus avancé, ...pas manqué de la faire peindre plus dilatée, ...n'est dans les adultes: mais il a outré dans ...scription, & il a fait représenter la vessie plus ...mineuse qu'elle ne l'est communément; M. de ...er a relevé cette erreur (a).

Observatio anatomico-medica singularis cujusdam ...minorum. *Norimb.* 1644, in-4°.

...n'y avoit qu'un seul placenta pour ces trois ...leur mere fut attaquée pendant sa gros-

(a) Meth. stud. pag. 385.

Tome II.   N n

fesse d'une difficulté considérable de respirer: les chies furent supprimées peu de tems après l'accouchement, ce qui donna lieu à des accidens fâcheux, mais qui furent heureusement dissipés par les soins de notre Médecin; il s'applaudit dans son ouvrage d'avoir tiré un avantage manifeste des cordiaux, &c.

Slegel (Paul Marquard), Médecin Allemand, qui a publié quelques écrits en Anatomie.

Ophtalmographia & opsioscopia. Jenæ 1640, in-4°.
Je n'ai pu me procurer cet ouvrage.

De motu sanguinis commentarius. Hamburg. 165, in-4°.

Slegel déplore la foiblesse de l'esprit humain qui s'éloigne de la vérité lors même qu'on la lui présente, il fait une énumération des Auteurs qui ont admis la circulation, de ceux qui l'ont révoquée en doute, & de ceux qui en ont nié l'existence; il est en tout partisan d'Harvée, & il s'élève contre ceux qui ont osé avancer des propositions contraires; son zele pour la circulation, suivant qu'il nous l'apprend dans la préface de ce livre, le porta à faire plusieurs voyages dans les Royaumes étrangers afin de consulter les Savans qui avoient écrit pour & contre la circulation; il se vante d'avoir ébranlé par ses conversations Hoffman, un des plus forts antagonistes d'Harvée. Slegel dit que cet Anatomiste se rapprochoit tous les jours du sentiment de l'Auteur Anglois, qu'il avoit fait d'après lui plusieurs expériences qui lui avoient donné des notions certaines & évidentes sur la circulation, & qu'il auroit écrit en sa faveur si la mort ne l'eût enlevé dans le tems qu'il méditoit un tel ouvrage.

Riolan avoit avancé que la veine-porte conduisoit le sang au mésentere, au lieu de le porter du mésentere au foie, comme Harvée l'avoit prouvé. Slegel attaque l'opinion de Riolan, & les preuves qu'il allegue contre cet Anatomiste François, sont solides & ingénieuses.

Goëlike attribue à Slegel un ouvrage sur les dents sans en donner le titre: je l'ai cherché dans les Historiographes, & mes peines ont été inutiles;

... échappé à leur connoissance. Siegel est en-
... l'Auteur d'un livre intitulé :
... *natura lactis*. Jenæ 1640, in-4°.
... (Michel Raphael).
... *Methodus curandi calculum*. 1640, in-12.
... (Henri), en latin *Regius*, Professeur de
... dans l'Académie d'Utrecht, proposa à Pri-
... son disciple la circulation du sang pour sujet
... these. Il mourut en 1679 à l'âge de 80 ans.
... *Jacobi Primirosii animadversiones in theses quas*
... *circulatione sanguinis in Academia Ultrajectensi*
... *Henricus Leroy ibidem Medicinæ Professor dis-*
... *proposuit*. Leidæ 1640, in-4°. 1656, in-4°.
... *...gia pro eluendis sordibus animadversionum Ja-*
... *Primirosii in theses ipsius de circulatione san-*
... *Lugd. Batav*. 1641, 1647, in-4°.
... première these est divisée en onze paragra-
... proposés par Leroy, & qui établissent la circula-
... Primerose y répond en alléguant des raisons
... ...res à la circulation, il dit que la ligature
... ...ières n'empêche pas le sang d'aborder dans les
... Ce Médecin n'avoit vraisemblablement au-
... connoissance des vaisseaux collatéraux : nous
... déja entrés dans quelques détails à ce sujet
... ...ant l'histoire de Primerose.
... répondit à la critique de Primerose, d'un
... ...ême & soutenu ; il l'accuse d'avoir fait plu-
... ...fautes en Anatomie, de n'avoir aucune tein-
... Logique, & d'ignorer les premiers élémens
... Physique ; encore, dit-il, on excuseroit Pri-
... s'il s'étoit contenté de proposer des doutes
... circulation, avec modestie & respect pour ses
... ...res ; mais il s'est emporté jusqu'à leur dire des
... *non voce, sed dentato calamo instructus, ani-*
... *...versiones nuper edidit, laureolam in mustaceo*
... &c. Leroy allégue de très bonnes raisons
... ...veur de la circulation ; il tente de nouveau
... expériences faites par Harvée, & en rend un
... ...pte exact, afin de détruire le sentiment de son
... ...ersaire. On ne se dépouille pas facilement des
... ...ages qu'on a adoptés, Primerose soutint jus-

XVII. Siecle.
1640.
SMUTZ.
LEROY.

N n ij

qu'au bout l'erreur qu'il avoit embrassée ; il répondit à l'écrit de Leroy & sans ménagement, il allègue mille raisons futiles & erronées.

Morano (Pierre Terrer).

Flor. de anatomia . . . . Mad. 1640, in-8°.

Veslingius (Jean), Médecin célèbre, naquit [en] la Westphalie : son pere l'envoya dès son bas âge [à] Vienne pour y commencer l'étude des Belles-Lettres ; il y fit de rapides progrès, sur-tout dans la Poésie [La-] tine, ce qui lui mérita l'estime & l'éloge de plusieurs Littérateurs du pays. Parvenu à un certain âge, [il] changea tout à coup le système de ses études : au lieu de vers il étudia sainement la Philosophie, & méprisant toutes ses vaines explications, il s'adonna sérieusement à l'étude des faits. La Médecine seule lui parut mériter son attachement, il s'y livra tout entier, & dans peu il donna des marques qui firent beaucoup espérer de lui. Le fait justifia l'attente ; Veslingius devint un des plus grands Anatomistes de son tems. Entraîné par le goût des voyages, il se transporta dans l'Orient, & y parcourut divers pays ; il alla à Jerusalem, & revint à Venise où il fut fait Chevalier du saint Sépulcre. Il enseigna dans cette Ville, sous les auspices de quelques particuliers, l'Anatomie & la Botanique ; dans peu il s'y acquit une si grande réputation, que les Etudians désertoient les Colleges publics pour l'aller entendre ; ce fut en 1628 que sa réputation fut solidement établie dans cette Ville. Après la mort de Pompeius Caïmus, il fut désigné pour lui succéder : il occupa en 1632 la première Chaire d'Anatomie & de Chirurgie ; le nombre d'auditeurs s'accrut tellement, que les bancs de l'amphithéâtre en furent surchargés, tantôt il démontroit l'Anatomie, & tantôt la Chirurgie ; ce genre de travail l'occupa pendant l'espace de six ans. En 1638 il fut chargé des leçons de Botanique ; il eut un soin extrême du jardin des plantes, & il en accrut beaucoup le nombre. Sa réputation s'étendoit de toutes parts, lorsque la mort mit fin à ses travaux littéraires ; ce grand homme finit sa brillante carriere par une fievre maligne qui l'enleva en 1649, à l'âge 51 ans.

ET DE LA CHIRURGIE. 561

convoi funébre fut splendide, les Professeurs de
l'Université & les Etudians qui la composoient s'y
rendirent, & témoignerent par leurs regrets combien
ils étoient sensibles à la perte qu'ils venoient de VESLINGIUS.

Nous avons plusieurs ouvrages de Médecine de
Veslingius, mais il n'y a que les deux suivans qui
soient de notre objet.

Syntagma anatomicum, publicis dissectionibus in
auditorum usum aptatum. Francof. 1641, in-12.
Patavii 1641, in-8°. 1647, in-4°. 1651, 1677,
in-4°. Amstel. 1649, in-12. 1659, in-4°. ibid.
1666, in-4°.

Syntagma anatomicum, commentario atque appendice ex veterum, recentiorum, propriis observationibus illustratum & auctum à Gerardo Blasio, Trajecti ad Rhenum 1696, in-4°.

Ces Elémens d'Anatomie, quoique fort abrégés, contiennent plusieurs objets intéressans, qui sont décrits avec beaucoup d'ordre, de clarté, de justesse & de précision. Veslingius les a divisés d'une maniere à peu près pareille à celle dont Bauhin a divisé son grand ouvrage d'Anatomie; il y a ajouté quelques recherches originales qui ne sont point mauvaises: voyons ces faits en détail.

La peau lui paroît composée d'une grande quantité de nerfs. Veslingius attribue à leur nombre la sensation exquise dont cette membrane jouit (a). Il s'est formé une idée fort claire de sa structure & de la transpiration (b); sa description des nerfs & des vaisseaux sanguins du ventricule, méritent l'examen des Anatomistes (c). Les ganglions semi-lunaires dont quelques-uns attribuent la découverte à Willis ne lui étoient point inconnus. *Tandem superato diaphragmate, demissis ad mesenterii origines aliquot ramis, juxta cum altero interno socio sibi ramo PLEXUM producit NERVEUM, callosis ganglioque similibus corporibus varie stipatum; à quo per dextram mesenterii regionem copiosi nervi ad intestina, tum ad*

(a) Pag. 4. édit. 1696. in-4°.
(b) Pag. 8.
(c) Pag. 35.

Nn iiij

omentum, jecur, cystin felleam, renemque [...]
surculi excurrunt (a). Veslingius avertit que de l'extrémité inférieure de ce plexus, partent divers [...]
qui se dispersent sur le fonds de l'utérus, &c.

Ses connoissances sur les muscles du pharinx [doi]-
vent fixer l'attention des Anatomistes ; il a [décrit]
la plupart de ceux que nous connoissons aujour-
d'hui ; il en admet trois paires & un impair ; [savoir]
les muscles céphalopharyngiens, les sphénophar[yn]-
giens, les stylopharyngiens, & un sphincter [qu'il]
nomme le muscle œsophagien. Le même Auteur [mé]-
rite nos éloges sur la description qu'il nous a donnée des glandes de la gorge ou des parties voisines ;
celles du poumon lui étoient connues. Outre [les]
deux glandes situées au-dessous & au-devant du [la]-
rynx, il y en a plusieurs placées aux ramifica[tions]
bronchiques. *E quibus*, dit-il, *superiores ad ling[uam]
laryngisque latera posita, tum inferiores in thora[ce]
non duo, sed plures, asperæ arteriæ ramis accum[bunt]*
(b).

Le pancréas est, selon Veslingius, destiné par [la]
nature à une ultérieure préparation du chyle ; [il]
concourt à la sanguification & à la digestion ; Vesli[n]-
gius assure que lorsqu'on le coupe dans un animal [vi]-
vant, il en coule du chyle. *Itaque chylo, dum [spi]-
rante adhuc animali distribuitur, copiosè perfu[nditur]
pancreas, eumdemque cuspide cultri sauciatum [la]-
ter effundit* (c) ; il ajoute que ce viscere reçoit un
grand nombre de vaisseaux lactés d'Asellius, [&]
qu'il y en a plusieurs qui sont dirigés vers le foie ;
d'autres vont vers la poitrine. Cette proposition fait
voir qu'il a eu une connoissance grossiere du can[al]
thorachique. Le même Auteur assure avoir vu [au]
thymus quelques vaisseaux lymphatiques : ses rema[r]-
ques judicieuses peuvent s'accorder avec la décou[ver]-
verte du canal dont Virsungus a parlé bien [après].

Observateur exact, Veslingius a décrit les val[vu]-
les des vaisseaux lactés ; il prétend que la nature les
a formées pour s'opposer au retour du chyle dans [...]

(a) Pag. 37.
(b) Pag. 41.
(c) Pag. 55.

…ins (a) : la rate est destinée à la sanguification,
…eurs Auteurs modernes ont adopté ce sentiment.
…description des reins succenturiaux est exacte,
…eur a connu la cavité qui est dans son centre,
…matière qu'elle renferme, les nerfs & les arte-
…qui s'y distribuent (b) ; il a admis l'existence de
…men, & a décrit en général avec beaucoup d'e-
…itude les parties de la génération de l'un & l'autre

…n parlant de l'ouraque, il tient un milieu entre
…qui le regardent comme un canal, & ceux qui le
…ent ligamenteux : selon lui, c'est un corps mem-
…eux, arrondi & poreux ; il croit que lorsque la vessie
…urchargée d'urine, une partie se filtre à travers
…pores de l'ouraque pour se vuider dans l'amnios.
…Hales a dit dans les Transactions Philosophi-
…quelque chose d'analogue à ce sujet ; ce savant
…oit que l'ouraque étoit un composé de vaisseaux
…gieux : « c'est en admettant une pareille struc-
…ure, dit-il, qu'on peut expliquer pourquoi l'uri-
…passe de la vessie dans la membrane allantoïde
…fœtus humain, & il n'est pas pour cela nécessaire,
…ontinue M. Hales, que l'ouraque soit propre-
…ent creux, l'urine se filtrant doucement à travers
…plutôt qu'elle ne coule ». Ce sentiment sur l'oura-
…a de l'analogie avec celui de Veslingius. Notre
…eur a été cependant un peu plus raisonnable, il
…point admis dans le fœtus humain la membrane
…antoïde.

…l y a dans le fœtus certaines parties qui se dé-
…oppent les unes plutôt que les autres. Veslingius
…s apprend que les reins & les ovaires sont plus
…s dans le fœtus, proportion gardée avec le corps,
…ils ne le sont dans l'adulte. Le foie lui paroît
…i avoir à cet âge plus de volume qu'il n'en a dans
…dulte ; sa couleur est d'un rouge très vif, & la
…icule du fiel contient une grande quantité de bile
…nâtre. Le pancréas est développé ; la matrice est
…platie vers son fonds, & ses trompes sont plus droi-
…qu'elles n'ont coutume d'être. Veslingius fait une

(a) Pag. 56.
(b) Pag. 73.

XVII. Siecle.
1641.
VESLINGIUS.

remarque fort judicieuſe ſur la poſition des glandes ſurrénales ; il prétend qu'elles ſont placées immédiatement ſur les reins, au lieu que dans un âge avancé il y a une certaine diſtance entre ces deux parties ; c'eſt ainſi que j'interprète ces mots : *nitudine hîc mirabiles ſunt (renes ſuccenturiati) accumbentes renibus, ut fit in adultis, ſed iiſdem cumbentes* (a).

Ses remarques ſur le cœur ſont juſtes, mais ne lui appartiennent point ; pluſieurs Auteurs les avoient faites avant lui. Ce qu'il dit ſur les yeux mérite plus d'attention, il aſſure qu'à cet âge ils ſont, proportion gardée avec les autres parties de la face, beaucoup plus gros qu'ils n'ont coutume d'être ; je n'entre point dans des détails ultérieurs ſur l'oſſification, notre Auteur s'étend beaucoup à ce ſujet. J'ai déja plus d'une fois dans cette hiſtoire embraſſé cet objet, je me contente de faire obſerver que Veſlingius a donné une bonne deſcription des oſſelets de l'ouie, & qu'il a connu l'apophyſe du marteau décrite par Folius.

Les autres parties ſont en général expoſées avec aſſez de préciſion & d'exactitude ; je n'ai point parlé dans cet extrait des additions, & des remarques critiques & hiſtoriques que Blaſius y a ajoutées ; j'en parlerai dans la ſuite, en faiſant l'hiſtoire de ce Médecin.

Il a eu des idées fort exactes ſur pluſieurs muſcles, car il a indiqué avec préciſion leurs attaches, leurs directions, & le plus ſouvent leurs figures & leurs connections. Il a connu l'attache du muſcle indicateur aux os du métacarpe ; il a auſſi eu des connoiſſances plus poſitives ſur les veines du poumon ; il en a admis quatre qui s'ouvrent dans l'oreillette gauche ; il a cru à la circulation, mais il l'a accordé à Paul Sarpi.

Les planches qu'on trouve dans l'ouvrage que je viens d'analyſer, ſont en très grande partie tirées de l'Anatomie de Veſale, avec quelques additions ; elles ſont plus mal faites : notre Auteur eſt repréhenſible ſur ce ſujet. Il y en a quelques unes d'originales ; il a

(a) Pag. 121.

ET DE LA CHIRURGIE.

... senté les éminences mamillaires, & les cornes pos-
... res des ventricules; c'est à cette occasion qu'il
... voir guéri une plaie considérable au cerveau.
... planches du fœtus sont estimables à plusieurs
... ds, &c. &c.
... artholin fit, après la mort de Veslingius, un re-
... de ses observations Anatomiques sous le titre sui-

XVII. Siecle.
1641.
VESLINGIUS.

Observationes Anatomicæ & postumæ epistolæ 73.
... sia 1664, in-8°. *Hagæ* 1640, in-8°.
... n trouve dans ce recueil un traité de la géné-
... de l'incubation, de l'œuf, de l'Anatomie de
... vipere; plusieurs observations curieuses sur les
... aux lactés, sur le canal thoracique, sur la rate.
... uteur a fait à ce sujet des expériences très ingé-
... ses & très adroites; M. de Haller fait grand cas
... cet ouvrage: il est en effet digne d'être consulté,
... ous ne saurions trop en recommander la lecture à
... x qui s'adonnent à l'étude de l'homme physique.
... lingius a été un grand Anatomiste, ses ouvra-
... contiennent des détails intéressans; il est hon-
... que jusqu'ici la plupart des Anatomistes n'ayent
... puisé dans cette source. Les Historiens de l'A-
... omie indiquent à peine le nom de cet Auteur.
... ulpius (Nicolas), naquit à Amsterdam en 1593,
... riche Marchand de cette Ville. Naturellement
... à l'étude des sciences, il alla à Léide pour y
... re les leçons des célebres Adolphe Worstius,
... nius, & de plusieurs autres savans personnages;
... prit le bonnet de Docteur & s'en retourna dans
... patrie, où il exerça la pratique de la Médecine
... tant de célébrité, qu'il parvint aux premiers
... onneurs, & qu'il acquit des richesses considérables;
... le nomma au Consulat, honneur qui ne s'ac-
... orde qu'aux gens de la premiere distinction. Il fut
... rié deux fois, & eut plusieurs enfans de l'une &
... l'autre femme. Pierre Tulpius, Docteur en Mé-
... e, étoit du premier lit; c'est à ce fils que Ni-
... olas Tulpius a dédié son ouvrage. Tulpius se dis-
... gua beaucoup pendant l'expédition de Louis XIV
... ontre la Hollande; malgré son extrême vieillesse,

1641.
TULPIUS.

dit M. Eloi dans son dictionnaire historique de Médecine, Tulpius parla avec tant de force qu'on eût dit que son courage avoit augmenté avec le nombre de ses années. L'estime générale qu'il s'étoit acquise, le fit élire Conseiller de la Ville d'Amsterdam en 1622, & trente-deux ans après on le nomma Bourguemestre ; dans la suite il fut encore élevé trois fois à la même dignité, ce qui paroît par une médaille rapportée par Van Loon dans son Histoire Métallique du Pays-Bas, qui fut frappée en mémoire de ce qu'il avoit exercé 50 ans la charge de Conseiller ; il paroît en buste, revêtu de la robe de Bourguemestre. Tulpius mourut en 1679, selon M. Eloi, & en 1674, selon Manger ; le même Auteur le fait mourir à l'âge de 81 ans, d'une maladie de langueur. Tulpius prenoit communément pour devise une lampe allumée, avec cette inscription, *aliis inserviendo consumor* ; cependant si l'on juge de ses travaux par le nombre d'ouvrages & par l'âge auquel il est parvenu, on voit qu'il ne s'est pas épuisé par la fatigue.

Nous avons de lui :

Observationum medicarum, libri tres, cum figuris æneis. Amstelod. 1641, in-8°. *Liber quartus*, 1652, in-8°. 1672, in-8°. 1685, in-8°. *Lid.* 1739, in-8°. &c. & en Allemand, *Amsterdam* 1650, in-8°.

Parmi nombre d'observations intéressantes, Tulpius en a rapporté quelques-unes qui sont hors de vraisemblance ; cet Auteur a décrit avec soin l'histoire d'un contre-coup à la tête, de devant en arriere, & un autre de haut en bas ; dans le premier cas le coronal avoit été frappé, & la fracture survint à l'os occipital ; dans le second les pariétaux furent frappés dans une chûte, ils résisterent au coup & l'os sphénoïde fut fracturé. Il a parlé d'un hydrocéphale qui avoit la tête monstrueuse à l'âge de cinq ans ; elle étoit si pesante qu'à peine cet enfant pouvoit la supporter ; l'enfant mourut, Tulpius l'ouvrit, & trouva cinq livres d'eau dans sa tête, &c. Ce cas ne présente rien de particulier, mais le suivant mérite notre attention : il est question d'une hydrocéphale de la moitié de la tête. Suivant Tulpius,

ET DE LA CHIRURGIE. 567

XVII. Siecle.
1641.
TULPIUS.

sujet qui en étoit attaqué avoit deux livres d'eau épanchée dans un des ventricules du cerveau, l'autre étant à sec ; cette observation prouve, d'une manière indubitable, que les ventricules du cerveau sont séparés naturellement par une cloison, & que les trous qu'on y suppose n'existent que lorsqu'on prépare le cerveau avec peu d'adresse. Voyez à ce sujet l'article de Varolle, &c.

On avoit déja beaucoup écrit sur l'histoire des polypes avant Tulpius, mais on avoit plus consulté l'imagination que l'observation. Cet Auteur, si on l'en croit, a suivi une méthode opposée ; il dit avoir vu à Haldolphe un polype du nez remplissant les deux narines, qui fut heureusement extirpé. Ce fait n'a rien de nouveau, mais l'histoire du polype du cœur qu'il rapporte immédiatement après, est plus extraordinaire ; il remplissoit les deux ventricules, & bouchoit les orifices artériels & veineux : la personne qui en étoit attaquée périt tout d'un coup.

Il a parlé de quelques maladies des yeux, par exemple, d'une plaie à la pupille produite par une flèche, avec épanchement de l'humeur aqueuse, qui fut radicalement guérie ; il a aussi fait mention d'une douleur réciproque entre la tête & le pied, & si on l'en croit, il survint sur la tête d'une pauvre femme des pieds de taupe ; c'étoit apparemment des sarcomes dans lequel Tulpius a entrevu la figure des pieds de cet animal.

Tulpius a vu quelques sujets respirer avec peine, parcequ'ils avoient une ouverture à la membrane du tympan ; l'air destiné à la respiration pénétroit, suivant cet Auteur, par cette voie, au lieu de s'insinuer dans les poumons.

Ce Médecin a donné l'histoire d'un muet qui recouvra la parole par la peur qu'il eût du tonnerre tombé auprès de lui ; & celle d'une abstinence de douze jours, sans suite fâcheuse. Il a parlé d'une suffocation produite par des tumeurs écrouelleuses, qui avoient leur siege au-dessous de la mâchoire inférieure. Ambroise Paré & Prosper Alpin avoient déja vanté l'artériotomie dans les cas des violentes douleurs à la tête ; notre Auteur y recourut dans une pareille circonstance, & il en retira un succès manifeste : *Emisso tandem sanguine ex temporibus convaluit ex toto.*

Il a aussi vu des plaies à la trachée-artere guéries par le moyen des sutures, & une grenouille qui gênoit la déglution & la respiration ; il y avoit dans la tumeur une matiere gypseuse & extrêmement dure que le Chirurgien ne pût extraire par l'instrument tranchant, il fut obligé de recourir au cautere actuel. Tulpius parle dans cette même partie de l'ouvrage, d'un jeune homme qui avoit la peau si lâche qu'on pouvoit l'étendre & l'éloigner avec la plus grande facilité, & d'un calcul formé dans les intestins qui occasionnoit des douleurs fort vives.

Les Médecins du tems de Tulpius étoient fort reservés sur l'usage de la saignée pendant la grossesse ; cet Auteur parle comme d'un cas rare, d'une femme qui, huit jours avant ses couches, fut attaquée d'une pleurésie & saignée huit fois dans une journée. Tulpius donnoit aux choses le prix qu'elles méritoient ; il étoit partisan de l'opération de l'empiême dans le cas d'épanchement de sang, mais il en craignoit beaucoup les suites dans celui d'un épanchement de pus ; il veut qu'on fasse l'ouverture entre la troisieme & la quatrieme des fausses côtes. Le même Auteur a fait mention de plusieurs abcès qui se sont vuidés par des voies extraordinaires ; des plaies au cœur auxquelles les malades ont survécu pendant plusieurs jours ; d'un calcul engagé dans la trachée-artere qui a produit une suffocation, d'une plaie au foie, sans suites fâcheuses ; d'une rupture de rate causée par un effort, & qui a produit la mort.

Ces observations sont précieuses ; les suivantes ne sont pas d'un aussi grand poids, ou pour mieux dire, elles sont suspectes : cet Auteur parle d'un homme qui rendoit périodiquement des cheveux avec ses urines ; d'un autre qui en toussant rendit par la bouche une veine du poumon avec ses ramifications. Tulpius nous a aussi parlé d'un sujet qui rendit par le vomissement un morceau du poumon ; il a fait l'histoire d'un Danois qui fût blessé à la poitrine : on introduisit une tente dans la plaie, elle tomba dans la poitrine, & le malade, si on l'en croit, la rendit par la bouche.

Dans son troisieme livre d'observations, Tulpius XVII. Siecle. parmi plusieurs faits intéressans, parle d'une femme de quatre-vingts ans qui rendit par l'urethre un calcul 1641. pesant trois onces; il donne les moyens de l'extraire lorsque la nature n'est pas assez forte pour produire TULPIUS. d'elle-même l'excrétion: ces moyens se réduisent à celui que les Egyptiens employoient, au rapport de Prosper Alpin, à l'opération sanglante. Il a fait mention d'une pierre dans la vessie qui avoit pour noyau une partie de tente introduite dans la vessie pendant le traitement d'une plaie au bas-ventre, qui pénétroit dans ce viscere: c'est dans ce même livre que Tulpius a donné une description de la valvule des intestins; ce n'est pas-là à la vérité le meilleur de son ouvrage.

Il s'est étendu fort au long sur un *spina bifida* qu'un enfant portoit en naissant: cet Auteur s'est assuré par la dissection, que dans cette maladie il y avoit déplacement de la moëlle épiniere, & que ce changement de position dans ce viscere provenoit d'un défaut d'ossification à la partie postérieure des vertébres. Afin de rendre le fait plus sensible, Tulpius a fait peindre dans une planche particuliere l'enfant avec le *spina bifida* dont il étoit attaqué.

On trouve dans le quatrieme livre plusieurs observations Chirurgicales intéressantes; l'Auteur y a parlé d'une suppuration au cerveau qui avoit altéré la plus grande partie de sa substance, sans qu'il survînt aucun changement dans les affections de l'ame. Tulpius a avancé qu'on pouvoit rendre la membrane du larynx par les crachats; il en fournit une observation: Il rapporte aussi l'histoire d'une blessure à l'occipital qui produisit la perte de la mémoire; il a vu une tumeur anévrismale fort grosse disparoître par la compression; un homme qui a rendu les urines par l'ombilic. Cet Observateur nous a transmis l'histoire d'un homme qui fut assez courageux pour se faire lui-même l'opération de la taille, afin de se délivrer des douleurs violentes dont il étoit depuis long-tems la victime, &c. &c.

On s'étoit avant lui fort étendu sur la formation des pierres dans le corps humain, mais personne ne s'étoit douté qu'elles pussent se former dans les vaisseaux sanguins. Tulpius a vû une pierre logée dans la veine thorachique ; cet illustre Auteur nous a encore parlé d'une femme enceinte qui rendit son enfant par l'anus : il s'est étendu sur une hydropisie qui avoit son siege entre les lames du péritoine. M. Littre a dans la suite publié deux observations semblables, & plusieurs les ont regardées comme nouvelles.

Ces observations sont intéressantes, celle-ci ne l'est pas moins ; Tulpius nous apprend que l'inclinaison des vertébres cervicales provenant d'une trop fort contraction des muscles, exige la section de ce muscle : notre Médecin en cite une observation favorable.

On voit par cet extrait, que Tulpius a été un des grands & des plus judicieux observateurs qu'ait eu la Médecine ; mais outre son rare talent d'observer, il avoit aussi celui de présenter les objets avec tant d'ordre & d'éloquence, que son livre peut passer pour un chef-d'œuvre de diction : dans tous les détails il s'est souvent occupé d'Anatomie : il a décrit assez exactement la valvule du colon, & il a eu connoissance des vaisseaux lymphatiques peu de tems après qu'on les eût découverts. Aucun Médecin ne peut se passer des observations de Tulpius, les vrais connoisseurs en ont fait tant de cas, qu'ils les ont surnommées *observationes divinæ* ; je ne serai pas d'un avis différent.

CHAPITRE II.

ANATOMISTES ET CHIRURGIENS QUI ONT VÉCU DEPUIS THOMAS BARTHOLIN JUSQU'A PECQUET.

BARTHOLIN (Thomas), deuxieme fils de Gaſ- étoit de Copenhague où il naquit en 1616 : porté par goût à l'étude de la Médecine, il alla à Leyde en 1637 pour y étudier cette science. C'est là qu'il suivit les leçons des célebres Saumaiſe, de Vossius, de Heintius, de Boſchoernius & de Golius; c'est sous ce dernier qu'il apprit l'Arabe. A l'exemple de son pere il parcourut les principaux Royaumes de l'Europe ; il vint en France, fit un séjour assez long à Paris, & demeura aussi long-tems à Montpellier (a), d'où il passa en Italie où il fréquenta les Universités les plus célebres. Il séjourna trois ans à Padoue : la nation Allemande le proclama Conseiller, & Loredano le fit recevoir de l'Académie des Inconnus à Venise; il parcourut ensuite toute l'Italie d'où il alla à Malte. Enfin orné des plus grandes connoiſſances, en 1645 il fut à Bâle pour y prendre le bonnet de Docteur en Médecine ; un an après il retourna dans sa patrie. Ses talens & son ardeur pour l'étude furent bientôt reconnus de ses compatriotes ; on le choisit en 1647 pour profeſſer les Mathématiques ; il remplit dignement cet emploi; l'année suivante il eut la Chaire d'Anatomie, & en 1654 il fut déclaré Doyen perpétuel du College des Médecins. Il remplit les devoirs de ſes places avec le plus grand soin jusqu'à 1661. Il obtint le titre de Profeſſeur extraordinaire, & se retira à la campagne après s'être muni d'une nombreuse Bibliotheque ; c'est-là qu'il publia différens ouvrages dont nous parlerons dans cet extrait. L'in-

THOMAS BARTHOLIN.

___

(a) Il y étoit en 1641 : voyez *Hiſtoriarum Anatomicarum Centuria* II. *hiſt.* 12.

XVII. Siecle.
1641.
THOMAS BARTHOLIN.

fortune ne respecte ni le savoir ni l'amour du travail, Bartholin en fut la triste victime en 1670, sa bibliotheque & sa maison furent consummées par un incendie : on dit que Bartholin perdit plusieurs manuscrits, qu'il ne se donna plus la peine de composer. Pénétré de regret de la perte qu'il venoit de faire, Bartholin écrivit une espece d'élégie qu'il adressa à ses fils : elle parvint à la connoissance de Christian V, Roi de Dannemarck, qui fut touché du malheur que Bartholin venoit de subir ; il lui accorda le titre & les émolumens de Médecin du Roi, augmenta ses gages, & déclara sa terre de Hogestart exempte d'impôts. L'Université le nomma Inspecteur Suprême de sa Bibliotheque, & en 1675 le Roi le nomma Assesseur du haut Conseil de Dannemarck. Il étoit couvert de gloire & de lauriers, riche & pere d'une heureuse famille, lorsque la mort trancha le fil de ses jours. L'univers savant perdit ce grand homme en 1680, le 4 Décembre, suivant Moreri, & en 1665, suivant Manget. Il laissa cinq fils & trois filles, qui se sont pour la plûpart distingués dans la République des Lettres : Gaspard, l'un de ses fils, lui succéda dans la Chaire d'Anatomie ; ses autres enfans parvinrent aux premieres places de leur état : nous n'en parlerons point, ces détails étant trop éloignés de l'Histoire de l'Anatomie & de la Chirurgie.

Thomas Bartholin est un des Auteurs de Médecine qui a le plus écrit : voici la liste des ouvrages qui sont de notre objet.

Anatomia, ex Gaspari Bartholini parentis institutionibus, omniumque recentiorum, & propriis observationibus primùm locupletata. Lugd. Batav. 1641, in-8°. *tertium ad sanguinis circulationem reformata, additis iconibus novis accuratissimis.* ibid. 1651, in-8°. Hagæ Comitis 1655, in-8°. 1660, in-8°. 1663, in-8°. *cui editioni accessit appendix Thomæ Bartholini de lacteis thoracis & vasis lymphaticis.* Lugd. Batav. & Roterodami 1669, in-8°. ibid. 1673. Lugd. Gallor. 1676, in-4°. &c. &c.

Anatomica aneurismatis dissecti historia. Panorm. 1644, in-8°.

ET DE LA CHIRURGIE. 573

De lacteis thoracis in homine brutisque nuperrimè natis, historia anatomica. Hafniæ 1652, in-4°. ibidem 1652, in-8°. Parisiis 1653, in-8°. 1654, Genevæ 1654, in-8°. Lugd. Batav. & Ultrajecti 1654, in-12. Heidelbergæ 1659, in-8°. Item cum Item Thomæ Bartholini opusculis novis anatomicis de lacteis thoracis & lymphaticis vasis uno volumine comprehensis. Hafniæ 1670, in-8°.

Vasa lymphatica nuper Hafniæ in animantibus inventa & in homine, & hepatis exequiæ. Hafniæ, 1653, 1654, in-4°. Parisiis 1653, in-8°. Heidelbergæ 1659, in-8°. Hafniæ 1670, in-8°.

Historia nova vasorum lymphaticorum : extat cum Danielis Leclerc & J. Jac. Mangeti bibliothecâ anatomicâ. Genevæ 1685, in-fol.

Dubia anatomica de lacteis thoracis, & an hepatis funus immutet medendi methodum. Hafniæ 1653, in-4°. Parisiis 1653, in-8°. Heidelbergæ 1659, in-8°. Hafniæ 1670.

Oratio de monstris in naturâ & medicinâ. Basil. 1653, in-4°.

De unguento armario. Norimb. 1662, in-4°.

Observatio de diuturnâ graviditate. Amsteld. 1662, in-12.

Defensio vasorum lacteorum & lymphaticorum, adversus Johan. Riolanum celeberrimum Lutetiæ anatomicum. Hafniæ 1655, in-4°. ibid. 1670.

De luce hominum & brutorum lib. III. Lugd. Batav. 1647, in-8°. Hafniæ 1663, in-8°. 1669, in-8°.

Historiarum Anatomicarum & Medicarum rariorum Centuria I. & II. Hafniæ 1654, in-8°.

Historiarum Anatomicarum rariorum Centuria III. IV. accessere ejusdem Bartholini curâ observationes anatomicæ Petri Pawi. ibid. 1657, in-8°.

Historiarum Anatomicarum & Medicarum rariorum Centuria V. & VI. Hafniæ 1661, in-8°.

Vindiciæ anatomicæ, Gasparo Hoffmanno aliisque oppositæ, cum animadversionibus, in anatomia Hoffmanni. Hafniæ 1648.

Opuscula nova anatomica, de lacteis thoracis & lymphaticis vasis, uno volumine comprehensa, & ab authore aucta atque recognita. Hafniæ 1670, in-8°.

Tome II. Oo

XVII. Siecle.

1641.

THOMAS BARTHOLIN.

XVII. Siecle
1641.
THOMAS
BARTHOLIN.

De secundinarum retentione. Hafniæ 1657.
Dissertatio de latere Christi aperto. Lugd.
1646, in-8.
Sinopsis antiquitatum veteris puerperii. Hafniæ
in-8°. Amstelodami 1676.
Epistola ad filium Gesparum Bartholinum, de p
perio veteri. Hafniæ 1675.
Collegium Anatomicum Disput. XVIII. adornat
in-4°.
Spicilegium primum ex vasis lymphaticis,
Glissonii & Pecqueti sententiæ expenduntur. H
1655 & 1658, in-4°. Rostochii 1660, in-4°.
lod. 1661, in-12.
Spicilegium secundum ex vasis lymphaticis,
clariss. virorum, Backii, Cattieri, Lenoble, &c. sent
tia expenduntur. Hafniæ 1660, in-4°. Amstelod.
in-12.
Spicilegia bina ex vasis lymphaticis, ubi clar
virorum, Pecqueti, Glissonii, &c. sententiæ examin
tur. Amstelod. 1661, in-12. Hafniæ 1670,
Dissertatio Anatomica, de hepate defuncto,
Bilsianorum observationibus opposita. Hafniæ 1661
in-8°. 1670, in-8°.
Responsio de experimentis anatomicis Bilsianis,
difficili hepatis resurrectione. Hafniæ 1661,
in-8°. Amstel. 1661, in-12.
Domus anatomica Hafniensis breviter descript
Hafniæ 1662, in-8°.
De insolitis partus humani viis, dissertatio
Hafniæ, 1664, in-8°.
Cysta medica Hafniensis, variis consiliis,
rarioribus, vitis medicorum Hafniensium,
ad rem medicam, anatomicam, &c. referta.
ejusdem domus anatomica brevissimè descripta.
niæ 1662, in-8°.
De hepatis ex auctorati deseparatâ causâ cum pr
cipuis eruditæ europæ medicis, concertatio.
1666, 1670.
Dissertatio, de cygni anatome, ejusque cantu,
mum disputationis formâ à Joh. Jacobo Bew
proposita. Hafniæ 1650, in-4°. 1668, in-8°.
De cerebri substantiâ pingui & oculorum
Hafniæ 1669, in-4°.

pulmonum substantia & motu, diatribe, accedunt clariss. viri Marcelli Malpighii de pulmonibus observationes anatomicæ. Hafniæ 1663, in-8°. Lugd. 1672.

Disquisitio medica de sanguine vetato, cum clariss. judicio. Francofurti 1673, in-8°.

De anatome practicâ ex cadaveribus morbosis adornandâ, &c. Hafniæ 1674, in-4°.

De sanguinis abusu, disputatio. Francofurti 1676.

Epistola ad Johann. Daniel. Horstium de chirurgiâ infusoriâ. Francof. 1665, in-12.

De flammula cordis, epistola. Hafniæ in-8°.

Observatio de conceptu falso, extat Ephemer. natur. cur. ann. 1. nu. 1.

De ovo prægnante, ibid. ann. eod. n. 36.

De ossium mollitie, ibid. ann. eod. n. 37.

De sanguine verminoso, ibid. ann. eod. n. 50.

De anatome apoplecticorum, ibid. ann. eod. n. 74.

De morte subitaneâ, ibid. ann. eod. n. 123.

De nervorum sectione, & motu læso. ibid. ann. eod. 124.

De asello hermaphroditico, ibid. anno eod. n. 125.

De fœminâ trimonimiâ, ibid. anno. 2. n. 72.

De cæcitate altero oculo læso. ibid. anno eod. n. 160.

On trouve encore dans les actes de Coppenhague plusieurs objets intéressans qui appartiennent à Thomas Bartholin.

Bartholin a peu ajouté à l'Anatomie de Gaspard Bartholin son pere, ses additions ou corrections sont tirées du texte ; il y a avancé que les Négres avoient l'épiderme noir, quoique leur peau fût blanche : il a nié à plusieurs Anatomistes que l'épiderme fût un corps organisé ; & prétend que ce n'est autre chose que la matiere de la transpiration condensée (a) ; Gaspard Bartholin avoit avancé le contraire.

Il critique vivement les Anatomistes qui ont admis dans la peau des glandes adipeuses, ou qui servent à la sécrétion de la graisse : on peut expliquer

(a) Pag. 13. édit. Hagæ Comitis, 1666.

XVII. Siecle.
1641.
THOMAS BARTHOLIN.

cette fonction sans admettre de tels organes (a), peut provenir des vaisseaux sanguins qui la ve[rsent] dans les cellules du tissu cellulaire. Thomas Bartho[lin] en décrivant la graisse extérieure du bas-ventre, [par]le de trois veines destinées à cet usage (b). Il a co[nsidéré] l'os lenticulaire de l'oreille, & l'a nommé *osse[culum ad-] dam globulus*.

Cet Auteur admettoit un sphincter au pilor[e, il] regardoit la valvule comme un être de raison [; car] s'il y avoit une valvule, dit-il, on trouveroit q[uel-]quefois l'orifice entierement fermée, ce que l'o[n ne] voit jamais dans l'état naturel : il y a toujours [une] petite ouverture par laquelle passe la bile qui c[oule] dans l'estomac.

Le ventricule des femmes lui a paru commun[é-]ment plus petit que celui des hommes ; Barth[olin] croit que par cette différence dans la capacité, [l'u-]térus peut s'étendre plus librement (d), & que [la] situation des intestins n'est pas toujours la mê[me,] Bartholin les a vus placés vers le côté droit dans [une] femme qui étoit morte ascitique (e).

Il a admis les valvules dans les veines émul[gen-]tes, mais dans une telle direction qu'elles favori[sent] le retour du sang dans la veine-cave, au lieu d'em[pê-]pêcher cette progression, comme Bauhin l'avoit i[ma-]maginé (f). Quoiqu'on eût examiné de près les gla[ndes] des sur-rénales, Thomas Bartholin a apperçu au[tres] ques particularités qui avoient échappé aux [autres] Anatomistes ; il a indiqué la membrane qui les [re-]couvre, & il dit s'être convaincu par ses rech[er-]ches que ces glandes étoient toujours plus gros[ses] dans le fœtus que dans l'adulte, qu'elles avoi[ent] une cavité remplie, dans les enfans, d'un sang [séreux.] reux. Il assure avoir vu plusieurs veines qui s'o[u-]vroient dans cette cavité, & il dit que leur figure [&] leur volume varient dans le même âge ; il y a, ajout[e] T. Bartholin, des enfans qui les ont plus grosses q[ue]

(a) Pag. 18.
(b) Pag. 42.
(c) Pag. 52.
(d) Pag. 55.
(e) Pag. 60.
(f) Pag. 117.

ont des enfans du même âge ; quelquefois elles triangulaires, rarement sont elles orbiculaires. L'Auteur a décrit fort au long les vaisseaux artérieux ou veineux qui se distribuent dans ces capsules ; il a averti que les arteres qu'elles reçoivent viennent tantôt de l'aorte elle-même, d'autres fois des arteres émulgentes. Cet article est en général mieux traité dans les ouvrages que j'analyse que dans ceux qui avoient déja paru ; la lecture n'en peut qu'être avantageuse.

Thomas Bartholin a fait quelques remarques sur la caisse des reins : il dit que c'est à tort que quelques Anatomistes ont nié qu'il n'y en eût que dans les reins du fœtus ; l'observation l'a convaincu du contraire. Des reins notre Auteur passe à l'examen des ureteres, & il avertit qu'il n'est pas rare de trouver plusieurs ureteres du même côté. Pour prouver son sentiment, il cite celui de plusieurs Auteurs qui l'avoient précédé, & il rapporte une observation qu'il a faite lui-même : il a vu trois ureteres du côté droit dans un cadavre qui n'en avoit qu'un du côté gauche.

La vessie est douée d'une tunique musculeuse : plusieurs Auteurs l'avoient avancé avant Bartholin ; Fabrice d'Aquapendente sur-tout en avoit donné une ample description. Bartholin s'est convaincu de son existence par ses effets physiques : il a coupé les muscles du bas-ventre à un chien qui a uriné peu de temps après la section faite à ces muscles. Bartholin a vu la vessie se contracter & produire l'excrétion. Cet Auteur plus judicieux que beaucoup d'autres qui l'avoient précédé, a nié l'existence de deux vessies dans aucun sujet. Suivant lui les veines & les arteres spermatiques s'anastomosent entre elles, son pere avoit avancé cette proposition, il croit pouvoir la soutenir : Léal Léalis a dans la suite renouvellé la question, & s'est repu de cette erreur grossiere.

La superfétation admise du plus grand nombre des Anatomistes, ne paroît pas aussi évidente à Thomas Bartholin : au contraire il est fort à présumer, dit cet Auteur, que la superfétation n'a jamais eu lieu. L'ordre des matieres conduit Bartholin à la description de l'hymen, il s'est fort étendu sur ce sujet; & afin de rendre sa description plus exacte & plus complette, il a fait usage des principales descriptions qu'en avoient donné les Anatomistes, en y insérant ses propres réflexions. Thomas Bartholin a ajouté à cet ouvrage plusieurs autres descriptions empruntées des auteurs, principalement des modernes, qui avoient échappé à la connoissance de son pere. Dans le traité des visceres de la poitrine, il a inséré un court extrait des ouvrages d'Harvée; il a adopté sur la structure du cœur le sentiment de Stenon, & y a imaginé quelques figures particulieres (a). Arantius, Varole, &c. &c. lui ont fourni plusieurs observations intéressantes sur la structure du cerveau: il en a calqué le résultat dans l'ouvrage de son pere: il a tiré de Riolan plusieurs points d'anatomie concernant l'histoire des muscles.

Mais en général Vesale est celui dont il a le plus emprunté, non-seulement il en a puisé les maximes anatomiques, mais encore il en a extrait plusieurs planches qu'il a ajoutées à celles dont son pere avoit orné cet ouvrage. Il a aussi fait usage des planches que Pineau avoit consacrées à la représentation des parties extérieures de la génération, celles dont Harvée a enrichi son ouvrage, & celles qui sont contenues dans les écrits de Pequet, &c. Quoiqu'il ait plusieurs défauts dans ce livre, un Anatomiste judicieux pourra le lire avec avantage.

Dans sa dissertation sur l'anévrisme, Thomas Bartholin nous donne une description assez étendue de cette maladie; il prouve que les efforts violens & les plaies peuvent donner lieu à la rupture des arteres. Lorsque la parois de l'artere est entierement percée, le sang s'épanche sous la peau & produit une tumeur plus ou moins volumineuse, suivant que l'artere ouverte est considérable, ou que la membrane commune des muscles est plus ou moins lâche, qu'elle s'enfonce plus ou moins entre les muscles. Thomas Bartholin recomande pour l'opération

(a) Edit. Leid. 1674.

anévrisme, de faire une incision par dessous la
ligature, d'extraire le sang épanché, & de lier les bouts
de l'artere divisée, afin de prévenir une nouvelle
effusion de sang (a).

Le traité de Bartholin sur les veines lactées du
thorax, doit être regardé comme un chef-d'œuvre
d'érudition ; l'Auteur donne une idée des travaux
d'Asellius & de Pecquet, & décrit ensuite les vaisseaux lactés & le canal thorachique. Comme cet ouvrage est extrêmement intéressant, je vais en donner un extrait étendu.

Il est divisé en vingt livres : l'Auteur prononce
dans le premier que les anciens, malgré leurs vastes
connoissances en Anatomie, avoient ignoré des faits
de la plus grande importance : tels sont les vaisseaux
lactiferes & le canal thorachique qui porte la masse de la nourriture dans le torrent de la circulation. Ces découvertes, dit Thomas Bartholin, doivent terminer les controverses qui ont divisé les anciens sur la maniere dont l'homme se nourrit.

Thomas Bartholin avance dans le second chapitre,
que le chyle n'est pas conduit immédiatement de l'estomac au foie, quoique toute l'antiquité eût adopté
ce sentiment ; que l'opinion de ceux qui prétendent que le chyle est absorbé par les pores du ventricule n'est pas mieux fondée, & que le sentiment de
Conringius qui croyoit que le chyle passoit immédiatement du ventricule à la rate, n'est appuyé sur
aucun fondement solide. Ces Anatomistes, dit Bartholin, n'auroient pas avancé de tels paradoxes s'ils
eussent ouvert le ventricule d'un animal dans le
tems qu'il commence à digerer les alimens contenus
dans le ventricule ; ils auroient vu le chyle couler
de ce viscere dans les intestins. Plusieurs qui ont
succédé aux premiers peres de l'Anatomie ont fait
cette remarque, & Conringius en dernier lieu ; c'est ce
qui lui avoit fait dire que le chyle parcouroit des
routes inconnues.

Dans le troisieme chapitre, Bartholin prouve que
ni le canal cholédoque, ni le pancréas, ni les arteres

(a) De anevrismate.

XVII. Siecle.
1641.
THOMAS BARTHOLIN.

méfaraïques ne font point les routes que le chyle parcourt; il fait une narration éloquente & érudite, qui renferme en peu de mots les sentimens des Anatomistes sur ce chimérique transport : y voit que Gassendi s'étoit persuadé que la bile couloit des intestins dans le foie par le canal cholédoque, & il nous apprend qu'Higmore & Jean Backhius prétendoient que le chyle pénétroit des intestins dans le pancréas. Ceux qui ont conduit le chyle des intestins au foie par le moyen des veines méfaraïques le font en très grand nombre, Bartholin en fait l'énumération : cet Auteur n'ignoroit pas qu'Erasistrate avoit vu des vaisseaux blanchâtres dans le mésentere des boucs; que Galien avoit dit que les arteres méfaraïques étoient extrêmement fines, ni ce que Varole avoit écrit à ce sujet. Thomas Bartholin conclut que dans l'état naturel, le chyle coule des intestins dans les vaisseaux lactés découverts par Asellius, & qu'aucune altération dans les organes ne pourroit déterminer le chyle à pénétrer dans les veines méfaraïques, comme Riolan vouloit que cela arrivât dans l'état de maladie. Cet Auteur n'épargne pas non plus Harvée qui nioit l'existence des vaisseaux découverts par Asellius. *Harveio autem oculatissimo in anatomicis condonare non possumus antiquum errorem, quum opus non sit vasa confundere, quæ distinxit natura.*

L'ordre conduit Thomas Bartholin à l'examen des travaux d'Asellius, & c'est ce qui forme son quatrieme chapitre. L'érudition, l'ordre, la clarté s'y trouvent : Thomas Bartholin donne à Asellius ce qui lui appartient, & fait part en peu de mots des moyens qu'il faut employer pour distinguer les vaisseaux lymphatiques.

Dans le cinquieme chapitre, Thomas Bartholin analyse les travaux de Pecquet; il dit que le réservoir & le canal thorachique ne se trouvent pas seulement dans les animaux, mais qu'il a eu occasion de le trouver dans l'homme. Bartholin avoue s'être servi dans ses recherches de la main de son ami Michel Lyserus.

Plusieurs Anatomistes s'étoient occupés à décrire

glandes mésentériques, peu cependant, dit Bartholin, ont eu des idées exactes sur leur nature. Cet Auteur en donne une description plus ample & plus exacte dans son sixieme chapitre ; il dit qu'elles ont une cavité manifeste, que les vaisseaux lymphatiques les traversent en différens sens ; il indique leurs différences par rapport aux âges, & celles qui s'observent dans les animaux d'une nature particuliere.

XVII. Siecle.
1641.
THOMAS BARTHOLIN.

Le septieme chapitre renferme une explication des figures que Pecquet a insérées dans son ouvrage : on pourra la consulter avec avantage.

Les glandes mésentériques servent à la préparation du chyle : les vaisseaux lymphatiques versent dans leurs cavités une partie du suc qu'elles contiennent : le chyle y est délayé, &c. Ces vérités font l'objet du huitieme chapitre.

Tous les vaisseaux chyliferes n'aboutissent pas au canal thorachique, Bartholin fait voir dans son neuvieme chapitre qu'il y en a qui vont s'ouvrir immédiatement des intestins, dans la vessie, dans les reins, &c. C'est par-là qu'il explique pourquoi après avoir bu certaines liqueurs, on les rend par les voies urinaires un instant après. Pourquoi dans le diabetés les urines ont le caractere de la boisson qu'on a prise ; c'est encore par la découverte de ces cannaux, que Thomas Bartholin explique plusieurs autres phénomenes relatifs à l'excrétion des urines : l'érudition se trouve dans ce chapitre. Bartholin a ramassé ce que les Auteurs ont dit de plus utile & de plus curieux à ce sujet.

Cependant Thomas Bartholin a donné un peu trop à son imagination ; il décrit dans son dixieme chapitre des rameaux chyliferes, qu'il dit aboutir à l'utérus.

Il en a conduit aussi plusieurs filets aux mamelles qui portent le lait dans ces glandes, & il les décrit dans le onzieme chapitre : à leur faveur, cet Auteur explique pourquoi les mamelles se ressentent de la plupart des altérations de l'utérus. Cet Ecrivain dit encore dans la même partie de son ouvrage avoir vu démontrer à Conringius des vaisseaux lymphatiques qui s'ouvroient dans la veine-cave.

Thomas Bartholin nie à Pecquet dans le douzieme chapitre, que le canal thorachique soit divisé en deux rameaux, & que l'un tende vers la clavicule droite, & l'autre vers la clavicule gauche. Après avoir critiqué le sentiment de son adversaire (a); il n'y a, dit notre Médecin Danois, qu'un seul canal qui s'incline vers la partie latérale gauche; » il est isolé, l'œsophage le recouvre, » passe aussi sous le thymus, sous l'artere thorachique, & sous la clavicule gauche; il pénétre dans la » veine axillaire du même côté, souvent par un seul » rameau, quelquefois il a trois ramifications qui » s'ouvrent dans cette veine, d'autres fois les vaisseaux qui pénétrent sont plus nombreux ». Bartholin dit avoir vu plusieurs de ces vaisseaux qui s'enfonçoient dans les interstices des muscles du col. Lorsqu'il n'y a qu'un seul canal qui aboutisse à la veine, il y a dans l'homme & dans le chien un trou de communication qui a la figure ovale, avec une valvule mitrale qui empêche le chyle de refluer de la veine axillaire dans le canal thorachique. Thomas Bartholin ne pense pas qu'il y ait des vaisseaux chyliferes qui gagnent la tête ou les extrêmités supérieures: il parle à ce sujet de quelques vaisseaux pellucides semblables à ceux du bas-ventre & de la poitrine, qu'il dit avoir vu serpenter dans les extrêmités inférieures.

Thomas Bartholin, dans le treizieme chapitre, indique les usages des veines thorachiques; il assure qu'elles versent le chyle dans la veine sous-clavière gauche, que le chyle circule ensuite dans nos vaisseaux, qu'il change la couleur & la consistence du sang: au lieu d'avoir une couleur vermeille, le sang, dit-il, quelquefois celle du lait ... du pus ...

(a) Diversus hic est *Pecquetus* qui à tertia dorsi spina, in duos ramos diffindi scribit pingitque, quorum sinister ad claviculam sinistram tendat, dexter ad dextram. Sed invento vero aliquid addidisse videtur vel inventoris conjectura. Enim vero utrinque diffundi observare non potuimus, sive in brutis, sive in homine, nisi aliter in Gallia, aliter in Dania ludat natura; sed semper tantùm à tertia vertebra sinistrorsùm deflectere, sicut inhumana figura exprimi curavimus. *Caput XII.*

de l'eau, &c. Bartholin rapporte plusieurs observations qui confirment son opinion ; il fait part à ce sujet de l'histoire de Saint Paul, décapité sous l'Empire de Néron, du col duquel découla une grande quantité de lait ; il explique ce fait, & loin de le regarder comme un miracle, il tâche d'en rendre raison.

Dans le quatorzieme chapitre, Bartholin tire de ses descriptions quelques conclusions utiles à la pratique de la Médecine ; la vîtesse avec laquelle les cordiaux agissent, vient, suivant lui, de ce que leurs particules sont portées au cœur par une voie des plus courtes, &c. &c. &c.

Le foie reçoit des vaisseaux chyliferes. Bartholin dit, dans son quinzieme chapitre, en avoir vu plusieurs qui se détournoient du mésentere vers le foie ; c'est ce qui fait, ajoute cet Anatomiste, que le foie partage avec le cœur la propriété de changer le chyle en sang : voilà la moitié de l'opinion des anciens renversée. Les Auteurs avoient pensé jusqu'à Bartholin, que le foie étoit le seul & le véritable organe de la sanguification. Conduit par les découvertes d'Asellius & de Pecquet, Thomas Bartholin fait partager la fonction de la sanguification au cœur & au foie ; cet Anatomiste a été plus loin dans la suite : nous verrons qu'il a avancé dans un ouvrage particulier, que le cœur étoit le seul organe de la sanguification. Bartholin dans le même chapitre décrit succintement (a) les vaisseaux lymphatiques, dont il donna bientôt après une plus ample description ; nous parlerons de cet ouvrage immédiatement après que j'aurai analysé celui-ci.

Cet Auteur a rapporté différentes observations très

(a) Ecce multæ candicantes fibrillæ apparuerunt ad hepar per portam vergentes membranis suis immersæ, quemadmodum depingunt *Asellius* & *Highmorus* non numquam manifestè tumidæ, in primis seroso liquore per tunicas transparente, apertæ verò sive hæ, sive illæ, effundebant chylum ichorosum, non usque ; adeò candidum, qualis esse solet chyli evanescentis, ... sed cum sanguis non sit, nec portæ vena, aliudve vas adhuc cognitum, pro lacteo omninò habendum censui. *Cap. XV.*

XVII. Siècle.

1641.

THOMAS BARTHOLIN.

intéressantes, déduites de l'ouverture des cadavres; on peut le consulter avec avantage.

La liqueur que les vaisseaux chyliferes contient n'a pas toujours le même caractere. Thomas Bartholin s'est convaincu que cette liqueur étoit quelquefois blanchâtre comme du lait, & qu'elle étoit d'autrefois presque aqueuse; mais ce qu'il a trouvé de plus surprenant, c'est que dans certains sujets disséqués peu de tems après leur mort, il a vu ces vaisseaux très gonflés, lesquels il n'a pu distinguer en aucune maniere dans d'autres sujets morts peu de tems après avoir mangé, & ouverts bientôt après leur mort. Ces objets sont détaillés fort au long dans le seizieme chapitre, qui n'est pas moins intéressant que les précédens.

Bartholin revient sur ses pas, il consacre son dix-septieme chapitre à des recherches ultérieures, pour prouver que le foie sert à la sanguification.

Par un retour pareil, cet Auteur s'étend de nouveau sur les communications des vaisseaux thoraciques avec les mamelles. Il rapporte dans le dix-huitieme chapitre plusieurs observations, qui prouvent la réalité de cette communication.

Dans le dix-neuvieme chapitre, Bartholin recherche quels sont les obstacles qui ont retardé la découverte des vaisseaux lactés; il allégue plusieurs causes, mais la plus puissante, suivant lui, c'est que Galien avoit avancé que le foie est le véritable organe de la sanguification; les Anatomistes, dit-il, se sont amusés à rechercher les voies de communication entre les intestins & le foie, & ont négligé de fouiller dans la poitrine.

Enfin pour completter l'ouvrage, Bartholin donne dans le vingtieme chapitre le moyen de découvrir les nouveaux vaisseaux. Il veut qu'on les recherche dans la poitrine avant que de les chercher dans le bas-ventre; il recommande dès qu'on les a apperçus de lier les grosses veines voisines, notamment l'axillaire gauche.

Voilà le plus essentiel d'un ouvrage fort savant, & peu lu dans ce siecle, quoiqu'il soit le meilleur qui eût paru sur cette matiere. Si l'on en excepte celui que M. de Haller vient d'inserer dans sa physiologe : ce grand homme a fait usage dans la description qu'il a donnée des vaisseaux lymphatiques, de tout ce que les Auteurs les plus anciens & les plus inconnus avoient écrit, & y a ajouté ses propres remarques.

L'Histoire des vaisseaux lymphatiques publiés par Bartholin, mérite l'attention des Anatomistes. Il les a décrits avec tant de précision, qu'on reconnoît la nature dans toutes ses descriptions. Il a dédié son ouvrage à Riolan, & il ne craint pas de nommer le premier Anatomiste de l'univers (a). Comme cet ouvrage est peu connu & qu'il est rempli de faits importans, je vais en donner une ample analyse.

L'Auteur avance dans sa préface, que tous les détails dans lesquels il est entré sont déduits de la nature même des parties. Il renvoye à l'inspection du cadavre tous ceux qui douteroient des faits qu'il avance, *de natura*, dit-il, *si dubitas, ipsam quaso limato cultro excute*.

Après ce court prélude, Thomas Bartholin donne une image des vaisseaux lymphatiques dans une planche particuliere ; nous en rendrons compte dans la suite de cet extrait.

Cette Dissertation est divisée en huit chapitres. Dans le premier il prouve la nécessité qu'il existe des vaisseaux lymphatiques dans le corps humain. Il prétend qu'ils sont aussi utiles dans l'homme que les canaux souterrains le sont dans les entrailles de la terre, pour donner passage aux ruisseaux & aux eaux des différentes fontaines. Toutes les parties de notre corps sont lubrifiées par une humeur qui les rend souples, & par-là propres à remplir les différentes fonctions auxquelles la nature les a destinées. La trop grande sécheresse auroit porté obstacle aux mouvemens. L'Auteur de la nature y a prévu, il a placé dans les articulations des sources abondantes qui versent une humeur onctueuse propre à lubrifier les surfaces articulaires, &c. &c. &c.

(a) Joann. Riolano maximo orbis & urbis Parisiensis Anatomico.

XVII. Siecle
1641.
THOMAS BARTHOLIN.

Bartholin avoue dans le second chapitre, avoir plutôt découvert les vaisseaux lymphatiques dans les animaux que dans l'homme. Nous étions, dit-il, depuis long-tems occupés, Michel Lyserus & moi, à la recherche des vaisseaux lactés; & après les avoir trouvés dans l'homme nous les cherchions de nouveau dans un chien, lorsque nous apperçûmes sur la surface du foie des vaisseaux aqueux, mais que nous prîmes pour des vaisseaux lactés, *sed qui pro lacteis eos habuimus*: nous suspendîmes nos recherches jusqu'au 28 Février de la présente année (1653) que nous ouvrîmes le ventre d'un chien assez gros, ni trop gras ni trop maigre, & auquel nous avions fait prendre des alimens environ sept heures auparavant. Nous distinguâmes sans peine des vaisseaux remplis, non par le chyle mais par une liqueur aqueuse pellucide. On voyoit de pareils vaisseaux serpenter sur la véine-porte, & l'entourer en forme d'anneau, *annuli instar*; plusieurs ramifications accompagnoient la veine-porte, & plusieurs autres se répandoient sur les veines émulgentes. On voyoit encore, dit Bartholin, des vaisseaux du même genre se répandre sur les capsules atrabilaires; d'autres qui suivant le trajet des rameaux iliaques s'enfonçoient dans le bassin jusqu'à l'endroit où la vessie est placée. Lorsqu'on lioit quelques-uns de ces vaisseaux on les voyoit se gonfler au-dessous du mésentere & se vuider au-dessus, ce qui produisoit un changement dans la couleur des vaisseaux lactés placés près du diaphragme. On les voyoit changer de couleur. Le lait dont ils étoient remplis se vuidoit dans le réservoir, & la lymphe prenoit sa place.... Mais ce qui nous surprit, c'est qu'en liant la veine axillaire nous vîmes des vaisseaux aqueux semblables en tout à ceux que nous avions déja apperçus dans le bas-ventre, &c.

Ces faits nous paroissent trop extraordinaires pour que nous suspendissions nos travaux; nous ne savions ni d'où venoient ces vaisseaux ni où ils aboutissoient. Etoient-ils toujours remplis de la même eau & s'y trouvoit-elle en égale quantité dans tous les

, dans tous les âges, & dans toutes les autres constances de la vie.

Cette façon de procéder à la recherche de la vérité est digne du plus grand Physicien, & l'Orateur le plus pathétique ne dépeindroit pas mieux la surprise dans laquelle se trouve un Anatomiste qui est sur le point de faire une découverte, que Thomas Bartholin le fait ici.

Il tenta de nouveau les mêmes expériences, & elles lui donnerent le même résultat. Cet Anatomiste nous apprend qu'à la faveur d'un tube il souffla plusieurs fois dans les vaisseaux lymphatiques, & qu'il vit le vent pénétrer dans la veine-cave, dans les veines axillaires, & dans les veines jugulaires. Thomas Bartholin ajoute que lorsque le vent pénétra dans la veine-cave, on vit cette veine se mouvoir ainsi que le cœur.

En Physicien éclairé, il déduit de ces expériences plusieurs conclusions judicieuses : la plus importante, est que le foie reçoit des vaisseaux lymphatiques, & non pas des vaisseaux lactés. Lorsqu'on ouvre un animal, environ six heures après qu'il a mangé, on trouve les vaisseaux chyliferes vuides, quoique les vaisseaux qui serpentent sur la surface du foie soient gonflés & remplis. Cette observation ne suffit pas à Bartholin, pour conclure que les vaisseaux transparens qu'il voyoit sur le foie fussent différens de ceux qui portent le chyle des intestins au canal thorachique, il crut devoir encore consulter la nature, il ouvrit un chien quatre heures après l'avoir fait manger. C'est pour lors qu'il apperçut facilement la différence des vaisseaux lymphatiques d'avec les vaisseaux chyliferes : les uns étoient blancs comme du lait, les autres contenoient une liqueur semblable par sa couleur à l'eau la plus claire. Parmi un nombre prodigieux de vaisseaux lactés, il en distingua un qui lui parut sortir du foie, & afin de savoir si ce vaisseau portoit la lymphe dans le foie ou s'il la recevoit de ce viscere, il lia la veine cave avec le vaisseau au-dessous du foie : voici le résultat de son opération. La portion de veine comprise entre le

XVII. Siecle. 1641.

THOMAS BARTHOLIN.

rement le loue-t-il : les grands hommes peuvent-ils avoir de tels préjugés.

Il n'est pas plus heureux dans ses commentaires d'Aristote sur le cerveau : même érudition, même style, mais point d'observations. Hoffman attribue au cerveau la propriété de séparer un fluide vital qui circule dans les nerfs, & qui porte le mouvement & la sensation aux parties, on le savoit avant lui.

Je ne parlerai pas de ses commentaires sur les usages des parties par Galien ; Hoffman n'y a inséré aucune description intéressante. Il n'a non plus rien dit de particulier dans sa description de la poitrine; ce qu'il y a de meilleur, dit Riolan, c'est la conciliation qu'il a voulu faire de Galien avec Aristote.

Dans son traité de la génération, Hoffman soutient différens paradoxes : tantôt il veut prouver que la semence de l'homme est plus chaude que celle de la femme, tantôt il avance que la femme est plus propre à engendrer que l'homme, comme s'il étoit facile de résoudre cette question. Il recherche quelles sont les parties génératrices, ou qui sont produites, *genita & genitrices*. Le cœur est, selon Hoffman, la partie la premiere produite & la premiere animée, & celle qui périt la derniere ; le foie est produit après le cœur, & le cerveau après celui-ci.

Ces faits sont trop puériles, & les raisons sur lesquelles Hoffman les appuye trop futiles pour que je m'amuse à les réfuter.

Le livre *de calido innato*, & celui *de partibus similaribus* valent aussi peu que ceux dont je viens de parler : Hoffman étoit à mon avis un très médiocre Anatomiste ; Riolan lui a fait plus d'honneur en le critiquant qu'il ne méritoit. C'est cette critique qui l'a fait connoître comme Anatomiste ; Hoffman n'eut jamais sans cela acquis une réputation en ce genre. Une invective qu'il avoit faite à Riolan pere lui attira la satire de Riolan fils : Hoffman après avoir vivement critiqué Fernel, donna à Riolan pere l'épithete de *Simia Fernelii* ; Riolan fils se crut obligé de venger l'affront qu'on faisoit à la mémoire de son père, & fit une critique des plus vives du précis d'Anatomie qu'Hoffman a mis à la tête de ses institutions de Médecine.

XVII. Siecle.
1614.

SANCTORIUS

Sanctorius (Santorius), Médecin célèbre, naquit à Capo-d'Istria en 1561; il étudia dans l'Université de Padoue, & y prit le grade de Docteur; il alla ensuite à Venise pour y pratiquer la Médecine, & s'y acquit une réputation des plus étendues; il joignit la Pratique à la théorie de son art; c'est-là qu'il publia son ouvrage de *methodo vitandorum errorum*. Après la mort d'Horace Augenius, il fut nommé premier Professeur de Médecine théorique dans l'Université de Padoue. Il y fut suivi par un nombre prodigieux d'Etudians; il y professa environ l'espace de treize ans, & comme il étoit fréquemment appellé à Venise, il résolut de retourner dans cette Ville & d'y fixer son séjour. On lui accorda les mêmes émolumens & les mêmes honneurs dans l'Université que s'il eût été présent; il y avoit déja sept ans qu'il étoit dans cette Ville, & il étoit âgé de soixante-quinze, lorsque la mort l'enleva en 1636. Sanctorius est l'Auteur de deux ouvrages célèbres: sa Médecine statique est celui qui lui a acquis le plus de réputation. Ses commentaires sur Avicenne n'ont pas fait tant de bruit. Ses ouvrages ont paru sous le titre suivant:

Ars, de statica medicina aphorismorum sectionibus septem comprehensa. Venetiis 1614, in-12. 1634, in-16. 1660, in-4°. 1664, 1743, *Lugd. Batav.* 1642, in-12. 1713, in-8°. *Hagæ comitis* 1650, 1657, in-12. *Lipsiæ* 1670, in-12. en Italien par Baglivi, à Rome 1704, in-12. Paris 1722. En François par M. Lebreton, *ibid.* 1725, in-12. par Noguez, avec les remarques de Messieurs Dodard & Keil; en Allemand par Jean Temius, à Breme en 1736, in-8°. Padoue 1713, in-12. avec les remarques de Lister & de Baglivi. *Londini* 1700, avec les commentaires de Martin Lister. Il a été réimprimé avec les notes de Lister dans la même Ville en 1716; elle est correcte. Jean Quincy traduisit cet ouvrage en Anglois, & y ajouta ses remarques; l'ouvrage parut à Londres en 1678 & 1712, in-8°. 1723.

foie & la ligature, se vuida tandis que celle qui étoit comprise entre la ligature & le mésentere se remplit de sang & se distendit. Le vaisseau lymphatique présenta des résultats opposés ; la portion comprise entre la ligature & le foie se gonfla, & se remplit de liquide ; celle qui étoit renfermée entre la ligature & le mésentere se vuida entierement. Thomas Bartholin conclut de cette expérience, que la lymphe circule dans le corps, & qu'elle a dans le foie un mouvement opposé à celui qu'a le sang dans les veines de ce viscere. Le sang de la veine-porte coule du mésentere dans le foie ; aussi, dit notre illustre Observateur, lorsqu'on la lie, la portion comprise entre la ligature & le mésentere se remplit de sang, tandis que celle qui est la plus proche du foie se décharge du sang qu'elle contient. Ce qui prouve que les vaisseaux lymphatiques portent la lymphe, du foie dans les autres parties, c'est que lorsqu'on lie quelqu'un de ces vaisseaux la portion comprise entre la ligature & le foie se gonfle par le nouveau liquide qu'elle reçoit, tandis que la partie inférieure de ce même vaisseau lacté tombe dans l'affaissement, le liquide n'y abordant plus. *Hinc certum judicium deprompsimus venas lymphaticas, pro lacteis hactenus reputatas, ex hepate liquorem exportare, nihil hac via inferre, quod de lacteis antea credidimus* (a).

Les vaisseaux lymphatiques sont démontrés dans les animaux : il s'agit de les trouver dans l'homme ; mais par un effet de l'humanité, il n'est point permis d'ouvrir les hommes vivans. Thomas Bartholin fait cependant voir qu'on a fait dans l'homme plusieurs importantes découvertes en suivant cette méthode ; il cite l'histoire d'Herophile & d'Erasistrate, & en rapporte les avantages ; il n'oublie pas celle qu'on a débité sur Carpi & sur Vésale, & ce grand homme y a ajouté foi, quoiqu'elles soient hors de vraisemblance. Cependant cet Anatomiste ne doute point que les vaisseaux lymphatiques ne se trouvent dans l'homme ; il allégue en faveur de son sentiment

(a) *De vasis lymphaticis, Caput III.*

autres preuves qu'il feroit inutile de rapporter, le tems les a rendu valables ; nous verrons dans la suite de cette hiſtoire, que MM. Willis & Stein ont démontrés ſur le cadavre de l'homme les vaiſſeaux lymphatiques que Bartholin n'avoit vus que dans les animaux. Pluſieurs autres Auteurs, dont je ne parle pas ici, partagent avec M. Ferrein l'honneur de la découverte.

XVII. Siecle.
1641.
THOMAS
BARTHOLIN.

Dans le cinquieme chapitre, Thomas Bartholin donne une plus ample deſcription des vaiſſeaux lymphatiques, leur exiſtence eſt démontrée ; il eſt naturel d'en faire une peinture. La dénomination de ces vaiſſeaux occupe d'abord notre Anatomiſte. Il critique ceux qui les ont nommés vaiſſeaux ſéreux, il prétend qu'il vaut mieux les appeller vaiſſeaux lymphatiques, aqueux ou cryſtallins. Bartholin croit que de ces vaiſſeaux les uns viennent des extrémités, les autres des viſceres, comme du foie. Cet Auteur eſt embarraſſé pour aſſigner la partie des extrémités qui donne naiſſance aux vaiſſeaux lymphatiques, ſont-ce les racines veineuſes ou les muſcles ? c'eſt ce que l'œil n'a pu lui faire diſcerner ; cependant s'il eſt permis de conjecturer, ces vaiſſeaux doivent provenir des parties qui portent la nourriture (a). Thomas Bartholin ne s'oppoſeroit cependant pas au ſentiment de ceux qui feroient naître les vaiſſeaux lymphatiques des extrémités veineuſes. Ces vaiſſeaux aboutiſſent à des endroits différens. Ceux qui ſont placés au-deſſous du diaphragme s'abouchent dans le réſervoir du chyle, & y verſent la lymphe qu'ils contiennent, laquelle eſt portée au cœur par les vaiſſeaux lactés thorachiques. Les vaiſſeaux lymphatiques qui ſont placés au contraire au-deſſus du diaphragme, s'ouvrent dans la veine jugulaire interne, ou dans l'aboutiſſant de la veine jugulaire externe avec la veine axillaire. Ces vaiſſeaux n'aboutiſſent point à un tronc commun, mais ils s'ouvrent par un nombre prodigieux d'orifices.... Leur ſubſtance eſt très délicate, ces vaiſſeaux ſont formés par une pellicule tranſparente, ſemblable à une

___
(a) A partibus nutritis de ventre emergere. Caput V. 632.

toile d'araignée, ce qui les expose aux ruptures & comme les membranes s'appliquent sur elles-mêmes lorsque l'eau est épanchée, il est très difficile d'instinguer les vaisseaux lymphatiques dès qu'ils sont remplis. Leur couleur, lorsqu'ils sont vuides approche de celle des hydatides; on ne peut les percevoir, au lieu que les vaisseaux lactées vuides ressemblent à des fibrilles très sensibles à la vue. La plus grande partie des vaisseaux lymphatiques rampent sur les veines sanguines, & les entourent comme le lierre entoure un arbre; quelques-uns se portent en ligne droite vers le foie, & d'autres aux veines axillaires. Ces vaisseaux, suivant Bartholin, imitent dans leur marche un ruisseau qui serpente dans une plaine.

Bartholin n'a pu se convaincre par l'observation que de l'existence de la valvule placée dans la veine jugulaire, à l'embouchure du canal thorachique. Il n'y a que cette valvule, dit ce grand Anatomiste, qui soit sensible à la vue; il ne doute cependant point qu'il n'y en ait ailleurs. Les vaisseaux lymphatiques n'admettent point le soufle, lorsqu'on dirige le tube, du cœur vers les extrêmités.

Quoique la grosseur de ces vaisseaux lymphatiques varie dans divers animaux, on ne peut cependant point indiquer leur véritable diametre : ceux que nous avons vus & décrits recevoient à peine un stilet de médiocre grosseur, & ils grossissoient lorsqu'on les comprimoit ou qu'on les lioit; naturellement ils sont un peu plus gros près du foie qu'ils ne le sont dans les autres parties ; vraisemblablement cet excès de grosseur vient de la compression que les veines exercent sur les vaisseaux lymphatiques.

Bartholin nous apprend que le nombre des vaisseaux lymphatiques du bas-ventre est très considérable, qu'il y en a cinq ou sept tout au plus qui pénétrent dans le foie, &c. Dans les extrêmités supérieures, les vaisseaux lymphatiques rampent à côté de la veine brachiale, jusqu'à la veine axillaire qu'ils pénétrent. Ceux des extrêmités inférieures ont une position à-peu-près pareille, respectivement

ET DE LA CHIRURGIE. 593

XVII. Siecle.
1641.
THOMAS BARTHOLIN.

vaisseaux sanguins; mais au lieu de s'enfoncer dans les veines iliaques, ces vaisseaux se portent sur le mésentere, & de-là se rendent au réservoir commun. Thomas Bartholin recherche les usages des vaisseaux lymphatiques: après en avoir donné une description assez étendue, il en examine la quantité & la qualité dans l'état naturel & dans plusieurs maladies, & il prouve par la communication que les vaisseaux lymphatiques ont avec les vaisseaux sanguins, que la lymphe après avoir parcouru ces vaisseaux, est rapportée dans le torrent commun de la circulation: ces détails font l'objet du sixieme chapitre.

Dans le septieme chapitre, Bartholin recherche plus spécialement les usages de ces nouveaux vaisseaux; il regarde la lymphe comme le principal organe de la nutrition; il croit que c'est elle qui tranfude à travers les membranes, & qui leur donne la souplesse & la mobilité.

Enfin Bartholin, convaincu par toutes les raisons ci-rapportées, que le foie ne recevant point le chyle ne pouvoit être le véritable organe de la sanguification, a détruit les opinions des anciens qui lui attribuoient cet usage, & a fait l'épitaphe suivante de ce viscere.

Siste. Viator.
Clauditur. hoc. tumulo. qui. tumulavit.
Plurimos.
Princeps. corporis. tui. cocus. &.
Arbiter.
Hepar, notum. seculis.
Sed.
Ignotum. naturæ.
Quod.
Nominis. majestatem. & dignitatis.
Fama. firmavit.
Opinione. conservavit.
Tamdiu. coxit.
Donec. cum. cruento. imperio. seipsum.
Decoxerit.

P p ij

XVII. Siecle.

1641.

THOMAS
BARTHOLIN.

Abi. fine. jecore. Viator.
Bilemq. hepati. concede.
At. fine. bile. bene.
Tibi coquas. illi preceris.

La vérité trouve toujours des contradicteurs. Bartholin eût à essuyer plusieurs critiques : Harvée, Horstius, Riolan, Hoffman & plusieurs autres écrivirent contre lui. Il leur répondit par différens ouvrages : il se sert, pour les réfuter, des mêmes faits qu'il a établis dans sa dissertation; seulement se sert-il de quelques termes différens ; & comme la vérité n'est qu'une, le fond de toutes ses réponses est le même. Tous lui ont reproché que les vaisseaux lactés ne se trouvoient pas dans tous les animaux, qu'il est ridicule de terminer à la veine sous-claviere gauche un gros canal auquel aboutissent le plus grand nombre des vaisseaux lymphatiques de la poitrine, & de n'attribuer que des petits rameaux aux veines iliaques, &c. Pourquoi, dit Horstius, ces vaisseaux n'aboutissent-ils pas tous à un tronc commun ; les petits vaisseaux devroient s'ouvrir dans les gros, & enfin former un canal considérable (a) ? Bartholin lui répond, que c'est se servir d'une vérité qu'il a déja démontrée, pour objection à son système, & que s'il n'a rien de plus valable à lui opposer, son système est inébranlable, puisque, dit Horstius, il y a des vaisseaux lactés qui s'ouvrent dans la vessie : l'urine doit toujours être laiteuse, la matiere des regles devroit être blanchâtre, parcequ'il y a des vaisseaux lymphatiques qui pénétrent dans sa cavité. Horstius répond, & comme Bartholin a la vérité de son parti, il triomphe aisément de ses rivaux, &c. Ce qu'il dit à Horstius, il le réplique à ses autres antagonistes.

Hoffman ne s'étoit pas contenté dans sa critique, d'attaquer sa description des vaisseaux lymphatiques ; mais il lui a encore censuré la plupart de ses écrits. Il lui reproche d'avoir avancé que les ovai-

(a) Pag. 78. Thomas Bartholinus D.D. Joan. Danieli Horstio

ses servoient chez les femmes à la sécrétion de la semence, & d'avoir avancé que les trompes de Fallope s'ouvroient dans le fond de la matrice.....
Hoffman, plus scrupuleux de son caractere, blâme Bartholin d'avoir parlé indécemment, en traitant des parties de la génération : il fait plusieurs autres objections aussi peu fondées. Bartholin n'est pas en peine de lui répondre, il détruit ses objections d'une maniere solide & convainquante ; cependant, pour l'ordinaire, l'erreur se trouve mêlée avec la vérité. Bartholin n'a pas toujours pu s'en garantir ; il a avancé plusieurs faussetés en Anatomie, & Hoffman en a relevé quelques-unes. Cet Auteur lui reproche d'avoir avancé sans raison, que le septum du cœur étoit percé, & que dans l'état naturel une partie du sang contenu dans le ventricule droit couloit dans le ventricule gauche : cette objection n'est pas fondée, Bartholin a avancé cette erreur. Hoffman étoit en droit de la combattre, Bartholin ne se rétracta pas : *Non negaverim per pulmones transire, velim tamen etiam per septum aliquid subtilioris sanguinis transcolari* (a). Bartholin lui avoit avancé que le poumon recevoit ses mouvemens du thorax, & qu'il étoit purement passif. Hoffman a prétendu le contraire : le poumon, selon lui, a la faculté de se resserrer & de se dilater. Cependant Bartholin a persisté dans son opinion, il lui a répondu ; si les poumons avoient un mouvement par eux-mêmes, & que ces mouvemens fussent nécessaires dans l'inspiration ou dans l'expiration, il devroit survenir des difficultés insurmontables de respirer, lorsque ce viscere contracte des adhérences avec la plevre ; cependant, dit-il, le contraire arrive. Bartholin rapporte l'exemple de plusieurs personnes qui n'avoient ressenti aucune difficulté de respirer, quoiqu'ils eussent les poumons adhérens à la plevre par tous les points de leurs surfaces extérieures. Hoffman lui a fait mille autres objections, quelques-unes sont fondées, d'autres ont été dictées par l'ignorance & par la jalousie qui détériorent les

(a) Pag. 77.

meilleurs écrits. Bartholin accuse Hoffman d'être fort susceptible de jalousie, & il le nomme l'ennemi juré des gens à talens, & notamment des Anatomistes célebres Bartholin lui a fait ce reproche dans plusieurs endroits de cet ouvrage, dans la préface sur-tout, qu'on peut regarder comme un chef-d'œuvre de latinité : enfin Bartholin termine la réponse à ce critique par ces mots.

Finis vindiciarum, non invidorum.

Le recueil d'observations Anatomiques contient (a) l'histoire de plusieurs faits importans, celle d'un hydropique dont on fit l'ouverture après la mort, d'une femme morte d'un bubonocele, d'une autre qui accoucha d'un œuf. Cet Auteur a parlé d'un homme qui prenoit beaucoup de tabac, & dans le cadavre duquel on trouva les poumons noirs, quoique le cerveau eût sa couleur naturelle. Dans sa sixieme histoire, Bartholin parle d'une fille qui avoit à l'aîne une tumeur semblable au col & à la tête d'une oye : il a vu des mauvais effets survenir à la suite d'une application d'une lame de plomb sur une tumeur cancereuse. Cet Auteur a donné dans ce même ouvrage la description de plusieurs muscles ; celle d'une femme qui porta pendant plusieurs années un fœtus dans la matrice, qui s'étoit pétrifié : notre Médecin nous a appris qu'une femme avoit tous les mois un écoulement de sang par la joue & par un des doigts.

La description Anatomique qu'il donne d'une fille, morte peu de tems après sa naissance, mérite d'être lue. Bartholin a indiqué avec précision le trou de communication des oreillettes, qui est ouvert à cet âge : dans un autre endroit de ses ouvrages, il dit l'avoir vu ouvert dans un sujet âgé de 28 ans ; il a parlé des reins succenturiaux dans lesquels il a vu une cavité remplie d'une liqueur séreuse. Cet Anatomiste s'est apperçu que la couleur du poumon gauche étoit beaucoup plus rouge que celle du poumon droit ; cette remarque sur laquelle l'Au-

(a) *Anatomicarum & medicarum rariorum historiarum*, Centuria 1, 2, 3, 4, 5, 6.

teur infiste peu, mérite une autre attention: je m'en suis servi dans un Mémoire lu à l'Académie Royale des Sciences, pour prouver que l'air pénétroit plutôt dans le poumon droit que dans le poumon gauche, dans les premieres inspirations.

Fertile en observations curieuses; Bartholin a encore parlé de femmes, dont la matiere des régles sortoit par la peau en différentes parties du corps; chez les unes cette évacuation se faisoit par le bout du nez, par les doigts des mains ou des pieds, &c. &c. Cet Auteur a cru aux luxations des côtes; il a parlé de quelques-unes qui s'étoient réduites sans aucuns secours. Plusieurs causes peuvent rendre difficiles le diagnostic du calcul. Bartholin a vu une loupe dans la surface interne de la vessie, que l'on avoit prise pour une pierre; il a parlé ailleurs des ulceres de ce viscere.

Notre Médecin a fait l'histoire d'une plaie au ventricule, guérie heureusement; d'une fille qui avoit deux nez; d'un homme qui avoit deux verges: Bartholin ne voulut pas entreprendre la section comme on le désiroit; il parle de plusieurs filles dont les mamelles contenoient du lait; d'un enfant attaqué du spina bifida, qui périt dès qu'on lui ouvrit la tumeur. Bartholin n'oublioit aucune occasion d'observer; il a fait la description de plusieurs suppliciés, & a donné la description des parties qu'il a découvertes dans leurs corps. Thomas Bartholin a avancé que le petit psoas étoit placé sur le grand psoas.

Cet Anatomiste a parlé d'une dent qui faisoit tout le contour du bord alvéolaire; Fallope a rapporté un fait pareil, des personnes qui avoient les cheveux verds; des sutures au crâne multipliées; du canal thorachique & des vaisseaux lactés qu'il a démontrés sur deux cadavres humains; des fungus du cerveau qu'on a emportés par l'instrument tranchant sans accident fâcheux. Thomas Bartholin nous a transmis l'histoire d'un Ecolier, qui avala une flûte de huit travers de doigt, & qui la rendit par l'anus; d'un autre qui avala une piéce de monnoie, & qui la rendit par la même voie; d'un homme qui n'avoit dans ses muscles droits que deux intersec-

XVII. Siecle
1641.
THOMAS BARTHOLIN.

tions tendineuses, qui n'avoit pas d'appendice vermiforme dans le cervelet, qui avoit dix os au carpe droit, quoiqu'il n'en eût que huit de l'autre côté. Thomas Bartholin s'est persuadé trouver des vers dans plusieurs parties, il en fait l'énumération dans plusieurs endroits de son ouvrage ; pour des pierres il en a trouvé dans presque toutes les parties du corps.

Il a ajouté par ses recherches à l'histoire des monstres, car il en a disséqué plusieurs, & nous a appris qu'un homme s'étoit réduit une ancienne luxation en tombant de cheval : cette observation a du rapport avec celle que M. Gautier, Chirurgien de Versailles, a publiée dans le Journal de Médecine de 1767.

Suivant lui, un jeune homme vécut cinq jours après avoir été blessé au cœur ; nous avons déja rapporté dans notre Histoire l'exemple de telles plaies, avec des symptomes pareils. Notre Médecin Danois nous a parlé de quelques femmes qui avoient le corps couvert de cornes ; Fabrice de Hildan & Cabrol ont vu des faits semblables : il nous a appris qu'il y avoit des monstres qui pouvoient venir à terme, & vivre quelque tems sans avoir de cerveau ; qu'il pouvoit naître des poils dans le cœur.

Il n'a pas dit aussi vrai, en soutenant qu'il y avoit des os de géants ; & il n'a pas tenu un langage vraisemblable, lorsqu'il a dit qu'un homme étoit né d'une chevre.

On trouve dans ces ouvrages plusieurs autres faits aussi importans. Bartholin s'étoit étendu sur l'opération Césarienne, en faisant l'histoire d'une femme enceinte, qui reçut dans le ventre un coup de corne de taureau, qui fit une telle rupture à la matrice, que l'enfant en sortit & vécut quelques-tems après. Il a vu une tumeur graisseuse placée dans la poitrine, produire une difficulté de respirer ; & si on l'en croit, les plantes peuvent croître sur la surface du corps humain. Les animaux, principalement le cheval & le bœuf, sont sujets à des nodosités qui naissent dans leur ventricule & y produisent des ma-

Cet Auteur nous a transmis l'histoire d'un homme qui, à la suite d'une petitevérole, perdit une partie de sa langue, & qui néanmoins prononça certaines lettres, comme l'A & le B; celle d'une fille qui avoit la langue si grosse qu'elle ne pouvoit la contenir dans sa bouche, Waleus son ami en coupa avec l'instrument tranchant une partie, afin de la réduire en volume ordinaire. On trouve souvent du merveilleux dans l'ouvrage que j'analyse. Bartholin dit avoir vu à Padoue un homme qui avoit une dent de fer, & rapporte quelques raisons assez futiles pour expliquer ce fait. Après Falcoburg, il a parlé d'un sujet qui avoit deux veines caves; après Paaw, il a décrit une veine azigos qui se terminoit aux veines émulgentes, & d'après Rhodius il a détaillé plusieurs variétés des veines des reins; quelques-uns étoient réunis entr'eux.

Bartholin a trouvé son instruction dans les voyages & dans le commerce des lettres qu'il entretenoit avec les Savans de l'Europe; il leur doit la plupart des observations que nous avons rapportées, & dont nous avons encore à parler. Guy Patin lui a fait part d'une transposition totale des visceres, qu'on trouva à Paris en 1650, dans le cadavre d'un supplicié: je parlerai, dans la suite, d'un pareil cas décrit par M. Sue, & que quelques-uns veulent faire passer pour nouveau; notre histoire nous a déja fourni plusieurs autres exemples de pareilles transpositions. La nature a des ressources infinies pour se débarrasser des matieres qui la surchargent. Bartholin nous apprend après Marchettis, que dans un abcès au cerveau le pus peut se faire jour; il a vu avec Vesslingius le trou ovale du cœur ouvert, dans un homme de 28 ans; ce fait n'a rien d'extraordinaire. Bartholin donne dans ce même ouvrage une nouvelle description des vaisseaux lymphatiques, de ceux de la tête, & répond à quelques critiques: il parle d'un double canal cystique; d'un hermaphrodite; d'une excroissance à l'utérus, qu'on prenoit pour une chûte de matrice; d'une stérilité dans une femme, occasionnée par un stéatome.

XVII. Siècle
1641.

THOMAS BARTHOLIN.

En donnant l'anatomie du porc, Bartholin avance que le septum du cœur de cet animal est percé à différens trous : cet Auteur applique cette observation à l'homme. Les reins succenturiaux ne se flétrissent pas aussi promptement dans tous les sujets, & ne sont pas toujours en égale nombre. Bartholin les a trouvé très gros dans le cadavre d'une femme, & les a vus au nombre de quatre ; ce fait lui a paru si singulier, qu'il l'a fait représenter dans une planche particuliere.

Bartholin a parlé de quelques ossifications du diaphragme & de la dure-mere ; il a donné la description d'un instrument propre à couper la luette lorsqu'elle est trop prolongée : il dit que les Habitans de la Norwege sont forts sujets à cette incommodité ; cet instrument est du reste fort compliqué. Les amputations de la matrice ne sont point sans dangers ; Bartholin nous apprend qu'une pareille opération a été mortelle, qu'une femme enceinte étant morte, l'enfant sortit de l'utérus quarante-huit heures après sa mort ; ce fait pourroit être regardé comme fabuleux, parcequ'il est hors de vraisemblance.

Dans la troisieme Centurie il y a peu d'observations Chirurgicales ou Anatomiques qui méritent attention : les suivantes m'ont paru les plus remarquables. Bartholin nous a appris qu'une femme qui avoit reçu une balle à l'occiput, avoit resté plusieurs jours dans un assoupissement léthargique, & qu'elle n'a voit recouvré la mémoire que long-tems après l'accident ; qu'une autre femme, long-tems après un couchement laborieux, avoit rendu ses lochies par l'anus. C'est lui qui nous a appris que dans le Royaume de Sénégal les femmes avoient les mamelles si volumineuses, qu'elles pouvoient les renverser sur leur dos, & allaiter leurs enfans dans cette posture ; que le clitoris pouvoit s'ossifier : il a vu une autre femme qui jettoit fréquemment des flammes de la surface de son corps ; ce fait n'est point nouveau, Cardan parle dans son livre *de rerum varietate* (a),

(a) Pag. 329.

un Carme dont les cheveux jettoient des flammes lorsqu'il se peignoit, &c. &c.

Cet Auteur prétend que dans l'homme la mâchoire supérieure est immobile pendant la mastication; que les femmes peuvent concevoir & accoucher, quoiqu'elles n'ayent jamais été réglées; il a cru aux superfétations, & en a rapporté plusieurs exemples; enfin parmi mille autres faits aussi utiles & aussi importans, cet Auteur nous a transmis l'histoire d'une extirpation de rate, sans qu'il soit survenu aucun accident fâcheux. On trouve encore dans la quatrieme Centurie les lettres des personnages les plus célebres qui existassent du tems de Bartholin, telles sont celles de Guy Patin, de Salmasius, de Veslingius, de Severin, de Stenon, de Borrichius, de Monichenius, de Liserus, de Bogdanus, de Blasius & enfin de Deusingius. Bartholin en rapportant les lettres de tous ces grands hommes, donne une idée assez étendue de l'état où se trouvoit pour lors l'Anatomie; toutes les nouvelles découvertes du siecle y sont décrites, & l'on y trouve le germe de plusieurs découvertes qu'on a vu éclore dans la suite.

Dans la cinquieme & la sixieme Centurie, parmi plusieurs faits assez interressans, l'on trouvera une description des vaisseaux lymphatiques, du canal thorachique, du petit psoas, des vaisseaux lactés des mamelles, & la description de plusieurs monstres ou de plusieurs autres animaux.

Thomas Bartholin étoit fort attaché à l'Anatomie comparée, c'est en cultivant cette partie de l'histoire naturelle, qu'il a enrichi celle de l'homme; il a donné dans son livre une description du cygne, de la hyene, du porc, du lion, du taureau, de l'agneau, de la chevre, du marsouin, &c. &c.

On doit regarder cet ouvrage comme un des plus utiles recueils d'observations qu'on ait encore publiés: les faits y sont nombreux & choisis, & le style de l'Auteur est clair, élégant & laconique.

Dans son histoire sur les poumons, Thomas Bartholin s'étend plus sur les usages que sur la structure de ce viscere; il croit que l'air pénetre dans le sang ; il assure que dans l'expiration toute la colonne d'air contenue dans les bronches n'en est point chassée (a), & qu'il y a naturellement un vuide parfait entre le poumon & la plevre (b). Thomas Bartholin dit avoir fait plusieurs observations à ce sujet, & il assure n'avoir jamais vu passer l'air à travers le tissu interlobulaire ; malgré le sentiment de plusieurs Médecins ses contemporains, il a avancé que la poitrine se mouvoit indépendamment du cœur (c), &c. &c.

L'histoire des accouchemens par les voies extraordinaires est remplie de faits intéressans, & l'Auteur les a présentés avec tant d'art, qu'on doit regarder ce livre comme un des milleurs traités que nous ayons ; cependant par une fatalité déplorable, cet ouvrage est peu connu dans ce siecle. Thomas Bartholin nous a parlé d'une femme qui rendit les morceaux d'un enfant par l'anus (d) : M. Litre a observé un fait pareil au commencement de ce siecle, & l'a décrit dans les premiers volumes de l'Académie des Sciences. Ce fait a été regardé dans le tems comme unique, & on a accordé à l'Auteur toute la gloire d'une découverte. Bartholin s'est encore étendu dans son livre sur l'observation d'une femme qui porta pendant dix huit ans un fœtus dans la matrice, & qui en rendit les morceaux par l'ombilic ; ce fait frappa notre Médecin, & le détermina à composer son ouvrage.

Thomas Bartholin ne s'est pas rendu aussi recommendable par la description Anatomique qu'il nous a donnée du cygne, dont Simon Pauli avoit fait présent aux Professeurs de Coppenhague, qui l'avoient placé dans leur amphithéâtre (e). La théorie qu'il donne du chant de cet animal est assez mal déduite, de la structure du larynx, de la trachée-artere & des poumons de cet animal, &c.

(a) De pulmonibus, pag. 10. édit. 1663.
(b) Pag. 64.
(c) Pag. 67 & 68.
(d) De insolitis partûs viis, caput. XIV.
(e) N°. 16.

Dans sa dissertation *de organo olfactus*, Bartholin donné une assez ample description des cornets, de l'os éthmoïde de plusieurs animaux : on peut en faire une juste application à l'homme.

Le traité *de sanguine vitali* contient peu d'Anatomie ; T. Bartholin s'est érigé en Casuiste, il ne veut pas qu'on se nourrisse du sang des animaux ; il a cherché dans l'Ecriture divers passages, pour prouver sa proposition : enfin il conclut qu'on trouve dans les livres saints, mille défenses de manger le sang des animaux, & qu'il n'y a pas un seul Auteur sacré qui en ait permis l'usage.

Dans son *consilium de anatome practica*, &c. &c. Thomas Bartholin fait une éloge pompeux des ouvertures des cadavres des personnes mortes des maladies dont on a noté avec soin les symptomes ; il avance que cette maniere d'agir est la plus avantageuse pour pouvoir déterminer le siege d'une maladie, pour en connoître les causes & les effets. Bartholin témoigne, dans ses écrits, ses regrets d'avoir brûlé quelques manuscrits qui contenoient l'histoire de plusieurs ouvertures des cadavres ; il préconise les Hôpitaux dans lesquels on peut faire de telles recherches sur les corps morts, & il se plaint de ce que son pays est dépourvu d'un tel secours.

Les *orationes varii argumenti*, &c. renferment des pieces d'un objet tout-à-fait différent ; il y a des vers, & quelques critiques sur les anatomies d'Hoffman, de Riolan, & de Bilsius.

Bartholin dans l'ouvrage intitulé : *acta medica & philosophica*, nous fait part (*a*) des nouvelles decouvertes qu'il a recueillies dans l'année 1673.

Il s'étend sur les observations que Stenon a faites sur le mouvement du cœur, & il dit qu'il a observé que le mouvement du cœur n'est que dans les fibres ; que la contraction de ces fibres ne se fait pas tout-à-coup, mais peu à peu, comme par un mouvement peristaltique.

Les œufs que notre Auteur a trouvés dans les testicules d'une mule sont remarquables, aussi-bien qu'une

(*a*) Journal des Savans, 1675. pag. 188.

espece de placenta qui étoit autour de l'un de ces œufs, d'où il a conclu que les mules peuvent engendrer; les fibres qu'il a observées dans la torpille ne le sont pas moins: il dit que ces fibres sont de deux côtés perpendiculaires entre les deux peaux, liées ensemble par des fibres transverses, & qu'elles ont le volume des grosses plumes d'oie. Quand le poisson est vivant cette partie est molle, mais quand on l'a touché, on sent aussi-tôt de la dureté par la contraction & par une douleur de crampe qui se communique le long du bras, comme si le poisson étoit mort.

Bartholin rapporte l'expérience qu'un homme savant a faite sur le chyle, il lia un des vaisseaux lactés pleins de chyle, & trouva quelques heures après ce chyle rouge comme du sang; ce qui lui fit croire que le sang ne se forme pas seulement dans le cœur, mais aussi dans les autres parties du corps.

Cet Auteur nous a transmis l'histoire de deux femmes, dont l'une ayant perdu la mémoire par la suppression de ses mois, la recouvra par un cautere appliqué sur le col qui la délivra de cette suppression; & l'autre qui étoit nourrice, se guérit elle & son enfant d'une foiblesse d'estomac, en prenant tous les jours quelques gouttes d'extrait d'absinthe qu'elle mettoit dans ses bouillons. Le Duc de Brunswick ne fut pas si heureux, Thomas Bartholin parle ici de sa maladie & de sa mort, & il dit qu'elle vint pour avoir mangé trop de fruits cruds & de salade, ce qui fut cause qu'il s'engendra dans son corps un grand nombre de vers qui étoient d'une longueur prodigieuse, & qui le firent mourir. Bartholin en fit l'ouverture, & trouva le ventricule percé en différens endroits, principalement vers la grande courbure. En parlant des sternutatoires, il assure qu'ils sont fort bons pour les maladies des yeux. Ce livre est bien écrit, & on y trouve plusieurs autres faits importans.

Thomas Bartholin a fait imprimer plusieurs observations anatomiques ou chirurgicales, dans le recueil des Curieux de la nature.

Il y en a une sur une fausse grossesse (*a*). Le *ventre* de la femme, qui en fait le sujet, se défenfla d'un coup fans aucune évacuation fenfible; Bartholin soupçonne qu'on a pris une timpanite de matrice pour une groffeffe, il en rapporte plufieurs exemples pour appuyer fon opinion.

Dans le même ouvrage & dans le même volume (*b*), Bartholin parle d'un œuf qui en renfermoit un autre: il n'y a pas long-tems que M. le Cardinal de Luynes a montré un pareil œuf à l'Académie Royale des Sciences.

L'étude de l'homme fain ne l'a jamais éloigné de celle de l'homme malade; au contraire Bartholin s'est servi de fes connoiffances phyfiologiques pour connoître les maladies auxquelles nous fommes fujets; cet Auteur a donné un exemple d'un ramolliffement des os (*c*): On ne fauroit recueillir avec trop de foins les obfervations de ce genre; plufieurs Chirurgiens fe font férieufement occupés de cet objet au commencement de ce fiecle, & comme ils avoient eu fous leurs yeux un exemple frappant d'un tel ramolliffement, ils l'ont regardé comme nouveau.

Il a décrit fort au long une efpece de maladie pédiculaire, & a parlé d'un accouchement de deux jumeaux vérolés, terminé heureufement; ce fait fit du bruit dans le tems. Il n'auroit aujourd'hui rien de merveilleux: la Médecine compte un grand nombre de pareils exemples; il a aussi trouvé dans le cadavre d'une perfonne morte tout d'un coup, les poumons furchargés de graiffe; un polype ou pour mieux dire une concrétion fanguine dans le cœur, & la veine-cave ouverte proche du cœur (*d*). Il a avancé que les cheveux perdoient après la mort leur couleur naturelle; par exemple, que ceux qui avoient naturellement une couleur noire, la perdoient pour prendre la jaune (*e*); ce fait, pour être admis, doit

---

(*a*) Pag. 17. Obf. ephemer. Anat, tom. I.
(*b*) Obf. XXXVI. pag 120.
(*c*) Obf. XXXVI. pag. 114.
(*d*) Obf. CI. pag. 233.
(*e*) Obf. CXXIII. pag. 228.

XVII. Siecle.
1641.
THOMAS
BARTHOLIN.

être examiné de nouveau : on ne doit pas non plus admettre fans un examen ultérieur l'exemple qu'il cite d'un ânon hermaphrodite (a), ou d'un os rendu par les urines (b); cet Auteur s'occupa à rechercher par quelle voie il a pu parvenir dans la veffie, mais il ne put le déterminer.

On doit ajouter plus de foi aux bons effets d'une décoction d'abfynthe dont il a fait baffiner les parties rongées par la gangrene ; cet Auteur parle d'une épidémie, qui produifoit la gangrene aux membres de ceux qui en étoient attaqués. Bartholin recourut à l'abfynthe qu'il fit bouillir dans de l'eau de mer: avec cette décoction il arrêta le progrès de la gangrene ; on fe fert encore avec fuccès d'une pareille décoction (c).

Zélé partifan de la Faculté de Médecine de Copenhague, Thomas Bartholin nous a donné dans fon *Cifta Medica*, l'hiftoire des Profeffeurs qui y ont enfeigné ; il a fuivi l'ordre chronologique, & il a donné une analyfe fuccinte des travaux des Médecins de cette Faculté. Cet Auteur judicieux nous fait part des difputes juridiques qui s'étoient élevées, & pour la folution defquelles il avoit fallu confulter les Médecins ; il prétend que l'exiftence du lait dans les mamelles des femmes n'eft pas un figne de groffeffe (d), & pour le prouver il rapporte l'exemple de plufieurs enfans de différens fexes ; qui avoient du lait. On trouve encore dans ce même ouvrage l'hiftoire d'une femme accufée d'infanticide, & qui avoit du lait aux mamelles, on n'eût point d'autres preuves ; les Médecins confultés fur cet événement, regardèrent ce figne comme peu convainquant. Bartholin a inféré dans le même ouvrage l'hiftoire de plufieurs ouvertures de cadavres ; on y trouve entr'autres celle d'un homme fuffoqué par un morceau de chair, qui s'étoit infinué dans le larinx.

La critique attaque les meilleurs écrits, elle n'é-

(a) Ob. cxxv. pag. 220.
(b) Ob. 111. pag. 4.
(c) Ob. 11 tom. 2. pag. 2.
(d) Cifta Medica, pag. 244.

XVII. Siecle.
1641.
THOMAS BARTHOLIN.

...gna pas Bartholin d'avoir nié que le foie fût [or]gane de la sanguification. Zas, Médecin de Ro[tter]dam, partisan de Bilsius, s'opposa vivement au [senti]ment de Bartholin, en publiant quelques expé[rie]nces que Bilsius avoit faites sur les animaux, & [par] lesquelles il croyoit prouver qu'il y avoit des [vai]sseaux lactés consacrés à porter le chyle dans le [foie]. Bartholin répond à cet agresseur avec force ; il [trai]te les observations de Bilsius de chimériques, [&] donne à Zas l'épithete de visionnaire : comme il [étoi]t la vérité de son parti, il n'eût point de peine [à dé]fendre la proposition qu'il avoit avancée.

Pour détruire avec plus de solidité le sentiment [des] anciens sur la sanguification, Thomas Bartho[lin] composa un traité qui a pour titre, *de hepate [de]functo*, dans lequel il repete tout ce qu'il avoit [dé]ja dit contre les partisans de la sanguification dans [le] foie ; il y réunit plusieurs preuves éparses dans [dif]férens ouvrages, & y en ajoute de nouvelles ; je [dou]te que ceux qui auront lu un tel traité osent [re]garder le foie comme l'organe de la sanguifica[tion].

Thomas Bartholin a enrichi plusieurs Académies [de] ses écrits ; nous avons déja parlé de quelques-[uns], il nous reste à indiquer ceux qui se trouvent [dans] les actes de Coppenhague. Il a inséré dans les [trois] premiers volumes les descriptions de plusieurs [a]nimaux. Le premier contient celles de l'aigle, du [che]val royal, du lion, de la guenon, de l'héris[son], du pigeon, du lievre, &c. Dans le second [v]olume on lit l'exposition anatomique du hibou, [du] paon, du perroquet, de l'aigle, du héron. Dans [le] tome quatrieme, Bartholin a donné une descrip[ti]on de la salamandre, d'une fausse taupe. Dans le [cin]quieme tome enfin, il a décrit les organes de la [ci]gogne, les langues du pivert & de la torpille ; on y [trou]ve encore les objets suivans :

Dissections du renne ou rentier de Norwege (a), [an]née 1671. Obs. 135.

Sur un grand nombre de fœtus trouvés dans l'aor-

(a) Actes de Coppenhague. Obs. 135.

Tome II. Q q

tiere d'une vache, & qu'on a pris pour de petits chiens année 1673. Obs. 11.

Sur deux prétendus œufs de coq & des œufs de serpents, 1673. Obs. 10.

De la peau de l'animal qui donne le musc. Obs. 19.

Sur les dents & l'œil de la baleine, & sur ce qu'on appelle sperma-ceti. Obs. 30.

Sur la génération des grenouilles. Obs. 93.

Lettre écrite à M. du Verney, sur un bout de chandelle trouvé dans un rein de bœuf. 1674. Obs. 68.

WALÆUS. Walæus (Jean), naquit à Koudekercke, dans la Zélande, près de Midelbourg, le 27 Décembre 1604. Il étudia d'abord les Belles-Lettres avec attention; & se livra ensuite à l'étude de la Médecine. Il passa Docteur à Léide en 1631; un an après on le vit donner chez lui des cours de Médecine à quelques Amateurs: il s'adonnoit beaucoup à l'étude des animaux, c'est sur eux qu'il a fait plusieurs expériences sur la circulation du sang. En 1648 la République de Hollande lui donna une Chaire publique de Médecine dans l'Université de Leyde; il en remplit les devoirs avec distinction jusqu'à l'an 1649 qui fut le terme de sa vie; il n'étoit âgé que de ans.

Nous avons de lui divers ouvrages de Médecine; on y lit quelques détails d'Anatomie, celui dans lequel on en trouve le plus a pour titre:

Epistolæ duæ de motu chili & sanguinis. Lugduni Batav. 1641, 1645. & se trouvent avec les ouvrages de G. Bartholin & de Spigellius.

Walæus a connu la circulation, & l'a décrite avec beaucoup de précision. Ses principaux faits sont déduits de l'expérience faite sur l'animal vivant; il a disséqué un nombre prodigieux de chiens, & il a vérifié sur eux la plupart des propositions avancées par Harvée, & il y a ajouté quelques remarques. Selon lui, à chaque pulsation du cœur; il passe demie-once de sang dans l'aorte; mais posons, dit-il, le cas, que ce ne soit qu'un scrupule, le cœur fait plus de 3000 pulsations en une heure; plus de dix livres de sang passeront chaque heure par le cœur, &c.

Cet Auteur, crédule & jaloux, a avancé que la ciration avoit été découverte par Fra-paolo Sarpi, qu'il en avoit communiqué la description à d'Aquapendente, & que c'est sous ce dernier Harvée l'a connue: seulement cet Anatomiste An-, dit Walæus, a-t-il ajouté quelques réflexions siques aux travaux du Moine Italien.

XVII. siecle.
1641.
WALÆUS.

On trouvera dans ce même ouvrage plusieurs réions curieuses sur la nature & la marche du chyle; y a aussi quelques détails sur la structure des aisseaux lactés. Cet Anatomiste croyoit que la na- avoit donné plus de rameaux, d'arteres & de nes à l'épiploon qu'aux autres parties, pour la for- tion de la graisse.

Walæus a écrit une seconde lettre sur la circu- ion, il y pose les mêmes principes, mais il les dé- loppe d'une maniere nouvelle. C'est dans cet ou- ge que Walæus a décrit fort au long la capsule foie, dont quelques Anatomistes accordent la dé- verte à Glisson, Médecin Anglois, nous en terons dans la suite.

a critiqué vivement les Anatomistes qui nom- ent tête du muscle l'extrémité par laquelle le pénétre; il avance que c'est perdre son que de s'adonner à de telles recherches; & ce qu'on nomme souvent le commencement muscle peut en être regardé comme la fin.

læus a vu un grand nombre de vaisseaux lactés pentant sur la rate; mais il a avancé qu'ils ne étroient nullement ce viscere. Cependant com- ces détails roulent plus sur les explications que l'exposition des faits anatomiques, nous en lerons plusieurs autres répandus dans les écrits de Auteur.

Drake (Rogerius), Docteur en Médecine, écri- en faveur du sentiment d'Harvée sur la circu- ion.

Vindiciæ contra animadversiones Primirosii in theses. Londini 1641, in-4°. Leydæ 1647, in-4°. 1657,

Il répond aux objections que Primerose, Plem- & Parisanus avoient faites au sentiment d'Har- ; il les accuse de défaut de logique, & rapporte plusieurs passages par lesquels il prouve que ces Auteurs se contredisent mutuellement ; cet ouvrage est assez bien écrit, & on peut le consulter avec avantage.

Theses de circulatione naturali, seu cordis & sanguinis motu cirulari, pro clar. Harveio disputatæ sub præsidio Johan. Walæi.

L'Auteur expose en peu de mots le méchanisme de la circulation : il se fait ensuite de lui-même plusieurs objections, qu'il tâche de résoudre de son mieux ; il y loue fréquemment Harvée, & y critique au contraire avec chaleur Primerose.

De-le-Boé (François), en latin *Sylvius*, naquit à Hanovre en 1614, d'une illustre famille, originaire du Cambresis, & d'Anne de Lavignette ; on ne négligea rien pour son éducation, & il en profita. Le 16 Mars 1637 il fut reçu Docteur en Médecine dans l'Université de Bâle ; il parcourut ensuite les Villes les plus célebres de l'Allemagne & de la France. Il s'établit à l'âge de 28 ans à Amsterdam, pour y pratiquer la Médecine, & son espérance ne fut pas vaine, le peuple & les grands eurent confiance en lui, il fut heureux dans sa pratique. En 1658 les Curateurs de l'Université de Leyde l'appellerent chez eux, & lui donnerent la place de premier Professeur de Médecine pratique, vacante par la mort d'Albert Kyper. On étoit depuis long-tems en dispute dans cette Université sur la circulation du sang ; les uns l'admettoient, les autres la réfutoient. De-le-Boé, avant d'embrasser quelque parti, voulut consulter la nature : ses recherches ne furent point superflues, il y apprit le véritable méchanisme de la circulation. Ce grand homme mourut à Leyde en 1678 à l'âge de 64 ans : on mit sur son tombeau l'épitaphe suivante :

Franciscus de le Boe, *Sylvius*,
Medicinæ practicæ professor ;
Tam humanæ fragilitatis
Quàm obrepentis plerisque mortis memor ;
De comparando tranquillo
Instanti cadaveri sepulchro,

Ac de construendâ commodâ
Ruenti corpori domo,
Æque cogitabat serio.
Lugduni Batavorum.
M. D. C. LXV.

Nous avons de lui sur l'Anatomie ou sur la Chirurgie.

Dictata ad C. Bartholini institutiones anatomicas. Lugd. Batav. 1641.

Disputationum medicarum pars prima, sive, de primarias corporis humani functiones naturales anatomicis.... experimentis deductas complectens: quarum I. *Agit de alimentorum fermentatione in ventriculo.* II. *De chyli è fæcibus alvinis secretione, atque in lacteas venas propulsione in intestinis perfecta.* III. *De chyli mutatione in sanguinem, circulari sanguinis motu & cordis, arteriarum pulsu.* IV. *De spirituum animalium in cerebro cerebelloque confectione, per nervos distributione atque usu vario.* V. *De lienis & glandularum usu.* VI. *De bilis ac hepatis usu.* VII. *De respiratione, usuque pulmonum.* VIII. *De vasis lymphaticis & lympha*, &c. &c. *Amstelod.* 1663, in 12. *Lugd. Batav.* 1670, in-12. *Lips.* 1674, in-12. *Francof.* 1676, in-12.

Praxeos medicæ idea nova; liber primus de affectibus naturalis hominis functiones læsas vel constituentibus, vel producentibus, &c.

Opera omnia. Genevæ 1680, in-fol.

Quoique cet Auteur ait beaucoup travaillé en Anatomie, il a cependant peu avancé cet art; au lieu de s'en tenir à l'observation & au témoignage des sens extérieurs, il a beaucoup donné à son imagination ce, qui lui a fait souvent perdre de vue les objets essentiels qu'il étoit sur le point de découvrir. Un vrai Physicien suit la nature dans sa marche, & ne la devance jamais. Sylvius a tenu une route contraire, c'est ce qui l'a porté à forger mille systêmes; & comme les hommes aiment naturellement les explications, ces systêmes eurent de la vogue pendant un tems, les principales Universités de l'Europe en ont retenti. Sylvius avoit quelques connoissances de chymie, & les a appliquées au corps humain ; il est un des premiers partisans de la fermentation des humeurs, & il y a recouru pour expliquer les sécrétions. Cet Auteur a admis dans le corps humain les principes que la chymie extrait des corps ; c'est lui qui a regardé le suc pancréatique comme acide, & qui a trouvé un alkali dans la bile ; cependant l'alkali & l'acide s'ils existoient altéreroient par leur contact les voies alimentaires : Sylvius s'est persuadé que l'alkali de la bile se combinoit avec l'acide du suc pancréatique, & qu'il en résultoit une liqueur nouvelle qui tenoit par sa nature un milieu entre l'acide & l'alkali.

Il est l'Auteur de plusieurs autres explications ; il a recouru à une explosion dans le cœur, pour expliquer les mouvemens alternatifs de ce viscere ; il a eu aussi recours à la chymie, pour expliquer les mouvemens du cerveau. Avec de tels principes il a peu avancé l'histoire des maladies : ses travaux lui eussent été plus avantageux, s'il eût apporté dans l'observation & dans ses expériences un génie plus physicien, & s'il eût préféré les descriptions aux raisonnemens qui séduisent, mais qui nous trompent fréquemment.

Cet Auteur croyoit que la bile se filtroit dans la vésicule du fiel, & qu'elle se portoit vers le foie par le canal hépatique : il assignoit par-là à ce liquide une marche contraire à celle que nous lui attribuons. Ce qu'il a dit de meilleur sur la bile, c'est qu'elle n'est point excrémentitielle, mais qu'elle rentre dans le torrent de nos humeurs, & qu'elle est de la classe des liqueurs récrémentitielles. L'expérience lui a appris qu'en soufflant dans l'artere hépatique, l'air parvenoit dans les canaux hépatiques, & de-là dans la vessie du fiel (*a*).

Cependant comme il étoit plus instruit en méchanique que ses prédécesseurs, il a indiqué les usages du diaphragme ; il a prouvé d'une manière irrévocable que ce muscle s'applanit pendant l'inspiration ;

(*a*) Opera omnia pag. 15. édit. Genevæ 1680, in-fol.

voûte pendant l'expiration ; il a indiqué les vaisseaux lymphatiques du poumon. Cet Auteur a parlé aussi dans son excellent traité de la phthisie, il y a plusieurs glandes de ce viscere ; il en admet de conglobées & de conglomérées (a). Par ses dissections il s'est assuré que plusieurs des vaisseaux lactés communiquoient avec les vaisseaux chyliferes ; il a décrit plusieurs de leurs valvules, & il n'a point ignoré que les mamelles recevoient une grande quantité de vaisseaux lymphatiques. Sa description des vaisseaux galactophores est exacte, & mérite d'être consultée (b); il a aussi dépeint avec assez d'exactitude le canal pancréatique de Virsungus (c).

De le-Boë a savament détaillé les maladies des femmes enceintes, celles des enfans, & plusieurs de celles du fœtus ; il a eu des idées fort étendues sur la sécrétion de l'urine, quoiqu'il ait donné une assez mauvaise description des reins ; mais il s'est surpassé dans la description des glandes salivaires. Il a connu les glandes buccales, & a avancé que le palais étoit tapissé d'une membrane glanduleuse, de laquelle découle dans la bouche, par le moyen de canaux très nombreux, une abondante quantité de salive : il s'est expliqué sur l'usage des canaux extérieurs des glandes maxillaires ; il a fait usage de la découverte de Stenon, & il accorde à cet Auteur la gloire qu'il mérite. Accoutumé à louer les grands hommes, il n'a pas manqué à citer honorablement Ruisch, en décrivant l'artere bronchique ; il a fait usage de plusieurs autres découvertes des modernes, que nous rapporterons ailleurs.

Il a regardé l'ouraque comme un ligament, & la membrane allantoïde lui a paru un être de raison. Il a connu les vrais usages du trou ovale, & a donné une description assez exacte des vaisseaux ombilicaux, quelques-uns (d) lui attribuent la découverte de l'os lenticulaire de l'oreille.

(a) Pag. 25.
(b) Pag. 441.
(c) Voyez les ouvrages de Plempius & ceux de Graaf.
(d) Haller, Phisiol. pag. 526. C. Bartholini instit. anat. pag. 58. T. Bartholin. anat. renovat. pag. 714. Veslingii Syatagma, pag. 214.

Ce qu'il dit sur le cœur est exact, quoique fort abrégé ; il a admis la circulation, & l'a décrite avec beaucoup de clarté. Il a été plus loin, il a prétendu que les vaisseaux chyliferes avoient un mouvement péristaltique, & que plusieurs s'abouchoient dans le foie ; il a tenu un autre langage, lorsqu'il a connu le canal thorachique décrit par Pequet. Après plusieurs anciens, il a parlé de l'échancrure du cerveau qui sépare le lobe antérieur du lobe moyen ; il a décrit le canal de communication entre le troisieme & le quatrieme ventricule & a indiqué des petits sinus latéraux. Deleboë a cru entrevoir dans la glande tyroïde une substance analogue à celle des testicules, & il a soupçonné que cette glande avoit un canal excréteur qui s'ouvroit dans la trachée-artere. Cet Anatomiste a cru aussi que les reins succenturiaux versoient dans les gros vaisseaux sanguins une liqueur séreuse, qui rendoit le sang plus fluide (a).

Aucun Anatomiste n'a fait plus d'ouvertures de cadavre, pour déterminer les causes & les effets des maladies, que celui dont j'analyse les ouvrages ; ses travaux sur la phthisie lui méritent une place distinguée parmi les Médecins Anatomistes : il a décrit avec soin les ravages que cette maladie cause dans les poumons. Cet Auteur s'est encore convaincu que dans la phthisie les glandes maxillaires & les glandes mésentériques s'obstruoient & devenoient squirrheuses. M. Mead, Médecin Anglois, a dans la suite fait part de cette réflexion.

Deleboë avoit aussi observé qu'on trouvoit chez les femmes qui ont fait plusieurs enfans l'épiploon retiré vers l'estomac, & que plusieurs sujets avoient des calculs biliaires dans la vésicule du fiel, sans avoir eu la jaunisse, &c. &c.

Il y a dans les ouvrages de Deleboë plusieurs réflexions Chirurgicales ; l'Auteur a décrit l'opération de l'empieme & celle de la paracenthese ; il a aussi parlé assez au long des abcès & des ulceres vénériens, & pour les guérir il recommande l'usage des mercuriaux, &c.

(a) Transactions Philosophiques.

Schneider (Conrad Victor), Médecin célebre, professoit la Philosophie & la Médecine à Wittemberg, vers le milieu du dernier siecle, jouit une réputation des plus étendues; elle étoit fondée sur ses écrits.

XVII. Siecle.
1641.
SCHNEIDER.

De corde disputatio. Witteber. 1641, in-12.

Dissertationes Anatomicæ de partibus, quas vocant, principalioribus, corde, capite, hepate, cum observationibus ad Anatomiam, &c. pertinentibus. Witteberg. 1643, in-8°.

Liber de osse cribriformi, & sensu ac organo odoratûs, &c. Witteberga 1655, in-12.

Disputationes osteologicæ aliquot. Witteberga 1649, in-8°.

Disputatio Medica, de ossibus temporum, ibid. 1653, in-8°.

De osse occipitis, ejusdem vitiis & vulneribus 1653.

Disputatio Medica de ossibus sincipitis, ibid. 1653.

De fractura cranii. Witteberga 1657.

De partu difficilii, ibid. 1675, &c. &c.

Liber primus de catarrhis, quo agitur de speciebus catarrhorum, &c. Witteberga 1660, in-4°. Liber secundus, ibid. Liber tertius, ibid. 1661, in-4°. Liber quartus, ibid. Liber quintus & ultimus, &c. ibid. 1662, in-4°.

Le traité *de Catarrho* est fort mal écrit, & est très diffus : l'Auteur l'eût pu restreindre à un petit volume in douze (a). On trouve cependant parmi ces discours prolixes plusieurs réflexions judicieuses sur la structure de la membrane pituitaire, & sur celle de l'os éthmoïde. Après avoir rapporté le sentiment des Auteurs, il donne une description complette des parties. L'os éthmoïde ne lui paroît pas appartenir à la face, mais au crâne; il est rempli de cellules, & ordinairement, suivant Schneider, elles aboutissent à sept sinus renfermés dans la propre substan-

(a) Cæterum eruditissimus Schneiderus etiam nimis, si id fieri potest, doctus fuit; nimis multas scriptorum oblivionem potiùs meritorum opiniones collegit : ita opus nimis amplum fecit, & difficilius lectu, cùm rarius auctor, frequentissimè loquantur alii, *Haller, meth. stud. pag.* 476.

ce spongieuse de cet os : il y en a sur-tout ~~n~~ de chaque côté, placé à la partie postérieure, dans l'endroit où cet os touche à la paroi du sinus sphénoïdal. Schneider prétend que ces sinus de l'os ethmoïde sont naturellement vuides de morve, quoiqu'ils soient tapissés par une partie de la membrane pituitaire ; au lieu que les autres cellules sont presque toujours remplies d'une humeur visqueuse & gluante : l'os éthmoïde est recouvert de la membrane pituitaire. Schneider connoissoit les trous orbitaires antérieurs & postérieurs dont Plempius avoit déja parlé dans son ophtalmographie. Notre Auteur divise l'os éthmoïde, en partie moyenne & en partie latérale ; il indique les lames solides & la substance spongieuse ; il fait l'énumération des os voisins, mais il est si obscur, & il fait des digressions si longues & si fréquentes, qu'on a toute la peine à le suivre Il a parlé fort au long des trous de la lame horisontale de cet os, & il a avancé que dans l'état naturel, ils étoient complétement fermés par les nerfs qui y passent, *nam ejus foraminibus nervi sunt abstrusi quibus spiramentum in totum præcluditur, omnesque frigoris & injuriæ aditus obstruuntur* (a).

Quelques Anatomistes, cités déja plusieurs fois dans cet ouvrage, avoient parlé de la premiere paire des nerfs, mais aucun n'avoit si bien vu leur distribution dans l'organe de l'odorat, que Schneider ; cet Anatomiste les a vus se répandre sous la membrane pituitaire, *hi quoque nervi subter cunctam membranam disperguntur* (b).

Schneider paroît avoir connu les cornets de l'os éthmoïde que Bertin a décrits dans la suite : du moins ce qu'il dit a quelque analogie à ce que Bertin a avancé (c). Il a aussi fait quelques recherches sur les sinus frontaux ; il s'est convaincu qu'ils com-

(a) Lib 3. cap. 1.
(b) Ibid.
(c) *Circa illam osseam apophysim, quæ vomeri aratri similitudine respondet, quosdam cuniculos osseos subeunt ad latera ossis ethmoidis, à quibus pervius est meatus narium, quibus mucus extrahi solet. Sed hi cuniculi ex tenuissimis ossibus, partim latis, partim cavis & sphæricis, in quàmplurimis craniis à me observati & demonstrati : à nullo eorum qui oste-*

niquoient avec les narines : ces sinus sont plus ou moins grands, plus ou moins petits, plus ou moins nombreux ; ils communiquent entr'eux, ou bien il y a une cloison intermédiaire qui les sépare.

Tous les sinus du nez communiquent entr'eux ; c'est une vérité démontrée de nos jours, Schneider l'avoit apperçue : ces sinus sont recouverts par une membrane plus ou moins épaisse, d'une couleur plus ou moins rouge, &c. Notre Auteur la nomme membrane pituitaire : il l'a divisée en membrane antérieure, & en membrane postérieure des narines. Schneider cite plusieurs de ses prédécesseurs : ceux qui croyent que c'est lui qui l'a le premier découverte, commettent l'erreur la plus grossiere, & donnent les marques de l'ignorance la plus crasse. Cette membrane est recouverte par un reseau des vaisseaux sanguins qui lui portent la morve. Cet Anatomiste dit que dans plusieurs points de cette membrane les vaisseaux se rassemblent, & forment des especes de houpes qui versent l'humeur visqueuse. Schneider parle de quatre abondantes sources qu'il a observées, deux proche des sinus maxillaires, & deux au-dessous de l'apophise basilaire de l'os occipital (a), qui est recouverte par la membrane pituitaire, de laquelle partent plusieurs prolongemens qui bouchent les ouvertures intermédiaires aux os qu'on apperçoit dans les bases des crânes desséchés. Notre Auteur a trouvé deux corps cartilagineux de figure rhomboïdale qui remplissoient les sinus connus aujourd'hui, chez quelques Anatomistes modernes, sous le nom de secondes fentes du crâne : ces cartilages interceptent toute communication entre le cerveau & les arrieres-narines, ensorte même, dit Schneider, qu'aucune liqueur, pas même le sang, ne sauroit passer à travers. *Sanguis ore naribus-*

---

logiam tractarunt, mihi satis perspicuè videntur descripti, cùm tamen non parum ad excretionem illatum vias cognoscendas faciant. Lib. III. pag. 453.

(a) *Illa membrana quæ additamentum ossis occipitis in ultimo Palato involvit, illa, inquam, pituitam condit, continet & emittit, Lib. III. cap. 3. pag. 503.*

XVII. Siècle.
1641.
SCHNEIDER.

que rejectus, ex variis corporis membris procedit, de cerebro sanguis in os & in nares venire non potest (a). Cette proposition de Schneider mérite la plus grande attention des Anatomistes ; je me suis déjà étendu sur cet objet, en faisant l'histoire de Vésale, j'entrerai dans des détails ultérieurs dans celles de MM. Petit de Namur & de Bertin.

On trouve dans l'ouvrage que j'analyse plusieurs observations intéressantes sur le catharre, à la suite duquel la structure de la membrane pituitaire avoit acquis l'épaisseur & la densité de la corne : cet Anatomiste l'a vu remplie de tubercules squirrheux, extrêmement seche, & couverte d'une morve trop abondante ou trop visqueuse, ou trop fluide, &c. Dans l'état naturel la membrane pituitaire est enduite de cette humeur comme si elle étoit vernissée.

Ingrassias avoit décrit l'os sphénoïde avec beaucoup de précision, Schneider a ajouté à ses travaux, il en a connu les trous & les éminences, & en a décrit la position & la structure avec beaucoup d'érudition ; mais il s'est surpassé dans la description des ventricules du cerveau ; il a renouvellé ce que le célebre Arantius avoit écrit sur les productions médullaires de la voûte à trois piliers, ou sur son hyppocampus. Schneider s'explique avec énergie, & on voit qu'il n'a pas été simple copiste, mais qu'il a observé plus d'une fois ce qu'il avance. On trouve toujours l'empreinte du génie dans les travaux d'un homme judicieux & éclairé ; il a donné une table des poids de différens cerveaux & de plusieurs glandes pituitaires ; il a fait observer que leur grosseur n'étoit pas proportionnée à celle du cerveau, car de gros cerveaux ont de petites glandes, & de grosses glandes appartiennent à de petits cervaux (b). Il s'est aussi assuré que l'eau des ventricules n'étoit pas repompée par cette glande, & qu'elle ne servoit pas non plus à son excrétion, &c. La plupart des cavités du corps humain sont lubri-

(a) Caput. II.   (b) Lib. III.

par une sérosité qui transude des membranes qui les tapissent : les gouttes de cette sérosité sont pompées à proportion, ainsi l'eau ne s'accumule pas dans l'état naturel. Si l'on ouvre le péricarde d'un homme mort depuis peu, on y trouve très peu de liqueur ; mais si on laisse écouler un certain tems avant de faire l'ouverture, l'on y trouve une quantité bien plus grande de liquide. Notre Auteur avertit qu'il en arrive de même à l'égard des autres cavités ; il ajoute que l'eau qui se ramasse dans les ventricules du cerveau & dans le péricarde, est limpide & semblable à la liqueur des larmes. Schneider met de l'érudition dans tous les points qu'il traite : il réfute Nicolas Massa, qui prétendoit que dans l'état naturel, & pendant la vie, il n'y avoit aucune goutte de liquide, & que celle qu'on trouvoit après la mort, transudoit dans sa cavité à travers ses parois dans le moment de la mort : cette dispute s'est renouvellée de nos jours, & elle n'est pas encore terminée (a).

Les adhérences que la dure-mere contracte avec les os du crâne étoient connues des anciens, & nommément de Carpi & de Fallope ; mais aucun ne les a voit décrites avec plus d'exactitude que l'a fait Schneider (b) : il a averti que cette membrane étoit strictement jointe avec les sutures, qu'il y avoit des filets de cette membrane qui communiquoient avec le péricrâne. Cet Auteur savoit aussi que la dure-mere contractoit des adhérences très-fortes aux os de la base du crâne. Il a ajouté que la structure de cette membrane étoit différente de celle de la membrane pituitaire, qu'elle n'étoit pas aussi épaisse, quoiqu'elle fût plus forte ; c'est ce qui lui a donné lieu de blâmer les Auteurs qui avoient regardé la membrane pituitaire comme une dépendance de celle de la dure-mere.

Schneider a décrit fort au long les glandes amigdales ; il a avancé, après Fallope, que leur canal extérieur se dilatoit quelquefois à un tel point, qu'on

(a) Lib. II. cap. 9.
(b) Lib. II. cap. 3.

pouvoit y introduire le petit doigt ; lorsque cet accident arrive, il survient un écoulement involontaire de salive qui est fort incommode (a), & il a parlé savamment de plusieurs autres maladies auxquelles ces glandes sont sujettes.

Après un tel extrait de l'ouvrage *de catarrho*, j'ai peu de chose à dire de celui qui a pour titre, *de osse cribriformi* ; l'Auteur l'avoit composé long-tems avant : on y lit une description de l'os ethmoïde, à-peu-près semblable à celle qui se trouve dans le traité du catarrhe, & il est entré dans quelques détails sur les os spongieux. Il a décrit fort au long la membrane pituitaire qui tapisse les narines, a traité des maladies qui les attaquent, & notamment les effets de la vérole sur elles, &c. &c. Il y fait observer, après Vésale, que les fractures aux sinus frontaux peuvent donner lieu à une difficulté de respirer, parceque l'air qui s'insinue dans les narines sort par l'ouverture des sinus, au lieu de pénétrer dans les poumons. Vereyen parle d'un Appothicaire de Louvain, qui fut obligé de porter pendant long tems un emplâtre sur le front, pour couvrir un trou d'un sinus, à travers lequel sortoit l'air attiré par le nez, & nécessaire à la respiration : il regarde le fait comme nouveau, il n'eût pas fait un tel aveu s'il eût lu l'ouvrage que j'analyse. Schneider avance qu'il n'y a aucune voie de communication entre le nez & le crâne ; mais il parle d'un ton assez indécis des nerfs olfactifs ; il tient, comme je l'ai déja fait voir dans son ouvrage des catarrhes, un langage plus positif sur l'existence de ces nerfs.

On trouve quelques réflexions anatomiques dans ses dissertations sur la tête, sur le cœur & sur le foie : il s'est étendu fort au long sur les vaisseaux lymphatiques, & en a parlé d'une maniere très savante ; il s'en attribue la découverte dans l'ouvrage du catarrhe. Il a aussi enrichi l'histoire des os ; on pourra lire avec fruit ce qu'il a dit sur ceux du crâne en particulier, & sur tous les autres en général.

(a) Lib. III. cap. 4.

Ent (George), Chevalier & Président du College des Médecins de Londres, a écrit :

Apologia pro circulatione sanguinis. Londini 1641.

Il étoit zélé partisan d'Harvée & de la circulation : il le témoigne dans sa réponse à Primerose, qui est assez bien faite, si l'on passe quelques anachronismes qui s'y trouvent.

Antidiatriba in Malachiam Thruston de respirationis usu primario. Londini 1677, 1682, in-8°.

Il parle de quelques expériences qu'il a faites sur le mouvement du diaphragme, & il conclut qu'il est immobile dans la respiration contre le sentiment de Thruston ; cet Auteur lui répondit avec avantage.

Opera omnia. Londini 1677, in-folio.

On y trouve un traité sur la circulation, & un autre sur la respiration ; dans le premier il soutient le sentiment d'Harvée, & dans l'autre il tâche de détruire l'opinion de Thruston, qui regardoit le diaphragme comme le principal agent de la circulation. Dans un ouvrage de Charleton qui a pour titre, *de differentiis animalium*, il soutient contre le sentiment de Malpighi, que les corps qu'on prend chez les grenouilles pour des poumons, sont de véritables nageoires, qui n'ont aucun mouvement pendant la respiration. Malpighi lui répondit, & on trouve sa réponse parmi ses ouvrages posthumes.

Conringius (Herman), étoit de Norden, en Frise, où il naquit le 9 Novembre 1603, d'Herman Conringius. En 1636 il passa Docteur en Philosophie & en Médecine à Helmstad, & il s'y maria le même jour. Il fut d'abord Professeur de Physique, & en 1649 Professeur de Médecine. Il devint dans la suite premier Médecin de la Reine de Suede, & quelques années après celui de plusieurs Princes de l'Empire ; il étoit très savant Historiographe, mais il étoit peu Anatomiste. Il mourut en 1681 à l'âge de 75 ans.

De sanguinis generatione & motu naturali. Helmstadii 1641. *Leidæ* 1646, in-8°.

Il soutient le sentiment d'Harvée.

De calido innato. Helmestadii 1647, in-4°.

XVII. siècle.
1641.
CONRINGIUS

Conringius place la source de la chaleur innée dans le septum du cœur, c'est de-là qu'émanent les particules calorifiques ; cette théorie est assez futile, l'Auteur l'a cependant soutenue avec chaleur.

De habitu corporum Germanorum antiqui & novi ejusque causis. Helmstad. 1652, in-4°. &c.

Il se fait plusieurs questions dans cet ouvrage : tantôt il se demande pourquoi les anciens Allemands avoient un caractere uniforme, pourquoi ils avoient une grande taille, la peau blanche, les yeux bleus, les cheveux blonds, tandis que de son tems ces mêmes peuples ne ressembloient en rien à leurs ancêtres.

De nutritione hominis. Helmstad. 1639, in-4°.
Introductio ad artem medicam. 1648, in-4°.

Ce Médecin donne dans cet ouvrage une histoire succinte de l'Anatomie, elle est fort abrégée, & il y a quelques anachronismes.

Conringius a été encore l'Editeur de la Chirurgie de Fiene ; nous l'avons cité en parlant des ouvrages de ce Médecin.

ANGELINI.

Angelini (Facondi), de Rimini, Ville d'Italie, dans la Romagne.

Methodus pro venæ sectione eligenda. Patav. 1641. Ibid. 1650, in-4°.

SERVIUS.

Servius (Pierre), Médecin de Spolette, Ville d'Italie.

Dissertatio de odoribus. Roma, 1641, in-8°.
Dissertatio de unguento armario, &c. Romæ 1642, in-8°. Norimb. 1662, in-4°.

1642.
CORBYE.

Corbye (A), Maître Barbier, Chirurgien à Paris, a écrit un Traité sur la Chirurgie, qui est inconnu aux Bibliographes.

Les fleurs de Chirurgie cueillies ès livres des plus excellents Autheurs qui ayent escrit d'icelle, tant anciens que modernes. Paris 1642, 1650, in-8°. petit papier.

Cet ouvrage est en forme de dialogue : l'Auteur dit l'avoir composé en faveur des Aspirans à la Maîtrise en Chirurgie : tantôt c'est le Maître qui interroge, & tantôt c'est le Disciple qui répond. Corbye a ramassé dans cet écrit les principales questions qui concernent

ET DE LA CHIRURGIE. 623

un Chirurgien ; il y parle d'abord & très succintement de la physiologie, & procede ensuite à
l'exposition des maladies Chirurgicales ; la plupart
des détails dans lesquels il entre sont extraits de la
Chirurgie de Guy de Chauliac & de celle d'Ambroise
Paré, &c. &c.

XVI. Siecle.
0642.
GORRÆ.

Wirsungus (George), célebre Anatomiste Bavarois, WIRSUNGUS
disciple de Riolan, de Gaspard Hoffman, & de Paul
Macquard Slegel, devint dans la suite Prevôt de Veslingius, Professeur d'Anatomie à Padoue, où il étoit passé
en 1629, le 8 Novembre (a). Ce fut chez ce dernier,
qu'il découvrit le canal pancréatique : il en fit graver la
figure sur une plaque de cuivre, qu'il dédia à la nation
Allemande : on la conserve encore avec soin à Padoue.
Il envoya aussi la figure & la description du canal à
Riolan, & sa lettre est datée du 7 Juillet 1643. Ce
canal, selon lui, est placé au milieu du pancréas ; un
nombre prodigieux de ramifications collatérales vont
y aboutir ; il s'étend depuis l'extrémité qui touche la
rate, jusqu'à celle qui est proche du duodenum. Le
canal sort ici du pancréas, & pénetre dans l'intestin duodenum, proche de l'insertion du canal choledoque ; il est assez gros pour qu'on puisse y introduire un stilet. Wirsungus avertit que le stilet entre
difficilement dans le canal lorsqu'on le dirige de l'intestin duodenum vers le pancréas ; qu'il entre au
contraire avec facilité, si on le dirige du pancréas
vers l'intestin duodenum. Ce canal existe dans tous
les âges de la vie, & Wirsungus l'a trouvé dans plusieurs animaux ; il ne contient jamais de sang, mais
une liqueur d'une couleur foncée, & qui teint un
stilet d'argent comme fait la bile. Wirsungus s'exprime d'une maniere à-peu-près semblable, en parlant de ce canal (b).

(a) Morgagni, epistol. anat. 1. art. 85.
(b) Ductus præfatus, cujus icones hic habes, in hunc modum se habet ; orificium aut principium, si ubi major truncus
ibi principium dicere liceat, amplum ab intestino duodeno
juxta cholidochon deducit, stylum ab intestino pancreas versus difficulter, ab hoc verò in intestinum facile admittit, & per
medium universum pancreas, secundùm longitudinem versus
lienem abit, infinitas ramificationes & minimos tandem surcu-

Tome II. R r

XVII. Siecle.
1642.
WIRSUNGUS

Plusieurs Anatomistes ont refusé à Wirsungus l'honneur de la découverte : Jean Maurice Hoffman son disciple la revendiqua, plusieurs la lui accordent ; M. de Haller même dit que cet Anatomiste trouva ce canal en 1641 dans le coq d'inde : G. Bartholin, (a) Schenkius, & plusieurs autres cités par G. Frank (b), l'accordent à Hoffman. M. de Haller a écrit (c) qu'il a entendu dire que les Médecins d'Aldorf célébroient une fête toutes les années le jour qu'ils croyoient que Wirsungus avoit trouvé ce canal. On trouvera quelques recherches à ce sujet dans les ouvrages de Schmidt (d) & de Jean Maurice Hoffman, fils (e) : en général les Auteurs s'accordent à dire que Hoffman fils étoit en pension chez Wirsungus, qui découvrit ce canal en préparant quelques sujets, & que Wirsungus, en fit la démonstration à ses Etudians le jour même, 1642, au commencement de Mai.

Le témoignage de ces grands hommes mérite sans doute beaucoup d'attention ; il faut cependant avouer qu'il ne porte pas conviction. Wirsungus dit dans la lettre qu'il a écrite à Riolan, connue de peu d'Anatomistes, qu'il avoit chargé depuis long-tems Hoffman de lui faire part de sa découverte, mais que voyant qu'Hoffman s'étoit si mal acquité de sa commission, il lui envoyoit lui-même la description & la figure de ce canal.

Plusieurs Historiens ont avancé que la découverte du canal pancréatique, avoit occasionné la mort à

los latere tenus supra, infra, & subitus vasa splenica, per ipsum pancreas repentia de se spargit, lienem non adit, quem reperii aliquando, tam in humano, quam brutorum subjectis duplicem, brevem in loco solito, & longum infra paulo. Item reperi eumdem non solum in corporibus humanis adultis, nuper natis, & foetibus, verùm etiam in simiis, canibus, cattis, suibus, gallinis, muribus, ranis, imò in omnibus, inquibus diligenter inquisivi. Arteriam an venam dicam ? sanguinem numquam in eo deprehendi, sed succum quemdam obscurum, stylum argenteum instar fellis tingentem. *epist. ad. Riol.*

(a) Exercit. anat. pag. 343.
(b) Bon. nov. anat. n°. 21.
(c) Meth. stud. med. pag. 365.
(b) De Germanorum in anatom. meritis.
(e) Idea corporis human. pag. 42.

Wirſungus; on dit qu'il eût à ce ſujet une ſi vive diſpute avec un Médecin de Dalmatie, que celui-ci ſe laiſſant emporter par un mouvement de colère, égorgea Wirſungus. Goëlike (a) croit à ce maſſacre, mais M. de Haller le regarde comme fabuleux : M. Deidier, Profeſſeur en Médecine à Montpellier (b), qui ſe plaiſoit à groſſir les faits, & ſouvent à y mettre du merveilleux, dit que Montpellier fut le théâtre de ce meurtre. Le grand Morgagni, toujours jaloux de nous transmettre les hiſtoires des grands hommes, n'a pas oublié celle de Wirſungus, qui a enſeigné l'Anatomie dans la même Univerſité où il profeſſe aujourd'hui avec tant d'éclat : il réfute les opinions de Graaff (c), de Kerkering (d), & de Munnick (e), qui ont avancé que ce Profeſſeur fût aſſaſſiné en plein auditoire, & il rapporte un détail circonſtancié de la mort de cet Anatomiſte, qu'il a tiré des Regiſtres même de la Faculté; on y voit que Wirſungus fut tué long-tems après la découverte du canal pancréatique, & qu'il fut aſſaſſiné à minuit, en rentrant chez lui, par un nommé Cambier, de Dalmatie, avec qui il avoit eu quelques affaires perſonnelles (f).

C'eſt à Wirſungus qu'on doit accorder la décou-

(a) Hiſtoria anat. pag. 277. édit. 1738, in-4°.
(b) Anatomie raiſonée, pag. 364.
(c) De ſucco pancrea. pag. 222.
(d) Spicil. anat. proemium.
(e) Anat. præf.
(f) 22. Auguſti illuxit fatalis dies nob. excell. & clariſſ. D. D. Georgio Wirſung, Philoſophiæ ac Medicinæ Doctori inclytæ nationis noſtræ aſſeſſori honorando, qui circa 24 noctis horam, ex ſolito, ſub propriæ domus janua, familiariter cum aliquibus dominis concivibus eodem contubernio utentibus, converſatus, à D. Jacobo Cambier, ob neſcio quod odium privatum, ſclopeto majori, quod *carabine* vulgò dicunt, petitus, globoque transjectus cum ſanguinis copia ſimul & animam fudit, hæc verba identidem, repetens *ſon morto io, o Cambier, o Cambier*. On trouve dans un autre endroit de ce regiſtre, quidam Dalmata interficit ſclopo longo noſtrum concivem ſub propriæ domus janua, ... interea facti hujus auctor ſuo cognato Nicaſio Cambier, uti & alio quodam Dalmata comitatus, in hoc facinore comitibus, hoſpitio ſuo in quo pernoctarat exiens, Pataviumque relinquens, fuga ſibi conſuluit. *Morgagni epiſtola anat.* I. pag. 85.

R r ij

verte du canal pancréatique : les anciens ne l'avoient point connu, ceux même qui s'en sont le plus approchés n'ont eu que des idées fort obscures ; Herophile & Eudemus avoient seulement avancé qu'il découloit un liquide du pancréas dans les intestins (*a*), mais ils n'ont point indiqué la voie. Riolan avoit parlé de quelques veines qu'il nomme *vena pancreatica*, mais ce langage est trop obscur pour qu'il puisse avoir des prétentions à la découverte, ainsi nous l'adjugeons à Wirsungus ; il est clair qu'il l'a le premier connu dans l'homme, & il est douteux qu'Hoffman l'eût trouvé auparavant dans le coq d'inde.

ROLFINK. Rolfinkius (Guerner) Professeur en Médecine de l'Université d'Iene, naquit à Hambourg en 1599, d'un Professeur de cette Ville, qu'il perdit bientôt après avoir reçu le jour. Schellammer, son oncle, se chargea de son éducation ; il l'envoya à l'âge de dix-sept ans à Wittemberg, où il fit son cours de Philosophie & de Médecine ; c'est-là qu'il eût occasion de suivre les leçons du célebre Sennert. Il alla à Leyde, où il fit un certain séjour : le désir de se perfectionner le porta ensuite à parcourir l'Angleterre, la France & l'Italie. Il se fixa à Padoue, où il suivit les habiles Professeurs qui y enseignoient la Médecine. Comme il avoit un goût exquis pour l'Anatomie, il ne tarda pas à y faire des progrès, & à y acquérir de la réputation. Le 7 Avril 1625 il fut fait Docteur en Philosophie & en Médecine ; il y avoit deja cinq ans qu'il étoit dans cette Ville, lorsqu'en 1628 on lui offrit une Chaire de Professeur en Médecine, dans la célebre Université qui venoit de lui accorder le bonnet de Docteur ; en même tems la Ville d'Iene lui présenta celle de Professeur en Anatomie, Botanique & Chirurgie. Ce dernier emploi lui plût, Rolfinkius se rendit à Iene, où il se distingua par ses travaux, & par son zele à communiquer sa science aux Etudians qui alloient l'entendre : il est le dernier Professeur qui ait expli-

(*g*) Galenus, Lib. II. de semine, cap. 7.

que les ouvrages d'Avicene dans l'Université d'Iene. Il pratiqua les accouchemens, & fit la plupart des opérations Chirurgicales: cependant il y disséqua peu, vraisemblablement par la difficulté qu'il eût de se procurer des cadavres; car il s'étoit occupé à la dissection en Italie en 1535; il nous apprend qu'il disséqua dans le palais de Cantarenus la Névro-logie, & qu'il y fit une très belle préparation de la moëlle épinière. En 1641, le 21 Février, on le nomma Professeur de Chymie; il remplit les devoirs de ces charges avec l'admiration publique, & il s'acquit une telle réputation dans la pratique de la Médecine, qu'on le surnomma *le pere des Médecins*; cependant, ni son propre savoir, ni celui des Médecins ses enfans, ne purent lui prolonger la vie: la mort en trancha le cours en 1673 (*a*).

De ichore seroso disputatio, 1642.

De vulneribus, 1653.

Dissertationes Anatomicæ, veterum & recentiorum observationibus illustratæ, ad circulationem accommodatæ, &c. Norimbergæ 1656, in-4°.

Dissertatio de hepate, ex veterum & recentiorum propriisque observationibus concinnata, & ad circulationem accommodata. Jenæ 1654, in-4°.

Ordo & methodus generationi dicaturum partium, per anatomen, cognoscendi fabricam liber unus. Jenæ 1664, in-4°.

Ordo & methodus medicinæ specialis consultatoriæ, continens consilia medica. Francof. 1676, in-4°.

Rolfinkius est encore l'Auteur d'un grand nombre de dissertations, les principales sont:

De partu dificili, de hernia, seu enterocele (*b*), *de renum & vesicæ calculo, de chylificatione læsa, de sanguificatione læsa, de scorbuto, de fœtu,* &c. &c.

Les dissertations Anatomiques de Rolfinkius méritent d'être examinées, elles contiennent des détails fort utiles & fort érudits. Après un long & savant prélude sur l'utilité, l'ancienneté & les progrès de l'Anatomie, cet Auteur donne une description géné-

(*a*) Præfatio ad epistolas.
(*b*) Il a guéri par l'opération une hernie avec étranglement.

R r iij

rale des parties du corps ; il passe ensuite à l'examen de chaque partie. Avant que de proposer son sentiment, il rappelle succintement celui des plus anciens peres de l'Art, & comme il possédoit l'historique de l'Anatomie, il a excellé dans ce genre de récits. A l'aide de ses lectures, Rolfinkius a été à portée de parler de plusieurs objets inconnus à ses contemporains ; c'est ce qui prouve combien l'érudition est utile dans tous les états qu'on professe. Rolfinkius a mis un ordre admirable dans ses descriptions, & cet ordre est presque par-tout uniforme. Communément après avoir assigné la situation générale, il détermine la particuliere : si c'est d'un os dont il parle, il indique les os collatéraux ; il avance par quels points ils se touchent, ils se lient, ils s'engrainent, ils s'articulent ; il est un des premiers qui en décrivant l'ostéologie, ait parlé de l'insertion des muscles aux os. M. Bertin qui a écrit dans la suite un traité des plus exacts sur l'ostéologie, marchant sur les traces de Rolfinkius, a indiqué comme lui, en traitant de l'ostéologie, les attaches des muscles : il a parlé de l'os lenticulaire, & d'une production membraneuse qui est à côté de l'étrier (a).

On connoît bientôt les parties molles, lorsqu'on a une parfaite connoissance des os. Rolfinkius dit qu'il n'est pas de meilleure méthode, que de commencer l'Anatomie par la description des os. Les Anatomistes qui l'avoient précédé étoient persuadés de cette vérité, mais n'en avoient pas tiré l'avantage que Rolfinkius en déduit.

De la description des os, notre Auteur passe à celle des muscles, de celle-ci à celle des nerfs ; il donne ensuite fort au long l'histoire des vaisseaux, & enfin il termine son cours d'Anatomie par l'exposition des viscères. Cette façon de procéder est juste, Rolfinkius l'a suivie, malgré plusieurs de ses prédécesseurs & de ses contemporains, qui s'étoient fait une gloire de s'en écarter.

(a) Ad latera apicis stapedis membraneum quid apparebat, cui inhærebat ossiculum album, parvum & rotundum, pag. 285.

Ces détails généraux suffisent, je crois, pour donner une idée avantageuse de l'ouvrage que j'analyse; mais cet Auteur ne s'est pas seulement distingué par l'ordre: il a donné dans ses descriptions des marques de la plus grande exactitude; il a parlé des os surnuméraires du crâne, dont il fait remonter la connoissance aux plus anciens Auteurs. Hippocrate & Galien, dit-il, & Crollius en ordonnoient la poudre intérieurement contre les maladies de la tête. Andernach en parla dans la suite, Wormius les décrivit long-tems après; cet Auteur eût pu citer Paaw, qui en avoit parlé fort exactement, & les avoit fait dessiner dans son ouvrage *de ossibus* avant Wormius.

Dans sa description de l'oreille, Rolfinkius a profité des travaux des Anatomistes, & notamment de ceux de Cecilius Folius; il s'est étendu fort au long sur l'os lenticulaire (*a*), dont Cecilius Folius, François Sylvius, Nicolas Fontanus, & Thomas Bartholin avoient déja parlé, &c. Il fait l'histoire des découvertes des autres os, & ce qu'il dit peut servir de modele aux amateurs d'érudition.

Les trous de communication entre la cavité du crâne & celle du nez, qu'on apperçoit dans le squelette sec, & que Schneider dit être entièrement bouchés dans l'état naturel, ne lui ont pas paru tels; cependant il n'ose s'élever hautement contre lui: ces trous, dit-il, sont en partie bouchés, & en partie ouverts. Par ces vuides passent des vaisseaux lymphatiques qui pénétrent dans le nez. *Non dubitamus*, dit-il, *per lymphatica etiam aliqua serosa ad os & nares etiam duci, vasa* (*b*).

Cet Auteur nous a dit que la dure-mere adhéroit fortement aux sutures du crâne (*c*), & qu'on trouvoit souvent sur cette membrane des osselets surnuméraires qui pouvoient l'irriter & donner lieu à des maladies sérieuses. L'histoire des dents est assez exacte, & celle des sinus de la face mérite d'être consultée; Rolfinkius a fait usage des

---

(*a*) Dissertationes anatomicæ, pag. 281.
(*b*) Pag. 304.
(*c*) Pag. 321.

travaux de Fallope, &c. &c. Je voudrois aussi qu'on consultât la description que cet Anatomiste a donnée du sphénoïde, de l'os hyoïde, & de l'épine du tronc. Rolfinkius a parlé des trous (*a*) & des conduits du corps, des vertébres décrits par Columbus & auxquels peu d'Anatomistes ont fait attention : il prétend après Lanfranc, que les côtes des enfans sont sujettes à s'enfoncer (*b*). Pour donner une idée des différentes articulations des doigts, il a fait représenter deux pieces de fer jointes, & par pivot, & par charniere : les premieres phalanges sont articulées par pivot (*c*), les autres par charniere.

L'histoire des muscles n'est pas moins exacte. Après des détails généraux & fort bienfaits, cet Auteur donne une idée de leur structure, de leur figure, de leur position & de leurs usages ; il nie qu'ils aient en général la figure d'un rat (*d*), comme les anciens l'avoient prétendu. Les muscles sont recouverts par une membrane qui fixe dans sa situation leur masse totale ; quelques productions membraneuses s'enfonçant dans les muscles forment des gaînes aux fibres qui les maintiennent dans leur place, sans altérer leur mouvement (*e*). Cette réflexion est juste, il est surprenant que peu d'Anatomistes y aient fait attention. Rolfinkius dit que les tendons reçoivent très peu de nerfs, & que leur substance provient des muscles dont ils sont une continuation.

Chaque muscle est adjugé à celui qui l'a découvert, & ce que notre Auteur dit à ce sujet mérite d'être écouté plus que la description elle-même. D'après Arantius, il a dit que les muscles de l'œil s'attachoient autour du trou optique & à l'os même,

(*a*) Pag. 79.
(*b*) Pag. 404.
(*c*) Pag. 425.
(*d*) Pag. 469.
(*e*) Membrana hæc non tantum extrinsecus musculum investit, sed altiùs etiam immergitur : ex internâ enim sui parte productiones & nexus quasi ansulas membranosas derivat, & insinuat in internam musculi substantiam, eædemque fibras carneas connectunt, pag. 471.

... à la dure-mere & au nerf optique; il a aussi, ... Fallope, très bien décrit la poulie & le muscle ... de la paupiere. Rolfinkius dit qu'il y a deux ... sur le dos du nez, qui vont se terminer aux ... : ne seroit-ce pas-là les muscles que Santo- ... a décrits sous le nom de *musculi proceres nasi* ? ... description des muscles du pharynx, du la- ... & de l'os hioïde, peut être consultée avec fruit: ... Rolfinkius possédoit la langue grecque, il lui ... été facile de donner plusieurs nouveaux noms à ... muscles; on connoissoit le stylo-hioïdien, & l'on ... voit que quelques-unes de ses fibres adhéroient aux ... nes de l'os hioïde: notre Auteur a cru, pour cet ... devoir le nommet *stylo-cerato-hioidien*, &c. ... connu les péristaphylins externes & internes, ... a indiqué la véritable origine & la véritable ... sertion; il s'est fort étendu dans la description des ... cles de la respiration. Il place parmi les dilata- ... cinq muscles: trois en devant, le souclavier, ... grand dentelé, le triangulaire; un postérieur, le ... dentelé, & le cinquieme les intercostaux exter- ... Il y a trois muscles expirateurs, le sacro-lom- ... , l'intercostal interne, le denté postérieur & ... rieur. Le diaphragme remplit des usages com- ... , car il peut dilater & resserrer la poitrine (*a*): ... ainsi que parle Rolfinkius, & ce n'est pas-là le ... illeur de son ouvrage. En général cet Auteur a ... iré de profit de la physique du corps humain; ... 'est plus distingué par l'érudition, il la soutient ... traitant des muscles du bas-ventre qu'il a mieux ... écrits que ses prédécesseurs; il refuse à Fallope la ... couverte des muscles succenturiaux, & l'accorde ... Nicolas Massa (*b*): il est aussi exact dans la des- ... ption des muscles des extrémités supérieures & ... érieures; il a parlé du petit psoas, qu'il dit être ... lacé sur le grand psoas: il n'avance pas comme ... Quatré qu'il soit plus commun chez les hommes ... ue chez les femmes (*c*), &c. &c. Cependant il faut

XVII. Siecle.
1642.
ROLFINKIUS.

(*a*) Pag. 339.
(*b*) Pag. 579.
(*c*) Pag. 675.

avouer qu'il a omis bien des particularités, qu'il seroit trop long de rapporter ici.

De la description des muscles, cet Auteur passe à celle des vaisseaux, parmi lesquels il place les nerfs qu'il décrit. En premier lieu il distingue avec soin la substance médullaire d'avec la membrane qui la couvre, & il avance que les nerfs acquierent de la dureté, en sortant de la cavité du crâne ou du canal vertébral (*a*). La moëlle du nerf est beaucoup plus compacte que celle du cerveau : la solidité des nerfs vient en partie de ce surcroît de consistance ; cependant les nerfs sont toujours poreux, quoiqu'on ne puisse pas appercevoir par-tout ces petits trous.

Les fibres médullaires, continue le même Auteur, dont les nerfs sont formés, sont toutes recouvertes par des expansions de la pie-mere, jusqu'à ce qu'ils passent par les trous du crâne ou du canal spinal ; là tous les filets isolés & séparés se réunissent en un cordon qui est fortement revêtu par la dure-mere (*b*). Cette description sur la structure des nerfs a été admise par plusieurs Anatomistes, quoique tous les points qui la concernent ne tombent pas sous le sens. Ludowic a avancé que la dure-mere n'accompagnoit pas tous les nerfs, comme on le prétendoit de son tems ; mais qu'après sa sortie hors du crâne, elle se réfléchissoit sur les côtés en s'éloignant du nerf, & qu'elle se joignoit avec le périoste.

Selon notre Auteur, le fluide qui coule dans les nerfs a un mouvement aussi réglé que celui du sang dont il émane. Le fluide vital se sépare, suivant Rolfinkius, dans le cerveau ; il pénêtre dans les nerfs, & il les parcourt depuis leur origine jusqu'à leur terminaison, qu'il dit être dans les veines : là ce fluide se mêle avec le sang dont il avoit déja été extrait (*c*).

(*a*) Pag. 654.
(*b*) Hæ fibræ piâ matre indutæ progrediuntur usque ad calvariam, per quam excidere debent ; tum si unum fit principium : illud dura mater investit, & sic nervo robur addit : sin multa, colliguntur illa primum in unum acervum, deinde à dura matre colligantur, & hoc in universum omnibus in nervis, nec optico quidem excepto, verum est, pag. 654.
(*c*) Pag. 666.

ET DE LA CHIRURGIE. 633

Il est plus exact dans ses généralités sur les nerfs, que dans ses descriptions particulieres. Il n'y parle pertinemment que de la premiere paire des nerfs; il n'a pas eu de connoissances si positives sur les autres; a confondu la quatrieme paire avec la troisieme; a mal décrit la cinquieme....... & n'a point connu le grand nerf sympathique, ou du moins l'a regardé comme une production de la paire vague. Mais ce qu'il y a de surprenant, c'est qu'il a cité souvent dans ses descriptions des nerfs, Eustache, qui a connu le filet du grand nerf sympathique, qui se joint à la sixieme paire; Achillinus qui a donné une description de la quatrieme paire; Charles Etienne qui a distingué la paire vague du nerf intercostal, &c. &c. S'il eût lu avec attention ces Auteurs, il y eût pût connoître plusieurs objets dont il n'a eu aucune notion.

XVII. Siecle.
1642.
ROLFINKIUS.

(b) Les nerfs optiques ne s'entrecroisent point, dit Rolfinkius, comme le vulgaire le pense; ils s'inclinent l'un vers l'autre, & contractent une adhérence mutuelle. Notre Auteur dit avoir vu dans le cadavre d'une femme borgne, le nerf optique de l'œil malade beaucoup plus grêle que celui de l'œil sain: dans ce sujet, dit-il, on voyoit sensiblement qu'il n'y avoit aucun entrecroisement, les deux portions du nerf atrophié étoient placées du même côté que l'œil malade (a). Rolfinkius croyoit aussi que dans la plûpart des maladies de l'œil avec diminution dans la vue, le crystallin étoit applati.

Si la peau jouit d'une si grande sensibilité, c'est au grand nombre de nerfs qui s'y dispersent que nous devons, dit Rolfinkius, en attribuer la cause; plusieurs, dit-il, se dépouillent de leurs enveloppes, ensorte que la partie médullaire paroît à nud, ce qui augmente la sensibilité.

L'histoire des vaisseaux sanguins ne renferme presque point de réflexions originales; Rolfinkius a plûtôt parlé d'après les travaux des autres que d'après ses propres recherches: il s'est étendu sur les valvu-

(c) Pag. 713.

XVII. Siècle.
1642.
ROLFINKIUS.

les des veines, & a cité la plupart des Auteurs qui en avoient parlé (a). Il differte fort savamment sur les vaisseaux lactés : selon lui, Hippocrate, Erasistrate, Galien, les Arabes, Vésale, Fallope, Varole, les avoient connus d'une maniere obscure; mais Asellius s'en est approprié la découverte, par la justesse & l'exactitude de sa description : tel est le témoignage que Rolfinkius rend aux Auteurs qui ont parlé de ces vaisseaux. Il accorde à Wirsungus la découverte du canal pancréatique, & en donne une assez bonne description ; il étoit aussi instruit des travaux de Th. Bartholin & de Rudebek sur les vaisseaux lymphatiques; il cite ces deux Auteurs avec éloge, & ne dit pas à qui appartient la découverte : il a admis la circulation dont il accorde la découverte à Harvée, & en a parlé fort au long.

Parmi ces détails judicieux, Rolfinkius a parlé de plusieurs objets chimériques : en général, il a trop ajouté foi aux Auteurs, & n'a pas assez consulté le cadavre : c'est aux Anatomistes qui lisent cet ouvrage à séparer le vrai d'avec le faux.

L'histoire des parties de la génération, donnée par cet Auteur dans un ouvrage particulier, ne contient aucune description originale ; Rolfinkius a consulté les Ecrivains qui avoient traité des parties de la génération, & en a extrait l'essentiel. Il a admis l'existence de l'hymen (b), quoique M. de Haller lui fasse tenir un langage contraire ; il a fait usage des réflexions de Warton touchant les glandes. D'après plusieurs autres Anatomistes, il a nié qu'il y eût des hermaphrodites (c) ; il a parlé du septum, du scrotum (d), & a donné une description de l'uterus de divers âges de la vie, &c.

Le traité de corde, de hepate, ne contient rien de particulier; celui qui a pour titre, ordo & methodus medicinæ, &c. renferme plusieurs réflexions Chirurgicales, l'histoire de plusieurs calculs & de plusieurs ouvertures de cadavres, &c.

(a) Pag. 860.
(b) Pag. 190.
(c) Pag. 26.
(d) Pag. 106.

olsinkius avoit de si grandes connoissances en Chi- XVII. Siecle.
qu'il la pratiquoit avec le plus grand succès, 1642.
écrit pertinemment sur plusieurs de ses parties;
avons rapporté le titre de ses dissertations, elles ROLFIKIUS.
rent toutes d'être lues.

inibaldi (Jean Benoît) de Leontini, premier Mé- SINIBALDI.
du Pape, & Professeur de Médecine à Rome, a
un ouvrage qui a pour titre :
*Geneanthropia, sive de generatione hominis penta-
thos. Roma* 1642, in-fol. *Francof.* 1669, in-4°.
le plus mauvais livre qui ait paru dans
dernier siecle. Sinibaldi l'a rempli de contes & de
puériles; & ce qu'il y a de particulier, c'est
a employé de l'érudition pour soutenir toutes
rapsodies. Il croit à l'existence des hermaphro-
(a), & pour en constater l'existence, il rappor-
plusieurs observations, mais mal faites & mal
tes. Il a ajouté dans ce roman de Médecine l'his-
de plusieurs sujets imperforés (b), & celle de
ques-uns attaqués du phimosis ou du paraphi-
; il a cependant traité assez au long & assez bien
tabes dorsalis. (c).

osellius (Jean), Docteur en Médecine & en Phi- LOSELLIUS.
ophie, Doyen de la Faculté de Médecine de Ko-
berg, & Professeur ordinaire en Anatomie & en
anique, a écrit un ouvrage sur la structure des
ns.
De gemina renum fabrica. Regiom. 1642, 1645.

osellius s'est étendu fort au long sur la struc-
de ce viscere, il en a observé les différences
tous les âges, dans la plupart des maladies
les attaquent; comme il avoit lu les Auteurs
avoient écrit sur cette partie de l'Anatomie, il
a été facile de profiter de leurs travaux, & de
rs secours. Il étoit partisan de la Néphrotomie,
ans le cas d'un abcès ou d'un calcul aux reins;
appuye son sentiment sur l'observation d'un sol-

(a) Chap. V. Lib. II. Tract. I.
(b) Cap. XIII. Lib. III.
(c) Cap. VII. Lib. IV. Tract. II.

dat qui fut profondément blessé aux reins, sans qu'il survînt de fâcheux accidents; la cicatrice fut des plus louables.

Losellius. La plupart des observations rapportées dans ce n ouvrage ont été faites sur un seul sujet, l'Auteur nous en avertit dans sa préface; il a ajouté après l'expositions des reins quelques observations particulieres faites sur les autres parties du corps; il a joint deux planches représentant les voies urinaires, elles ne sont rien moins que bonnes; les reins sont placés dans une ligne horisontale, quoique communément le rein gauche soit plus élevé que le droit. Les vésicules séminales ressemblent à deux globes, figures bien différentes de la naturelle: il a légèrement exprimé l'interstice qui sépare les deux corps caverneux, &c. &c.

Chabibi. Chabibi (Samuel).

Seu dilecti lusitani ocyrrhoë seu de vena sectione tractatus. Venet. 1642, in-4°.

M. de Haller doute si on doit placer cet ouvrage parmi ceux qui ont paru en 1642, ou si l'on doit le mettre au rang de ceux de Zacutus Lusitanus. Quoi qu'il en soit, on trouve dans le livre que je viens d'annoncer l'histoire d'un hydrocéphale guéri par la ponction; celle d'un enfant qui avoit le fondement bouché, & qui rendoit les excrémens par la verge.

Boudewin. Boudewin (Georg).

Est ne decimestris partus perfectissimus. Lutetiæ 1644, in-4°.

Ce livre est assez mal écrit: on y trouve cependant quelques détails d'Anatomie; mais grossierement présentés; l'Auteur y soutient l'affirmative.

1643.
Santorelli Santorelli (Antoine), de Noli, Ville d'Italie dans l'Etat de Gênes.

De sanitatis natura Libri xxiv. Neapoli 1643, in-fol.

Fidélement attaché au langage de l'école, cet Auteur parle presque toujours par syllogismes & par anthimêmes; il entre dans quelques détails d'Anatomie & de Chirurgie, mais qui ne sont rien moins qu'originaux.

XVII. Siecle.
1643.

LEICHNERUS.

Leichnerus (Eccardus), se plaisoit à soutenir des paradoxes comme on le voit par les ouvrages qu'il a publiés.

De motu sanguinis exercitatio anti-Harveiana. Auten-stadiæ 1643, 1653, in-12. *Amstelod.* 1665.

L'Auteur cherche dans les animaux mourans des preuves contre le sentiment d'Harvée sur la circulation.

De cordis constitutione. Erfurt. 1657, in-4°.

De rediviva hepatis sanguificatione, cum præter naturali ejus læsione. Erfurt. 1689, in-4°.

Je n'ai pas vu ce dernier ouvrage, le titre seul révolte, & dénote l'opiniâtreté & l'ignorance de l'Auteur. Bartholin avoit prouvé d'une maniere irréprehensible, que le foie n'étoit pas le véritable organe de la sanguification : ces preuves ont rangé les sages Physiologistes de son sentiment. Leichner a voulu se faire un nom en contredisant ce grand homme. M. de Haller n'a pu se procurer l'ouvrages de Leichner sur le cœur ; je n'ai pas été plus heureux, & je crois que nous n'avons pas fait une grande perte.

PAULI.

Pauli (Simon), premier Médecin du Roi de Dannemarck, naquit à Rostoch en 1603. Il perdit son pere dès sa plus tendre enfance : plusieurs Grands l'honnorerent de leur protection & l'entretinrent à leurs frais dans ses études : on l'envoya à Paris, où il étudia sous le célebre Riolan ; il passa Docteur à Wittemberg. Orné de ce grade, Pauli revint en 1603 à Rostoch, sa patrie, d'où il se retira à Copenhague en 1639. Il y fut honoré de la qualité de Professeur en Médecine, Chirurgie & Botanique ; il remplit ces places avec le plus grand soin, & il se fit à la Cour une brillante réputation. Frédéric III, Roi de Dannemarck, l'appella en 1656 pour être son premier Médecin ; Christian V lui conserva la même place, & le combla de faveurs ; il lui accorda la Prélature d'Arhuisen, qu'il rendu héréditaire dans sa famille. Il mourut à Copenhague en 1680, à l'âge de 77 ans.

Oratio de origine anatomiæ, 1643, in-4°.

Il remplit assez bien son objet, & en peu de mots.

Epistola ad Thomam Bartholinum, sive methodus ossa dealbandi, 1673.

Le même sujet est traité dans les Actes de Copenhague. Pauli recommande de faire macérer long-temps les os, & de les faire ensuite sécher à l'air ; il parle souvent d'un secret particulier qu'il dit avoir.

Programma quo theatrum anatomicum auspicatus est. Hafniæ 1644.

On y trouve un Poëme composé à ce sujet, dans lequel on célebre la fondation de cet amphithéâtre ; Bartholin en a aussi fait l'éloge, & j'ai dit quelque chose de relatif en faisant l'histoire de ce Médecin.

Machina Anatomica, sive descriptio instrumenti ad ossa. Hafniæ 1668, in-fol. 1673, in-4°.

Il a encore donné la description de cette machine dans les Actes de Copenhague, n°. 211.

Relatio de periculosissimo, difficillimo, Anatomico Chirurgico casu. Francof. 1660, in-8°.

Pauli y rapporte l'histoire de plusieurs plaies singulieres.

On trouve encore quelques détails relatifs au traitement des plaies de la poitrine & du bas-ventre dans l'ouvrage suivant.

Digressio de causa febrium, &c. &c. Francof. 1660, in-4°. *Argentor.* 1678, in-4°.

1644. MONAVIUS.

Monavius (Frédéric), Professeur Royal de Médecine de Stetin, Ville d'Allemagne, au Cercle de la Haute Saxe, avoit long-tems suivi les leçons de Riolan.

De bronchotomia liber. Regiomont. 1644, in-4°. *Gryphswald* 1654. *Jenæ* 1711, in-8°.

Cet ouvrage mérite d'être consulté : l'Auteur donne d'abord une description succinte de l'organe de la voix, qui contient quelques détails exacts ; il a connu les ventricules du larynx (a) : il établit la nécessité que le passage de l'air soit libre, & il fait voir les accidens qui surviennent lorsqu'il est intercepté ; si l'obstacle s'oppose à l'introduction de l'air dans le poumon, il faut, dit Mona-

---

(a) Pag. 22. édit. Jenæ 1711. in-8°.

recourir à une opération de Chirurgie, connue sous le nom de Bronchotomie. Cet Auteur indique l'origine de cette opération, rapporte le sentiment de différens Auteurs qui en ont traité, & en donne une description; il veut que l'on fasse d'abord une incision longitudinale à la peau qui recouvre la trachée-artere, par le moyen du bistouri, & qu'on en fasse une autre transversale avec la lancette, entre deux cartilages (a). Pour se faire mieux entendre, il donne une copie de la planche de Casserius; cette opération, suivant Monavius, ainsi faite, peut-être de la plus grande utilité. Il rapporte plusieurs observations qui prouvent qu'elle a sauvé des sujets d'une mort prochaine. Quelques anciens avoient avancé que les plaies de la trachée-artere étoient mortelles; Monavius nous assure du contraire, & ce n'est pas d'après une vaine théorie, mais d'après plusieurs observations convaincantes, qu'il avance qu'elles sont curables: il blame l'usage des tentes trop long-tems continué; ces corps étrangers peuvent endurcir les bords de la plaie & s'opposer à leur cicatrice.

Monavius est encore l'Auteur d'un traité sur les yeux, qui a pour titre:

Affectus oculorum. Jena 1711, in-8°.

Il n'est pas aussi bon que le précédent, on n'y trouve qu'une table des maladies de l'œil.

Papin (Nicolas), habile Médecin François, & oncle du célebre Isaac Papin, Ministre de l'Eglise Anglicane, a publié différens ouvrages.

De pulvere sympathetico. Lutetiæ 1644, in-8°. 1650, in-8°. *Cadmi* 1654. *Norimb.* 1660, 1662, in-4°. Il y soutient l'affirmative contre l'opinion de Cattier.

De aurium cerumine. A Fanum 1648, in-12.

Diastole cordis. Alençon 1653, in-4°.

Le meilleur de ses ouvrages, par rapport à nous, est celui *de cerumine aurium*. Papin y parle des surdités produites par un amas de cette liqueur dans le canal auditif externe: il paroît avoir entrevu les

(a) Pag. 53.

Tome II

glandes de Meibomius. Ses autres écrits ne valent rien, je les ai consultés, & m'en suis repenti.

Nous serons courts sur l'histoire de van Helmont: cet Auteur appartient plus à la Chymie qu'à l'Anatomie. Il naquit à Bruxelles en 1577, d'une illustre famille de cette Ville, trente-six ans après la mort de Paracelse, dont il a été zélé Sectateur. Il fut reçu Docteur en Médecine à Louvain en 1599; son goût pour la Chymie est connu de tout le monde : il nous assure avoir guéri des milliers de malades toutes les années. Il a mené la vie d'un Philosophe; il donnoit aux pauvres ce qu'il gagnoit en Médecine & par ses écrits.

Opuscula medica inaudita ; de lithiasi, &c. Coloniæ Agrippinæ, 1644, in-8°.

Van Helmont prétend que les nerfs ne sont pas les seuls organes doués de sensibilité ; il avance que les membranes jouissent d'une extrême sensibilité, & cite la dure mere pour exemple (a); il entre dans de forts longs détails sur la lepre, & sur plusieurs autres maladies de la peau, qu'il prétendoit guérir avec son alkaest. Van Helmont y fait plusieurs réflexions sur le fluide nerveux, qu'il dit être très subtil, d'une matiere semblable à celle du feu; il connoissoit le mouvement du cerveau, & il savoit qu'il ne provenoit nullement de la dure-mere : ses réflexions sur les causes de la mort, & sur les principales affections de l'ame, sont hardies ; il prétend que l'archée s'envole quitte le corps à la mort, qu'il souffre pendant la douleur, & qu'il se réjouit du bien, &c. En un mot, il regarde l'archée comme le principe qui pense, qui sent, & qui donne à nos ressorts la force de se mouvoir.

Alphabeti Hebraici brevissima delineatio. Sulzbach 1657; in-12. *Ibid.* en Allemand.

Il considere les especes de sons, & s'étend sur la formation de la voix & de chaque lettre en particulier; il prétend que l'hébreu est la langue maternelle à tous les hommes, & il croit le prouver en

_____
(a) Pag. 160.

fant que les lettres hébraïques ont de la ressemblance avec la plupart des parties servant à la voix; ainsi, suivant lui, l'une ressemble à la luette, une autre à la langue, &c.

Duumviratus, jus duumviratus, pylorus rector, de statibus in homine, sextuplex digestio, triplex scholarum digestio, imago fermenti, &c. &c.

Van Helmont croit que les alimens se décomposent dans notre estomac, & qu'ils produisent un alkali volatil; il se récrie contre ceux qui prétendent qu'il regne dans l'estomac un tel dégré de chaleur, que les alimens se putréfient; cet ouvrage mérite d'être lu, il contient plusieurs observations curieuses.

Scholarum passiva deceptio atque ignorantia, &c.

Il réfute l'existence des quatre humeurs, admises dans le corps humain par toute l'antiquité; cette remarque est précieuse.

Latex humorum neglectus, catarrhi deliramenta, &c.

Helmont s'étend fort au long sur les différentes especes de catahrres, & donne à ce sujet une description assez étendue de la membrane pituitaire; il fait usage des remarques de Schneider, soutient comme lui que les trous de l'os éthmoïde sont bouchés, & que les sérosités du cerveau ne peuvent pas s'écouler dans le nez par cette voie; il nie aussi toute autre voie de communication.

Ortus medicinæ, id est, initia physicæ in audita, &c. *Amstelod.* 1648, 1652, in-4°. *Venetiis* 1651, in-fol. *Lugd.* 1667, in-fol, &c. &c.

On y trouve divers traités qui ont du rapport à la physiologie, tels sont ceux *demens idæa, sedes animæ ad morbos: Archaus Faber, mentis complementum, custos errans*.

L'Auteur, dans la plupart de ces traités, parle fort au long du principe animal, qui dirige toutes nos fonctions, qui a la faculté de sentir toutes nos infirmités du corps, & qui travaille sans cesse à la conservation de la machine.

Les réflexions qu'il a faites sur plusieurs points de Chirurgie ne méritent pas nos éloges; Van Helmont qui se plaisoit à réfuter le sentiment des Chirurgiens les plus récens, quoique souvent assez vraisemblables, donne ici des marques de la plus grande crédulité ; il croit aux effets de la poudre sympathique pour arrêter les hémorrhagies, tandis qu'il s'oppose au sentiment de ceux qui vantoient les usages du cautere dans quelques maladies ; dirigé par une doctrine contraire ; il a blâmé & prohibé l'application de ces escarotiques.

SCHMIDS. Schmids (Joseph).
Examen chirurgicum. Aug. Vindel. 1644, in-12.
Speculum chirurgicum. Ulm. 1656. *August.* 1671, in-4°.
Instrumentorum Chirurgicorum descriptio. Aug. Vind. 1697.

MERSENNE. Mersenne (Marin), Religieux de l'Ordre des Minimes, naquit en 1588 au Bourg d'Oysé, dans le Maine ; il fit ses premieres études à la Fleche, d'où il vint à Paris. C'est-là que son goût se décida pour l'état Monastique ; il choisit l'Ordre des Minimes ; alla se présenter au Couvent de Nigeon le 17 Juillet 1611, & fit Profession à Fublines, près de Meaux, en 1622. Il étudia la langue hébraïque sous Jean Bruneo ; il enseigna la Philosophie depuis l'an 1611 jusqu'à 1619, dans le Couvent de Nevers ; il parcourut les principaux Royaumes de l'Europe, jouit de la réputation d'un grand Physicien, & mourut à Paris en 1648 à l'âge de 60 ans. Il a composé un ouvrage sur l'harmonie, qui lui a mérité l'éloge des Savans.
Harmonia. Paris 1644, in-4°.
Harmonicor. Ibid. 1648, in-fol.

Ces livres contiennent peu de détails Anatomiques sur l'organe de l'ouie, encore même ne sont-ils pas originaux ; mais l'Auteur y a établi des principes lumineux sur la nature des sons, sur leur vitesse, sur le nombre de leurs vibrations, & sur les causes de la diversité des tons ; c'est ainsi que M. de Haller analyse cet ouvrage ; j'ajouterai que le Pere Mersenne, s'est étendu sur les effets des sons sur l'ame ; il prétend qu'on peut, par le moyen de la musique, exciter & assouvir les passions les plus vives.

TRIMARCHI. Trimarchi (André).

Discorso capriccio anatomico. Messan. 1644.

Bernier (Christophe), Maître Chirurgien Barbier à Paris, est l'Auteur d'un mauvais ouvrage d'Anatomie, par demandes & par réponses, qui a pour titre :

Questions Anatomiques recueillies des meilleurs Auteurs. Paris 1645.

Le livre de Bernier est inconnu aux Bibliographes : ils peuvent se consoler de l'avoir passé sous silence ; il ne contient rien d'intéressant & est rempli de rapsodies ; l'Auteur fait des demandes d'Anatomie à des Candidats.

Qu'est-ce, leur dit-il, *que la tête proprement prise ?*

« C'est une partie dissimilaire la plus eslevée du corps, rempart de raison, domicile de jugement, siège des sens, dongeon & forteresse de l'ame (a) ».

Son livre est rempli de pareilles questions, qu'il résout d'une maniere aussi ridicule : en voici une qui met le comble à son ignorance.

Pourquoi un œil étant indisposé, l'on sent plus de mal que si tous deux l'estoient ?

« C'est, dit-il, à cause que le sain se veut mouvoir, & le malade non, ains demande repos ; & le mouvement du sain fait souffrir le malade, & estans tous deux malades demeurent en repos ».

Moebius (Geoffroi), naquit à Lauch en Thuringe en 1611 ; il étudia en Médecine & s'y distingua ; son savoir lui mérita une place de Professeur à Iene, quelques-tems après il fut nommé premier Médecin de Frédéric Guillaume, Electeur de Brandebourg ; il fut aussi celui d'Auguste, Duc de Saxe, & de Guillaume, Duc de Saxe Weimar. Moebius mérita l'estime de tous ces Princes, par ses soins & par son savoir ; il se fit une des plus brillantes réputations, mais peu méritée. Il mourut à Hall en Saxe, en 1664, à l'âge de 53 ans ; il a laissé un fils Médecin, qui a soutenu la splendeur de son nom.

De chylificatione, sive coctione prima. Jenæ 1645,

_____
(a) Pag. 25.

Odontologia, sive de dentium statu naturali & præternaturali. Jenæ 1661, in-4°.

Fundamenta medicinæ. Ibid. 1657, in 4°. *Francof.* 1678, in-4°.

Epitome institutionum medicinæ. Jenæ 1663, in-4°.

De usu cordis. Ibid. 1662, in-4°. & publié de nouveau avec quelques additions & corrections en 1678, in-4°.

De usu cordis. Ibid. 1654, in-4°.

De usu hepatis & bilis. Ibid. 1654, in-4°.

De spina ventosâ. Ibid. 1658.

On trouve dans ces écrits quelques objets relatifs à mon histoire, mais l'Auteur les a empruntés de plusieurs ouvrages dont nous avons déjà donné l'analyse. Moebius n'est l'Auteur d'aucune découverte, c'est pourquoi je me tais ; ce que je dirois tourneroit à son désavantage.

On trouve dans les ouvrages d'Athanase Kircher quelques détails d'Anatomie, c'est aussi ce qui nous détermine à le placer parmi les Auteurs qui ont écrit sur cette science. Kircher naquit à Fulde en 1598, il entra jeune parmi les Jésuites, & ne tarda pas à s'y faire connoître. Ses talens furent précoces, & s'accrurent avec les années ; il s'adonna avec succès à toutes les parties de la Physique, & il les remplit noblement ; il a écrit sur quelques-unes d'elles & en a enseigné publiquement plusieurs autres ; il a long-tems professé à Wirtzbourg, dans la Franconie, il y auroit même fait un plus long séjour si les Suédois n'eussent troublé en 1631 le repos dont il jouissoit. Le Pere Kircher se retira en France, s'arrêta quelque-tems à Avignon, au Collége des Jésuites ; il alla ensuite à Rome où il finit sa carriere en 1680, âgé de 82 ans. Il étoit savant, mais hardi dans sa façon de penser, courant plutôt après le merveilleux qu'après l'utile. Il marcha peu sur les traces d'autrui, & il est généralement créateur de ses écrits ; ils sont en grand nombre ; voici ceux qui nous intéressent :

Ars magna lucis & umbræ. Romæ 1646, in-fol.

Musurgia universalis. Romæ 1650, in-fol. 2 vol.

Il s'est étendu sur les différentes espèces de son

a comparé l'organe de la voix à une flûte, & comme il étoit profond Mathématicien, & qu'il connoiffoit l'acouftique à fonds, il a fu déterminer avec affez de précifion les différentes quantités d'air qui fortent ou qui entrent par la glotte, dans les fons graves & dans les fons aigus ; il a établi les confonances, dans les inftrumens d'une égale nature, & il a cru qu'il fe faifoit dans l'oreille une efpéce d'écho qui augmentoit l'intenfité du fon; cependant il eft tombé dans l'erreur fur la propagation du fon dans l'atmofphére. Kircher a avancé que les fons forts fe propageoient plus vîte que les fons foibles. Ce Phyficien a auffi parlé des fons que rendent la plupart des animaux : pour expliquer ceux du roffignol, il a comparé la glotte aux cordes fonores; mais d'une maniere obfcure & peu intelligible. Pour donner mieux à entendre ce qu'il avoit à dire fur ce fujet, il a fait graver une planche de Cafferius repréfentant les vifceres de la poitrine & ceux du col; elle eft extrêmement mal faite. Ce Phyficien y a joint les figures du larynx de plufieurs animaux, elles ne font pas plus exactes.

Son imagination crédule a admis tout ce que les anciens avoient dit des influences des aftres fur le corps humain, & pour mieux fe faire entendre il a fait graver une figure qui eft le chef-d'œuvre de l'ignorance & de la fuperftition, l'on y voit toutes les conftellations, tous les fignes du Zodiaque, & par des lignes ponctuées Kircher défigne leur action fur toutes les parties du corps; il a indiqué pour les maladies qui les attaquent, des plantes ou des animaux dont la figure avoit du rapport avec le vifcere affecté; Ketan avoit avancé un tel paradoxe. Le fon, felon lui, agit fur l'homme d'une maniere fi efficace, qu'il guérit quelques fujets de certaines maladies, & qu'il procure des affections douloureufes à d'autres, fuivant le tempérament de l'homme & l'efpéce du fon, &c. » Le corps de l'homme, dit-il, eft per-
» méable à l'air fonore, les nerfs & les mufcles peu-
» vent recevoir du fon extérieur une impreffion fem-
» blable à celle qu'acquierent les cordes étendues fur
» du bois, & comme leurs vibrations font égale-

» ment produites par l'air extérieur, & par l'air in-
» térieur de l'instrument; de même les nerfs & les
» muscles sont agités par l'air de l'atmosphère, &
» par l'air intérieur du corps: ces trémoussemens don-
» nent lieu à une irritation déterminée qui se trans-
» met à l'ame, & de-là il en résulte des affections
» différentes; de-là la joie & la tristesse (a). » Kircher
tire plusieurs inductions de ces passages; c'est aux
Médecins, partisans de l'acoustique, à les consulter.

MOREAU. Moreau (René), Docteur Régent de la Faculté de
Paris, qui a joui d'une des plus brillantes réputations, naquit à Montreuil-Bellay, en Anjou, en
1587. Il possédoit la plupart des langues étrangeres,
savoit à fonds l'histoire de son état, & avoit de
très-grandes connoissances en Chirurgie: tant de qualités lui mériterent la place de Professeur Royal en
Médecine. Il mourut le 17 Octobre de l'an 1656, âgé
de 69 ans.

De laryngotomia liber. Paris 1646, in-8°. & se
trouve avec le traité de T. Bartholin *de angina epidemica puerorum*.

Ce Médecin nous apprend qu'on peut guérir la
plupart des esquinancies par le moyen des saignées
répétées au bras; si elles ne suffisent pas, il veut
qu'on recoure à l'opération de la bronchotomie dont
il a vu d'heureux effets. Il faut, suivant lui, pour
faire cette opération, inciser longitudinalement avec
un scalpel la peau qui recouvre la trachée-artere,
couper à la partie antérieure, transversalement avec
une lancette ou autre instrument semblable les fibres
qui remplissent l'interstice du troisieme & du quatrieme cartilage de la trachée-artere, & introduire
dans l'ouverture une canule de plomb, &c. Cette
description n'a rien de particulier. Moreau recommande dans ce même ouvrage l'usage de plusieurs
opérations, telle que celle de la taille trop négligée
de son tems, & la saignée à la jugulaire à laquelle
on recouroit très rarement: notre Docteur avance
que cette saignée est aussi facile à faire & aussi peu

(a) Musurgia universalis pag. 214. Lib. IX. Magica conson. &
dissoni.

dangereuse que celle des autres veines des extrémités que l'on avoit accoutumé de saigner.

Castellini (Jean), Professeur des jeunes Chirurgiens de l'Hôpital de Sainte Marie, de la nouvelle Florence, vivoit en Italie vers le milieu du dix-septième siecle : il a écrit un ouvrage sur les adhérences de la dure-mere.

Joannis Castellini Virgulectensis ex Lunigiana, in nosocomico Sanctæ Mariæ novæ Florentiæ Chirurgorum adolescentum institutoris, de dura cerebri vestiente meninge tractatus. Venetiis 1646, in-8°.

Castellini nous avertit dans son préliminaire, que c'est d'après une contestation survenue entre lui & plusieurs de ses amis, qu'il a écrit sur cette matière : quelques-uns, dit-il, vouloient que la dure-mere fût aussi adhérente à la surface interne du crâne, que le péricrâne l'est à la surface extérieure : d'autres soutenoient que la dure-mere n'adhéroit presque point au crâne. Castellini tint un parti moyen, il assura que la dure-mere étoit extrêmement adhérente en certains endroits du crâne, & qu'elle en étoit détachée en d'autres points. Elle adhére fortement, selon lui, à la base du crâne, & foiblement aux sutures. *Adeo ut in basi adhæreat firmiter, per suturas adhæreat mediocriter* (a) : voilà le sujet de l'ouvrage. Pour donner plus de poids à son sentiment, Castellini allégue mille autorités, & grossit sa dissertation en rapportant les lambeaux des Auteurs qui lui sont favorables.

Ces remarques Anatomiques conduisent notre Auteur à des réflexions ultérieures ; il nie que la dure-mere exécute quelques mouvement particulier (b), & il assure que le péricarde est aussi immobile qu'elle.

Dupont, Opérateur ordinaire du Roi, reçu au Collége des Chirurgiens de robe longue, dit dans un petit programme approuvé par la Faculté de Médecine de Paris, pouvoir substituer à une dent naturelle qu'on vient d'arracher, une dent artificielle nouvellement extraite d'un cadavre ou d'une autre person-

---

(a) Pag. 20.
(b) Pag. 59 & 60.

ne vivante : il assure que ces nouvelles dents reprennent dans leurs alvéoles leur fixité ordinaire ; & il termine son prospectus en s'appropriant la découverte. Ce trait est digne d'un Charlatan qui n'a aucune idée des Auteurs qui ont écrit sur la matiere qu'il professe. Ambroise Paré près de cent ans avant lui avoit tenu ce même langage.

L'ouvrage de Dupont se trouve à la Bibliotheque du Roi, relié avec ceux d'Hemard & de Simon.

Riviere (Lazare), naquit à Montpellier en 1590 suivant M. de Grefeuille, que Moreri a copié, & suivant M. Astruc (a) en 1589. Il étoit de la famille des Rivieres, Auditeurs à la Chambre des Comptes. Son goût pour les sciences le détermina à étudier en Médecine : cependant ses progrès furent lents. Le 6 Décembre 1610 il se présenta pour son point rigoureux, on l'examina, & on le trouva peu digne d'être admis au Doctorat : il eût une queue honoraire jusqu'à Pâques de l'année suivante ; c'est ainsi qu'on s'exprime dans cette Faculté, pour marquer que son Doctorat fût retardé jusqu'à Pâques de 1611. Riviere humilié de cette disgrace redoubla vraisemblablement ses efforts pour s'avancer dans la Médecine, car il y fit de grands progrès dans la suite. Le 9 Mai 1611 il fut admis au Doctorat, Varandé fut son Président : onze ans après il succéda à la place de Laurent Coudin, mort en 1620, suivant M. Astruc. Comme c'étoit la réputation qui l'avoit placé dans cette Chaire de Médecine, Riviere s'y soutint sans peine avec éclat ; il vit tous les jours accroître sa réputation. Les Médecins savent qu'il a été un des plus grands Praticiens qui aient existé ; cependant il céda aux loix du sort. Il mourut en 1656 suivant M. de Grefeuille, ou en 1665 suivant M. Astruc ; Riviere étoit pour lors âgé de 66 ans.

Observationes medicæ & curationes insignes. Paris 1646, in-4°. Londini 1646, in-8°. Delphis 1651, in-8°. &c. &c. Elles ont été imprimées en François à Lyon en 1724, in-12.

On y trouve plusieurs objets relatifs à la Chi-

_____

(a) Histoire de la Faculté de Montpellier, pag. 239.

ET DE LA CHIRURGIE. 649

XVII. Siecle.
1646.
RIVIERE.

rurgie : Riviere s'étend fort au long sur les plaies, sur les fractures, les abcès, les hernies, les hémorrhagies, & sur plusieurs autres points de Chirurgie. L'histoire d'un déplacement d'estomac qui s'étoit fait jour dans la poitrine d'un homme à qui on venoit d'administrer l'émétique, mérite la considération des Anatomistes.

Avant que de décrire une maladie, Riviere donne une succinte description de l'organe qui en est le siege. Il a beaucoup puisé dans Dulaurens, & je n'y trouve rien d'original, du moins pour cette partie ; car pour la pratique de la Médecine elle y est si bien traitée, que Willis nommoit ce livre, *ouvrage divin*, & que M. Astruc assure qu'on pourroit, avec ce seul secours, faire heureusement la Médecine. Notre Professeur faisoit ouvrir les cadavres des personnes mortes de la maladie dont il avoit dirigé le traitement. Dans ses écrits, il a fait part de ses observations, quelques-unes roulent sur les lésions du cerveau, & d'autres sur celles du bas-ventre.

Ses réflexions physiologiques sont en général de peu de conséquence, souvent sont-elles ridicules, & même nuisibles à la pratique de Médecine ; Riviere les a empruntées des ouvrages de Sennert, qu'il a même quelquefois copié mot à mot sans le citer : M. Astruc prétend que cela ressemble assez au plagiat.

BROWNE.

Browne (Thomas), Médecin Anglois, étoit de Londres ; il étudia dans le Collége de Pembrock à Oxfort, où il reçut le dégré de Maître-ès-Arts : en 1629 il quitta ce Royaume pour en parcourir plusieurs autres de l'Europe. Il prit son Doctorat dans quelque Université étrangere ; l'Histoire ne nous apprend pas dans la quelle. De retour à Londres il y exerça la pratique de la Médecine avec célébrité ; il eût le titre de membre honoraire du Collége des Médecins de cette Ville ; il se retira à Norwick, c'est-là où le Roi Charles II le créa Chevalier en 1671 ; il y mourut en 1680. Il a écrit un ouvrage sur la *religion du Médecin*, qui fait beaucoup douter de celle qu'il avoit lui-même.

Pseudoxia epidemica. Londini 1646, in-fol. 1673, avec beaucoup d'augmentations.

Il s'est érigé en critique de plusieurs Auteurs, mais sur-tout des Physiologistes ; il a relevé des faits avancés, sans trop de précaution ; mais il est lui-même tombé dans d'autres écarts qui ne lui font pas plus d'honneur.

Opera omnia. Londini 1686, in-fol.

Parmi des détails historiques, physiques, politiques & curieux, Browne donne dans son troisieme livre plusieurs détails de l'Anatomie comparée ; il prétend que tous les animaux ont de la bile : il critique plusieurs des anciens qui avoient dit que le cheval & le pigeon en étoient dépourvus. Il s'est aussi étendu sur l'histoire des parties de la génération de quelques animaux : il a fait quelques recherches sur la cause de la couleur des Négres ; il croit que leurs premiers peres sont devenus noirs pour avoir bu de l'eau alumineuse, & il suppose en Ethyopie un grand nombre de fontaines chargées de ce fossile.

TADINUS. Tadinus (Alexandre), Médecin, s'est rendu recommendable par les secours qu'il rendit en 1630 aux habitans de Milan, affligés de la peste. Il mourut le 16 Novembre 1661.

Breve compendio per curare ogni sorte di tumori esterni. Milano 1646, in-8°.

Cet abrégé manque dans les meilleures Bibliotheques ; M. de Haller soupçonne que l'Auteur a puisé dans les ouvrages de Septalius.

HODIERNA. Hodierna (Jean-Baptiste).

Partium vipera anatome. Panorm. 1646, in-4°.

Dell' occhio della mosca. Panormi 1644, in-4°.

Je n'ai pu me procurer les ouvrages d'Hodierna ; de savans Italiens que j'ai eu occasion de consulter, m'ont assuré qu'il étoit généralement estimé dans leur pays, parcequ'il contenoit plusieurs observations sur l'Histoire Naturelle, aussi curieuses qu'intéressantes.

HOOGHELANDE. Hooghelande (Corneille de), Théologien célebre, qui regardoit le cœur comme la source du feu divin & profane, &c. a soutenu cette fade théorie dans un ouvrage qui a pour titre :

Cogitationes de Dei existentiâ, & historia œconomica corporis animalis. Amstelodami 1646. in-8.

Heyst (Jacques).

Diascepsis de pilis eorumque naturâ. Amstelod. 1646, in 12.

Buccus (Augustin).

De principatu partium corporis humani cum epicrisi C. Hoffmanni. Lutetiæ 1647, in-4°.

Cet ouvrage contient peu de descriptions Anatomiques, l'Auteur l'a rempli d'une théorie fade & fastidieuse en général, puisée des ouvrages de Bauhin & de Dulaurens.

Sachs de Lewenheimb (Philippe Jacques), Médecin célebre, étoit de Breslau, où il naquit le 26 Août 1627, d'une illustre famille ; il étudia d'abord dans sa patrie : on l'envoya à Leipsick en 1646 pour y faire son cours de Philosophie ; c'est-là qu'il étudia en Médecine, & qu'il jetta les fondemens de sa haute réputation. Peu satisfait du séjour de cette Ville pour le savoir qu'il désiroit acquérir, Sachs entreprit divers voyages ; il parcourut les différentes Universités de l'Europe, vint à Paris où il étudia spécialement l'Anatomie sous Riolan ; il séjourna quelque-tems à Montpellier, & y suivit les leçons de Botanique que Belleval, Chancelier de l'Université, y faisoit avec éclat ; mais il s'arrêta plus particulièrement dans celle de Padoue, depuis longtems fertile en grands Professeurs. Il y prit le dégré de Docteur en Médecine le 27 Mars 1651 : Licetus, Sylvatius, Bonardus, Marchettis & Molinetti y professoient différentes parties de la Médecine. Orné de ce grade, Sachs revint dans sa patrie, & il y arriva le 7 Mai de la même année. Il se maria deux ans après, & il fut reçu de l'Académie des Curieux de la nature en 1658. Il mourut quatorze ans après, c'est-à-dire en 1672 ; il n'étoit âgé que de 45 ans. Il est l'Auteur d'un grand nombre d'ouvrages sur différentes parties de la Médecine ; nous n'indiquerons que ceux qui sont de notre ressort :

XVII. Siecle.
1646.

HEYST.

1647.
BUCCUS.

1648.
SACHS.

Anthropo'ogia. Lipſ. 1648, in-4°.

Gammarologia, ſive gammarorum, vulgò cancrorum, conſideratio. Francof. 1665, in-8°. *Lipſ.* 1665, in-8°.

On y trouve quelques détails ſur la formation, ſur la cauſe & ſur les effets des calculs.

Occanus macro-microcoſmicus, &c. Miſlaviæ 1664, in-8°.

Cet Auteur entreprend de prouver qu'il y a du rapport entre le mouvement des eaux & celui du ſang il prétend que la circulation du ſang dans le cœur eſt égal au mouvement circulaire des eaux dans la mer; il montre la néceſſité de ce mouvement circulaire, en ce que la mer recevant continuellement les eaux d'une infinité de rivieres qui s'y rendent s'enfleroit enfin tellement qu'elle ſubmergeroit toute la terre, ſi elle ne ſe déchargeoit par des canaux ſoûterrains, d'autant d'eau qu'elle en reçoit : de même le cœur ſeroit ſuffoqué de la quantité de ſang qui s'y porte, ſi à chaque battement il ne pouſſoit dans les arteres autant de ſang qu'il en reçoit des veines : ſur ce fondement il prétend établir une analogie très-parfaite du mouvement des eaux & de celui du ſang. Pour ſoutenir le parallele, Sachs emprunte les termes conſacrés à la Marine ; il ſe ſert des Auteurs, qu'il met à contribution pour donner du poids à ſon ſyſtême chimérique.

Il rapporte à la fin de ſon livre une nouvelle maniere de purger par les veines : on prend un petit tuyau ſemblable à ceux dont on ſe ſert pour donner des lavemens, on l'attache à une veſſie que l'on a auparavant remplie de quelque liqueur purgative; enſuite on fait une ouverture à une veine du corps, dans laquelle on inſinue auſſi-tôt ce petit tube : on preſſe la veſſie & l'on injecte le purgatif, après quoi l'on bouche le trou par une compreſſe, comme on a coutume de pratiquer dans la ſaignée ; en moins d'une heure ce purgatif ſe mêlant avec le ſang, communique ſes effets dans le canal, & purge avec avantage.

Sachs dit qu'on enivre de cette maniere des chiens,

en leur seringuant du vin dans les veines, & il croit que c'est par ce même moyen, que les morsures des bêtes venimeuses produisent si promptement leurs effets, & causent une mort si subite. Ces effets des injections sont présentés avec assez de clarté; mais la théorie qu'il propose pour les expliquer n'est étayée sur aucun fondement solide.

On trouve dans le recueil des Curieux de la nature plusieurs mémoires de Sachs.

Reins humains pétrifiés. Déc. 1. 1670. Obs. 27.

Ils appartenoient à une femme morte à la suite des violentes douleurs néphrétiques, le droit étoit plus gros que le gauche, il avoit à-peu-près conservé sa figure, & l'on y observoit le passage des vaisseaux; l'intérieur étoit plus solide que l'extérieur, & ce rein pesoit cinq onces & demie.

Fœtus trouvé hors de la matrice, dans la dissection d'une femme d'Orléans. Observ. 110.

La femme qui faisoit le sujet de cette observation mourut dans les travaux de l'enfantement. Baudouin, Médecin, & la Foret, Chirurgien, firent l'ouverture, & trouverent l'enfant dans le bas-ventre, entre la matrice & l'intestin rectum. Le Docteur Sachs rapporte à ce sujet plusieurs autres observations qui confirment celle qu'on avoit faite à Orléans.

Sur la pétrification du cerveau d'un bœuf. Observ. 130.

Sachs réfute le sentiment de Dobrzensky, qui croyoit avoir le premier observé ce fait, en lui en indiquant une observation de Malpighi sur une pareille pétrification.

Sorbiere (Samuel), Docteur en Médecine, fils de Pierre Sorbiere & de Louise Petit; il étudia à Leyde sous Walæus, & mourut le 9 Avril 1670.

Discours sceptique, sur le passage du chyle, & sur le mouvement du cœur, &c. Leyde 1648, in-12.

Il a ouvert plusieurs animaux pour s'assurer des veines lactées; & s'est convaincu que le mouvement de leur cœur ressuscitoit, si on l'approchoit d'un corps chaud (a). Il parle d'un canal rétrograde des intestins

_____
(a) Pag. 7.

XVII. Siecle.
1648.
SORBIERE.

vers le foie (a); & nie qu'il y ait des valvules dans le canal choledoque (b). En ouvrant le cadavre d'un pendu qui avoit mangé peu de tems avant son supplice, il vit la bile épanchée dans le ventricule. Il a assisté à l'ouverture d'un cadavre d'un autre supplicié, faite par les soins de Peirese, il y vit des vaisseaux lactés (c). Sorbiere prétend que c'est par le moyen de ces canaux que la graisse est portée au mésentere; il nie qu'il y en ait qui pénétrent dans le foie, ou du moins s'il y en a, ajoute-il, qui y aboutissent, ils sont en très-petit nombre.

Cet Auteur nous a transmis quelques réflexions de Waleus, sur le mouvement du cœur & sur celui du sang: elles sont pour la plupart contraires à l'opinion d'Harvée.

Sorbiere est encore l'Auteur de plusieurs ouvrages; il n'y a que le suivant qui nous appartienne.

Discours sur la transfusion de sang d'un animal dans le corps d'un homme.

VIGIER.

Vigier (Jean), Chirurgien de Castres, en Albigeois, vivoit vers le commencement du dernier siecle, & exerçoit la Chirurgie dans sa patrie; il étoit issu d'une famille dans laquelle on cultivoit la Médecine depuis long-tems (d).

La grande Chirurgie des ulceres, en laquelle, selon les anciens Grecs, Latins, Arabes & Modernes, est contenue la théorie & pratique des ulceres de tout le corps humain. A Lyon 1656, 2. édit. Lug. 1659. in-4°.

La premiere édition de cet ouvrage est inconnue aux meilleurs Bibliographes, M. de Haller lui-même, n'a pu la découvrir; je me suis donné des soins pour la trouver, & ils ont été infructueux.

L'Auteur y procede du général au particulier; il donne d'abord les grands principes sur les ulceres, & il les applique ensuite aux ulceres qui peuvent attaquer les différentes parties. Vigier y a peu ajouté du sien; il étoit érudit, les Au-

(a) Pag. 18.
(b) Pag. 27.
(c) Pag. 45.
(d) Avis au Lecteur.

ET DE LA CHIRURGIE. 655

urs Grecs, Latins & Arabes, ne lui étoient point inconnus, auſſi en a-t-il profité : cependant il a suivi une méthode opposée à celle des Plagiaires ; il a cité par-tout les ouvrages dont il a emprunté. Gui de Chauliac & Ambroise Paré, ſont de tous les Auteurs ceux qui lui ont le plus fourni. Vigier a traité dans cet ouvrage des ulceres extérieurs, & de ceux qui surviennent dans les parties internes : il est aussi entré dans de forts longs détails sur pluſieurs maladies de la peau ; & a parlé du polype, du charbon, &c. &c. Je n'y ai rien trouvé de particulier.

XVII. Siecle.
1648.
VIGIER.

Fierraras (Jean).
Vraie méthode de la parfaite Chirurgie. Paris 1648, in-8°.
Cet ouvrage manque dans les meilleures Bibliotheques.

FIERRARAS.

Stille (Pierre Van der).
Handbuch der Chirurgie. Francof. 1648. Hafniæ Francof. 1682.

STILLE.

Luſſauld (Charles), natif de Poitiers, Docteur en Médecine de la Faculté de Montpellier, Conseiller & Médecin du Roi, a écrit un ouvrage qui a pour titre :

LUSSAULD.

De functionibus fœtus officialibus disputatio. Pariſiis 1648, in-4°. Niort 1651, in-4°.
Ce traité est dédié à Vautier, pour lors premier Médecin de Louis XIV. L'épître dédicatoire est datée de Paris, du mois de Mai 1648. L'Auteur y établit que la vie de l'enfant est indépendante de celle de la mere ; il rapporte des exemples de pluſieurs fœtus qu'on a extraits vivans de la matrice après l'ouverture de la mere (a). Il croit qu'une partie du chyle de l'enfant est porté immédiatement au foie, & il est étendu fort au long pour expliquer les effets de l'imagination d'une femme enceinte, sur le fœtus qu'elle porte dans son sein ; il n'a pas manqué de citer l'exemple de cette femme qui accoucha d'une fille velue, pour avoir examiné avec trop d'attention l'image de Saint Jean-Baptiste (b). Un ouvrage rempli de tels faits mérite peu d'être lu.

(a) Pag. 3.
(b) Pag. 8.

Tome II. T t

Gervais (Nicolas), Médecin de la Faculté de Montpellier, étoit de Paris, & vivoit vers le milieu du dix-septieme siecle.

Phlebotomia heroïco carmine adumbrata. Parisiis 1648, in-4°.

Cette Dissertation est dédiée à Vallot, premier Médecin de Louis XIV. Gervais y fait l'éloge de la saignée en différentes maladies ; il se montre grand partisan de ce secours : tantôt il dit que la saignée échauffe, & tantôt qu'elle rafraîchit. Il étoit fort attaché à Paracelse, il en fait l'éloge par le vers suivant.

<blockquote>Naturæ scrutatus opes, Paracelse, recludis</blockquote>

Il croit aussi aux fâcheux effets de la morsure de la tarentule, & il soutient que la musique peut seule guérir les maux que son venin cause.

<blockquote>Seu tibi lethiferos abjecta tarantula succos
Morsibus inflixit, medicis non potibus unquam
Vulnera, sed saltu & fidibus curanda canoris.</blockquote>

Comme plusieurs autres Historiens, il déduit l'origine de la saignée de l'hippopotame, qui, à ce qu'il prétend, se saigne lui-même. Ces lambeaux sont suffisamment connoître l'ouvrage, qui n'est rien moins qu'intéressant pour la pratique de la Chirurgie.

Broglia (J. Joseph), Médecin & Professeur Royal dans l'Université d'Aix, a écrit une dissertation.

Exercitatio medica, quâ vulgò pulveris sympathetici vires propugnantur. Aquis Sextiis 1644. in 4°.

Il croit aux effets de la poudre de sympathie pour arrêter les hémorrhagies les plus considérables, & il s'éleve contre ceux qui sont d'un sentiment contraire ; pour les combattre il rapporte plusieurs observations accessoires en faveur de la sympathie : il dit que dans le même-tems trois enfans de la famille de Mesgrini, dont l'un étoit à Paris, le second à Bourdeaux, & le troisieme à Aix, furent attaqués de la petite vérole, &c.

Bompart (Marcel), Conseiller & Médecin du Roi à Clermont-Ferrand.

Miser homo. Parisiis 1648, in-4°.

Cette dissertation est dédiée à Nicolas Pietre, à Jean Riolan, à Jean Merlet & à Guy Patin. L'Auteur y fait un léger tableau des maladies qui affligent l'homme; il y a quelques détails de Chirurgie, mais fort succincts, puisqu'elle n'est que de douze pages. Bompart dit avoir vu quelques enfans vivans extraits du ventre de leur mere après sa mort.

Eichstad (Laurent).

Collegium anatomicum sive quæstiones de naturâ corporis humani. Gedani 1649, in-4°.

Michaelius (Jean).

De oculi fabricâ & usu. Leidæ 1649, in-8°.

Il enseigne que la vision se fait dans le crystallin, & dans le ventricule antérieur du cerveau.

Peiresc (Nicolas), Conseiller au Parlement d'Aix, qui s'est rendu si célèbre dans la Littérature & dans les sciences, étoit d'une illustre famille, & naquit au château de Beaugensier le premier Décembre 1580; il étudia en Droit dans plusieurs Universités du Royaume, & s'adonna à différentes sciences & à différentes langues étrangeres, sous les maîtres les plus célèbres de l'Europe, avec qui il fut extrêmement lié toute sa vie, principalement avec Gassendi. Il embrassa dans la suite l'état Ecclésiastique, & occupa divers bénéfices; il mourut à Aix. Son oraison funèbre a été faite par plusieurs savans de l'Europe; il est l'Auteur d'un grand nombre d'ouvrages, mais qui ne nous intéressent pas. Il trouve place parmi les Anatomistes, parcequ'au rapport de Gassendi, de Pecquet & de quelques autres Ecrivains, il a sérieusement cultivé l'Anatomie. Pecquet nous apprend que M. Peiresc fut témoin des recherches sur le réservoir du chyle, qu'il fit sur un pendu que Peiresc lui avoit fait livrer une demie-heure après son supplice. Suivant Pecquet, M. Peiresc avoit eu soin de faire manger le criminel avant que la sentence de mort lui fut prononcée (a). On trouve dans les Au-

---

(a) Experimenta nova anat. pag. 35.

XVII. siecle.
1649.
PEIRESC.

teurs qui nous ont transmis l'histoire de M. Peiresc qu'il s'étoit occupé à la dissection des yeux de différens animaux, qu'il avoit déterminé les différens degrés de convexité des crystallins, & qu'il avoit fait différentes expériences sur la vision ; il avoit aussi adopté l'opinion de Gassendi sur la vue. Ce Physicien prétendoit qu'elle ne se faisoit que dans un seul œil, dans l'œil le plus fort, & en aucune maniere dans l'œil foible. M. Peiresc a aussi disséqué le caméléon, & nous a donné plusieurs observations Anatomiques relatives à cet animal.

ZEISOLDUS.

Zeisoldus (Jean).

Liber de natura seminis traduci non traduci subjunctus. Iena 1649, in-8°.

Anthropologia physica ex fontibus Aristotelicis. Iena 1666, in-4°.

BOOTIUS.

Bootius (Arnoldus).

Observationes medicæ. Londini 1649, in-12. Helmstad. 1664, in-4°. Lipsiæ 1676, in-8°.

Ce Médecin s'étend sur les différens abcès ; il examine fort au long ceux du poumon & du cerveau ; il traite dans des chapitres particuliers de l'écartement des sutures, du renversement de la tête, & il rapporte l'observation d'une hémorrhagie périodique de la bouche ; il est entré dans quelques détails sur les maladies des yeux, & sur le rachitis.

DIEMERBROEK.

Diemerbroek (Isbrand), Médecin de la Faculté d'Angers, naquit à Montfort, en Hollande, le 31 Décembre 1609, de Gisbert, qui avoit été cinq fois Consul dans sa patrie, & de Magdeleine Sassie. Ils l'envoyerent fort jeune à Utrecht pour y faire ses études, l'Académie étoit pour lors dirigée par Antoine Emilius. Diemerbroek alla ensuite à Leyde, il y étudia les humanités sous Daniel Heinsius, la Philosophie sous Gaspard Barthius, & la Médecine sous Otton Heurnius. Il fit un certain séjour dans cette Ville, & il avoit acquis des connoissances étendues lorsqu'il revint à Angers pour y prendre le grade de Docteur en Médecine. Cependant la peste faisant de grands ravages à Nimegue, Diemerbroek crut devoir porter du secours aux habitans de cette Ville ; le danger ne l'effraya point, il s'y rendit, & il leur fort utile ; c'est à ce sujet qu'il composa son excellent traité *de peste*. Il fit un séjour de quelques années dans cette Ville, mais il la quitta pour aller à Utrecht, on le nomma le 7 de Juin 1649 Professeur extraordinaire, en la place de Guillaume Straten, & le 7 Avril 1651 Professeur ordinaire. Il étoit attaché au sentiment d'Arminius ; les Magistrats l'autoriserent dans cette religion par un décret en sa faveur. Diemerbroek mourut le 17 Novembre 1674. Grævius prononça son Oraison Funébre ; c'est de là que j'ai tiré les faits historiques que je viens de rapporter.

Oratio de reducenda ad medicinam chirurgia. Ultrajecti 1649, in-fol. (a).

Anatome corporis humani plurimis novis inventis instructa, variisque observationibus & paradoxis adornata. Ultrajecti 1672, in-4°. Geneva 1679, in-4°. 1685, in-4°. 1687, in-4°. Patav. 1688, in-4°. Lugduni 1679, in-4°. Ibid. 1695, & en François.

Opera omnia anatomica & medica. Ultrajecti 1685, in-fol.

Il y a peu de réflexions originales dans l'ouvrage d'Anatomie de Diemerbroek, il a plus puisé dans les livres, que consulté la nature ; cependant il a présenté les objets avec tant de clarté & de précision, qu'il mérite nos éloges. L'ordre qu'il suit est presque par-tout clair & laconique. Il traite du général, avant que de passer au particulier ; sur-tout lorsqu'il parle des os ou des muscles : il n'est pas si méthodique dans sa description des visceres ; & il s'est plus attaché à la Physiologie qu'à l'Anatomie, & cette Physiologie est assez mal vue : Diemerbroek étoit peu Physicien.

Cet ouvrage est divisé en dix livres. Dans les quatre premiers il décrit les capacités & les extrémités du corps ; les six derniers contiennent les descriptions de plusieurs parties communes : savoir, l'histoire des muscles, des membranes, des fibres, des arteres, des veines, des nerfs, des os, des cartilages & des ligamens.

(a) Haller, meth. stud. pag. 739.

La description du bas-ventre précéde celle des extrémités ; l'Auteur y a répandu peu de points originaux : voici ce qui mérite considération. Il s'est convaincu par la dissection d'une jeune fille, que la graisse n'étoit pas uniformément répandue dans toutes les parties du corps : cette fille qui faisoit le sujet de son observation ne paroissoit nullement grasse, quoiqu'elle eût au bas-ventre une couche de graisse de plusieurs travers de doigts d'épaisseur (a) ; il a observé des faits à-peu-près pareils dans d'autres circonstances, les personnes qui paroissent maigres au-dehors avoient au-dedans des concrétions graisseuses.

Diemerbroek prétend, contre le sentiment de Plempius & de Waleus, que le chyle a toujours une couleur blanchâtre, & qu'il n'est jamais ni verd ni rouge, &c. comme ces Auteurs l'ont dit (b). Il s'est déclaré contre les partisans de la fermentation, & notamment contre Sylvius Deleboë ; il a critiqué l'opinion des anciens, qui croyoient que les intestins avoient sept fois la longueur du corps ; Diemerbroek assure qu'ils ne sont jamais six fois plus longs ou à peu-près (c) : cet Auteur rapporte l'histoire d'un homme qui rendit par la bouche la matiere d'un lavement qu'on venoit de lui donner ; il attribue cet effet au mouvement antipéristaltique des intestins ; il y recouroit toutes les fois qu'il vouloit expliquer le vomissement.

Il a eu des notions assez claires sur la valvule du colon, & il n'ignoroit pas que Bauhin n'étoit pas l'Auteur de la découverte de cette partie, quoique plusieurs Anatomistes de son tems la nommassent la valvule de Bauhin : Diemerbroek la compare, pour ses effets, aux soupapes des pompes dont les Mariniers se servent pour faire monter l'eau de la mer dans le vaisseau (d).

Cet Anatomiste a fait usage de la plupart des découvertes faites par ses contemporains ; il rapporte

(a) Anatome corporis humani. Ultrajecti 1672 ; in 4°. 2 vol.
(b) Pag. 36.
(c) Pag. 59.
(d) Pag. 65.

expérience que Graaff a faite pour évaluer la quantité du suc pancréatique; mais il le réfute fortement d'avoir regardé avec Sylvius Deleboë, ce suc comme acide, & de l'avoir cru propre à produire une fermentation.

Il donne à Thomas Bartholin la découverte des vaisseaux lymphatiques, & à Ruisch celle de leurs valvules. Ni l'un ni l'autre ne méritent ce dégré d'honneur. Rudbeck connoissoit les vaisseaux lymphatiques avant Bartholin, & avoit parlé fort au long de leurs valvules. Bartholin les avoit d'ailleurs décrit avec une telle précision, qu'on ne peut excuser les Anatomistes d'avoir adjugé à Ruisch une découverte qui ne lui appartient aucunement : il est vrai que les Anatomistes se sont laissé séduire par les propres paroles de Ruisch. Diemerbroek a parlé assez correctement des vaisseaux lymphatiques, il a même indiqué plusieurs de leurs maladies ; les hydatides lui ont paru provenir de leur dilatation, & il a déduit de leur rupture plusieurs espèces d'hydropisies. Il est assez exact sur le foie : Malpighi lui a fourni plusieurs faits qui relevent la description qu'il en donne. Ses explications sur la génération sont prolixes ; cependant elles contiennent quelques faits importans, l'Auteur y a parlé assez correctement des ovaires. On peut aussi s'instruire en lisant ce que Diemerbroek dit des autres viscères du bas-ventre, pourvu qu'on ait en Anatomie des connoissances suffisantes pour distinguer le bon d'avec le mauvais, & pour séparer le vrai d'avec le faux. Cet Anatomiste a réfuté le sentiment de ceux qui croyoient à l'anastomose des arteres mamaires, avec les arteres épigastriques (*a*). Le péritoine, selon lui, est percé ; l'épiploon a des glandes ; l'ouraque est un canal : on trouve des cotylédons dans la matrice des femmes, & il y a suivant notre Auteur, une valvule placée dans le canal cystique, qui empêche la bile qui vient du foie par le canal hépatique, de refluer dans la vésicule du fiel. Notre Anatomiste fait part à ce sujet du senti-

(*a*) Pag. 24.

ment de quelques Auteurs, qui nioient l'existence de la valvule, & de celui de quelques autres Ecrivains qui en admettoient deux; pour lui, il a cru devoir tenir un milieu, & n'en admettre qu'une, il auroit mieux fait de la nier entièrement; il auroit pour lors décrit la nature avec plus d'exactitude. Je pourrois indiquer plusieurs autres fautes grossières que Diemerbroek a commises, & que plusieurs Anatomistes ont adoptées après lui; je ne cite celle-ci que pour avertir le lecteur de se tenir sur ses gardes, lorsqu'il lira un ouvrage qui a de la célébrité.

La description du thymus, que Diemerbroek donne dans son second livre d'Anatomie, est plus exacte que celle des autres viscères; il a parlé des vaisseaux lymphatiques qui s'y distribuent; & a fait usage de plusieurs réflexions de Malpighi, sur la structure des poumons, ce qui l'a mis à même de parler assez correctement sur le parenchyme de ce viscère. Il me paroît avoir mieux décrit que ses prédécesseurs la position des vaisseaux sanguins & celle des vaisseaux aëriens, quoiqu'il y ait plusieurs objets répréhensibles dans cette description. Cependant on doit louer cet Auteur d'avoir fait quelques remarques sur la position respective de ces vaisseaux: il a fait usage de la description que Ruisch venoit de donner de l'artère bronchiale.

Les mamelles forment deux corps glanduleux qui reçoivent un nombre prodigieux de vaisseaux lymphatiques, & peu de vaisseaux sanguins. Diemerbroek prétend que les vaisseaux lymphatiques viennent immédiatement du canal thorachique, que les mamelles peuvent recevoir par cette voie le chyle tel qu'il est extrait des alimens; de-là vient, dit cet Auteur, que le lait a presque toujours les qualités des alimens dont les mères se nourrissent: un purgatif dont la mère a fait usage peut produire ces effets sur l'enfant qu'elle nourrit, son lait acquiert une propriété purgative qui, suivant Diemerbroek, se développe dans les intestins des enfans, très faciles à irriter. Pour soutenir son sentiment, & pour prouver que le lait ne peut être porté aux mamelles que par les vaisseaux lymphatiques que le canal thorachique fournit ; notre Auteur fait remarquer que cette voie des intestins aux mamelles est la plus courte. Il regarde comme fabuleux tout ce que les Auteurs ont dit sur les anastomoses des arteres épigastriques, avec les arteres mamaires. Diemerbroek répete ici, pour soutenir son sentiment, ce qu'il avoit déja dit dans son premier livre, en donnant la description de l'utérus.

Le cœur est un organe extrêmement sensible, on le voit se contracter chez les animaux lorsqu'on le pique par quelque aiguillon. Diemerbroek cherche la cause de cette sensibilité, & il la trouve dans le nombre considérable de ses nerfs ; mais ils sont, dit-il, si petits qu'à peine peut-on les appercevoir : *Hi nervi, propter summam tenuitatem, ita visum ferè subterfugiunt, ut à multis, atque etiam ante hac à me ipso valdè dubitatum fuerit an aliqui nervuli cor ingrederentur, nec ne* (a). Cependant cet Auteur s'est convaincu par ses recherches, que le cœur recevoit un grand nombre de nerf qui avoient échappé à la connoissance de plusieurs Anatomistes qui l'avoient précédé : Diemerbroek les indique.

Il entre dans de forts longs détails sur la circulation, & se montre zélé partisan d'Harvée ; c'est ce qui lui a fait faire de vives sorties contre les adversaires de cet Anatomiste Anglois : il a aussi rapporté l'histoire de plusieurs plaies au cœur qui méritent d'être lues avec attention.

L'exposition de la tête est assez détaillée dans les ouvrages de Diemerbroek, les objets sont présentés avec plus de clarté qu'on ne les trouve dans les Traités généraux d'Anatomie. Notre Auteur a fait usage des travaux d'autrui les plus exacts ; il procède de l'extérieur à l'intérieur : on trouve d'abord une description ample des cheveux ; Diemerbroek avance que les peuples du Nord les ont communément blancs ou blonds, & que ceux du Midi les ont noirs, & il en recherche les causes ; il nous apprend aussi que les alimens, que les passions & les âges peu-

(a) Pag. 436.

vent donner lieu à un changement dans leur couleur: cet article contient des recherches curieuses.

Plusieurs Auteurs, dit Diemerbroek, pour trop vouloir simplifier réfutent l'existence du périoste du crâne, parcequ'ils croyent que le péricrâne en tient lieu. Notre Auteur s'éleve contre leur sentiment: l'une & l'autre de ces deux membranes existent, & sont indépendantes: le muscle crotaphite les sépare & les distingue.

Il a fait quelques expériences sur des animaux vivans, pour savoir si le sinus longitudinal avoit un battement particulier, ou s'il étoit immobile comme sont plusieurs veines; il a manifestement observé la pulsation dans le sinus longitudinal d'un jeune veau, & dans celui d'un jeune pourceau (a).

Quoiqu'il fût naturellement fort porté à raisonner, il a cependant quelquefois interrogé la nature. C'est en s'adonnant à de pareils travaux, qu'il a pu se convaincre que la lune n'occasionnoit aucune augmentation, ni aucune diminution dans le cerveau. Diemerbroek traita une fracture au crâne d'un homme dont le cerveau paroissoit à découvert; il examina ce viscere à travers l'ouverture, contre nature du crâne dans différentes phases de la lune, sans s'appercevoir d'aucun changement dans la diminution ou dans l'augmentation du cerveau; qui pût provenir des influences de cet astre. Diemerbroek réfute aussi le préjugé dans lequel on étoit, que l'usage des femmes diminue le volume du cerveau; ses observations l'ont mis à même de prononcer le contraire.

Le cerveau n'a par lui-même aucun mouvement, ses fibres sont trop molles pour avoir quelque activité. Notre Auteur assure que la masse de ce viscere est soulevée par les sinus qui se dilatent: il ne peut pas démontrer cette explication par des preuves tirées de l'expérience; mais il confirme, par l'observation qu'il a faite sur différens blessés, le sentiment de ceux qui admettent un mouvement du cerveau.

(a) Pag. 567.

Diemerbroek ne seroit pas éloigné de croire, que la moëlle épiniere jouit d'un mouvement pareil à celui du cerveau; ce fait ne lui paroît pas cependant assez prouvé pour l'admettre, il se contente de faire part de son doute, *præterea*, dit-il, *quis scit an non medulla moveatur, eodem modo ut cerebrum* (a): ce fait mérite d'être examiné, il ne paroît pas hors de vraisemblance.

Cet Auteur a joint à sa description du cerveau, plusieurs observations importantes que sa pratique lui a fournies; il parle d'un homme qui, à la suite d'une plaie de ce viscere, en perdit une très grande quantité sans qu'il survint aucune altération dans les fonctions de l'ame, quoiqu'il fût paralytique de la moitié du corps opposée à celle du cerveau qui étoit blessé; cependant les convulsions survinrent & enleverent le malade: Diemerbroek l'ouvrit & trouva un ulcere à l'hémisphere du cerveau qui pénétroit dans le ventricule supérieur du même côté, & dans le troisieme ventricule (b); cet Anatomiste dit encore avoir trouvé les ventricules remplis de pus, sans que les fonctions de l'ame aient souffert la moindre altération. Il a décrit l'hypocampus du cerveau, en citant Arantius; il a aussi admis des glandes dans le plexus choroïde, il dit même en avoir vu de si grosses dans un cadavre humain, qu'elles égaloient le volume d'un gros pois.

De son tems le système de Descartes qui plaçoit le siege de l'ame dans la glande pinéale, étoit en vogue; plusieurs Anatomistes l'admettoient. Diemerbroek s'est placé du parti de Wharton & de Van-Horne, qui avoient osé attaquer le système de ce Philosophe; il dit qu'on trouve fréquemment cette glande graveleuse (c), & regarde ses usages comme très difficiles à développer, mais il n'ose en proposer aucun. *Ego cuilibet*, dit notre Auteur, *suam opinionem relinquens, sentio ejus usum esse satis ignotum & obscurum, neque de eo quidquam nisi per meam*

(a) Pag. 578.
(b) Pag. 580.
(a) Pag. 581.

conjecturam incertis rationibus suffultam statui posse arbitror, &c. (a).

Sa description des nerfs n'est pas aussi complette ; il a admis les protubérences mamillaires, & a nié qu'elles fissent l'office des nerfs, qu'elles s'insinuassent dans le nez, qu'il y eût enfin des nerfs olfactifs tels que Schneider venoit de l'avancer. Diemerbroek revient au sentiment des anciens ; il prétend que ces éminences mamillaires sont caves, & il avance encore que les nerfs optiques sont creux. Selon lui ils ne s'entrecroisent point, ils s'inclinent seulement l'un vers l'autre, & adhérent entr'eux par des fibres de communication : cependant ces nerfs, dit-il, forment la premiere paire. Il a aussi regardé les nerfs de la quatrieme & de la sixieme paire, comme dépendans de la troisieme paire. Ces nerfs se distribuent aux muscles de l'œil. Diemerbroek a nommé le droit supérieur, le muscle superbe ; l'inférieur, l'humble ; le droit interne, le buveur ; le droit extérieur, le dédaigneux ; les muscles trochléateurs, amoureux : quelques Anatomistes se servent encore de ces épithetes.

Diemerbroek a parlé assez pertinemment des points lacrymaux ; sa description de l'oreille n'est pas mauvaise, & on peut lire avec fruit celle qu'il donne de l'organe du goût.

L'histoire des muscles, quoique abrégée, est assez exacte, l'Auteur en donne en peu de mots une description qui m'a paru fort claire ; il y a peu de réflexions originales, mais les objets y sont présentés d'une maniere fort intelligibles. C'est Diemerbroek qui a divisé le sacrolombaire en deux muscles ; le sacrolombaire proprement dit, est le cervical descendant. La direction des fibres de ces deux muscles est différente de celle du sacrolombaire ; celles du sacrolombaire montent, & celles du cervical descendent, &c. (b).

Cet Auteur soutient sa méthode en décrivant les arteres & les veines ; il admet des fibres musculeu-

(a) Pag. 593.
(b) Pag. 776.

les dans les arteres, & non dans les veines: il prétend que celles-ci n'ont qu'une tunique membraneuse. Il a parlé assez pertinemment des valvules des veines; il est assez méthodique en décrivant les membranes, les cartilages, les ligamens & les os; il a parlé des vaisseaux qui serpentent entre leurs lames, & les a assez bien décrits. L'ouvrage que je viens d'analyser mérite d'être lu de ceux qui veulent acquérir une notion générale du corps humain; c'est un précis assez exact de l'Anatomie, du tems de Diemerbroek. L'ordre que cet Auteur y a observé, est plus méthodique que celui qu'on avoit coutume de suivre précédemment; cependant il faut être réservé sur les explications que cet Auteur donne: il étoit peu physicien.

Gendry (René), Maître Chirurgien d'Angers, & Commis du premier Médecin du Roi pour les rapports.

Les moyens de bien rapporter à Justice, &c. A Angers 1650, in-8°.

Cet ouvrage n'est pas aussi connu qu'il devroit l'être, il est rempli de faits intéressans, & il est fort bien écrit pour le tems auquel il a été composé. Gendry indique dans ce traité la maniere la plus propre & la plus convenable de faire les rapports en Chirurgie; il décrit les especes de blessures, entre dans des détails sur les maladies contagieuses, sur l'impuissance & sur la stérilité; il y joint aussi un chapitre sur le viol; il nie qu'on puisse déduire de la structure des parties des signes certains pour le connoître, quand il s'agit de personnes adultes; il réfute l'existence de l'hymen dans tous les âges de la vie, & ce n'est pas la le meilleur de son ouvrage: ainsi son absence ne peut être un signe de viol, les meurtrissures, contusions & dilatations, ne sont pas, selon lui, des marques plus positives.

« Ce raisonnement, dit-il, oblige le Chirurgien
» devant que de rien assurer de la visite des filles
» âgées, de s'enquérir avec diligence des mœurs &
» de la constitution de l'agent: c'est une chose im-
» possible qu'un homme, quoique robuste, viole une
» fille virile, & dans ce rencontre il faut consulter

XVI. Siecle,
1649.
DIEMER-
BROEK.

1650.
GENDRY.

» les Matrones les plus sages pour en rendre de bons » rapports, d'autant qu'une fille peut se corrompre » & paroître violée, pour l'imputer à autrui; rare- » ment les plus discretes se plaignent, & la honte » leur fait celer leur malheur.

» C'est la raison pourquoi il n'y a point de sureté » dans ces rapports, s'ils ne sont pour des filles beau- » coup jeunes & non entierement creues, voire mes- » me quelquefois tels accidents ne se découvrent que » par une grossesse d'enfant bougeant, qui fait cog- » noistre que les meres ont consenti à ce qu'elles ne » peuvent plus celer; les plus froides ne conçoivent » pas sans quelque plaisir (a) ».

Il tient un langage aussi solide, en parlant des rapports faits à l'occasion des enfans trouvés morts, des noyés ou des pendus; j'y renvoye le lecteur, il pourra s'y instruire. Cet Auteur a cependant donné des marques d'une trop grande crédulité; il prescrit la formule qu'il faut employer lorsqu'il s'agit de faire un rapport en Justice, pour déterminer si un quelqu'un est possédé ou s'il ne l'est point, s'il n'a dans son corps qu'un ou plusieurs démon, &c. &c.

Gendry consacre un chapitre à l'histoire des maladies des mamelles, elle n'est pas exacte : ce Chirurgien étoit trop grand partisan des topiques, & principalement des emplâtres.

Son traité du bubonocele est mieux fait, l'Auteur recommendoit de ménager les testicules pendant l'opération, &c.

MAIGRE. Maigre (Nicolas le).
Monstri an. 1649. in lucem editi historia. 1650, in-8°.

WEBER. Weber (Christ).
De homine. Wittebergæ 1650, in-4°.

BONACUR-SIUS. Bonacursius (Barthelemi), de Boulogne.
De humano sero, seu de urinis liber. Bonon. 1650. in-4°.

De externis malis, opusculum. Bononiæ 1656, in-4°.

1651.
FRANZOSIUS Franzosius (Jerome).

(a) Pag. 149 & suiv.

De motu cordis & sanguinis in animalibus pro Aristotele, & Galeno adversus Neotericos.

Cattier (Isaac), Docteur en Médecine de la Faculté de Montpellier, & Médecin ordinaire du Roi.

Description de la macreuse. Paris 1651, in-8°. Il prétend qu'elle est différente des autres poissons.

Discours sur la poudre de sympathie, ibid. 1651.

Cattier réfute le sentiment de ses partisans, il traite leur opinion d'érronée, folle & extravagante. Il fut contredit par Nicolas Papin, qui écrivit une dissertation en faveur de la poudre de sympathie, ce qui l'engagea à lui répondre.

Réponse à M. Papin touchant la poudre de sympathie. Paris 1651, in-8°. Il réfute victorieusement l'opinion de son adversaire.

Observationes medicinales rariores. Castris 1653, in-12. Paris 1657, in-8°. Lipsiæ 1670, in-8°. avec des observations de Pierre Borel.

On y trouve l'histoire des calculs de la vessie, dont les uns étoient enkistés ou trop gros pour pouvoir être extraits par l'opération; celle d'un calculeux guéri par l'usage intérieur d'une poudre particuliere, dont il n'a pu savoir la composition. Il a parlé d'une plaie considérable au corps de la vessie, qui n'a pas eu de suites fâcheuses; d'une gangrene aux extrémités inférieures, guérie par l'usage des amers pris intérieurement. Il fait aussi l'histoire d'une hernie avec étranglement & gangrene, qu'il a guérie; d'une gangrene à la main, à la suite de laquelle la main s'est détachée d'elle-même, & la gangrene s'est prescrit des bornes, &c.

Cattier nous a encore donné la description du cadavre d'un certain *Francœur*, fameux voleur, que ses crimes conduisirent à la roue. Il avoit une transposition de visceres, ceux qui naturellement sont du côté droit se trouvoient à gauche. Notre Médecin s'est aussi étendu sur le canal thorachique, & sur la valvule d'Eustachi. Il y fait l'histoire de ces vaisseaux, & l'on voit dans tous ces détails que Cattier avoit en vue d'enlever la découverte à Pecquet. Cet Auteur avoit fait une étude suivie des ouvrages d'Eustachi, aussi a-t-il parlé de la valvule coronaire; il a encore fait mention de la grande valvule de la veine cave dont Guiffart a attribué la découverte à le Noble.

Mancusi (Joseph).

De partu dierum 238 quod non fit legitimus, sedoctimestris, minimeque vitalis. Panormi 1651, in-4°.

Fonteyn (Jean).

Het eerste deel der lessen betreffende de konst der Chirurgie door ant. Fanteyn. Amstelod. 1651, in-12.

Formy (Samuel), Maître en Chirurgie à Montpellier, jouissoit dans cette Ville d'une brillante réputation, sous le Professorat de Riviere à qui il a dédié son livre; il fut en 1591 Chirurgien de l'Armée, commandée par M. de Chatillon, au siege de Paris (a).

Traité Chirurgical des bandes, lacs, emplâtres, attelles & bandages. Montpellier. 1651, in-8°.

Formy s'érige en censeur rigide des ouvrages de Jacques de Marque; il prétend que cet Auteur a avancé plusieurs faits opposés à la saine pratique, & qu'il a répandu dans ses écrits plusieurs paradoxes. Notre Chirurgien promet de donner dans cet écrit un supplément à l'ouvrage de Marque, & d'en relever les principales erreurs; il donne en effet la description de plusieurs instrumens, & de plusieurs appareils dont de Marque n'a point parlé; il a donné son nom à un lac qu'il appelle *formien*, ce lacs sert à réduire les doigts lorsqu'ils sont luxés, ou à maintenir les piéces osseuses lorsque après une luxation elles sont réduites dans leur place naturelle, ou qu'elles ont été fracturées; il a aussi imaginé plusieurs brayers: la description qu'il en donne est trop longue pour être rapportée ici. Il se montre zélé partisan des bandages compressifs dans le cas d'ulceres, plaies, &c. Les emplâtres & les bandages les plus compliqués étoient de son goût, & il les a décrits fort au long dans son ouvrage; il a donné aussi quelques observations relatives au traitement des plaies & ulceres, guéris par l'usage des emplâtres

(a) Traité des Bandes, pag. 147.

& des bandes. Formy s'en applaudit, il regarde ses observations comme des preuves convaincantes de la solidité de sa méthode; cependant des observations multipliées & faites avant que Formy écrivît son ouvrage, recueillies notamment par César Magatus, avoient fait conclure à cet esprit judicieux, qu'il étoit pernicieux dans plusieurs cas de se servir des bandes, emplâtres, &c. que Formi préconise. Ce Chirurgien dit s'être heureusement servi des bandes pour arrêter les hémorrhagies: il a rapporté l'histoire d'un nez presque entierement séparé du visage, qui se cicatrisa par ses soins dans l'espace de quarante jours; celle de plusieurs sarcomes extirpés avec succès, &c.

Guerin (J. A.), Médecin & Chirurgien, a donné un livre intitulé:

Le Chirurgien Charitable. Lyon 1651, in 8°.

Guerin critique dans sa préface ceux qui veulent faire remonter à Esculape l'origine de la Médecine; ils ont, dit-il, oublié les loix du Christianisme qui nous apprend ce précepte: honore le Médecin, &c. Cette science est la mere de l'Anatomie & de la Chirurgie, par conséquent les Historiens, dit l'Auteur, ne sont pas bons Catholiques, s'ils regardent Esculape comme le Dieu de ces sciences. L'ouvrage répond à cette réflexion, par son style & par les faits qu'il contient; il n'est pas difficile de conclure qu'on en doit faire peu de cas.

Strauss (Laurent), Docteur en Médecine de Giessen.

Epistola de pulvere sympathetico ad Digbæum, 1651, in-8°.

L'Auteur a rassemblé dans cet ouvrage la plupart de ceux qu'on avoit écrits avant lui; il n'a point oublié ceux de Conringius, &c.

Resolutio observationis singularis Mussipontanæ fœtus extra uterum in abdomine retenti, &c. Darmstadt 1661, in-4°. 1663, in-4°. Francof. 1663, 1669, in-4°.

Cette histoire a fait du bruit: Strauss la raconte fort au long; il nous apprend que la femme qui en a fait le sujet étoit âgée d'environ soixante ans, &

Tome II. V v

qu'il y en avoit environ trente qu'elle étoit veuve; elle se plaignoit depuis long-tems d'un poids considérable dans la région ombilicale: un jour en se levant du lit elle fit une chûte, & mourut; on l'ouvrit, & en présence de M. Pillément, Doyen de la Faculté, on trouva dans l'intérieur du bas-ventre, au-dessous de l'ombilic, une masse charnue, & adhérente aux parties voisines par cinq ligamens, elle renfermoit un fœtus entierement développé. Strauss explique ce fait à sa maniere, & fait part des explications de ses confreres; elles nous intéressent peu.

Conatus Anatomicus, aliquot disputationibus exhibitus. Francof. 1665, in-4°. Giessa 1666, in-4°.

L'Auteur a donné dans cet ouvrage la description de quelques visceres, tels que le cerveau, le cœur, les poumons, le foie, le ventricule, la rate & les reins; j'ai parcouru ces traités sans y trouver rien d'intéressant. Strauss donne chaque description dans un chapitre particulier. Il a marché sur les traces de Dulaurens, & a copié plusieurs de ses fades explications auxquelles il en a ajouté plusieurs autres tirées des ouvrages des modernes. Il réfute le sentiment de Glisson, qui admettoit des nerfs particuliers pour le mouvement, & d'autres pour la sensation: pour lui, il croit que les mêmes nerfs peuvent produire ces deux usages différens. Strauss parle fort au long des vaisseaux lymphatiques, qu'il dit serpenter sur la rate & la pénétrer: il prétend qu'ils en reçoivent la lymphe, contre le sentiment de quelques-uns qui assuroient qu'ils l'y versoient.

Strauss est encore l'Auteur de plusieurs ouvrages d'Anatomie parmi lesquels se trouve le suivant.

Microcosmographia metrica, sive humani corporis historia, elegiaco carmine exhibita, & ad circulationem & pleraque nova anatomicorum inventa accommodata. Giessa 1675, in-4°.

Deusingius (Antoine), naquit à Meurs en 1612, de Pierre-Jean Otton Deusingius, Porte-Enseigne des Troupes Flamandes: il se rendit célèbre par son savoir dans les langues Arabe, Persanne & Turque; il prit le grade de Docteur en Médecine dans l'Université de Leyde, d'où il revint à Meurs, sa patrie, pour y pratiquer la Médecine ; il y séjourna jusqu'en 1638 qu'on l'appela à Groningue pour y professer les Mathématiques ; cependant il fut détourné de ses occupations par des postes différens qu'on lui donna ailleurs. Après une année de séjour à Groningue, il fit une absence d'environ huit ans ; mais en 1647 on l'y rappella, en le nommant Médecin de la Province, & bientôt après Professeur en Médecine : enfin, en 1652 il fut fait Médecin du Comte de Nassau. Il mourut à Groningue en 1666, âgé de 54 ans ; nous avons de lui :

Anatome parvorum animalium ; seu exercitationes anatomicæ ac physiologicæ de partibus humani corporis. Groningæ 1651, in-4°.

Dissertationes duæ : prior, de motu cordis & sanguinis; altera, de lacte ac nutrimento fœtus in utero. Groningæ 1651, in-4°. 1655, in-12.

Genesis microcosmi, ibid. 1653. Amstel. 1665, in-12.

Idea fabricæ humani corporis, sive institutiones anatomicæ. Groningæ 1659, in-12.

Œconomia corporis animalis. Pars I. De nutritione. Groningæ 1660, in-12. *P. II. De nutrimenti in corpore elaboratione,* ibid. 1661, in-12. *P. III. De nutrimenti elaboratione ultima.* 1660, in-12. *P. IV. De motu animalium exercit. anat.* 1661, in-12. *P. V. De sensuum functionibus exercit. tres.* 1661, in-12.

Œconomus corporis animalis, & speciatim de ortu animæ humanæ. 1661, in-12.

Œconomus corporis humani restitutus. 1662, in-12.

Apologeticæ defensionis pro œconomo animali prodromus. 1662, in-12.

Resurrectio hepatis assertæ. Groningæ 1662, in-12.

Sympathetici pulveris examen, &c. Groningæ 1662.

Exercitationes de motu, &c. ibid. 1661, in-12.

Disquisitio anti-sylviana de calido innato, &c. Groningæ 1663, in-12.

Sylva cædua cadens : seu disquisitiones anti-sylvianæ de alimenti elaboratione, &c. 1664, in-12.

Disquisitiones ulteriores de spirituum animalium in cerebro cerebelloque, &c. ibid. 1665, in-12.

XVII. Siecle.
1651.
DEUSIN-
GIUS.

Disputatio anatomico medica, de chyli à fæcibus divinis secretione, ibid. 1665, in-4°.

Examen anatomes anatomiæ Bilsianæ, &c. ibid. 1665, in-12.

Exercitatio de admirandâ anatome Lud. Bilsii. Roterodami 1661, in-4°.

Historia fœtus extra uterum in abdomine geniti. Groningæ 1664, in-12. d'*Armstadii* 1661, 1663, in-4°.

Fœtus Mussipontani extra uterum in abdomine geniti secundinæ detectæ 1662, in-12.

Fœtus historia partûs infelicis. Groningæ 1662, in-12.

Vindiciæ fœtus extra uterum geniti, &c. ibid. 1664, in-12.

Deusingius ne s'est pas rendu si recommandable par ses connoissances en Anatomie, qu'il s'est acquis de réputation par son savoir dans les Langues ; il a écrit sans consulter la nature : & l'éloge le plus favorable qu'on puisse faire en général de ses écrits, c'est de les taxer d'inutiles & de superflus. Il étoit partisan outré de Bilsius, & comme il marchoit sous de mauvais auspices, il s'est souvent égaré.

Son ouvrage sur la génération (*a*) est un des moins mauvais qui soit sorti de sa plume ; Deusingius prétend que jusqu'au trentieme & quarantieme jours après la conception, la nature demeure oisive & travaille seulement à la production des parties ; que pendant tout ce tems l'œil ne peut point suivre ses travaux, & que tout ce que l'on peut remarquer, n'est qu'un germe semblable à un œuf sans coque & couvert seulement d'une petite peau dans laquelle il ne se trouve autre chose qu'une eau claire & un peu gluante, ce qui donnoit occasion au savant Harvée de s'étonner comment la nature semble d'abord s'endormir sur un ouvrage qu'elle doit achever avec tant de précipitation. Deusingius a souvent observé dans les biches qui portent neuf mois, qu'il se passe deux mois entiers après qu'elles ont conçu, sans que l'on puisse remarquer aucune apparence des parties, si ce n'est un petit point qui commence sur la fin

(*a*) *Genesis microcosmi, seu de generatione fœtus in utero.*

se faire sentir par son battement ; mais au bout d'un ou deux jours seulement on découvre tout à coup la forme d'un petit corps semblable à un petit ver, & enfin à six jours de-là toutes les parties paroissent entierement achevées, & tellement apparentes qu'on peut aisément appercevoir le sang de ce petit animal. Deusingius prétend pouvoir appliquer à la femme les observations qu'il a faites sur la biche ; je ne sais si son parallele est juste.

Il avance que la nature trace en même-tems les premiers linéamens de toutes les parties principales, & n'affecte point de former les unes plutôt que les autres, quoique cependant celles qui sont les plus grandes ou qui ont quelque chose de plus saillant se montrent les premieres.

Deusingius croit que le fœtus se nourrit de trois différentes manieres dans le ventre de la mere : la premiere est par l'habitude du corps ; pour preuve il avance que l'enfant n'a jusqu'au trente ou quarantieme jour aucune union ni communication intime avec sa mere, semblable à l'œuf renfermé dans le ventre de la poule : il est impossible qu'il se nourrisse d'autre aliment que de celui qui l'imbibe & qu'il reçoit en forme de rosée à travers ses membranes. L'enfant se nourrit ensuite par les vaisseaux ; cependant Deusingius ne veut pas que l'enfant reçoive le sang immédiatement de la mere, c'est du chyle qui des veines lactés de la mere est porté dans le placenta, & de là dans les vaisseaux ombilicaux de l'enfant. Il dit que si l'on sépare avec violence les caroncules qui portent l'aliment au placenta, on voit le lait couler : l'estomac contient toujours une certaine quantité d'eau, du même caractere que celle dans laquelle l'enfant nâge.

Deusingius critique Galien d'avoir cru que l'eau de l'amnios étoit la sueur condensée ; suivant lui l'eau existe avant que l'enfant soit développé. Il recherche fort au long les usages du trou ovale ; il prétend qu'il est ouvert chez les plongeurs, & il avance que c'est cette ouverture de communication qui dispense le fœtus de respirer : parmi ces explications on trouve l'histoire de quelques ouvertures du trou ovale. Le fonds de cet ouvrage est extrait de celui qu'Harvée avoit écrit sur cette matière.

HIGMORE. Higmore (Nathanael), Médecin Anglois, étoit d'Oxfort & de la Société de la Sainte Trinité. Les Historiens ne nous ont rien dit de plus particulier sur l'histoire de sa vie : voici l'ouvrage que nous avons de lui :

Corporis humani disquisitio anatomica, in quâ sanguinis circulationem in quâvis corporis particulâ, plurimis typis novis, ac ænigmatum medicorum succinctâ dilucidatione ornatum prosecutus est. Hagæ Comitis 1651, in-fol.

Son ouvrage, quoique diffus & en général mal écrit, contient plusieurs observations utiles. L'Auteur regarde les nerfs comme les principaux agens du mouvement & de la sensibilité, & en cela sa façon de penser est conforme à celle des anciens ; mais il en diffère en ce que, selon Higmore, c'est la membrane extérieure des nerfs qui sent ; & non la substance médullaire : il s'en est convaincu en traitant les plaies : il ajoute que dans les blessures des gros nerfs on peut toucher impunément la substance médullaire (a) : de là il n'est pas surprenant que la substance du cerveau soit insensible.

Il admet des vaisseaux chyliferes du quatrieme genre. *Hoc certè scio multas in illud, & in rectum etiam ad anum usque inseri venas lacteas, quas tempore distributionis chylo plenas invenire liceat* (b).

La structure de la valvule du colon ne lui étoit pas totalement inconnue ; il critique ceux qui en admettent plusieurs ou qui la divisent en plusieurs parties. Selon lui, elle est orbiculaire, elle permet aux alimens de passer du colon dans l'ileum, & les empêche de rétrograder ; pour se faire entendre, il compare cette valvule aux paniers dont les pêcheurs se servent pour prendre les poissons. *Eamdem pene rationem instructâ habet cum nassis ex viminibus textis, quâ fa-*

(a) Pag. 7.
(b) Pag. 28.

ingressuros admittant pisces, nullos verò egredi permittant (a).

Par une suite nécessaire de ses connoissances sur la structure des vaisseaux chyliferes, notre Auteur a donné une description des glandes mésentériques; il en a décrit avec soin les variétés qu'on observe dans différens sujets, en état de santé ou en état de maladie, & il détaille les recherches qu'il a faites sur les animaux (b). Pour expliquer le passage du chyle dans les vaisseaux lactés, il a recours à l'attraction: cet article mérite d'être consulté des Physiciens (c). Il s'est vivement opposé au sentiment de ceux qui prétendoient qu'une partie du chyle parvenoit au foie par le moyen des veines mésentériques. Higmore dit avoir comparé le sang contenu dans ces vaisseaux veineux, avec celui qui coule dans les arteres de la même partie, & l'avoir trouvé beaucoup plus épais & plus noir, ce qui ne seroit pas, si le sang recevoit une partie du chyle. Persuadé de la validité des régles qu'Harvée avoit posées sur la circulation, Higmore prétend que certaines humeurs dont les visceres sont quelquois surchargés, y sont portées par le moyen des arteres, & non par le moyen des veines.

Il a formellement nié l'existence des valvules dans le canal pancréatique (d), & a décrit avec beaucoup d'exactitude les ligamens du foie (e) sur lequel il est entré dans des détails curieux. C'est Higmore qui a le premier connu le corps cylindrique qui est placé au milieu des testicules; il l'a regardé comme un conduit, mais sans cavité, ou du moins qui est si petite qu'elle est imperceptible: il s'est servi du terme de *ductus novus in teste*, ces paroles se lisent à la marge, & dans le discours on trouve la description suivante: *In medio glandulosâ testium substantiâ, corpus quoddam teres, album ac densum, vasi deferenti*

(a) Pag. 32.
(b) Pag. 31.
(c) Pag. 33.
(d) Pag. 45.
(e) Pag. 49.

haud dissimile, nec minùs invenitur; nulla aut perobscura saltem cavitate donatum quod à testium fundo ad superiorem illius partem ascendens, in tunicæ albugineæ interiorem partem quam fortissimè implantatur, &c. (a) : voilà la description qu'Higmore donne de ce conduit placé à-peu-près dans le centre des testicules ; il porte son nom.

Higmore mérite nos éloges, pour avoir décrit avec exactitude le sillon placé au bord inférieur des côtes, dans lequel les vaisseaux sanguins sont logés ; il recommande de ne pas porter l'instrument tranchant trop près de cette partie lorsqu'on fait l'opération de l'empieme : à l'égard de cette opération, il veut qu'on la fasse entre la cinquieme & la sixieme côtes (b). En disséquant le cadavre d'un pleurétique, il a vu distinctement l'anastomose des veines intercostales avec les arteres thorachiques externes. Higmore s'est assuré de cette communication réciproque sur plusieurs chiens qu'il a ouverts à ce sujet ; en ouvrant la veine azigos d'une chienne pleine, il vit une liqueur laiteuse couler des veines intercostales dans la veine azigos, de la même nature que celle qui étoit contenue dans les mamelles qui la reçoivent des arteres thorachiques & mamaires (c) ; ce raisonnement mérite quelque restriction.

Contre le sentiment d'Arantius & de Dulaurens, Higmore prétend que le diaphragme s'abbaisse lorsqu'il se contracte, & qu'il se releve lorsqu'il est relâché. Pour s'assurer de ces vérités, Higmore a soumis plusieurs chiens vivans à l'expérience, & elle lui a fourni un surcroît de preuves à son sentiment. Le même Auteur ne croit pas qu'il y ait jamais de vuide dans la poitrine, les poumons, selon lui, se dilatent à proportion que les côtes se levent.

Higmore a connu les valvules des veines, & en a donné une description assez exacte ; mais ce qui lui fera toujours beaucoup d'honneur, c'est d'avoir adopté le sentiment d'Harvée dans toute son éten-

(a) Pag. 91.
(b) Pag. 125.
(c) Ibid.

que, & de lui avoir fourni de nouvelles preuves. Il croyoit que le cœur perdoit de sa longueur en se contractant. Les nerfs du cœur que quelques Anatomistes avoient révoqués en doute, ne paroissent point à Higmore un être de raison ; il a parlé de plusieurs qui vont à la base de ce viscere (*a*). Contre le sentiment de quelques-uns de ses contemporains, il a dit que la valvule des veines coronaires démontroit que le sang couloit des veines dans la veine-cave, & non de la veine-cave dans les veines. Ses réflexions sur la circulation du sang dans le foie méritent quelques éloges. Pour se convaincre que les arteres avoient une forte contraction, il a imaginé de faire une incision à l'artere & d'y introduire un tuyau. Le sang, selon lui, ne s'échappe plus par l'ouverture, mais coule dans le tuyau, ce qui prouve, dit Higmore, que l'artere serre avec force le canal quelle contient. En général le traité de la circulation mérite d'être lu ; l'Auteur y a inséré quelques réflexions pratiques sur le pouls, qui sont dignes de nos éloges.

Il est un des premiers Auteurs qui aient parlé du plica polonica, & ce qu'il dit à ce sujet est curieux. Sa description du cerveau n'est pas aussi complette que celle des autres parties : il a parlé fort au long des sinus maxillaires connus de tous les Auteurs qui l'avoient précédé, quoique par ignorance plusieurs Anatomistes de ce siecle lui en aient attribué la découverte.

Higmore lui a simplement donné le nom d'ANTRE. *Antrum hoc utrinque unum sub oculi sede inferiore ubi os ad oculi tutelam quodam modo protuberat, ad latera inferiora nasi situm est, insigniter cavum, sphericum, aliquantulum vero oblongum, & ita amplum ut articulus pollicis majoris pedis ultimus in illo delitescat.* Notre Auteur ajoute que la substance osseuse de ses parois est dans certains points aussi mince qu'une feuille de papier, qu'à sa base il y a de petites éminences, & que les dents font une saillie dans cette cavité qui est quelquefois remplie par de la morve : il

(*a*) Pag. 137.

s'établit quelquefois une communication entre la bouche & le sinus, par la chûte d'une des dents canines; notre Auteur rapporte à ce sujet une observation fameuse. Une Dame, dit-il, qui avoit le plus grand nombre de ses dents cariées, ainsi qu'une partie de sa mâchoire, s'arracha une dent canine du côté gauche; les douleurs ne cesserent pas, & il survint un écoulement fort abondant d'humeurs: cette Dame effrayée, pour connoître la cause de son mal, introduisit dans l'ouverture un stilet qu'elle enfonça à une extrême profondeur; surprise de l'étendue prodigieuse d'une cavité dont elle ignoroit l'existence, pour en mieux connoître les dimensions, elle prit une petite plume qu'elle enfonça d'environ huit pouces dans la cavité; elle fut alors extrêmement épouvantée, car elle se persuada que la plume pénétroit jusques dans le crâne. Higmore la rassura sur sa crainte, par la description qu'il lui fit de la cavité maxillaire; il lui fit voir que la plume s'étoit contournée dans le sinus (a). Cette observation est singuliere, plusieurs Auteurs l'ont rapportée, elle méritoit de trouver place dans cet ouvrage.

Les planches qu'Higmore a insérées dans son livre, sont pour la plupart extraites des ouvrages d'autrui; le grand nombre appartient à Vésale, très peu sont originales, & les unes & les autres sont fort mal faites; il est tombé dans plusieurs erreurs Anatomiques; il croyoit à la membrane allantoïde: selon lui, l'ouraque verse l'urine dans sa cavité; il a admis des trous au péritoine, & doute de la réalité de l'hymen, &c. &c. &c.

(a) Pag. 226.

Fin du Tome second.

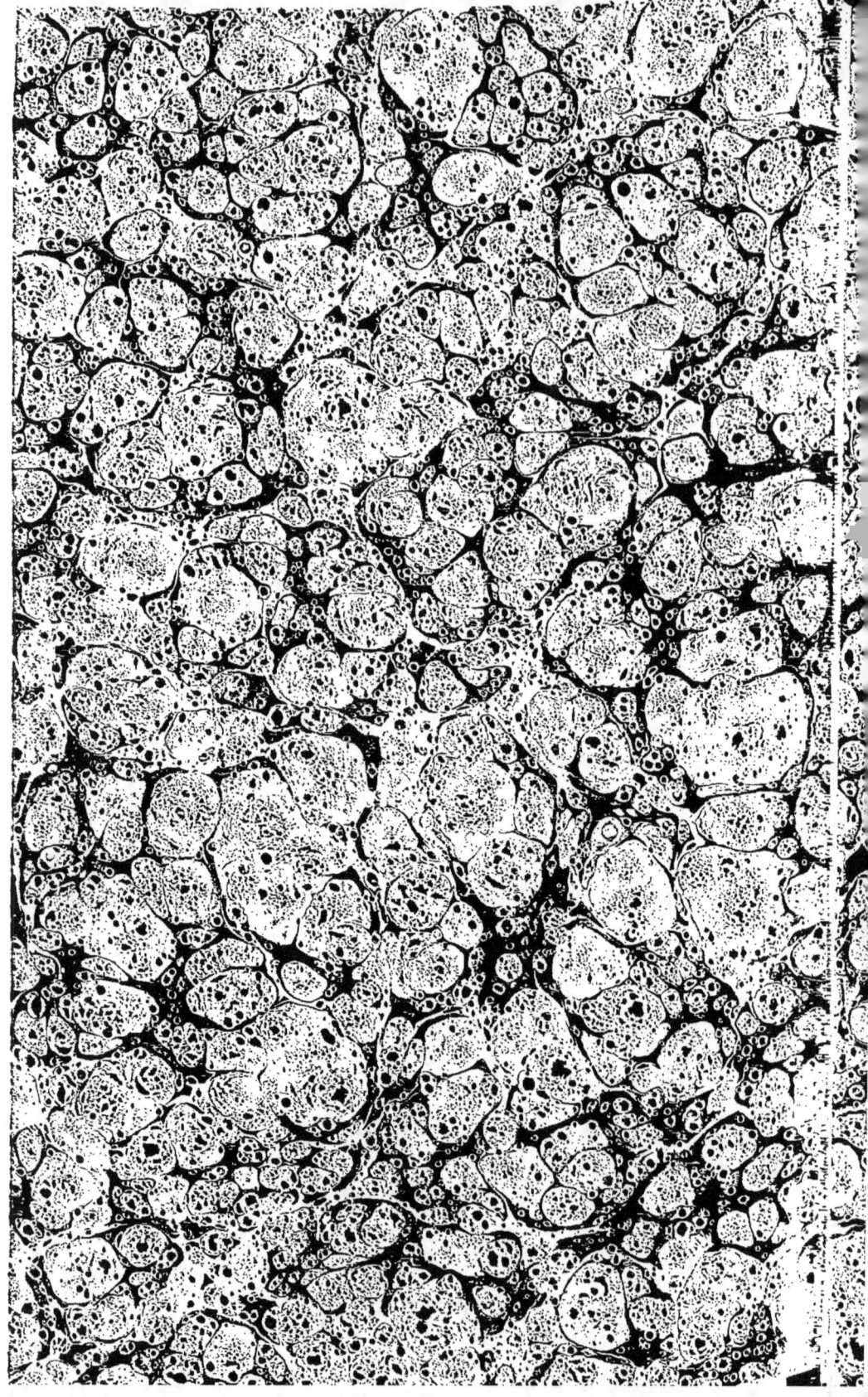

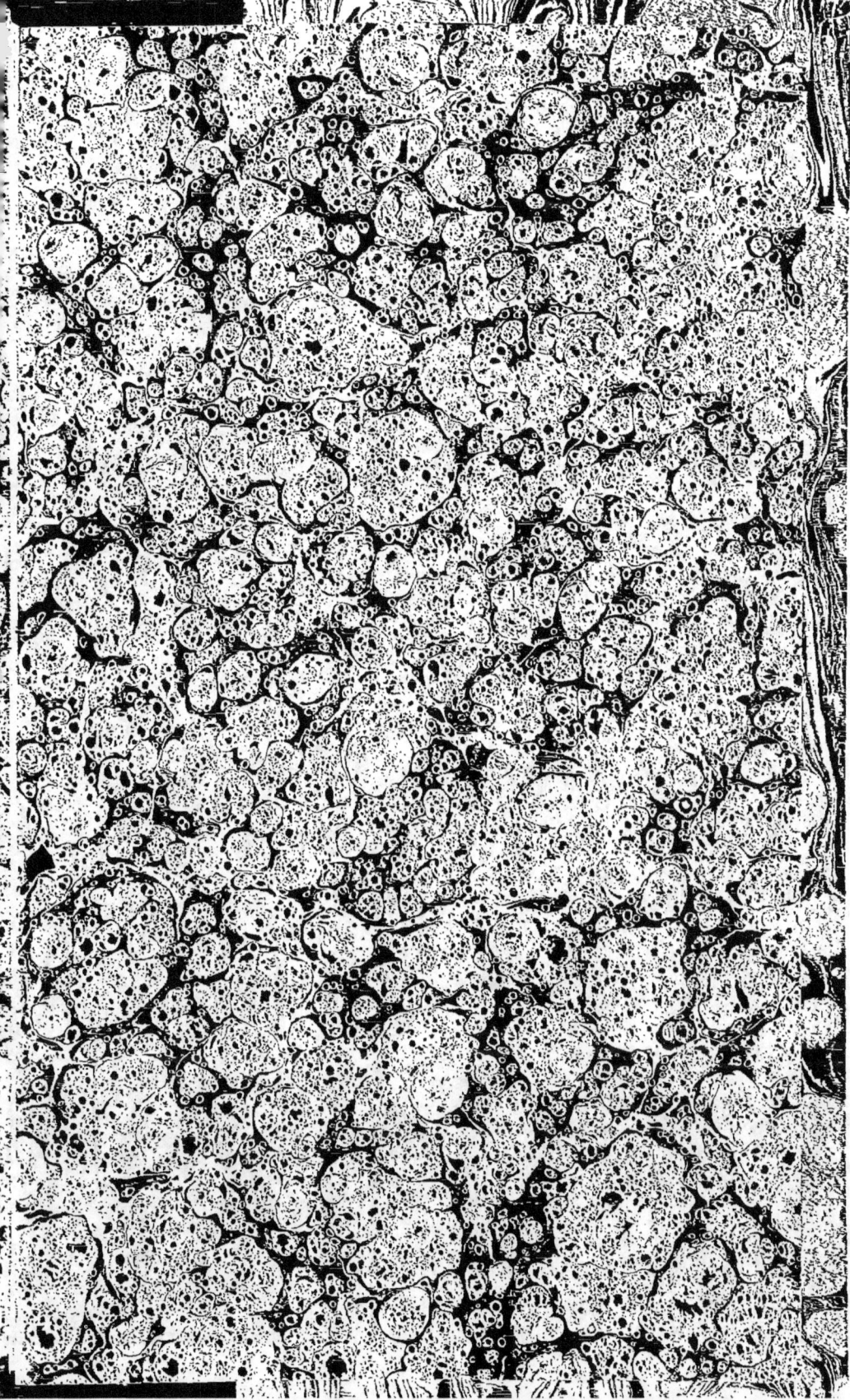

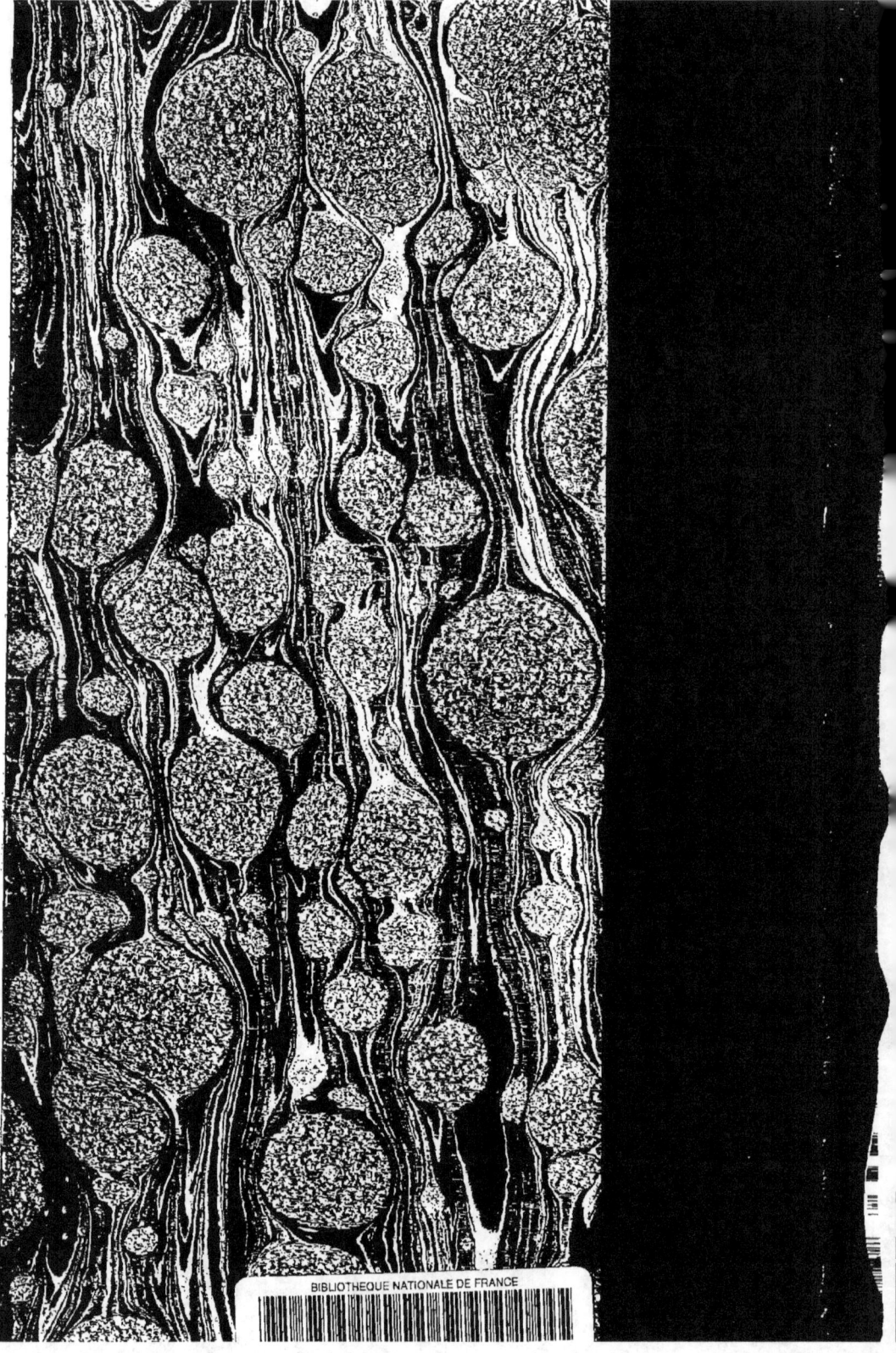